El gen

El gen

Una historia personal

SIDDHARTHA MUKHERJEE

Traducción de
Joaquín Chamorro Mielke

DEBATE

Título original: *The Gene*

Primera edición: marzo de 2017

© 2016, Siddhartha Mukherjee
© 2017, Penguin Random House Grupo Editorial, S. A. U.
Travessera de Gràcia, 47-49. 08021 Barcelona
© 2017, Joaquín Chamorro Mielke, por la traducción

Printed in Spain – Impreso en España

ISBN: 978-84-9992-652-0
Depósito legal: B-432-2017

Compuesto en Anglofort, S. A.
Impreso en Rodesa

C926520

Penguin
Random House
Grupo Editorial

*A Priyabala Mukherjee (1906-1985), que conocía los peligros;
a Carrie Buck (1906-1983), que los experimentó*

Es probable que una determinación exacta de las leyes de la herencia provoque más en la visión del hombre sobre el mundo y en su poder sobre la naturaleza que cualquier otro previsible avance en el conocimiento de esta.

WILLIAM BATESON[1]

Los seres humanos no son en última instancia más que portadores —pasillos— de los genes. Nos pasan por encima de generación en generación como caballos de carreras. Los genes no piensan en lo que constituye el bien o el mal. No les importa que seamos felices o desgraciados. Para ellos solo somos medios para un fin. Lo único en que piensan es en lo que pueda ser más eficiente para ellos.

HARUKI MURAKAMI, 1Q84[2]

Índice

PRÓLOGO. Familias   15

PRIMERA PARTE
«La ciencia ausente de la herencia»

El jardín amurallado   33
«El misterio de los misterios»   45
La enorme laguna   60
«Flores que él amaba»   67
«Un tal Mendel»   77
Eugenesia   86
«Tres generaciones de imbéciles ya es bastante»   102

SEGUNDA PARTE
«En la suma de las partes, no hay más que partes»

«Abhed»   115
Verdades y conciliaciones   128
Transformación   140
Lebensunwertes Leben («Vida indigna de vivirse»)   149
Esa estúpida molécula   165
«Los objetos biológicos importantes aparecen por pares» . . .   172
«Esa condenada y esquiva pimpinela»   196
Regulación, replicación y recombinación   208
De los genes a la génesis   223

TERCERA PARTE
«Los sueños de los genetistas»

«Crossing over» 243
La nueva música 257
Einsteins en la playa 268
«Clonar o morir» 280

CUARTA PARTE
«El estudio más propio de la humanidad es el del hombre mismo»

Las miserias de mi padre 301
El nacimiento de una clínica 306
«Interferir, interferir, interferir» 321
Un poblado de bailarines y un atlas de pecas 328
«Disponer del genoma» 346
Los geógrafos 361
El libro del hombre (en veintitrés tomos) 380

QUINTA PARTE
A través del espejo

«Por lo tanto, somos lo mismo» 387
La primera derivada de la identidad 414
El último kilómetro 435
El Invierno del Hambre 460

SEXTA PARTE
Posgenoma

El futuro del futuro 489
Diagnósticos genéticos: «previvientes» 512
Terapias génicas: los posthumanos 542

ÍNDICE

EPÍLOGO. *Bheda, Abheda* 567
AGRADECIMIENTOS 579
GLOSARIO 581
TABLA CRONOLÓGICA 584
NOTAS 587
BIBLIOGRAFÍA SELECCIONADA 643
CRÉDITOS FOTOGRÁFICOS 649
ÍNDICE ALFABÉTICO 651

Familias

La sangre de tus padres no se pierde en ti.

MENELAO, *La Odisea*

Ellos te joden, tu mamá y tu papá.
Ellos quizá no quieren, pero lo hacen.
Ellos te llenan de los defectos que tenían
y añaden algún otro solo para ti.

PHILIP LARKIN, «This Be the Verse»[1]

En el invierno de 2012 viajé de Delhi a Calcuta para visitar a mi primo Moni. Me acompañaba mi padre para guiarme y estar conmigo, pero su presencia era deprimente y perturbadora, sumido como estaba en una desazón personal que solo vagamente podía yo percibir. Mi padre es el menor de cinco hermanos y Moni es su primer sobrino, hijo del mayor. Desde 2004, cuando cumplió cuarenta años, Moni ha estado confinado en una institución para enfermos mentales (una «casa de lunáticos», como la llama mi padre) con un diagnóstico de esquizofrenia. Recibe una fuerte medicación —sumergido en un mar de múltiples antipsicóticos y sedantes—, y un auxiliar se encarga de vigilarlo, bañarlo y alimentarlo durante el día.

Mi padre nunca ha aceptado el diagnóstico de Moni. Durante años ha llevado a cabo una solitaria campaña contra los psiquiatras encargados de cuidar a su sobrino con la esperanza de convencerlos de que su diagnóstico fue un colosal error, o de que la destrozada psique de Moni se arreglaría de alguna manera mágica. Mi padre ha visitado la institución en Calcuta dos veces, una de ellas sin previo aviso, con la esperanza de ver a un Moni transformado, viviendo secretamente una vida normal detrás de las puertas enrejadas.

Pero mi padre sabía —y yo también— que en esas visitas había algo más que el afecto de un tío. Moni no es el único miembro de la familia de mi padre con una enfermedad mental. De los cuatro hermanos de mi padre, dos —no el padre de Moni, sino dos de sus tíos— padecieron diversas perturbaciones mentales. Resultó que la locura ha estado presente entre los Mukherjee durante al menos dos generaciones, y cuando menos una parte de la reticencia de mi padre a aceptar el diagnóstico de Moni radica en el desalentador reconocimiento de que la semilla de la enfermedad puede hallarse enterrada, como un residuo tóxico, en él.

En 1946, Rajesh, el tercero de los hermanos de mi padre, murió prematuramente en Calcuta. Tenía veintidós años. Se cuenta que contrajo una neumonía después de pasar dos noches de invierno haciendo ejercicios bajo la lluvia, pero la neumonía fue la culminación de otra enfermedad. Rajesh era el más prometedor de los hermanos, el más ágil, habilidoso, carismático, enérgico, querido e idolatrado por mi padre y su familia.

Mi abuelo había muerto diez años antes, en 1936 —fue asesinado en una disputa sobre unas minas de mica—, y mi abuela había tenido que cuidar de cinco chicos jóvenes. Aunque no era el mayor, Rajesh encajó fácilmente en el puesto de su padre. Tenía solo doce años, pero su edad mental podría ser de veintidós; su aguda inteligencia ya estaba siendo templada por la seriedad, y la inseguridad propia de la adolescencia evolucionaba hacia la confianza en sí mismo propia de la edad adulta.

Pero en el verano del 46, recuerda mi padre, Rajesh empezó a comportarse de manera extraña, como si un cable del cerebro le hubiera saltado. El cambio más llamativo en su personalidad era la volubilidad; las buenas noticias provocaban en él estallidos de incontenible alegría, a menudo extinguida solo por ejercicios físicos cada vez más acrobáticos, mientras que las malas noticias lo sumían en un abatimiento invencible. Las emociones eran normales en su contexto; lo anormal era su carácter extremo. En el invierno de aquel año, la curva sinusoidal de la psique de Rajesh se había estrechado en la frecuencia e incrementado en la amplitud. Las oleadas de energía, con inclinación a la ira y la grandiosidad, eran más frecuentes y furiosas, y la resaca de aflicción que las seguía era igual de intensa. Se aventuró en el ocultismo; organizaba en casa sesiones espiritistas con güija o se reunía con sus amigos para meditar en un crematorio por la noche. Ignoro si se automedicaba. En los años cuarenta, los antros del barrio chino de Calcuta recibían grandes suministros de opio de Birmania y hachís afgano para calmar los nervios de los jóvenes, pero mi padre recuerda a un hermano alterado; temeroso unas veces, imprudente otras, con fuertes altibajos en el ánimo, irritable una mañana y eufórico la siguiente. (La palabra «eufórico», en su uso común, significa algo inocente, un exceso de alegría. Pero también marca un límite, una advertencia, porque traza la frontera de la sobriedad. Más allá de la euforia no existe, como veremos más adelante, una euforia más grande aún, sino solo locura y manía.)

La semana que precedió a la neumonía, Rajesh había recibido la noticia de que había conseguido unas notas sorprendentemente altas en sus exámenes de la escuela de formación profesional, y, exultante, desapareció durante dos noches para, en teoría, hacer «ejercicio» en un campo de lucha libre. Regresó con fiebre alta y alucinaciones.

No fue hasta años más tarde, en la facultad de medicina, cuando me di cuenta de que Rajesh probablemente estuviera en una fase maníaca aguda. Su colapso mental era el resultado de un caso de manual de enfermedad maníaco-depresiva o trastorno bipolar.

Jagu, el cuarto de los hermanos de mi padre, se vino a vivir con nosotros en Delhi en 1975, cuando yo tenía cinco años. Su mente también se desmoronaba. Alto y muy delgado, con una mirada un tanto feroz y una mata de pelo largo y apelmazado, parecía un Jim Morrison bengalí. A diferencia de Rajesh, cuya enfermedad afloró a los veintitantos años, Jagu había tenido problemas desde la infancia. Socialmente desmañado, retraído con todo el mundo excepto con mi abuela, era incapaz de conservar un trabajo o vivir por su cuenta. En 1975 empezó a tener problemas cognitivos más graves: tenía visiones y alucinaciones y oía voces en la cabeza que le decían lo que tenía que hacer. Se inventaba teorías conspirativas por docenas: según él, un vendedor de plátanos que tenía un puesto cerca de nuestra casa tomaba nota en secreto de su comportamiento. A menudo hablaba solo con una particular obsesión por recitar planes de viajes en tren («De Shimla a Howrah en el correo de Kalka, y luego transbordo en Howrah para ir en el expreso de Shri Jagannath a Puri»). Con todo, todavía era capaz de manifestaciones extraordinarias de ternura. Cuando accidentalmente rompí un jarrón veneciano muy apreciado en casa, me escondió entre la ropa de su cama y le dijo a mi madre que tenía «montones de dinero» escondidos y que compraría «mil» jarrones para sustituirlo. Pero este episodio era sintomático; hasta su afecto por mí era una ocasión para extender su manto de psicosis y fabulación.

A diferencia de Rajesh, que nunca fue formalmente diagnosticado, Jagu sí lo fue. A finales de la década de los setenta, un médico lo examinó en Delhi y le diagnosticó esquizofrenia, pero no le prescribió ningún medicamento. Jagu continuó viviendo en casa medio escondido en la habitación de mi abuela (como en muchas familias de la India, mi abuela vivía con nosotros). Ella, a la que asediaba una y otra vez, y desde entonces con redoblado ímpetu, asumió el papel de abogada defensora de Jagu. Durante casi una década hubo entre ella y mi padre una frágil tregua; ella cuidaba de Jagu, quien comía en su habitación y usaba la ropa que ella le remendaba. Por las noches, cuando Jagu estaba particularmente inquieto, consumido por sus miedos y fantasías, ella lo acostaba como a un niño y le ponía la mano en la frente. Cuando la abuela murió en 1985, él se fue de casa y no pudimos convencerlo de que volviera. Vivió en el seno de una secta religiosa en Delhi hasta su muerte en 1998.

Tanto mi padre como mi abuela creían que las enfermedades mentales de Jagu y de Rajesh posiblemente las precipitara, incluso las causara, el drama de la partición de la India, por haber sublimado el trauma político en un trauma psíquico. Sabían que la partición no solo había separado las naciones, sino también dividido las mentes; en el «Toba Tek Singh», de Saadat Hasan Manto —seguramente la historia más conocida sobre la partición—, el protagonista, un lunático atrapado en la frontera entre la India y Pakistán, habita en un limbo entre la cordura y la locura. En el caso de Rajesh y Jagu, mi abuela creía que la agitación y el desarraigo entre Bengala Oriental y Calcuta habían aplastado sus mentes, aunque de maneras espectacularmente opuestas.

Rajesh llegó a Calcuta en 1946, justo cuando la ciudad estaba perdiendo la cordura, con los nervios a flor de piel, su apego mermado y su paciencia perdida. Un constante flujo de hombres y mujeres de

Bengala Oriental —los que habían detectado las primeras convulsiones políticas antes que sus vecinos— ya habían comenzado a llenar las casas y los pisos de edificios cercanos a la estación de Sealdah. Mi abuela se encontraba entre esa penosa multitud; había alquilado un piso de tres habitaciones en Hayat Khan Lane, a pocos pasos de la estación. El alquiler era de cincuenta y cinco rupias al mes, alrededor de un dólar actual, pero toda una fortuna para su familia. Las habitaciones, apiladas una sobre otra como hermanas peleadas, tenían enfrente un montón de basura. Pero, aunque minúsculo, el piso tenía ventanas y un techo común desde el cual los niños podían ver el nacimiento de una nueva ciudad y una nueva nación. Los disturbios estaban a la orden del día en las esquinas de la calle; en agosto de aquel año, un grave enfrentamiento entre hindúes y musulmanes (más tarde llamado «la gran matanza de Calcuta») se saldó con la muerte de cinco mil personas y el desalojo de cien mil, que hubieron de abandonar sus hogares.

Aquel verano, Rajesh fue testigo de aquella marea de enfrentamientos multitudinarios. Los hindúes habían sacado a los musulmanes de sus tiendas y oficinas en Lalbazar y los habían pasado a cuchillo en las calles, y los musulmanes habían tomado represalia, con igual ferocidad, en los mercados de pescado cerca de Rajabazar y de Harrison Road. El colapso mental de Rajesh se había producido inmediatamente después de presenciar las revueltas. La ciudad se había estabilizado y pacificado, pero había dejado cicatrices permanentes. Poco después de las matanzas de agosto, Rajesh fue víctima de una sucesión de alucinaciones paranoides. Se volvió cada vez más temeroso. Las salidas nocturnas al gimnasio se hicieron más frecuentes. Luego llegaron las convulsiones, las voces fantasmales y el repentino cataclismo de su enfermedad final.

Si la locura de Rajesh se debía a su llegada a aquel lugar, la locura de Jagu se debió —mi abuela estaba convencida— a la salida de su pueblo. En la localidad de sus antepasados, Dehergoti, cerca de Barisal, la psique de Jagu había estado de algún modo atada a sus amigos y su familia. Correteaba libremente entre los arrozales o nadaba en las charcas, y podía parecer despreocupado y juguetón como cualquiera de los demás niños; casi normal. En Calcuta, Jagu se marchitó como una planta arrancada de su hábitat natural y se vino abajo. Abandonó la escuela de formación profesional y se quedó mirando fijamente, a todas horas, el mundo exterior por una de las ventanas del piso. Sus

pensamientos empezaron a enredarse, y su habla se volvió incoherente. A medida que la mente de Rajesh se expandía hasta alcanzar el
extremo de la desintegración, la de Jagu se contraía silenciosa en su
habitación. Mientras que Rajesh deambulaba por la ciudad de noche,
Jagu se encerraba voluntariamente en casa.

Esta extraña taxonomía de las enfermedades mentales (Rajesh como
ratón de ciudad y Jagu como ratón de campo, ambos producto de un
colapso psíquico) fue práctica mientras duró, pero finamente quedó
invalidada cuando la mente de Moni también comenzó a fallar. Era
evidente que Moni no era un «hijo de la partición». Nunca había estado desarraigado; había vivido toda su vida en un hogar seguro de
Calcuta. Pero, misteriosamente, la trayectoria de su psique había empezado a calcar la de Jagu. Las visiones y las voces habían comenzado
a aparecer en su adolescencia. La necesidad de aislamiento, la grandiosidad de las fabulaciones, la desorientación y la confusión eran cosas que recordaban de un modo inquietante al empeoramiento de su
tío. En su adolescencia había venido a visitarnos en Delhi. Quisimos
ir a ver una película juntos, pero se encerró en el baño de arriba y se
negó a salir durante casi una hora, hasta que mi abuela logró entrar. Se
lo encontró encogido en un rincón, como escondiéndose.

En 2004 Moni fue golpeado por un grupo de matones, supuestamente por orinar en un jardín público (me dijo que una voz interior le había ordenado: «Mea aquí, mea aquí»). Unas semanas más tarde, cometió un «delito» tan cómicamente ofensivo que solo podía ser
testimonio de la pérdida de su cordura: le vieron coqueteando con la
hermana de uno de los matones (de nuevo, dijo que las voces le habían ordenado hacer eso). Su padre trató, en vano, de intervenir, pero
esta vez Moni fue apaleado brutalmente, y acabó con un labio partido
y una herida en la frente, teniendo que ser asistido en el hospital.

La paliza tuvo un efecto catártico (interrogados por la policía, sus
agresores insistieron en que solo habían querido «expulsar los demo-
nios de Moni»), pero las órdenes patológicas en la cabeza de Moni se
tornaron más atrevidas e insistentes. En el invierno de aquel año, después de otro brote con alucinaciones y sibilantes voces interiores,
acabó internado.

El internamiento, me dijo Moni, fue en parte voluntario; no buscaba tanto la recuperación mental como un refugio físico. Se le prescribió un surtido de medicamentos antipsicóticos y mejoró poco a poco, pero, al parecer, no lo suficiente como para recibir el alta. Pocos meses más tarde, con Moni aún internado, su padre murió. Su madre ya había fallecido años antes, y su hermana —no tenía más hermanos— vivía muy lejos. Moni decidió permanecer en la institución, en parte porque no tenía otro lugar a donde ir. Los psiquiatras desaconsejaban el uso de la vieja expresión «asilo mental», pero la descripción que de la institución hacía Moni era escalofriante por lo exacta; era el único lugar que le ofrecía el refugio y la seguridad que siempre había echado de menos en su vida. Era un pájaro que se había enjaulado voluntariamente.

Cuando mi padre y yo lo visitamos en 2012, no había visto a Moni en casi dos decenios. Aun así, esperaba reconocerlo. Pero la persona que me encontré en la sala de visitas se parecía tan poco a la imagen que de mi primo guardaba en la memoria que, de no haberme confirmado el auxiliar su identidad, lo habría tomado por un extraño. Había envejecido más de la cuenta para su edad. A sus cuarenta y ocho años parecía diez mayor. Los medicamentos para la esquizofrenia habían alterado su cuerpo, y caminaba con la inseguridad y la falta de equilibrio de un niño pequeño. Su forma de hablar, antaño efusiva y rápida, era titubeante e irregular; las palabras brotaban de él con una fuerza sorprendente y repentina, como si escupiera extrañas pepitas que se hubiera introducido en la boca. Tenía un vago recuerdo de mi padre y de mí. Cuando mencioné el nombre de mi hermana, me preguntó si me había casado con ella. Nuestra conversación se desarrolló como si yo fuese un reportero de un periódico que hubiera surgido de la nada para entrevistarlo.

Pero la característica más llamativa de su enfermedad no era la tormenta dentro de su mente, sino la calma en sus ojos. La palabra *moni* significa «joya» en bengalí, pero en el uso común también se refiere a algo inefablemente bello, a los brillantes puntos de luz en los ojos. Pero esto, precisamente, era lo que había desaparecido en Moni. Los puntos de luz en sus ojos se habían apagado, casi desaparecido, como si alguien hubiera accedido a ellos con un pincel diminuto y los hubiese pintado de gris.

A lo largo de mi infancia y mi vida adulta, Moni, Jagu y Rajesh desempeñaron un papel muy destacado en la imaginación de la familia. Durante un coqueteo de seis meses con la angustia de la adolescencia, dejé de hablar con mis padres, me negué a hacer tareas domésticas y tiré mis viejos libros a la basura. Mi padre, muy inquieto, me llevó a rastras con tristeza a ver al médico que había diagnosticado a Jagu. *¿Estaba también su hijo perdiendo la razón?* Cuando mi abuela perdió la memoria a los ochenta y tantos años, empezó a llamarme Rajeshwar (Rajesh) por error. Al principio se corregía ruborizándose avergonzada, pero cuando finalmente rompió los lazos con la realidad, parecía cometer el error casi de buena gana, como si hubiera descubierto el placer ilícito de esa fantasía. Cuando conocí a Sarah, hoy mi esposa, le hablé cuatro o cinco veces de las mentes astilladas de mi primo y mis dos tíos. Era justo hacerlo con la que iba a ser mi futura compañera, y le escribí una carta de advertencia.

Por aquel entonces, la herencia, la enfermedad, la normalidad, la familia y la identidad llegaron a ser temas de conversación recurrentes en mi familia. Como la mayoría de los bengalíes, mis padres habían hecho de la represión y la negación una forma de arte superior, pero, aun así, las preguntas acerca de esta particular historia eran inevitables. Moni, Rajesh, Jagu; tres vidas consumidas por distintos tipos de enfermedad mental. Era difícil no imaginar que un componente hereditario acechaba detrás de esta historia familiar. ¿Había heredado Moni un gen, o un conjunto de genes, que lo habían hecho susceptible a estos trastornos, el mismo o los mismos que habían afectado a nuestros tíos? ¿Habían sido otros afectados por distintas especies de enfermedad mental? Mi padre tuvo al menos dos amnesias psicóticas en su vida, ambas precipitadas por el consumo de *bhang* (una papilla hecha con brotes de cáñamo mezclados con mantequilla y batidos hasta formar una bebida espumosa utilizada en fiestas religiosas). ¿Tenían alguna relación con aquellas cicatrices de la historia familiar?

En el año 2009, unos investigadores suecos publicaron un vasto estudio internacional realizado con miles de familias y decenas de miles de hombres y mujeres. Tras analizar familias con historiales intergeneracionales de enfermedades mentales, el estudio encontró pruebas sorprendentes de que el trastorno bipolar y la esquizofrenia comparten un claro vínculo genético. Algunas de las familias descritas en el estudio tenían un historial entrecruzado de enfermedades mentales en gran medida similar al de mi familia: un hermano que padecía esquizofrenia, otro con trastorno bipolar y un sobrino o nieto también con esquizofrenia. En 2012, ulteriores estudios corroboraron estos hallazgos iniciales, que confirmaban los vínculos entre estas variantes de enfermedad mental y los historiales familiares, y que ahondaban en cuestiones relativas a la etiología, la epidemiología, los desencadenantes y los inductores.[2]

Leí dos de estos estudios una mañana de invierno en el metro de Nueva York pocos meses después de regresar de Calcuta. En el pasillo del vagón, un hombre con un sombrero gris de piel quería ponerle a su hijo otro sombrero gris de piel. En la calle Cincuenta y nueve, una madre empujaba un cochecito con gemelos que proferían —eso les parecía a mis oídos— gritos idénticos.

El estudio me proporcionó un extraño consuelo íntimo; respondía a algunas de las preguntas que tanto habían atormentado a mi padre y mi abuela. Pero también suscitó en mí una andanada de nuevas preguntas: si la enfermedad de Moni era genética, ¿por qué se habían salvado su padre y su hermana?; ¿qué «desencadenantes» habían desvelado estas predisposiciones?; ¿cuánto de las enfermedades de Jagu o de Moni provenía de la «naturaleza» (es decir, de los genes que predisponen a la enfermedad mental) y cuánto de la «crianza» (desencadenantes ambientales tales como la agitación, la discordia o el trauma)?; ¿podía mi padre poseer esa susceptibilidad?; ¿la poseía también yo?; ¿y si pudiera conocer la naturaleza exacta de esta tara genética?; ¿podría comprobarlo en mí y en mis dos hijas?; ¿les informaría de los resultados?; ¿y si una de ellas fuese portadora de la tara?

Si el historial de enfermedades mentales de mi familia cruzaba mi conciencia como una línea roja, mi trabajo científico como biólogo del cáncer también se centraba en la normalidad y la anormalidad de los genes. Tal vez el cáncer sea en última instancia una perversión de la genética, un genoma que se obsesiona patológicamente con replicarse a sí mismo. El genoma, una máquina autorreplicante, se apropia de la fisiología de una célula, y el resultado es una enfermedad que cambia su forma y que, a pesar de los importantes avances en su estudio, continúa desafiando nuestra capacidad para tratarla o curarla.

Pero me di cuenta de que estudiar el cáncer es estudiar también su anverso. ¿Cuál es el código de normalidad antes de que la coda del cáncer lo corrompa? ¿Qué hace entonces el genoma normal? ¿Cómo mantiene la constancia que nos hace visiblemente similares y la variación que nos hace visiblemente diferentes? ¿Cómo viene entonces definida o escrita en el genoma la constancia frente a la variación, o la normalidad frente a la anormalidad?

¿Y si aprendiésemos a cambiar adrede nuestro código genético? Y si dispusiéramos de las tecnologías necesarias, ¿quién las controlaría y quién garantizaría su seguridad? ¿Quiénes serían los amos y quiénes las víctimas de esta tecnología? ¿Cómo alterarían la adquisición y el control de este conocimiento —y su invasión inevitable de nuestra vida privada y pública— la manera en que imaginamos nuestras sociedades, nuestros hijos y a nosotros mismos?

Este libro es la historia del nacimiento, el desarrollo y el futuro de una de las ideas más poderosas y peligrosas de la historia de la ciencia: el «gen», la unidad fundamental de la herencia y unidad básica de toda la información biológica.

Uso este último calificativo —«peligrosa»— con pleno conocimiento. Tres ideas científicas profundamente desestabilizadoras brotan del siglo XX y lo segmentan en tres partes desiguales: el átomo, el byte y el gen.[3] Cada una está prefigurada en la centuria anterior, pero brillan en todo su esplendor en el siglo XX. Cada una inicia su vida como un concepto científico más bien abstracto, pero crece hasta invadir multitud de discursos humanos, transformando la cultura, la sociedad, la política y el lenguaje. Pero el paralelismo más importante entre las tres ideas es, por el momento, conceptual; cada una representa la unidad irreductible —el ladrillo, la unidad básica de organización— de un todo mayor: el átomo, de la materia; el byte (o el «bit»), de la información digitalizada; y el gen, de la herencia y la información biológica.*

* Con «byte» me refiero a una idea bastante compleja; no solo al byte familiar de la arquitectura de un ordenador, sino también a una noción más general y misteriosa, la de que toda la información compleja del mundo natural puede ser descrita

¿Por qué esta propiedad —la de ser la unidad más pequeña en que puede dividirse una forma mayor— inspira con tal potencia y fuerza estas particulares ideas? La respuesta es sencilla. La materia, la información y la biología están organizadas de una forma constitutivamente jerárquica; saber cuál es la parte mínima es fundamental para la comprensión del todo. Cuando el poeta Wallace Stevens escribe: «En la suma de las partes, no hay más que partes»,[4] se está refiriendo al profundo misterio estructural que el lenguaje encierra; solo se puede descifrar el significado de una oración descifrando cada palabra, pero en una oración hay más significado que en cualquiera de las diferentes palabras. Y lo mismo ocurre con los genes. Un organismo es, evidentemente, mucho más que sus genes, mas, para entender un organismo, primero hay que entender sus genes. Cuando el biólogo holandés Hugo de Vries dio con el concepto de «gen» en la década de 1890, enseguida intuyó que la idea reorganizaría nuestra concepción del mundo natural. «Todo el mundo orgánico es el resultado de innumerables combinaciones y permutaciones diferentes de relativamente pocos factores. [...] Del mismo modo que la física y la química se centran en las moléculas y los átomos, las ciencias biológicas tienen que penetrar en estas unidades [genes] para explicar [...] los fenómenos del mundo vivo.»[5]

El átomo, el byte y el gen proporcionan nociones científicas y tecnológicas fundamentalmente nuevas de sus respectivos sistemas. No podemos explicar el comportamiento de la materia —¿por qué brilla el oro?; ¿por qué el hidrógeno se combina con el oxígeno cuando arde?— sin considerar la naturaleza atómica de la materia. Ni podemos entender las complejidades de la computación —la naturaleza

o codificada como una suma de partes discretas que no contiene más que dos estados, «on» y «off». Una descripción más detallada de esta idea y de su impacto en las ciencias naturales y en la filosofía puede encontrarse en *La información. Historia y realidad*, de James Gleick. Esta teoría la propuso de forma más evocativa el físico John Wheeler en la década de los noventa: «Cada partícula, cada campo de fuerza, incluso el propio continuo espacio-tiempo, deriva enteramente su función, su significado, su propia existencia [...] de respuestas a preguntas de sí o no, a opciones binarias, de bits [...]; en suma, que todas las cosas físicas son originariamente objetos de la teoría de la información». El byte o bit es una invención del hombre, pero la teoría de la información digitalizada a él subyacente es una ley natural de gran belleza.

de los algoritmos, o el almacenamiento o la corrupción de datos— sin comprender la anatomía estructural de la información digitalizada. «La alquimia no se convirtió en química hasta que se descubrieron sus unidades fundamentales», escribió un científico del siglo XIX.[6] Del mismo modo, y ello es lo que argumento en este libro, es imposible entender la biología del organismo, la biología celular y la evolución —o la patología, la conducta, el temperamento, la enfermedad, la raza, la identidad y el destino humanos— sin contar con el concepto de «gen».

Hay aquí en juego una segunda cuestión. La ciencia del átomo hubo de preceder necesariamente a la posibilidad de manipular la materia (y, a través de la manipulación de la materia, a la invención de la bomba atómica). El estudio de los genes nos ha permitido manipular organismos con una destreza y un poder inigualados. La propia naturaleza del código genético resultó ser sorprendentemente sencilla: solo una molécula es portadora de nuestra información hereditaria, y solo hay un código. «Que los aspectos fundamentales de la herencia hayan resultado ser tan extraordinariamente simples nos da esperanzas de que la naturaleza sea, después de todo, totalmente accesible —escribió el influyente genetista Thomas Morgan—. Una vez más, su tan cacareada inescrutabilidad ha resultado ser una ilusión.»[7]

Nuestro conocimiento de los genes ha alcanzado tal nivel de refinamiento y profundidad que ya no estudiamos y alteramos genes en tubos de ensayo, sino en su contexto nativo, en células humanas. Los genes residen en los cromosomas, unas largas estructuras filamentosas encerradas en las células que contienen decenas de miles de genes encadenados.* Los seres humanos poseen un total de 46 cromosomas, 23 de un progenitor y 23 del otro. El conjunto de instrucciones genéticas de que es portador un organismo se denomina «genoma» (podemos imaginar el genoma como la enciclopedia de todos los genes, con notas al pie, anotaciones, instrucciones y referencias). El genoma humano contiene entre 21.000 y 23.000 genes que proporcionan las instrucciones maestras para construir, reparar y mantener los organismos humanos. Durante las dos últimas décadas, las tecnologías genéticas han avanzado tan rápidamente que podemos descifrar el

---

* En algunas bacterias, los cromosomas pueden ser circulares.

modo de operar de varios de estos genes en el espacio y en el tiempo para activar esas complejas funciones. Y, en ocasiones, podemos alterar deliberadamente algunos de estos genes para cambiar sus funciones y crear así estados humanos alterados, fisiologías alteradas y seres modificados.

Precisamente a esta transición de la explicación a la manipulación se debe que el campo de la genética haya tenido tanta resonancia fuera de los ámbitos de la ciencia. Una cosa es tratar de entender cómo los genes influyen en la identidad, o en la sexualidad, o en el temperamento de los seres humanos, y otra imaginar la posibilidad de cambiar la identidad, la sexualidad o el comportamiento alterando los genes. La primera puede preocupar a los profesores de los departamentos de psicología y a sus colegas de los departamentos vecinos de neurociencia. La segunda, cargada de promesas y peligros, debe preocuparnos a todos.

Mientras escribo esto, organismos dotados de genomas están aprendiendo a cambiar las características hereditarias de organismos dotados de genomas. Me refiero a lo siguiente: solo en los últimos cuatro años, entre 2012 y 2016, hemos inventado tecnologías que nos permiten modificar de manera intencionada y permanente genomas humanos (aunque la seguridad y la fidelidad de esta «ingeniería genómica» aún deben ser cuidadosamente evaluadas). Al mismo tiempo, la capacidad de predecir el futuro de un individuo partiendo de su genoma ha avanzado de modo espectacular (aunque todavía se desconoce la verdadera capacidad predictiva de estas tecnologías). Ahora podemos «leer» genomas humanos, y también «escribirlos», de una manera que era inconcebible hace apenas tres o cuatro años.

Casi no se requieren estudios de biología molecular, filosofía o historia para advertir que la convergencia de estos dos hechos es una carrera imprudente hacia un abismo. Una vez que podamos conocer la clase de destino que le espera a cualquiera, codificado en genomas individuales (aunque la predicción establezca una probabilidad en vez de una certeza), y en cuanto adquiramos la tecnología para cambiar ex profeso esta probabilidad (aun si esa tecnología es ineficiente y engorrosa), nuestro futuro cambiará radicalmente. George Orwell escribió una vez que, siempre que un crítico usa la palabra «humano», por lo general la vacía de contenido. Dudo que esté exagerando: nuestra capacidad para comprender y manipular genomas humanos altera lo que para nosotros significa ser «humano».

El átomo proporciona a la física moderna un principio de organización, y nos tienta con la perspectiva de controlar la materia y la energía. El gen proporciona a la biología moderna un principio de organización, y nos tienta con la perspectiva de controlar nuestro cuerpo y nuestro destino. En la historia del gen se halla incrustada «la búsqueda de la eterna juventud, el mito fáustico del cambio brusco de la suerte y el coqueteo de nuestro siglo con la perfectibilidad del hombre».[8] Igualmente incrustado se halla el deseo de descifrar nuestro manual de instrucciones. En esto se centra la historia aquí narrada.

Este libro está ordenado cronológica y temáticamente. Su recorrido general es histórico. Comenzaremos en 1864; en el jardín donde Mendel cultiva guisantes, el jardín de un oscuro monasterio de Moravia, se descubre el «gen», pero el descubrimiento cae rápidamente en el olvido (la palabra «gen» aparecerá unas décadas más tarde). Esta historia se cruza con la teoría de la evolución de Darwin. El gen fascina a reformadores ingleses y estadounidenses que esperan poder manipular la genética humana para acelerar la evolución y la emancipación humanas. Esa idea alcanza su cenit, pero adquiriendo un tinte macabro, en la Alemania nazi durante la década de 1940, cuando la eugenesia humana es utilizada para justificar grotescos experimentos que culminan en el confinamiento, la esterilización, la eutanasia y el asesinato en masa.

Después de la Segunda Guerra Mundial, una cadena de descubrimientos pone en marcha una revolución en la biología. Se identifica el ADN como la fuente de la información genética. La «acción» de un gen se describe en términos mecanicistas: *los genes codifican mensajes químicos para construir las proteínas de las que dependen en última instancia la forma y la función.* James Watson, Francis Crick, Maurice Wilkins y Rosalind Franklin descubren la estructura tridimensional del ADN y difunden la imagen icónica de la doble hélice. Se ha descifrado el código genético de tres letras.

Dos tecnologías transforman la genética en la década de 1970, la secuenciación y la clonación de genes (la «lectura» y la «escritura» de genes; la expresión «clonación de genes» abarca toda la gama de técnicas utilizadas para extraer genes de organismos, manipularlos en tubos de ensayo, crear híbridos de genes y producir millones de copias de esos híbridos en células vivas). En la década de 1980, los genetistas comienzan a utilizar estas técnicas para cartografiar e identificar genes relacionados con enfermedades tales como el mal de Huntington y la fibrosis quística. La identificación de estos genes relacionados con enfermedades augura una nueva era de intervención genética que permitirá a los padres someter los fetos a pruebas genéticas y abortar si son portadores de mutaciones perniciosas. (Cualquier madre que haya sometido a su hijo aún no nacido a las pruebas para detectar el síndrome de Down, la fibrosis quística o la enfermedad de Tay-Sachs, o que se haya hecho las pruebas de, digamos, el BRCA1 o el BRCA2, ya ha entrado en la era de la diagnosis, la intervención y la optimización genéticas. Esta no es una historia de nuestro futuro lejano; es ya nuestro presente.)

Son múltiples las mutaciones genéticas identificadas en cánceres humanos, lo cual permite un conocimiento más profundo de estas enfermedades. Estos esfuerzos han culminado en el Proyecto Genoma Humano, un proyecto internacional para cartografiar y secuenciar todo el genoma humano. En 2001 se publicó un borrador de esta secuencia. Dicho proyecto inspira los intentos de comprender la variación humana y el comportamiento «normal» desde el punto de vista de los genes.

Mientras tanto, el gen invade los discursos relativos a la raza, la discriminación racial y la «inteligencia racial», y proporciona respuestas sorprendentes a algunas de las preguntas que más fuertes resuenan en ámbitos políticos y culturales. Se reorganiza nuestra concepción de la sexualidad, la identidad y la elección, perforando así el núcleo de algunas de las cuestiones más acuciantes que nos planteamos en nuestro ámbito más personal.*

Hay historias dentro de cada una de estas historias, pero este libro es también una historia muy personal, una historia íntima. El peso de

---

* Algunos temas, como el de los organismos modificados genéticamente (OMG), el futuro de las patentes de genes, la utilización de genes para descubrir fármacos —o biosíntesis— y la creación de nuevas especies, merecen libros enteros, y están fuera de los límites de este.

la herencia no es, en mi caso, una abstracción. Rajesh y Jagu están muertos. Moni se encuentra internado en un psiquiátrico de Calcuta. Pero sus vidas y defunciones han tenido una mayor repercusión en mi forma de pensar como científico, investigador, historiador, médico, hijo y padre de lo que posiblemente habría podido imaginar. Apenas pasa un día en mi vida adulta en que no piense en la herencia y la familia.

Y lo más importante es que estoy en deuda con mi abuela. Ella no superó —no pudo superar— la pena que le causaba su herencia, pero abrazó al más frágil de sus hijos y lo defendió de la voluntad de los fuertes. Soportó con estoicismo los reveses de la historia, pero los reveses de la herencia los soportó con un estoicismo aún mayor; una entereza que nosotros, sus descendientes, solo podemos tener la esperanza de emular. A ella le dedico este libro.

PRIMERA PARTE

«La ciencia ausente de la herencia»

El descubrimiento y el redescubrimiento de los genes (1865-1935)

La ciencia ausente de la herencia, esa mina aún no abierta de conocimientos en la zona fronteriza entre la biología y la antropología, y hoy en la práctica tan poco explotada como en los días de Platón, es, sencillamente, diez veces más importante para la humanidad que toda la química y la física, que toda la ciencia y la técnica industrial inventada y por inventar.

HERBERT G. WELLS, *Mankind in the Making*[1]

JACK: Sí, pero usted mismo ha dicho que un fuerte resfriado no es hereditario.
ALGERNON: No suele serlo, lo sé, pero ahora me atrevo a decir que sí lo es. La ciencia siempre hace progresos maravillosos.

OSCAR WILDE, *La importancia de llamarse Ernesto*[2]

El jardín amurallado

Los estudiosos de la herencia, en especial, conocen
todo lo que se refiere al tema, excepto el tema en sí.
Supongo que nacieron y se criaron en ese berenjenal,
y en realidad lo han explorado sin llegar a sus límites.
Es decir, lo han estudiado todo menos la cuestión de
qué es lo que están estudiando.

G. K. Chesterton, *Eugenics and Other Evils*[1]

Pregunta a las plantas de la Tierra, ellas te enseñarán.

Job, 12, 8

El monasterio fue originalmente una abadía. Los monjes de la orden
de San Agustín habían vivido antes —algo que a menudo echaban de
menos— en circunstancias más cómodas, con habitaciones amplias,
propias de una gran abadía de piedra, en la cima de un cerro situado
en el corazón de la ciudad medieval de Brno (Brno en checo, Brünn
en alemán). La ciudad había crecido a su alrededor durante más de
cuatro siglos, en cascada por las laderas, y luego se había expandido
hacia fuera, sobre un terreno llano de granjas y prados. Pero, en 1783,
los frailes habían perdido el favor del emperador José II. Los terrenos
del centro de la ciudad eran demasiado valiosos para que vivieran en
ellos, y el emperador había decretado sin rodeos que todos los monjes
se mudasen a un edificio ruinoso del viejo Brno, en la parte inferior
del cerro; la ignominia de su expulsión la agravaba el hecho de habér-
seles asignado unos espacios diseñados originalmente para mujeres.
Los pasillos tenían el vago olor animal del mortero húmedo, y los jardines estaban cubiertos de zarzas y yerbajos. La única ventaja de aquel
edificio del siglo XIV —tan frío como una carnicería y tan desnudo

33

como una prisión— era su jardín rectangular con árboles de sombra, escalones de piedra y un largo callejón donde los monjes podían caminar y pensar en soledad.

Los monjes hicieron cuanto pudieron por adaptarse a los nuevos alojamientos. Restauraron una biblioteca en la segunda planta. Conectada a ella había una sala de estudio con mesas de pino, algunas lámparas y una colección creciente de cerca de diez mil libros, entre ellos los últimos trabajos de historia natural, geología y astronomía (afortunadamente, los agustinos no veían conflicto alguno entre la religión y la mayor parte de la ciencia; de hecho, consideraban la ciencia un testamento más del modo de funcionar del orden divino en el mundo).[2] Se excavó una bodega en el exterior, y sobre ella se construyó un modesto refectorio abovedado. Celdas individuales con muebles de madera muy rudimentarios alojaban a los monjes en la segunda planta.

En octubre de 1843, un joven de Silesia, hijo de campesinos, llegó a la abadía. Era un hombre de baja estatura, con cara seria, miope y con tendencia a la obesidad. Mostró poco interés por la vida espiritual, pero era intelectualmente curioso, mañoso y un buen jardinero. El monasterio le proporcionaba un hogar y un lugar para leer y aprender. Fue ordenado sacerdote el 6 de agosto de 1847. Su nombre era Johann, pero los hermanos le añadieron otro y se convirtió en Gregor Johann Mendel.[3]

Para el joven sacerdote en formación, la vida en el monasterio pronto se redujo a una rutina predecible. En 1845, Mendel había asistido, como parte de su educación monástica, a clases de teología, historia y ciencias naturales en el Colegio Teológico de Brno. Las revueltas de 1848 —las sangrientas revoluciones populistas que sacudieron Francia, Dinamarca, Alemania y Austria y que alteraron el orden social, político y religioso— fueron para él como truenos lejanos.[4] Durante los primeros años de Mendel, nada hacía presagiar la futura proeza de un científico revolucionario. Era disciplinado, perseverante y respetuoso, un hombre con hábito entre otros hombres con hábito. Su único desafío a la autoridad fue, al parecer, su ocasional negativa a usar el tocado escolar en clase. Amonestado por sus superiores, obedeció educadamente.

En el verano de 1848, Mendel empezó a trabajar como párroco en Brno. Era, según todos los testimonios, insufrible en su ministerio.

«Dominado por una invencible timidez», cuenta el abad, Mendel se trababa al hablar en checo (la lengua de la mayoría de los feligreses). Era aburrido como sacerdote y demasiado neurótico para soportar el choque emocional del contacto con los pobres.[5] Aquel mismo año encontró la salida perfecta: solicitó un puesto para enseñar matemáticas, ciencias naturales y griego elemental en la escuela de enseñanza secundaria de Znaim.[6] Con una recomendación de la abadía, Mendel fue seleccionado... aunque hubo trampa. Al saber que nunca se había formado como profesor, la escuela pidió a Mendel someterse al examen formal de ciencias naturales para profesores de enseñanza secundaria.

A finales de la primavera de 1850, un Mendel impaciente hizo la parte escrita del examen en Brno. La hizo mal, especialmente la prueba de geología, que fue pésima («árido, oscuro y vago», juzgó un examinador lo que Mendel escribió).[7] El 20 de julio, con una ola de calor sofocante en Austria, viajó de Brno a Viena para someterse a la parte oral del examen.[8] El 16 de agosto se presentó ante sus examinadores para la prueba de ciencias naturales. Esta vez los resultados, en biología, fueron aún peores. Cuando le pidieron que describiera y clasificara mamíferos, se sacó de la manga un sistema taxonómico incompleto y absurdo; omitió categorías, se inventó otras y mezcló canguros con castores y cerdos con elefantes. «El candidato parece no saber nada de la terminología técnica, y nombra todos los animales en alemán coloquial, evitando la nomenclatura sistemática», escribió uno de los examinadores. Mendel había vuelto a fracasar.[9]

En agosto, volvió a Brno con los resultados de su examen. El veredicto de los examinadores había sido claro: si se permitía a Mendel enseñar, necesitaba una educación adicional en ciencias naturales, una formación más avanzada que la que la biblioteca del monasterio, o su jardín amurallado, podía proporcionarle. Mendel solicitó su ingreso en la Universidad de Viena para obtener un título en ciencias naturales. La abadía intervino con cartas y súplicas, y Mendel fue aceptado.

En el invierno de 1851, Mendel tomó el tren de Viena para matricularse en la universidad. Pero allí empezaron los problemas de Mendel con la biología, y los de la biología con Mendel.

El tren nocturno de Brno a Viena discurría en invierno por un paisaje espectacularmente desolador, con tierras de cultivo y viñedos cubiertos de escarcha, canales endurecidos por un hielo azul y ocasionales casas de labranza envueltas en la oscuridad cerrada de Europa central. El río Thaya fluía indolente y medio congelado, y las islas del Danubio se dejaban ver. Era una distancia de solo setenta y ocho kilómetros, un viaje de dos horas en la época de Mendel. Pero la mañana de su llegada fue para él como despertar en un nuevo cosmos.

En Viena, la ciencia estaba en ebullición, era electrizante; estaba viva. En la universidad, situada a pocos kilómetros de su pensión de la Invalidenstrasse, Mendel comenzó a experimentar el bautismo intelectual que tan fervientemente había deseado en Brno. Allí enseñaba física Christian Doppler, el imponente científico austríaco que sería el mentor, el maestro y el ídolo de Mendel. En 1842, Doppler, un hombre enjuto y mordaz de treinta y nueve años, había utilizado el razonamiento matemático para argumentar que la altitud del sonido (o el color de la luz) no es fija, sino que depende de la velocidad de su fuente y la posición del observador.[10] El sonido de una fuente que en rápido movimiento se acerca al lugar donde se encuentra el oyente, se comprime y adquiere mayor altitud, mientras que el sonido que se aleja veloz del oyente la reduce. Los escépticos se burlaban: ¿cómo podría la misma luz, emitida por la misma lámpara, tener distintos colores para distintos observadores? Pero, en 1845, Doppler había hecho subirse a un tren a un grupo de trompetistas y les había pedido que hicieran sonar una determinada nota cuando el tren se pusiera en marcha. Mientras, el público situado en el andén oía con incredulidad una nota más alta cuando el tren se aproximaba y una nota más baja cuando se alejaba a la misma velocidad.[11]

La luz y el sonido, argumentaba Doppler, se comportan de acuerdo con leyes naturales que son universales, aunque estas contradigan la intuición de los observadores y oyentes corrientes. Si los observamos con atención, todos los caóticos y complejos fenómenos del mundo son el resultado de leyes naturales muy organizadas. En ocasiones, nuestras intuiciones y percepciones nos permiten captar estas leyes naturales, pero más comúnmente es preciso realizar un experimento tan artificial como hacer sonar trompetas en un tren en marcha para entender y demostrar esas leyes.

Las demostraciones y experimentos de Doppler cautivaron y frustraron por igual a Mendel. La biología, su tema principal, parecía un jardín salvaje cubierto de vegetación, una disciplina carente de principios sistemáticos de organización. Vista superficialmente, parecía haber en ella una profusión de orden (o, más bien, una profusión de órdenes). La disciplina reina de la biología era la taxonomía, un elaborado intento de clasificar y subclasificar todos los seres vivos en distintas categorías: reinos, *phylae*, clases, órdenes, familias, géneros y especies. Pero estas categorías, ideadas en su origen por el botánico sueco Carl Linnaeus a mediados de la década de 1700, eran puramente descriptivas, no mecánicas. El sistema establecía la forma de clasificar los seres vivos de la Tierra, pero no instauraba una lógica subyacente a su organización.[12] ¿Por qué, podría preguntar un biólogo, eran categorizados los seres vivos de esta manera? ¿Qué mantenía su constancia o la fidelidad? ¿Qué impedía a los elefantes transformarse en cerdos o a los canguros en castores? ¿Cuál era el mecanismo de la herencia? ¿Por qué, o cómo, lo semejante engendra lo semejante?

La cuestión de la «semejanza» había preocupado durante siglos a científicos y filósofos. Pitágoras, el sabio griego, mitad científico, mitad místico, que vivió en Crotona alrededor del 530 a. C., propuso una de las primeras y más extendidas teorías para explicar la semejanza entre padres e hijos. El núcleo de la teoría de Pitágoras era que la información hereditaria (la «semejanza») se hallaba principalmente en el esperma masculino. El esperma reúne estas instrucciones recorriendo el cuerpo del varón y absorbiendo vapores místicos de cada una de sus partes (los ojos contribuyen al color; la piel, a la textura; los huesos, a la estatura, y así de forma sucesiva). Durante la vida de un varón, su esperma se convierte en una biblioteca móvil de cada parte del cuerpo; un destilado condensado del individuo.

Esta autoinformación —seminal en el sentido más literal— es transmitida a un cuerpo femenino durante el coito. Una vez dentro de la matriz, el esperma madura en un feto a través de la alimentación de la madre. En la reproducción (como en cualquier forma de producción), la labor del varón y la de la mujer están claramente repartidas, pensaba Pitágoras. El padre proporciona la información esencial para crear un feto, y el vientre materno proporciona la nutrición para que esos datos puedan transformarse en un hijo. La teoría recibió finalmente el nombre de «espermismo», poniendo de relieve el papel central del esperma en la determinación de todas las características de un feto.

En el año 458 a. C., unas pocas décadas después de la muerte de Pitágoras, el dramaturgo Esquilo utilizó esta extraña lógica para hacer una de las defensas jurídicas del matricidio más insólitas de la historia. El argumento central del *Euménides* de Esquilo es el juicio de Orestes, príncipe de Argos, por el asesinato de su madre, Clitemnestra. En la mayoría de las culturas, el matricidio era considerado un acto de perversión moral. En *Euménides*, Apolo, elegido para representar a Orestes en su juicio por asesinato, expone un argumento sorprendentemente original: razona que la madre de Orestes no es más que una extraña para él. Una mujer embarazada es solo una incubadora humana glorificada, sostiene Apolo, una vía intravenosa de goteo de nutrientes que llegan a su hijo a través del cordón umbilical. El verdadero ascendiente de todos los seres humanos es el padre, cuyo esperma transporta la «semejanza». «La mujer que lleva al hijo en su vientre no es el verdadero progenitor —dice Apolo ante un jurado que se muestra partidario de él—.[13] No hace sino cuidar la semilla recién sembrada. El varón es el progenitor. Ella, una extraña para un extraño, solo guarda para él el germen de la vida.»[14]

La evidente asimetría de esta teoría de la herencia —el varón aporta toda la «naturaleza» y la hembra, la «nutrición» inicial en el seno materno— no parecía molestar a los seguidores de Pitágoras; de hecho, quizá la encontraran seductora. Los pitagóricos estaban obsesionados con la geometría mística de los triángulos. Pitágoras había aprendido el teorema del triángulo —la longitud del tercer lado de un triángulo rectángulo puede deducirse matemáticamente de la longitud de los otros dos lados— de geómetras indios o babilonios.[15] Pero el teorema quedó inseparablemente unido a su nombre (en adelante llamado «teorema de Pitágoras»), y sus discípulos lo presentaban como una prueba de que tales leyes matemáticas secretas —«armonías»— eran omnipresentes en la naturaleza. Tratando de ver el mundo a través de lentes triangulares, los pitagóricos argumentaban que también en la herencia operaba una armonía triangular. La madre y el padre eran los dos lados independientes, y el hijo era el tercero (la hipotenusa biológica de esos dos lados). Y al igual que el tercer lado de un triángulo podía derivarse aritméticamente de los otros dos utilizando una fórmula matemática exacta, el hijo derivaba de las aportaciones de los padres; la naturaleza lo hacía del padre y la nutrición, de la madre.

Un siglo después de la muerte de Pitágoras, Platón quedó cautivado por esta metáfora.[16] En uno de los pasajes más intrigantes de *La república*, escrita en el año 380 a. C., Platón sostenía, siguiendo en parte a Pitágoras, que si los hijos eran derivados aritméticos de sus padres, entonces, al menos en principio, la fórmula podría valer en este caso: los hijos perfectos podrían derivarse de combinaciones perfectas de padres que procrearan en momentos perfectamente calculados.[17] Existía un «teorema» de la herencia; simplemente esperaba a ser descubierto. Una vez despejado el teorema y cumplidas sus combinaciones prescriptivas, cualquier sociedad podría garantizar la producción de los hijos más aptos, instaurando una suerte de eugenesia numerológica. «Porque cuando los guardianes son ignorantes de la ley de los nacimientos, y unen a la novia y al novio fuera de temporada, los niños no serán sanos o afortunados», concluía Platón. Los guardianes de la república, su élite gobernante, después de haber descifrado la «ley de los nacimientos», se asegurarían de que en el futuro solo se darían esas «afortunadas» uniones armoniosas. Una utopía política sería la consecuencia de esta utopía genética.[18]

Fue una mente tan precisa y analítica como la de Aristóteles la que se encargó de desmantelar sistemáticamente la teoría pitagórica de la herencia. Aristóteles no era un ferviente defensor de las mujeres, pero creía que una teoría debía basarse en pruebas. Decidió analizar los pros y contras del «espermismo» a partir de datos experimentales del mundo biológico. El resultado, un compacto tratado titulado *De la generación de los animales*, sería un texto fundacional de la genética humana, como *La república* de Platón lo fue para la filosofía política.[19]

Aristóteles rechazó la idea de que la herencia se transmitía de forma exclusiva mediante el esperma masculino o semen. Observó sagazmente que los hijos pueden heredar características de las madres y abuelas (igual que heredan características de las padres y abuelos), y que estas características pueden incluso saltarse generaciones, desapareciendo de una y reapareciendo en la siguiente. «También nacen de padres lisiados hijos lisiados —escribió—, por ejemplo de padres cojos, hijos cojos, y de padres ciegos, hijos ciegos, y, en general, los hijos se parecen a los padres en ciertas anomalías corporales y presentan señales comunes a las dos generaciones de padre e hijo, por ejemplo, verrugas y cicatrices. Algunas de estas características incluso se han transmitido a través de tres generaciones; por ejemplo, alguien que tenía una marca en su brazo y su hijo nació sin él, pero su nieto tenía una mancha en el mismo lugar, aunque borrosa [...] en Sicilia, una mujer cometió adulterio con un hombre de Etiopía; su hija no parecía etíope, pero sí su nieta.»[20] Un nieto podía haber nacido con la nariz o el color de piel de su abuela sin que esa característica fuese visible en sus padres, un fenómeno prácticamente imposible de explicar en el esquema de la herencia patrilineal pura de Pitágoras.

Aristóteles desafió la idea pitagórica de la «biblioteca ambulante», según la cual el semen obtiene información hereditaria recorriendo el cuerpo y recibiendo «instrucciones» secretas de cada una de sus partes. «Los varones engendran cuando aún no han adquirido determinados caracteres, como la barba o el cabello gris —escribió Aristóteles con perspicacia—, pero pasan esas características a sus hijos.»[21] De vez en cuando, la característica transmitida por herencia ni siquiera era corpórea; por ejemplo, una manera de caminar, una manera de mirar o incluso un estado de ánimo. Aristóteles sostenía que, para empezar, tales rasgos no materiales no pueden materializarse en el semen. Y por último, y tal vez con más razón, atacó el esquema de Pitágoras con el más evidente de los argumentos: no podía dar cuenta de la anatomía femenina. ¿Cómo podría el esperma de un padre «absorber» las instrucciones necesarias para producir las «partes generativas» de su hija, se preguntaba Aristóteles, cuando ninguna de esas partes se encuentra en el cuerpo del padre? La teoría de Pitágoras podría explicar todos los aspectos de la generación excepto el principal: los genitales.

Aristóteles ofreció una teoría alternativa sorprendentemente radical para su tiempo: tal vez las hembras, como los machos, contribuyan con materia a la formación del feto con una forma de esperma femenino. Y quizá el feto se forme con aportaciones tanto de la parte masculina como de la femenina. Buscando analogías, Aristóteles llama a la aportación masculina «principio del movimiento».[22] «Movimiento» no tiene aquí un sentido literal; significa «instrucción» o «información» («código», por usar un término moderno). El material real intercambiado en el coito no es más que el vehículo de un intercambio más oscuro y misterioso. La materia como tal no es lo esencial; lo que pasa del varón a la mujer no es materia, sino mensaje.

Como el plano arquitectónico de un edificio, o como el trabajo de un carpintero con una pieza de madera, el semen masculino contiene las instrucciones para construir un niño. «La naturaleza —escribe Aristóteles— se comporta como un artesano y usa el semen como una herramienta que tiene movimiento, y por medio de su movimiento puede llevar la forma a la materia.»[23]

El semen femenino, por el contrario, aporta la materia prima física para el feto, como la madera para el carpintero, o el mortero para la construcción: el material y el volumen del ser vivo. Aristóteles sostenía que el material real proporcionado por las hembras era sangre menstrual. El semen masculino da a la sangre menstrual la forma de un hijo. (Esta afirmación nos parecerá hoy disparatada, pero también en este caso actúa la lógica meticulosa de Aristóteles. Como la desaparición de la sangre menstrual coincide con la concepción, el filósofo supone que el feto tiene que estar hecho de ella.)

Aristóteles estaba equivocado en su división de las aportaciones masculina y femenina en un «material» y un «mensaje», pero, en abstracto, había captado una de las verdades esenciales acerca de la naturaleza de la herencia. La transmisión de la herencia tal como Aristóteles la concebía era esencialmente transmisión de información. Esa información se utilizaría para construir un organismo desde cero; el mensaje se transforma en material. Y cuando un organismo madura produce semen masculino o femenino, transformando así el material en mensaje. En lugar del triángulo de Pitágoras, hay aquí un círculo, o un ciclo: la forma engendra información, y luego la información engendra forma. Siglos después, el biólogo Max Delbrück diría en broma que Aristóteles tendría que haber recibido el Premio Nobel a título póstumo por haber descubierto el ADN.[24]

Pero si la herencia se transmite como información, ¿cómo viene codificada esa información? La palabra «código» proviene del latín *caudex*, que es la médula del tronco de un árbol en la que los escribas grababan su escritura. ¿Cuál era entonces el *caudex* de la herencia? ¿Qué había en él escrito, y cómo se escribía? ¿Cómo era el material empaquetado transportado de un cuerpo a otro? ¿Quién encriptaba el código y quién lo traducía para crear un nuevo ser?

La solución más inventiva a estas cuestiones era la más sencilla:

prescindir del código mismo. El esperma, sostenía esta teoría, contenía ya un mini ser humano, un diminuto feto, completamente formado, encogido y curvado en un minúsculo paquete a la espera de poder desarrollarse progresivamente hasta convertirse en un niño. Variantes de esta teoría aparecen en los mitos y el folclore de la Edad Media. En la década de 1520, el alquimista germano-suizo Paracelso utilizó la teoría del mini ser humano en el esperma para asegurar que este último, calentado con estiércol de caballo y enterrado en el barro durante las cuarenta semanas de una gestación normal, crecería hasta crear un ser humano, aunque con algunas características monstruosas. La concepción de una criatura normal no era más que la transferencia de este mini ser humano —el homúnculo— del esperma del padre al vientre de la madre. En el útero, el mini ser humano alcanzaba el tamaño del feto. No había código; solo miniaturización.[25]

El peculiar encanto de esta idea —llamada «preformación»— era que hacía que la reproducción fuera infinitamente recursiva. Como el homúnculo tenía que madurar y engendrar sus propios hijos, cada individuo necesitaba haber preformado homúnculos en su interior, es decir, diminutos seres humanos encerrados en otros diminutos seres humanos a la manera de las muñecas rusas en una gran cadena de seres humanos que se extendía del presente al pasado hasta llegar al primer hombre, Adán, y que se extendería de la misma forma hacia el futuro. La existencia de tal cadena de seres humanos proporcionaba a los cristianos medievales un concepto novedoso y más potente del pecado original. Como todos los humanos del futuro estaban ya encerrados dentro de todos los seres humanos, cada uno tuvo que haber estado físicamente presente en el cuerpo de Adán —«flotando [...] en las entrañas de nuestro primer padre», como escribió un teólogo— en el momento crucial de la caída. El pecado estaba así alojado dentro de nosotros miles de años antes de nacer, transmitido directamente desde las entrañas de Adán a todo su linaje. Todos acarreamos su mancha, no porque nuestro remoto antepasado hubiera sido tentado en aquel remoto jardín, sino porque cada uno de nosotros, alojado en el cuerpo de Adán, había probado el fruto.[26]

El segundo encanto de la idea de la preformación era que prescindía del problema del desciframiento. Incluso si los primeros biólogos hubieran imaginado el cifrado —la conversión de un cuerpo humano a algún tipo de código (por ósmosis, à la Pitágoras)—, la acción inversa, el desciframiento de ese código para su conversión en un ser humano, les habría aturdido completamente la mente. ¿Cómo algo tan complejo como una forma humana podía surgir de la unión del esperma y el óvulo? El homúnculo evitaba este problema conceptual. Si un niño estaba ya preformado, su formación no era más que un acto de expansión, una versión biológica de la muñeca hinchable. No se requería ninguna clave o cifra para un desciframiento. La génesis de un ser humano solo era cuestión de añadir agua.

La teoría era tan seductora, tan ingeniosa y vívida, que ni la invención del microscopio fue capaz de dar el esperado golpe mortal al homúnculo. En 1694, Nicolaas Hartsoeker, un físico y microscopista neerlandés, creyó ver la imagen de un mini ser humano, con la cabeza agrandada y encogido en posición fetal, inscrito en la cabeza de un espermatozoide.[27] En 1699, otro microscopista holandés afirmó haber encontrado abundantes criaturas homunculares flotando en el esperma humano. Como en cualquier fantasía antropomórfica —como ver caras humanas en la Luna, por ejemplo—, la teoría simplemente resultaba magnificada por las lentes de la imaginación; las imágenes de homúnculos proliferaron en el siglo XVII, con la cola de los espermatozoides convertida en filamento hecho de cabello humano, o su cabeza celular visualizada como un diminuto cráneo humano. A finales del siglo XVII se consideraba que la preformación era la explicación más lógica y coherente de la herencia animal y humana. Los hombres provenían de pequeños hombres, igual que los grandes árboles lo hacían de pequeños esquejes. «En la naturaleza no hay generación, sino solo propagación», escribió en 1669 el científico holandés Jan Swammerdam.[28]

Pero no todo el mundo podía estar convencido de que existieran infinitos seres humanos en miniatura encerrados dentro de los seres humanos. El principal reto para la preformación era la idea de que algo tenía que suceder durante la embriogénesis que condujera a la formación de partes enteramente nuevas en el embrión. Los humanos no vienen encogidos y ya hechos esperando su expansión. Tenían que ser generados de cero siguiendo instrucciones específicas encerradas dentro del espermatozoide y del óvulo. Las extremidades, el torso, el cerebro, los ojos, la cara, incluso el temperamento o las propensiones heredados, tenían que crearse de nuevo cada vez que un embrión se transformaba en un feto humano. La generación se producía... por generación.

Pero ¿qué impulso o instrucción generaba el embrión y el organismo final a partir del esperma y el óvulo? En 1768, el embriólogo berlinés Caspar Wolff intentó responder a esta pregunta imaginando un principio guía —*vis essentialis corporis*, lo llamó— que iba guiando la maduración de un óvulo fecundado hasta adquirir la forma humana.[29] Como Aristóteles, Wolff imaginaba que el embrión contenía algún tipo de información cifrada —de código— que no era una simple versión en miniatura de un ser humano, sino un conjunto de instrucciones para hacer un ser humano empezando de cero. Pero, aparte de inventar un nombre latino para un principio vago, Wolff no especificaba nada más. Las instrucciones, argumentaba de manera indirecta, se mezclan con el huevo fertilizado. La *vis essentialis* actuaba todo el tiempo como una mano invisible dando forma humana a una masa.

Mientras biólogos, filósofos, eruditos cristianos y embriólogos se enzarzaban durante gran parte del siglo XVIII en acalorados debates entre la preformación y la «mano invisible», a cualquier observador ocasional se le podría perdonar que todo aquello le dejara indiferente. Se trataba, a fin de cuentas, de cuestiones manidas. «Los puntos de vista opuestos de hoy ya existían hace siglos», dijo con razón un biólogo del siglo XIX.[30] Y, efectivamente, la preformación era en buena parte una reafirmación de la teoría pitagórica de que el esperma contiene toda la información para crear un nuevo ser humano, mientras que la «mano invisible» era una mera variante dorada de la idea aristotélica de que la herencia se transmitía en forma de mensajes para crear materiales (ellos eran la «mano» instructora para moldear un embrión).

Con el paso del tiempo, ambas teorías serían acaloradamente defendidas y acaloradamente refutadas. Tanto la de Aristóteles como la de Pitágoras tenían una parte de razón y otra de error. A principios del siglo XIX, parecía que todo el campo de la herencia y la embriogénesis había llegado a un callejón sin salida. Los más grandes teóricos del mundo, después de haber estudiado el problema de la herencia a conciencia, apenas habían avanzado más allá de las crípticas cavilaciones de dos hombres que vivieron en dos islas griegas hacía dos mil años.

«El misterio de los misterios»

> [...] quieren decirnos que todo era ceguera
> hasta que accidentalmente se le ocurrió
> a un mono albino en la selva,
> que aun así tuvo que andar a tientas,
> hasta que cierto año Darwin vino al mundo [...].
>
> ROBERT FROST, «Accidentally on Purpose»[1]

En el invierno de 1831, cuando Mendel era todavía un escolar en Silesia, un joven que se preparaba para ser pastor anglicano, Charles Darwin se embarcó en una goleta de diez cañones, el HMS *Beagle*, en la bahía de Plymouth, situada en la costa sudoccidental de Inglaterra.[2] Darwin, hijo y nieto de médicos eminentes, contaba entonces veintidós años. Tenía el rostro ancho y agradable de su padre, la tez de porcelana de su madre y unas pobladas cejas que fueron características de la familia Darwin durante generaciones. Había intentado estudiar medicina en Edimburgo,[3] pero, horrorizado ante los «gritos de un niño atado entre sangre y serrín en la [...] sala de operaciones», huyó de la medicina para estudiar teología en el Christ's College de Cambridge.[4] Sin embargo, el interés de Darwin iba mucho más allá de la teología. Alojado en una habitación situada encima de un estanco de Sidney Street, se dedicó a coleccionar escarabajos, estudiar botánica y geología, aprender geometría y física, y discutir acaloradamente sobre Dios, la intervención divina y la creación de los animales.[5] Más que por la teología o la filosofía, Darwin se sentía atraído por la historia natural, el estudio del mundo natural utilizando principios científicos sistemáticos. Fue aprendiz con otro clérigo, John Henslow, el botánico y geólogo que había creado y mantenido el Jardín Botánico de Cambridge, el gran museo al aire libre de historia natural donde

Darwin aprendió a buscar, identificar y clasificar especies vegetales y animales.[6]

Dos libros encendieron la imaginación de Darwin durante sus años de estudiante. El primero, *Natural Theology* (1802), de William Paley, ex vicario de Dalston, exponía un argumento que resonaría profundamente en la mente de Darwin.[7] Imaginemos, escribía Paley, que un hombre que camina por un páramo se encuentra un reloj en el suelo. Lo recoge, lo abre y encuentra un exquisito sistema de engranajes y ruedas girando en su interior, pues se trata de un aparato mecánico capaz de señalar la hora. ¿No sería lógico suponer que un aparato como este solo pudo haberlo fabricado un relojero? La misma lógica puede aplicarse al mundo natural, razonaba Paley. La exquisita construcción de los organismos y órganos humanos —«el pivote sobre el que gira la cabeza, el ligamento en el alvéolo de la articulación de la cadera»— solo puede apuntar a un hecho; a saber, que todos los organismos fueron creados por un diseñador supremamente competente, un divino relojero: Dios.

El segundo libro, *A Preliminary Discourse on the Study of Natural Philosophy*, publicado en 1830 por el astrónomo sir John Herschel, le ofrecía una visión por completo distinta.[8] A primera vista, el mundo natural parece increíblemente complejo, reconocía Herschel. Pero la ciencia puede reducir los fenómenos en apariencia complejos a causas y efectos: el movimiento es resultado de una fuerza ejercida sobre un objeto; el calor supone una transferencia de energía; el sonido es producido por la vibración del aire. Herschel albergaba pocas dudas acerca de que los fenómenos químicos y, en última instancia, los fenómenos biológicos podrían también atribuirse a tales mecanismos de causa y efecto.

Herschel estaba particularmente interesado en la creación de organismos biológicos, y su mente metódica redujo el problema a sus dos componentes básicos. El primero era el problema de la creación de la vida a partir de la no vida (la génesis *ex nihilo*). En este punto, no se atrevía a desafiar la doctrina de la creación divina. «Ascender al origen de las cosas y especular sobre la creación no es asunto del filósofo natural», escribió.[9] Los órganos y los organismos podrían comportarse de acuerdo con las leyes de la física y la química, pero la génesis de la vida misma nunca podrá ser entendida solo con estas leyes. Era como si Dios le hubiese dado a Adán un pequeño laboratorio en el

Edén y luego le hubiera prohibido mirar por encima de las paredes del jardín.

Pero el segundo problema, pensaba Herschel, era más abordable: una vez creada la vida, ¿qué proceso generó la diversidad que observamos en el mundo natural?; ¿cómo, por ejemplo, una nueva especie animal surge de otra especie animal? Los antropólogos, estudiando el lenguaje, habían demostrado que las nuevas lenguas provenían de las antiguas en un proceso de transformación de las palabras. En vocablos del sánscrito y del latín podían rastrearse mutaciones y variaciones de una antigua lengua indoeuropea, y el inglés y el flamenco habían brotado de una raíz común. Los geólogos habían sugerido que la forma actual de la Tierra —sus rocas, simas y montañas— es fruto de la transmutación de elementos previos. «Reliquias maltratadas de épocas pasadas —escribió Herschel— contienen [...] registros indelebles susceptibles de una interpretación inteligible.»[10] Era una idea iluminadora; un científico podría conocer el presente y el futuro mediante el examen de las «reliquias maltratadas» del pasado. Herschel no conocía el mecanismo correcto del origen de las especies, pero planteó correctamente la cuestión. La llamó «el misterio de los misterios».[11]

La historia natural —lo que fascinaba a Darwin en Cambridge— no estaba precisamente en condiciones de resolver el «misterio de los misterios» de Herschel. Para los inquisitivos griegos, el estudio de los seres vivos estaba muy ligado a la cuestión del origen del mundo natural. Pero los cristianos medievales no tardaron en darse cuenta de que esta línea de investigación solo podía conducir a teorías indeseables. La «naturaleza» era creación de Dios, y para ser coherentes con la doctrina cristiana, los historiadores naturales tenían que contar la historia de la naturaleza según el Génesis.

Una descripción de la naturaleza —es decir, la identificación, denominación y clasificación de plantas y animales— era perfectamente aceptable; describir las maravillas de la naturaleza era, desde luego, celebrar la inmensa diversidad de seres vivos creados por un Dios omnipotente. Pero una visión mecanicista de la naturaleza amenazaba con sembrar dudas sobre el fundamento mismo de la doctrina de la creación. Suponía preguntar por qué y cuándo fueron creados los animales —qué mecanismo o qué fuerza intervenía—, y eso era desafiar el mito de la creación divina y acercarse de forma peligrosa a la herejía. No tenía así nada de sorprendente que, a finales del siglo XVIII, la disciplina de la historia natural estuviese dominada por naturalistas pertenecientes al clero, vicarios, pastores, abates, diáconos y monjes que cultivaban sus jardines y que reunían especies de plantas y animales en un acto de celebración de las maravillas de la creación divina, pero que generalmente rehuían todo cuestionamiento de sus concepciones fundamentales.[12] La Iglesia garantizaba el cielo a estos científicos, pero esa ocupación alimentaba su curiosidad. Las advertencias contra las formas de investigación erradas eran tan enérgicas que los naturalistas del clero no cuestionaban los mitos de la creación; había una perfecta disociación entre la Iglesia y los pensamientos personales. El resultado fue una peculiar distorsión del campo de investigación. Incluso cuando floreció la taxonomía —la clasificación de especies vegetales y animales—, las preguntas sobre el origen de los seres vivos quedaban relegadas a los márgenes prohibidos. La historia natural se ceñía al estudio de la naturaleza sin su historia.

Fue esta visión estática de la naturaleza lo que inquietó a Darwin. Un historiador natural tenía que ser capaz de describir el estado del mundo natural en términos de causas y efectos, pensaba Darwin, del mismo modo que un físico describía el movimiento de una bala en el aire. Lo característico del genio inconformista de Darwin era su disposición a entender la naturaleza no como un hecho, sino como un proceso, una progresión; una historia, en suma. Era una cualidad que compartía con Mendel. Observadores obsesivos como eran del mundo natural, Darwin y Mendel dieron cada uno su paso decisivo haciéndose de dos maneras distintas la misma pregunta: ¿cómo crea o engendra la «naturaleza»? La pregunta de Mendel se centraba en lo microscópico: ¿cómo un único organismo transmite información a su descendencia en una única generación? La pregunta de Darwin se centraba en lo macroscópico: ¿cómo transmutan los organismos información sobre sus características a través de miles de generaciones? Ambos enfoques convergerían con el paso del tiempo, dando origen a la síntesis más importante de la biología moderna y al concepto más potente de la herencia humana.

En agosto de 1831, dos meses después de licenciarse en Cambridge, Darwin recibió una carta de su mentor, John Henslow.[13] Se había comisionado un «estudio» cartográfico de Sudamérica, y la expedición requería el servicio de un «gentilhombre científico» que colaborase en la recolección de especies. Aunque era más gentilhombre que científico (nunca había publicado un artículo científico importante), Darwin pensó que el viaje estaba hecho para él. Iba a viajar en el *Beagle* no como «naturalista formado», sino como científico en formación «muy cualificado para recolectar, observar y anotar cualquier cosa de interés para la historia natural».

El *Beagle* levó anclas el 27 de diciembre de 1831 con setenta y tres marineros a bordo. Tras salvar una tempestad, puso rumbo al sur, a Tenerife.[14] A principios de enero, Darwin se dirigía a Cabo Verde. El barco era más pequeño, y el viento más traicionero, de lo que había esperado. El mar se agitaba constantemente bajo él. Estaba solo, padecía náuseas y se quedó deshidratado. Sobrevivió con una dieta a base de pasas y pan. Ese mismo mes comenzó a hacer anotaciones en su diario. Tendido sobre una hamaca que colgaba sobre los mapas almidonados de la investigación, leía atentamente los pocos libros que había traído consigo: *El Paraíso perdido*, de Milton (que parecía el más apropiado para su condición), y *Elementos de geología*, de Charles Lyell, publicado entre 1830 y 1833.[15]

La obra de Lyell, en particular, dejó huella en él. Lyell había argumentado (de modo radical para su tiempo) que formaciones geológicas complejas como los cantos rodados y las montañas se habían creado en el transcurso de largos períodos de tiempo, no por la mano de Dios, sino por procesos naturales lentos, como la erosión, la sedimentación y la precipitación. En lugar de un colosal diluvio bíblico, sostenía Lyell, había habido millones de inundaciones; Dios había dado forma a la Tierra no por medio de cataclismos singulares, sino de un millón de accidentes menores.[16] La idea central de Lyell —la de los lentos movimientos provocados por fuerzas naturales, los cuales modelan y remodelan la Tierra, esculpen la naturaleza— sería para Darwin un poderoso estímulo intelectual. En febrero de 1832, todavía «aprensivo e incómodo», Darwin cruzó al hemisferio sur. Los vientos cambiaron de dirección, las corrientes alteraron su camino y un mundo nuevo se abrió ante sus ojos.

Como sus mentores habían predicho, Darwin demostró ser un excelente recolector y observador de especímenes. A medida que el *Beagle* proseguía su ruta hacia la costa oriental sudamericana, pasando por Montevideo, Bahía Blanca y Puerto Deseado, recorría bahías, bosques tropicales y acantilados, llevando a bordo un amplio surtido de esqueletos, plantas, pieles, rocas y conchas («cargamentos de cosas que parecen basura», se quejó el capitán). La tierra no solo proporcionaba numerosos especímenes vivos, sino también fósiles; dispuestos en largas filas a lo largo de la cubierta, era como si Darwin hubiese creado su propio museo de anatomía comparada. En septiembre de 1832, mientras exploraba los acantilados grises y las bahías bajas de arcilla cerca de Punta Alta, descubrió un asombroso cementerio natural, con huesos fosilizados de enormes mamíferos extinguidos allí esparcidos.[17] Como un dentista loco, extrajo a la fuerza de la roca una mandíbula de un fósil, y a la semana siguiente regresó para retirar un enorme cráneo del cuarzo. El cráneo pertenecía a un megaterio, la versión mamut del perezoso.[18]

Aquel mes, Darwin encontró más huesos esparcidos entre los guijarros y las rocas. En noviembre pagó 18 peniques a un agricultor uruguayo por un fragmento del enorme cráneo de otro mamífero extinguido, el toxodón, parecido a un rinoceronte y con grandes dientes semejantes a los de una ardilla que vagaba por la pampa. «He tenido mucha suerte —escribió—. Algunos de los mamíferos eran gigantescos, y muchos de ellos nuevos para nosotros.» Recogió fragmentos de un cobaya del tamaño de un cerdo, caparazones de un armadillo parecido a un tanque y más huesos de megaterio del tamaño de los de un elefante, que embaló y envió a Inglaterra.

El *Beagle* dobló la accidentada costa de la Tierra del Fuego y puso rumbo a la costa occidental de Sudamérica. En 1835 el barco zarpó de Lima, en el litoral peruano, para poner proa hacia un solitario grupo de achicharradas islas volcánicas situadas al oeste de Ecuador, las Galápagos. El archipiélago lo formaban unos «deprimentes montones [...] de negra lava fragmentada que crean orillas diabólicamente accidentadas», escribió el capitán. Era como un Jardín del Edén infernal: aislado, intacto, reseco, cubierto de lava rocosa endurecida e invadido por «horrendas iguanas», tortugas y aves. La nave vagó de una isla a otra

—había un total de dieciocho—, y Darwin se aventuró a recorrer las orillas, arrastrándose entre la piedra pómez para obtener muestras de aves, plantas y lagartos. La tripulación sobrevivió con una dieta constante de carne de las tortugas que habitaban las islas. En cada una parecía haber una variedad diferente. Durante más de cinco semanas, Darwin recogió esqueletos de fringílidos, sinsontes, mirlos, pinzones, reyezuelos, albatros e iguanas, y una gran variedad de plantas marinas y terrestres. El capitán hacía una mueca y meneaba la cabeza.[19]

El 20 de octubre, Darwin se hizo de nuevo a la mar rumbo a Tahití.[20] Y, de nuevo en su aposento del *Beagle*, empezó a analizar sistemáticamente los cadáveres de aves que había recogido. Los sinsontes, en particular, lo sorprendieron. Había dos o tres variedades, pero cada subtipo era notoriamente distinto y endémico solo en una isla. Casi al desgaire, garabateó una de las frases más importantes que escribió en su vida científica: «Cada variedad es constante en su propia isla». ¿Ocurriría lo mismo con otros animales, con las tortugas por ejemplo? ¿Tendría cada isla un tipo propio de tortuga? Intentó comprobar si se daba el mismo patrón entre ellas, pero era demasiado tarde. Él y la tripulación se las habían comido en el almuerzo.

Cuando Darwin regresó a Inglaterra tras cinco años en el mar, era ya una celebridad menor entre los historiadores naturales. Su gran botín fósil de Sudamérica fue desempaquetado, preservado, catalogado y organizado; había en él materiales suficientes para crear museos enteros. El taxidermista y pintor de aves John Gould se encargó de clasificar estas últimas. Lyell mostró especímenes de Darwin durante su discurso presidencial en la Sociedad Geológica. Richard Owen, el paleontólogo que se cernía sobre los historiadores naturales de Inglaterra como un halcón patricio, se dignó salir del Real Colegio de Cirujanos para verificar y catalogar esqueletos fósiles de Darwin.

Pero, mientras Owen, Gould y Lyell bautizaban y clasificaban aquellos tesoros sudamericanos, Darwin había puesto su atención en otros problemas. No era un archivero, sino un clasificador, un buscador de aspectos anatómicos más profundos. La taxonomía y la nomenclatura no eran, para él, más que un medio para un fin. Su genio le hacía fijarse en los patrones —sistemas de organización— que había detrás de las muestras; no en los reinos y los órdenes, sino en los reinos de orden que recorrían el mundo biológico. La misma pregunta que frustraría a Mendel en el examen de Viena para poder ejercer la docencia —¿por qué en la Tierra están los seres vivos organizados de la manera en que lo están?— era la que inquietaba a Darwin en 1836.

Aquel año sucedieron dos hechos extraordinarios. El primero fue que, al estudiar con detenimiento los fósiles, Owen y Lyell se encontraron con un patrón subyacente en las muestras. Estas eran por regla general esqueletos de variedades colosales extintas de animales que todavía existían en los mismos lugares donde habían sido descubiertos sus fósiles. Armadillos gigantes vagaban en otro tiempo por el mismo valle donde los pequeños armadillos actuales se mueven entre la maleza. Perezosos gigantes ramoneaban donde hoy viven los pequeños perezosos actuales. Los enormes huesos femorales que Darwin había extraído de los suelos pertenecían a una enorme llama del tamaño de un elefante; la variedad actual, más pequeña, es exclusiva de Sudamérica.

El segundo hecho extraordinario lo advirtió Gould. A inicios de la primavera de 1837, Gould le dijo a Darwin que los reyezuelos, currucas, mirlos y «picos gordos» que Darwin le había enviado no eran en absoluto especies distintas. Darwin los había clasificado mal; eran todos pinzones, unas sorprendentes trece variedades. El pico, las garras y el plumaje eran tan distintos que solo un ojo entrenado podría haber discernido la unidad latente. Las currucas de cuello estrecho, parecidas a reyezuelos, y los picudos mirlos de cuello largo eran anatómicamente primos, variantes de la misma especie. El reyezuelo probablemente se alimentaba de frutos e insectos (de ahí su pico en forma de flauta). El pinzón de pico curvo debía de buscar semillas duras en el suelo (de ahí su pico en forma de cascanueces). Y los sinsontes, endémicos en todas las islas, eran también tres variedades distintas. Pinzones y más pinzones por doquier. Era como si cada sitio hubiera producido su propia variante, un pájaro con el código de barras de su isla.

¿Cómo podía Darwin conciliar ambos hechos? Una idea empezaba ya a esbozarse en su mente; una idea tan sencilla, pero tan radical al mismo tiempo, que ningún biólogo se habría atrevido a considerarla hasta el final: ¿y si todos los pinzones provinieran de un ancestral pinzón común?; ¿y si los pequeños armadillos actuales provinieran de un ancestral armadillo gigante? Lyell se había planteado que el paisaje actual de la Tierra quizá fuera consecuencia de la acción de un cúmulo de fuerzas naturales durante millones de años. En 1796, el físico francés Pierre-Simon Laplace había propuesto que el propio sistema solar actual se había formado a partir de un enfriamiento y una condensación graduales de materia a lo largo de millones de años. (Cuando Napoleón le preguntó a Laplace por qué Dios estaba tan visiblemente ausente en su teoría, le respondió con olímpica desfachatez: «Señor, no tengo necesidad de esa hipótesis».) ¿Y si las formas actuales de los animales fuesen también consecuencia de la acción de un cúmulo de fuerzas naturales a lo largo de milenios?

En julio de 1837, bajo el calor sofocante de su estudio de Marlborough Street, Darwin comenzó a garabatear en un nuevo cuaderno (el llamado «cuaderno B») algunas ideas que bullían en su mente sobre el modo en que los animales habrían cambiado con el paso del tiempo. Aquellas anotaciones eran crípticas, espontáneas y provisionales. En una de las páginas hizo un diagrama que acabaría obsesionándolo: era posible que todas las especies no emanaran de un centro creador divino, sino que brotaran como ramas de un «árbol», o como afluentes de un río, de un ancestral tronco común y se dividieran y subdividieran en ramas cada vez más pequeñas de diversos descendientes modernos.[21] Como las lenguas, como los paisajes, como el cosmos que poco a poco iba enfriándose, cabía la posibilidad de que los animales y las plantas descendieran de formas más antiguas en un proceso continuo de cambios graduales.

Darwin sabía que su diagrama era explícitamente profano. El concepto cristiano de la especiación situaba a Dios en el epicentro; todos los animales por él creados se diseminaron por la Tierra desde el momento mismo de la creación. En el esquema de Darwin no había centro alguno. Los trece pinzones no habían sido creados por un capricho divino, sino que eran la «descendencia natural» ramificada de un ancestral pinzón original. La llama moderna había aparecido de la misma manera; descendía de un ancestro gigante. Y, por si acaso, añadió en la parte superior de la misma página, como para recalcar su último punto de partida de la tierra firme del pensamiento biológico y teológico: «Esto es lo que pienso».[22]

Pero, dejado a Dios a un lado, ¿cuál era la fuerza que actuaba detrás del origen de las especies? ¿Qué impulsaría la descendencia de, por ejemplo, las trece variantes de pinzones hacia los ramales de la especiación? En la primavera de 1838, cuando Darwin empezó un nuevo diario —el «cuaderno marrón»—, tenía más ideas sobre la naturaleza de esa fuerza impulsora.[23]

La primera parte de la respuesta la había tenido delante de los ojos desde su infancia en los campos de Shrewsbury y Hereford; Darwin había viajado miles de kilómetros alrededor del mundo para redescubrirla. El fenómeno se llamaba «variación». Los animales producen en ocasiones descendientes con rasgos diferentes de los de sus progenitores. Los ganaderos habían aprovechado este fenómeno durante milenios de crianzas y cruzamientos para producir variantes naturales y seleccionarlas a lo largo de múltiples generaciones. En Inglaterra, los ganaderos habían refinado la producción de nuevas variantes hasta convertirla en una ciencia muy sofisticada. Los toros de cuernos cortos de Hereford guardaban escasa semejanza con los de cuernos largos de Craven. Un naturalista curioso que hubiese viajado de las Galápagos a Inglaterra —un Darwin del continente americano— se habría quedado asombrado de encontrar que cada zona tenía su propia especie de ternero. Pero como Darwin o cualquier criador le habría dicho, las variedades no habían aparecido por accidente. Habían sido creadas deliberadamente por seres humanos, mediante una crianza selectiva de variantes de la misma especie vacuna ancestral.

Darwin sabía que la hábil combinación de la variación y la selección artificial podía producir resultados extraordinarios. Podía conseguirse que las palomas parecieran gallos y pavos, y que los perros tuvieran el pelo corto o largo, distintos colores, manchas, patas arqueadas, poco pelo o el rabo corto; o que fueran fieros, apacibles, tímidos, reservados o agresivos. Pero la selección de estos toros, perros y palomas se debía al hombre. ¿Qué mano, se preguntaba Darwin, había guiado la creación de tan diversas variedades de pinzones en aquellas lejanas islas volcánicas y creado pequeños armadillos a partir de precursores gigantes en las llanuras sudamericanas?

Darwin sabía que se estaba deslizando hacia una peligrosa frontera del mundo conocido, la que lo separaba de la herejía. Podría haber recurrido fácilmente a la mano invisible de Dios. Pero en octubre de 1838 halló la respuesta en un libro de otro clérigo, el reverendo Thomas Malthus, y esta nada tenía que ver con la divinidad.[24]

Thomas Malthus había sido durante el día coadjutor de la capilla Okewood de Surrey, y por la noche, en secreto, un economista. Su verdadera pasión era el estudio de la población y su crecimiento. En 1798, había publicado bajo seudónimo un texto incendiario, *Ensayo sobre el principio de la población*, en el que sostenía que la población humana se hallaba en constante lucha con su limitado fondo de recursos.[25] A medida que la población se expande, razonaba Malthus, su fondo de recursos disminuye, y la competencia entre los individuos se acentúa cada vez más. La tendencia, inherente a la población, a aumentar es contrarrestada por las limitaciones de recursos; su hábito natural se nivela con sus necesidades naturales. Y entonces se desatan poderosas fuerzas apocalípticas —«las malas cosechas, las epidemias, la peste y las plagas, que avanzan en terrorífica formación y siegan miles y decenas de miles de vidas»—, equilibrando «la población y los alimentos del mundo».[26] Los que sobreviven a esta selección natural vuelven a iniciar el sombrío trabajo de Sísifo, pasando de una hambruna a la siguiente.

Darwin vio de inmediato en el ensayo de Malthus una solución a su dilema. Esa lucha por la supervivencia era la mano que actuaba, y la muerte era la sombría ejecutora natural de la selección. «Enseguida llamó mi atención —escribió— que, en esas circunstancias [de selección natural], las variaciones favorables tenderían a ser preservadas y las desfavorables, a ser destruidas. El resultado sería la formación de una nueva especie.»*[27]

Darwin tenía ya el esqueleto de su teoría maestra. Cuando los animales se reproducen, generan variantes que difieren de sus progenitores.** Los individuos de una especie compiten constantemente por los recursos escasos. Cuando estos recursos forman un cuello de

---

* Darwin no dio un paso que aquí era crucial. La variación y la selección natural ofrecen explicaciones convincentes del mecanismo por el cual la evolución podría ocurrir en el seno de una especie, pero no explican la formación de las especies como tales. Para que aparezca una nueva especie, los organismos ya no han de ser capaces de reproducirse de un modo viable. Esto suele ocurrir cuando los animales están aislados unos de otros por una barrera física u otra forma permanente de aislamiento, lo cual conduce finalmente a la incompatibilidad reproductiva. Algunas páginas más adelante volveremos sobre esta idea.

** Darwin no estaba seguro de cómo se generaban estas variantes, otro hecho sobre el que volveremos unas páginas más adelante.

botella crítico —por ejemplo, en caso de hambruna—, la variante mejor adaptada al entorno es «seleccionada de forma natural»; la mejor adaptada —la «más apta»— sobrevive (la expresión «supervivencia del más apto» la tomó Darwin del economista malthusiano Herbert Spencer).[28] Estas variantes supervivientes se reproducen para que haya más individuos de su tipo, e impulsan así el cambio evolutivo dentro de una especie.

Darwin casi pudo «observar» el desarrollo de este proceso en las saladas bahías de Punta Alta y en las islas Galápagos, como en una película de millones de años de duración acelerada de tal manera que un milenio se redujera a un minuto. Bandadas de pinzones se alimentaban de frutos hasta que su población se disparaba. Luego venía una temporada infecunda —un monzón que favorecía la descomposición o un verano seco— y la cantidad de frutos se reducía de forma drástica. Dentro de la gran bandada surgía una variante dotada de un pico robusto capaz de romper semillas. Mientras el hambre hacía estragos entre los pinzones, esa variante de pico robusto sobrevivía alimentándose de semillas duras. Y, como también se reproducía, comenzaba a aparecer una nueva especie de pinzón. El bicho raro devenía la norma, y cuando volvía a encontrar límites malthusianos —enfermedades, hambrunas, parásitos—, nuevas variantes se hacían dueñas del entorno y la población volvía a cambiar. Los monstruos establecían las normas, y las normas luego se extinguían. Monstruo tras monstruo, la evolución avanzaba.

En el invierno de 1839, Darwin había articulado las líneas esenciales de su teoría. En los años que siguieron, no dejó de reconsiderar obsesiva e inútilmente sus ideas —tratando una y otra vez de acomodar «hechos incómodos», como los que constituían sus especímenes fósiles—, sin decidirse a publicar su teoría. En 1844 condensó las partes fundamentales de su tesis en un ensayo de 255 páginas que envió a sus amigos para que lo leyeran en privado.[29] Pero no se molestó en mandar el ensayo a la imprenta. Prefirió concentrarse en el estudio de los percebes, escribir artículos de geología, diseccionar animales y ocuparse de su familia. Su hija Annie —la mayor, y la preferida— contrajo una infección y falleció, lo cual dejó a Darwin profundamente abatido. Una brutal guerra de aniquilación estalló en la península de

Crimea. Hubo que llevar tropas al frente, y Europa sufrió una depresión. Era como si Malthus y la lucha por la supervivencia hubieran cobrado vida en el mundo real.

En el verano de 1855, más de un decenio y medio después de leer Darwin por vez primera el ensayo de Malthus y haber formulado sus ideas acerca de la especiación, un joven naturalista, Alfred Russel Wallace, publicaba en *Annals and Magazine of Natural History* un artículo que bordeaba peligrosamente la teoría, aún sin publicar, de Darwin.[30] Los orígenes sociales e ideológicos de Wallace y Darwin eran muy distintos. A diferencia de este último, un biólogo de buena cuna que pronto sería el historiador natural más famoso de Inglaterra, Wallace había nacido en el seno de una familia de clase media de Monmouthshire.[31] También él había leído el texto de Malthus sobre las poblaciones, pero no en el sillón de su estudio, sino en los duros bancos de la biblioteca pública de Leicester[32] (el libro de Malthus se comentaba ya en los círculos intelectuales de Gran Bretaña). Y, al igual que Darwin, también había hecho un viaje por mar —a Brasil— para recoger muestras y fósiles, y había regresado transformado.[33]

En 1854, después de haber perdido el poco dinero del que disponía y todas las muestras que había reunido en un desastroso envío, un Wallace aún más empobrecido viajó de la cuenca del Amazonas a un conjunto de islas volcánicas dispersas —el archipiélago malayo— del sudeste asiático. Como Darwin, observó allí diferencias sorprendentes entre especies estrechamente emparentadas que habían quedado separadas por canales de agua.[34] En el invierno de 1857, Wallace había comenzado a formular una teoría general sobre el mecanismo de la variación en aquellas islas. Esa misma primavera, tendido en su lecho con fiebre y alucinaciones, dio con la última pieza que le faltaba a su teoría. Recordó las palabras de Malthus. «La respuesta era clara [...] las [variantes] mejor adaptadas son las que viven [...] De esta manera, cada parte de una organización animal podría modificarse exactamente como se requería.»[35] Hasta el lenguaje que empleaba para expresar sus pensamientos —«variación», «mutación», «supervivencia» y «selección»— guardaba sorprendentes similitudes con el de Darwin. Separados por océanos y continentes, azotados por vientos intelectuales muy diferentes, los dos hombres habían arribado al mismo puerto.

En junio de 1858, Wallace envió a Darwin un borrador de su artículo, en el que perfilaba su teoría general de la evolución por medio de la selección natural.[36] Estupefacto ante tantas similitudes entre su teoría y la de Wallace, un Darwin presa del pánico envió enseguida su manuscrito a su viejo amigo Lyell. Astutamente, Lyell aconsejó a Darwin presentar a la vez los dos trabajos en la sesión de la Sociedad Linneana de aquel verano, de modo que Darwin y Wallace pudiesen exponer al mismo tiempo sus descubrimientos. El 1 de julio de 1858, ambos leyeron consecutivamente sus trabajos en Londres, tras lo cual se discutieron en público.[37] La audiencia no se mostró muy entusiasta con ninguno de los estudios. El mes de mayo del año siguiente, el presidente de la sociedad comentó entre paréntesis que el año anterior no se había producido ningún descubrimiento de relieve.[38]

Darwin se apresuró a terminar la obra monumental que desde tiempo atrás tenía la intención de publicar con todos sus hallazgos. En 1859, se puso en contacto con el editor John Murray mostrando indecisión: «Ansío que mi libro despierte el suficiente interés como para que no se arrepienta de haberlo aceptado».[39] En la mañana casi invernal del jueves 24 de noviembre de 1859, el libro de Charles Darwin *El origen de las especies por medio de la selección natural* estaba a la venta en las librerías en Inglaterra a un precio de 15 chelines. Se hizo una tirada de mil doscientos cincuenta ejemplares. Como el propio Darwin anotó sorprendido, «todos los ejemplares se vendieron el primer día».[40]

Casi inmediatamente hubo un aluvión de comentarios exultantes. Ya los primeros lectores de *El origen* eran conscientes de las importantes consecuencias que el libro traería consigo. «Las conclusiones a las que llega el señor Darwin son tales que, si llegaran a verificarse, causarían una completa revolución en las doctrinas fundamentales de la historia natural —escribió un crítico—.[41] Nos atrevemos a decir que su obra es una de las más importantes que se han publicado en mucho tiempo.»[42]

Darwin también había alimentado a sus críticos. Puede que hubiera sido sabiamente cauteloso con las implicaciones de su teoría de la evolución humana; la única línea de *El origen* que hacía referencia a la ascendencia humana —«arrojará luz sobre la concepción científica del origen del hombre y su historia»— aludía a algo tal vez sobrentendido entre los científicos del siglo.[43] Pero Richard Owen, taxonomista de fósiles y archienemigo de Darwin, no tardó en discernir las consecuencias filosóficas de esa teoría. Si la ascendencia de las especies era la que Darwin sugería, razonó, la consecuencia para la evolución humana era obvia. «El hombre sería un mono transmutado», una idea tan sumamente repulsiva que Owen no soportaba siquiera considerarla. Darwin había planteado la teoría biológica más atrevida que cupiera imaginar, escribió Owen, sin suficientes pruebas experimentales capaces de sustentarla; en lugar de frutos, aportaba «cáscaras intelectuales».[44] Owen se quejó citando al propio Darwin: «La imaginación debe llenar enormes lagunas».[45]

La enorme laguna[1]

Me pregunto si el señor Darwin se ha tomado alguna
vez la molestia de pensar cuánto tiempo se necesitaría
para agotar cualquier conjunto original de [...] gémulas [...] Me parece que, si se hubiese detenido un momento a pensarlo, seguramente jamás habría soñado
con la «pangénesis».[2]

ALEXANDER WILFORD HALL (1880)

Una prueba de la audacia científica de Darwin era que no le incomodaba particularmente la perspectiva de que el ser humano descendie-
ra de ancestros simiescos. Y una prueba de su integridad científica era
que lo que más le preocupaba, y en un grado mucho mayor, era la
integridad de la lógica interna de su teoría. Había en esta una «enorme laguna» que era preciso llenar: la herencia.

Darwin se daba cuenta de que una teoría de la herencia no era
periférica a una teoría de la evolución, sino algo de una importancia
fundamental. Para una variante de pinzón de pico grueso que apare-
ciera por selección natural en una isla de las Galápagos, al parecer dos
hechos contradictorios tenían que ser simultáneamente ciertos. En
primer lugar, un pinzón «normal» de pico corto debía ser capaz de
producir de vez en cuando una variante de pico grueso; un monstruo,
una anormalidad. (Darwin los llamó *sports*, una palabra que sugería el
capricho infinito del mundo natural. Lo que en verdad impulsaba la
evolución, pensaba Darwin, no era un sentido del propósito que tuviese la naturaleza, sino su sentido del humor.) Y, en segundo lugar,
una vez nacido, el pinzón de pico grueso debía ser capaz de transmitir el mismo rasgo a su descendencia, fijando de esta manera la variación para las generaciones venideras. Si cualquiera de los factores fa-

llaba —si la reproducción no lograba producir variantes o si la herencia no lograba transmitir las variaciones—, entonces la naturaleza estaría empantanada, y los engranajes de la evolución se hallarían atascados. Para que la teoría de Darwin funcionase, la herencia tendría que mostrar constancia e inconstancia, ser estable *y* mudable.

Darwin se preguntaba sin cesar si podía existir un mecanismo de herencia que tuviera tales propiedades mutuamente compensatorias. En aquella época, el mecanismo más aceptado de la herencia era una teoría propuesta por el biólogo francés del siglo xviii Jean-Baptiste Lamarck. En opinión de Lamarck, las características hereditarias se transmiten de padres a hijos de la misma manera que se transmite un mensaje o una historia; es decir, por instrucción.[3] Lamarck creía que los animales se adaptaban a su medio fortaleciendo o debilitando ciertos rasgos, «en un grado proporcional al tiempo empleado».[4] Un pinzón obligado a alimentarse de semillas duras se adaptaría «fortaleciendo» el pico. Con el paso del tiempo, el pico del pinzón se endurecería hasta adquirir forma de tenaza. Esta característica adaptada sería transmitida por instrucción a su descendencia, cuyos picos también se endurecerían, siendo así «preadaptados» por sus progenitores para poseer un pico fuerte. Por una lógica similar, los antílopes que se alimentan de hojas de árboles altos se encontrarían con que tienen que estirar el cuello para alcanzar las copas. Por «uso y desuso», según Lamarck, sus cuellos se estirarían y alargarían, y estos antílopes producirían descendencia de cuello largo, dando origen a las jirafas (nótense las similitudes entre la teoría de Lamarck del cuerpo dando «instrucciones» al esperma y la concepción pitagórica de la herencia humana, en la que el esperma recoge mensajes de todos los órganos).

El atractivo inmediato de la idea de Lamarck era que ofrecía una historia tranquilizadora de la evolución: todos los animales se adaptaban progresivamente a su entorno, desplegando progresivamente una escala evolutiva hacia la perfección. La evolución y la adaptación se unían en un mecanismo continuo; la adaptación era evolución. El esquema no solo era intuitivo, sino también compatible con la divinidad (o lo bastante compatible para un biólogo). Aunque inicialmente creados por Dios, los animales tenían la oportunidad de perfeccionar sus formas en un cambiante mundo natural. La divina cadena del ser se conservaba. En todo caso, su orientación se volvía aún más vertical; al final de la larga cadena de la evolución adaptativa se encontraba el más adaptado, erguido y perfecto de los mamíferos, el ser humano.

Obviamente, Darwin se había apartado de las ideas evolucionistas de Lamarck. Las jirafas no habían surgido de la necesidad que tuvieron los antílopes de alargar el cuello. Habían aparecido —dicho en términos sencillos— porque un antílope ancestral había dado lugar a una variante de cuello largo que fue progresivamente seleccionada debido a alguna circunstancia natural, como la escasez de alimento. Pero Darwin volvía una y otra vez al mecanismo de la herencia: ¿a qué se debió la aparición del antílope de cuello largo?

Darwin imaginaba una teoría de la herencia que fuese compatible con la evolución. Pero salta aquí a la vista una particular limitación de tipo intelectual: no estaba particularmente dotado como experimentador. Mendel era, como veremos, un jardinero nato, un criador de plantas que contaba semillas y aislaba características; Darwin era un explorador de jardines, un clasificador de plantas, un organizador de especímenes, un taxonomista. Mendel estaba dotado para la experimentación (la manipulación de organismos, la fertilización cruzada de variedades y subvariedades, y la verificación de hipótesis). El punto fuerte de Darwin era la historia natural (la reconstrucción de esa historia mediante la observación de la naturaleza). Mendel, el monje, era un aislador; Darwin, que una vez aspiró a ser pastor evangélico, un sintetizador.

Pero observar la naturaleza era algo muy diferente de experimentar con ella. A primera vista, nada del mundo natural indica la existencia de un gen; es necesario realizar las más extrañas contorsiones experimentales para, guiados por la idea correspondiente, descubrir discretas partículas de herencia. Incapaz de formular una teoría de la herencia por medios experimentales, Darwin se vio obligado a imaginarla partiendo de una base puramente teórica. Peleó con el concepto que se había formado durante casi dos años y al borde estuvo de una crisis nerviosa, hasta que creyó haber dado con una teoría adecuada.[5] Darwin imaginaba que las células de todos los organismos producen diminutas partículas que contienen la información hereditaria. Las llamó «gémulas».[6] Estas gémulas circulaban, según él, por el cuerpo del progenitor. Cuando un animal o una planta alcanza su edad reproductiva, la información contenida en las gémulas se transmite a las células germinales (esperma y óvulo). De ese modo, la información del «estado» de un cuerpo se transmite de padres a hijos durante la concepción. En el modelo de Darwin, como en el de Pitágoras, cada organismo posee información miniaturizada para construir órganos y estructuras, con la diferencia de que, para Darwin, la información estaba descentralizada. Un organismo era construido por votación parlamentaria. Las gémulas secretadas por la mano llevaban las instrucciones para crear una nueva mano; las gémulas desperdigadas por el oído transmitían el código para formar un nuevo oído.

¿Cómo actuaban estas instrucciones gemulares de un padre y una madre en el desarrollo de un feto? Aquí, Darwin volvió a una vieja idea: las instrucciones del macho y de la hembra simplemente se reúnen en el embrión y se mezclan como los colores en la pintura. Esta idea de la herencia mezclada les resultaba ya familiar a la mayoría de los biólogos; era una reafirmación de la teoría de Aristóteles de la mezcla de caracteres masculinos y femeninos.[7] Parecía que Darwin había logrado otra síntesis maravillosa entre los dos polos opuestos existentes en la biología. Había fusionado el homúnculo de Pitágoras (gémulas) con la idea aristotélica del mensaje y la mixtura (mezcla) en una nueva teoría de la herencia.

Darwin denominó a su teoría «pangénesis», «génesis de todo» (ya que todos los órganos aportaban sus gémulas).[8] En 1867, casi un decenio después de publicarse *El origen*, comenzó a redactar un nuevo manuscrito, *The Variation of Animals and Plants under Domestication*, en el que explicaba a fondo esta concepción de la herencia.[9] «Se trata de una hipótesis somera y temeraria —confesaba Darwin—, pero ha sido un alivio considerable para mi mente.»[10] Y le escribió a su amigo Asa Gray estas palabras: «Se dirá que la pangénesis es un sueño loco, pero en mi fuero interno creo que contiene una gran verdad».[11]

El «alivio considerable» que Darwin experimentó no duraría mucho tiempo; pronto despertaría de su «sueño loco». Aquel verano, mientras compilaba los textos de *The Variation* en forma de libro, apareció en la *North British Review* una reseña de *El origen*, su libro anterior. Oculto en el texto de aquella reseña se hallaba el argumento más poderoso contra la pangénesis que Darwin encontraría en toda su vida.

El autor de la reseña era un crítico improbable de la obra de

Darwin: un matemático, ingeniero e inventor de Edimburgo llamado Fleeming Jenkin, que rara vez había escrito sobre biología. Brillante y corrosivo, Jenkin se interesaba por muchas materias: lingüística, electrónica, mecánica, aritmética, física, química y economía. Gran lector, había leído a autores tan dispares como Dickens, Dumas, Austen, Eliot, Newton, Malthus y Lamarck. Cuando tuvo la oportunidad, leyó a fondo el libro de Darwin, analizó fácilmente sus implicaciones y enseguida encontró un craso error en el argumento.

El problema capital que Jenkin veía en el libro de Darwin era el siguiente: si, en cada generación, los caracteres se «mezclan» entre sí, ¿qué impediría que cualquier variación se diluyese inmediatamente en el cruzamiento? «La [variante] se disolvería en la cantidad —escribió Jenkin—, y en unas pocas generaciones se borraría su peculiaridad.»[12] A modo de ejemplo —muy teñido del racismo ocasional de la época—, Jenkin imaginó una historia: «Supongamos que un hombre blanco llega tras un naufragio a una isla habitada por negros [...] Nuestro héroe probablemente llegaría a ser rey; mataría a muchos negros en lucha por la existencia, y tendría muchas esposas e hijos».

Pero si los genes se mezclaran unos con otros, el «hombre blanco» de Jenkin estaría condenado, al menos en un sentido genético. Sus hijos —de sus esposas negras— heredarían la mitad de su esencia genética. Sus nietos heredarían un cuarto; sus bisnietos, un octavo; sus tataranietos, un dieciseisavo, y así sucesivamente, hasta que, en unas pocas generaciones, su esencia genética se diluiría hasta caer en el más completo olvido. Incluso si los «genes blancos» fuesen superiores —los más «aptos», por usar la terminología de Darwin—, nada los protegería de la inevitable decadencia causada por la mezcla. Al final, el único rey blanco desaparecería de la historia genética de la isla, a pesar de haber engendrado más hijos que cualquier otro hombre de su generación y aunque sus genes fuesen los más aptos para la supervivencia.

Los detalles particulares de la historia de Jenkin son desagradables, y quizá lo fueran deliberadamente, pero su argumentación era clara. Si la herencia no tiene recursos para el mantenimiento de una variación —para «fijar» un carácter alterado—, entonces todas las alteraciones de caracteres se desvanecen con el paso del tiempo por efecto de la mezcla hasta caer en el olvido genético. Los monstruos no dejarían de existir si no pudiesen garantizar la transmisión de sus características a la siguiente generación. Próspero podría perfectamente crear un único Calibán en una isla desierta y dejarlo vagar por ella. La herencia mezclada funcionaría en él como una prisión genética natural, pero si se aparease —y precisamente en el momento en que lo hiciera—, sus caracteres hereditarios enseguida desaparecerían en un mar de normalidad. La mezcla equivalía a una disolución infinita, y ninguna información evolutiva podría mantenerse con semejante disolución. Cuando un pintor empieza a pintar, sumerge de vez en cuando la brocha en agua para disolver el pigmento, y el agua se vuelve en un principio azul o amarilla. Pero a medida que se disuelven cada vez más pinturas en el agua, es inevitable que esta se vuelva de un gris turbio. Si añade aún más pintura coloreada, el agua será de un gris ya intolerable. Si el mismo principio se aplica a los animales y a la herencia, ¿qué fuerza podría conservar cualquier característica distintiva de cualquier organismo variante? ¿Por qué, se podría haber preguntado Jenkin, no se habían vuelto gradualmente grises todos los pinzones de Darwin?*

Darwin estaba profundamente impresionado por el razonamiento de Jenkin. «Fleeming Jenkins [sic] me ha dado mucho trabajo —escribió—, pero me ha sido de mayor utilidad que cualquier otro ensayo o reseña.» No podía negar la lógica irrebatible de Jenkin; para salvar la teoría de la evolución, Darwin necesitaba una teoría congruente de la herencia.[13]

Pero ¿qué características de la herencia podrían resolver el problema de Darwin? Para que la evolución darwiniana funcionase, el mecanismo de la herencia debía poseer una capacidad intrínseca para conservar la información. Esta no podía disolverse o dispersarse. La mezcla no funcionaba. Tenía que haber átomos de información —partículas discretas, insolubles e indelebles— moviéndose de padres a hijos.

¿Había alguna prueba de tal constancia en la herencia? Si Darwin

---

* El aislamiento geográfico podría haber resuelto parte del problema del «pinzón gris» restringiendo los cruzamientos entre variantes particulares. Pero esto aún sería incapaz de explicar por qué todos los pinzones en una sola isla no se fundieron gradualmente hasta tener características idénticas.

hubiera examinado cuidadosamente los libros en su voluminosa biblioteca, habría encontrado una referencia a un oscuro artículo de un botánico poco conocido de Brno. Modestamente titulado «Experimentos de hibridación en plantas» y publicado en 1866 en una revista apenas leída, el artículo, escrito en un farragoso alemán, mostraba unas tablas matemáticas que Darwin menospreciaba particularmente.[14] Aun así, Darwin estuvo a punto de echarle un vistazo; a principios de la década de 1870, mientras leía atentamente un libro sobre híbridos de plantas, dejó escritas abundantes notas sobre las páginas 50, 51, 53 y 54, pero misteriosamente se saltó la número 52, donde se comentaba en detalle el artículo de Brno sobre híbridos de guisantes.[15]

Si Darwin lo hubiese leído —máxime cuando estaba escribiendo *The Variation* y formulando la idea de la pangénesis—, su comentario podría haberle proporcionado la teoría que finalmente necesitaba para comprender su propia teoría de la evolución. Habría quedado fascinado con sus implicaciones, conmovido por la delicadeza de aquel trabajo e impresionado por su sorprendente poder explicativo. La aguda inteligencia de Darwin no habría tardado en captar sus consecuencias para la teoría de la evolución. También le habría complacido observar que el documento lo había escrito otro clérigo que, en otro viaje épico de la teología a la biología, también se había salido del mapa: un fraile agustino llamado Gregor Johann Mendel.

«Flores que él amaba»[1]

> Solo nos proponemos investigar la materia y su fuerza.
> La metafísica no es objeto de nuestro interés.
>
> Declaración de la Sociedad de Ciencias
> Naturales de Brünn, donde, en 1865, se leyó
> por vez primera el artículo de Mendel[2]

> Todo el mundo orgánico es el resultado de innumerables combinaciones y permutaciones diferentes de relativamente pocos factores [...] Estos factores son las unidades que la ciencia de la herencia tiene que investigar. Del mismo modo que la física y la química se centran en las moléculas y los átomos, las ciencias biológicas tienen que penetrar en estas unidades para explicar [...] los fenómenos del mundo vivo.[3]
>
> Hugo de Vries

En la primavera de 1856, mientras Darwin empezaba a escribir su obra sobre la evolución, Gregor Mendel decidió regresar a Viena para volver a someterse al examen para ejercer la docencia que había suspendido en 1850.[4] Esta vez se sentía más seguro. Mendel había estudiado durante dos años física, química, geología, botánica y zoología en la Universidad de Viena. En 1853, había vuelto al monasterio y comenzado a trabajar como profesor suplente en la Escuela Moderna de Brno. Los monjes que regentaban el colegio eran muy exigentes en las pruebas y las calificaciones, y era el momento de presentarse de nuevo al examen para obtener el título que le permitiría ejercer la docencia. Mendel se sometió a la prueba.

Por desgracia, este segundo intento fue también un desastre.

Mendel estaba enfermo, muy probablemente a causa de la ansiedad. Llegó a Viena hecho un manojo de nervios y de mal humor, y se puso a discutir con el examinador de botánica el primer día de la prueba, que iba a durar tres jornadas. Se desconoce cuál fue el tema del desacuerdo, pero es probable que tuviese que ver con la formación, la variación y la herencia de las especies. Mendel no terminó el examen. Regresó a Brno reconciliado con su destino de profesor suplente. Nunca volvería a intentar obtener aquel título.

Al final de aquel verano, todavía dolido por su fracaso en el examen, Mendel sembró guisantes. No era la primera vez que lo hacía. Había estado cultivándolos en el invernadero durante tres años, y había reunido treinta y cuatro variedades que le proporcionaron los agricultores del lugar y que cultivó para seleccionar las que fueran «auténticas»; es decir, las que, plantadas, producían idéntica descendencia, con flores del mismo color o semillas con la misma textura. Esas plantas «eran constantemente idénticas sin excepción», escribió.[5] Lo semejante engendraba siempre lo semejante. Había obtenido el material fundamental para su experimento.

Aquellas plantas auténticas o puras, observó, poseían rasgos que eran variantes hereditarias. Cultivadas, las plantas de tallo alto solo engendraban plantas altas, y las de tallo corto engendraban plantas cortas. Unas razas producían solo semillas lisas, y otras solo semillas rugosas. Las vainas podían ser verdes o de un amarillo intenso, y flojas o prietas. Mendel confeccionó una lista de características de las variedades puras:

1. El aspecto de las semillas (lisas o rugosas).
2. El color de las semillas (amarillo o verde).
3. El color de las flores (blanco o violeta).
4. La posición de las flores (en el ápice de la planta o en las ramas).
5. El color de la vaina (verde o amarillo).
6. La forma de la vaina (lisa o arrugada).
7. La altura de la planta (alta o baja).

De cada rasgo, observó Mendel, había al menos dos variantes distintas. Eran como dos formas alternativas de escribir la misma palabra, o dos colores de la misma prenda de vestir. (Mendel experimentó solo con dos variantes del mismo rasgo, aunque en la naturaleza podía haber muchos más, como flores de color blanco, violeta, malva y amarillo.) Los biólogos darían más tarde a estas variantes el nombre de «alelos», del griego *allos* (en referencia a dos subtipos diferentes del mismo tipo general). El violeta y el blanco eran dos alelos del mismo rasgo, el color de la flor. Los tallos largos y cortos eran dos alelos de otra característica, la altura.

Las plantas puras eran solo un punto de partida para su experimento. Mendel sabía que, para revelar la naturaleza de la herencia, necesitaba cultivar híbridos; solo un «bastardo» (palabra comúnmente empleada por los botánicos alemanes para referirse a los híbridos experimentales) podría revelar la naturaleza de la pureza. Al contrario de lo que más tarde se creyó, era bien consciente del gran alcance de su estudio;[6] este era fundamental para conocer «la historia de la evolución de las formas orgánicas», escribió.[7] Asombrosamente, Mendel había hecho en dos años una serie de ensayos que le permitieron conocer algunos de los aspectos más importantes de la herencia. Dicho en términos sencillos, lo que Mendel se preguntaba era lo siguiente: si cruzaba una planta alta con otra baja, ¿obtendría una planta de tamaño intermedio? ¿Se mezclarían los dos alelos, el alto y el bajo?

La obtención de híbridos era una labor tediosa. La planta del guisante se autopoliniza. Las anteras y el estigma maduran dentro de la corola en forma de valva de la flor, y el polen pasa directamente de las anteras al estigma de la misma flor. Pero la fertilización cruzada era otra cosa. Para conseguir híbridos, Mendel tenía primero que castrar cada flor cortando sus anteras —emasculándola— y luego transferir el polen anaranjado de una flor a otra. Lo hacía solo. Se encorvaba, provisto de un pincel y unas pequeñas tijeras, para proceder a castrar y polinizar las flores. Colgaba su sombrero de jardinero de un arpa, con lo que a cada visita al jardín le precedía el sonido de una sola nota cristalina. Esta era su única música.

Es difícil saber cuántos de los monjes de la abadía conocían los experimentos de Mendel, o a cuántos les importaban. A comienzos de la década de 1850, Mendel había intentado realizar una versión más audaz de su experimento utilizando ratones de campo blancos y grises. Los había criado en su celda —prácticamente a escondidas—

con el fin de producir híbridos. Pero el abad, aunque por lo general toleraba los caprichos de Mendel, se lo había impedido; que un monje tratara de emparejar ratones para entender la herencia era algo un tanto atrevido, sobre todo para un agustino. Mendel optó entonces por las plantas y realizó sus experimentos en el invernadero. El abad le dio su consentimiento. No le toleró el uso de ratones, pero no le importó que empleara guisantes.

A finales del verano de 1857, el primer híbrido de la planta del guisante había florecido en el jardín del convento.[8] Las flores eran blancas con manchas de color violeta. Mendel tomó nota de los colores de aquellas flores, y cuando salieron las vainas, las abrió para examinar las semillas. Realizó nuevos cruzamientos: plantas altas con plantas bajas; amarillas con verdes; de semillas rugosas con las de semillas lisas. En otro golpe de inspiración, cruzó unos híbridos con otros, produciendo híbridos de híbridos. Los experimentos prosiguieron durante ocho años. Las plantaciones crecieron hasta desbordar el invernadero y ocupar una parte del terreno de la abadía, un rectángulo de seis por treinta metros de suelo fértil que llegaba hasta el refectorio y que Mendel podía ver desde su celda. Cuando el viento sacudía las persianas de su ventana abierta, era como si toda la celda se convirtiese en un microscopio gigante. El cuaderno de Mendel se llenaba de tablas y palabras garabateadas con los datos de los miles de cruzamientos. Tenía los pulgares insensibles de tanto abrir vainas.

«Qué pensamiento tan pequeño puede llenar toda una vida», escribió el filósofo Ludwig Wittgenstein.[9] Y la vida de Mendel parecía estar, efectivamente, llena de pensamientos muy pequeños. Sembrar, polinizar, florecer, arrancar, desvainar, contar, repetir. El proceso era sumamente tedioso, pero Mendel sabía que los pequeños pensamientos a menudo florecen en grandes principios. Si la inmensa revolución científica que se había extendido por Europa en el siglo XVIII había tenido un legado, era este: las leyes que rigen en la naturaleza son uniformes y universales. La fuerza que movió la manzana de Newton de la rama a su cabeza era la misma que guiaba a los planetas en sus órbitas celestes. Si también la herencia obedecía a una ley natural, era probable que esa ley determinara la reproducción tanto de los guisantes como de los humanos. El jardín de Mendel era pequeño, pero él no confundió su tamaño con el de su ambición científica.

«Los experimentos avanzan con lentitud —escribió Mendel—. Al principio, tuve que armarme de paciencia, pero pronto vi que todo iba mejor si hacía varios experimentos de manera simultánea.» Con múltiples cruzamientos en paralelo, la obtención de datos se aceleraba. Poco a poco empezó a discernir ciertos patrones en esos datos (constancias no previstas, proporciones regulares, ritmos numéricos). Había dado finalmente con la lógica interna de la herencia.

El primer patrón era fácil de advertir. En la primera generación de híbridos, los rasgos individuales heredables —tallo alto o bajo, semillas verdes o amarillas— no se mezclaban jamás. Una planta alta cruzada con otra baja producía invariablemente solo plantas altas. Una planta de guisantes lisos cruzada con otra de guisantes rugosos producía solo guisantes lisos. Los siete rasgos con los que experimentó seguían el mismo patrón. «El carácter híbrido» no era intermedio, sino que «se asemejaba al de uno de los progenitores», escribió. Mendel llamó «dominantes» a estos rasgos y «recesivos» a los que habían desaparecido.[10]

Si Mendel hubiera dejado de experimentar en este punto, ya habría hecho una gran aportación a la teoría de la herencia. La existencia de alelos dominantes y recesivos para un rasgo determinado contradecía la teoría decimonónica de la herencia mezclada; los híbridos que Mendel había producido no poseían características intermedias. Solo un alelo se afirmaba en el híbrido, forzando a la otra variante a desaparecer.

Pero ¿dónde estaba el rasgo recesivo que no aparecía? ¿Lo habría devorado o eliminado el alelo dominante? Mendel amplió su análisis con su segundo experimento. Cultivó híbridos de plantas altas y plantas bajas para obtener una progenie de tercera generación. Como los tallos altos eran dominantes, todas las plantas de este experimento eran al principio altas; el rasgo recesivo había desaparecido. Pero, cuando las cruzó entre ellas, Mendel encontró que arrojaban un resultado inesperado. En algunos de estos cruzamientos de tercera generación, las plantas de tallo corto reaparecieron —todas inalteradas— tras haber desaparecido en la generación anterior.[11] El mismo patrón se repetía con los otros siete rasgos. Las flores blancas desaparecían entre los híbridos de la segunda generación para reaparecer en algunos miembros de la tercera. Mendel observó que un organismo «híbrido» era en realidad un compuesto con un alelo visible, dominante, y otro latente, recesivo (la palabra que usaba Mendel para describir estas variantes era «formas»; el término «alelo» lo acuñarían los genetistas en la década de 1900).

Tras estudiar las relaciones matemáticas —las proporciones— entre varios tipos de progenie resultante de cada cruzamiento, Mendel pudo empezar a construir un modelo explicativo de la herencia de los rasgos.* En el modelo de Mendel, cada rasgo venía determinado por una partícula de información indivisible e independiente. De estas partículas había dos variantes o alelos: alto y bajo (para la altura) o blanco y violeta (para el color de la flor), y así sucesivamente. Cada planta heredaba una copia de cada progenitora (un alelo de la parte masculina a través del polen y otro de la parte femenina presente en el óvulo). Cuando se creaba un híbrido, ambos rasgos se mantenían intactos, pero solo uno de ellos demostraba visiblemente su existencia.

Entre 1857 y 1864, Mendel desvainó kilos y kilos de guisantes, confeccionando de modo compulsivo tablas con los resultados de cada cruzamiento («semillas amarillas, cotiledones verdes, flores blancas»). Los resultados eran asombrosamente consistentes. La pequeña parcela del jardín del monasterio produjo un volumen abrumador de datos para analizar (veintiocho mil plantas, cuarenta mil flores y casi cuatro-

---

* Varios estadísticos examinaron los datos originales de Mendel y lo acusaron de falsificarlos. Las proporciones y los números de Mendel no solo parecían exactos, sino que eran demasiado perfectos. Era como si no hubiera encontrado ningún error estadístico o natural en sus experimentos, una situación imposible. Visto en retrospectiva, es poco probable que Mendel falsificara adrede sus estudios. Lo más probable es que construyera una hipótesis a partir de los resultados de sus primeros experimentos y luego utilizara los experimentos posteriores para validar dicha hipótesis; dejó de contar los guisantes y confeccionar tablas cuando observó que existía conformidad con los valores y las proporciones esperados. Este método, aunque poco convencional, no era inusual en su época, pero también reflejaba la ingenuidad científica de Mendel.

cientas mil semillas). «Hace falta mucho coraje para realizar una labor de tal magnitud», escribiría Mendel más tarde.[12] Pero «coraje» no es la palabra apropiada. Más aún que coraje, necesitó otra cosa bien patente en aquel trabajo: una cualidad que solo puede describirse con la palabra «delicadeza».

Se trata de una palabra nada típica para caracterizar un trabajo científico, o al propio científico. Comparte, eso sí, cualidades de la actividad de un agricultor o de un jardinero, pero acompañadas de cierta tensión, como la de la planta del guisante, con sus zarcillos capaces de orientarla a la luz solar y de asirse a un árbol. Mendel era ante todo un jardinero. Su genio no se nutría de los conocimientos o las convenciones de la biología (afortunadamente, había fracasado, y dos veces, en aquel examen). Fue más bien su conocimiento instintivo del jardín, junto con su capacidad de observación —la laboriosa polinización de sus plantas, la meticulosa tabulación de colores y cotiledones—, lo que pronto lo llevó a realizar hallazgos que la concepción tradicional de la herencia no podía explicar.

Los experimentos de Mendel ponían de manifiesto que la herencia solo podía explicarse por la transmisión de *unidades de información discretas de los progenitores a su progenie*. El esperma transmitía una copia de su información (un alelo) y el óvulo, la otra copia (un segundo alelo). Un organismo heredaba un alelo de cada progenitor. Cuando ese organismo producía esperma u óvulos, los alelos se dividían; uno pasaba al esperma y el otro al óvulo para combinarse en la siguiente generación. Un alelo podía «dominar» al otro cuando ambos estaban presentes. Cuando el alelo dominante estaba presente, el recesivo parecía desaparecer, pero cuando una planta recibía dos alelos recesivos, este reiteraba su carácter. Toda la información que portaba un alelo concreto permanecía indivisible. Las partículas permanecían así intactas.

El ejemplo de Doppler retornaba en Mendel; había música detrás del ruido, leyes detrás de la aparente anomia, y solo un experimento enteramente artificial —crear híbridos a partir de razas puras portadoras de rasgos sencillos— podía revelar esos patrones latentes. Detrás de las llamativas variaciones en los organismos naturales —alto, bajo, rugoso, liso, verde, amarillo, pardo— había corpúsculos de información hereditaria que se pasaban de una generación a la siguiente. Cada rasgo era unitario; distinto, separado e indeleble. Mendel no dio un nombre a aquella unidad de la herencia, pero descubrió las características fundamentales de un gen.

El 8 de febrero de 1865, siete años después de que Darwin y Wallace leyeran sus trabajos en la Sociedad Linneana de Londres, Mendel presentó su trabajo, en dos partes, en un foro mucho menos prestigioso; habló ante un grupo de agricultores, botánicos y biólogos en la Sociedad de Ciencias Naturales de Brno (la segunda parte de su artículo la leyó el 8 de marzo, un mes después).[13] Poco ha quedado registrado de este momento histórico. La sala era pequeña, y solo unas cuarenta personas estaban presentes. El trabajo de Mendel, con docenas de tablas y símbolos extraños que hacían referencia a rasgos y variantes, exigía demasiado aun de los estadísticos. A los biólogos debió de parecerles un galimatías. Los botánicos solían estudiar morfología, no numerología. El recuento de variantes de semillas y flores de decenas de miles de especímenes híbridos tuvo que desconcertar a los contemporáneos de Mendel. Las místicas «armonías» numéricas latentes en la naturaleza estaban anticuadas, como todas las especulaciones de Pitágoras. Al poco de terminar Mendel, un profesor de botánica se levantó para hablar de *El origen de las especies* de Darwin y la teoría de la evolución. Nadie del público advirtió relación alguna entre los dos temas que allí se trataron. Aunque Mendel era consciente de la potencial conexión entre sus «unidades de la herencia» y la evolución —sus primeras notas indicaban que había buscado este vínculo—, no hizo comentario alguno sobre el asunto.

El trabajo de Mendel se publicó en los *Anales de la Sociedad de Ciencias Naturales de Brno*.[14] Hombre de pocas palabras, Mendel era aún más conciso en sus textos; había condensado el trabajo de casi un decenio en cuarenta y cuatro páginas muy tediosas. Se enviaron ejemplares a la Royal Society y a la Sociedad Linneana de Londres, al Instituto Smithsoniano de Washington y a muchas otras instituciones. El propio Mendel solicitó cuarenta reimpresiones, que envió, acompañadas de multitud de notas, a numerosos científicos. Es probable que remitiera una a Darwin, pero no hay ninguna prueba de que este leyera el trabajo de Mendel.[15]

Lo que aconteció luego fue, como escribió un genetista, «uno de los silencios más extraños de la historia de la biología».[16] El artículo solo fue citado cuatro veces entre 1866 y 1900. Prácticamente había desaparecido de la literatura científica. Entre 1890 y 1900, cuando las discusiones sobre la herencia humana y su manipulación ocupaban ya un lugar central en las legislaciones de América y de Europa, el nombre y la obra de Mendel no existían para el mundo. Un estudio que fundó la biología moderna permaneció oculto entre las páginas de una oscura revista de una oscura sociedad científica que casi solo leían criadores de plantas en una ciudad perdida de Europa central.

La víspera del Año Nuevo de 1866, Mendel escribió al fisiólogo suizo Carl von Nägeli, residente en Munich, y le hizo una descripción de sus experimentos. Nägeli le respondió dos meses después —una tardanza que indicaba distanciamiento— con una nota tan cortés como fría. Botánico de cierta reputación, Nägeli no prestó mucha atención al trabajo de Mendel. Sentía una desconfianza instintiva hacia los científicos aficionados, y escribió una confusa y desdeñosa nota en la primera carta: «solo empírico [...] no puede probarse racionalmente»,[17] como si las leyes deducidas empíricamente fuesen peores que las creadas *de novo* por la «razón» humana.

Mendel insistió con otras misivas. Nägeli era el colega científico cuyo respeto más ansiaba, y las notas que le enviaba tomaban un cariz impetuoso, desesperado. «Yo sabía que los resultados que obtenía no eran precisamente compatibles con la ciencia de hoy en día», escribió Mendel.[18] Y también sabía «que un experimento aislado era doblemente arriesgado».[19] Nägeli seguía mostrándose desconfiado y desdeñoso, y a menudo brusco. Encontraba inverosímil, cuando no absurda, la posibilidad de que Mendel hubiese deducido una ley fundamental de la naturaleza —una ley seria— confeccionando tablas de híbridos de guisantes. Si Mendel creía en el sacerdocio, debía consagrarse a él. Nägeli creía en el sacerdocio de la ciencia.

Nägeli estaba estudiando otra planta —la vellosilla de flores amarillas—* e instó a Mendel a reproducir sus experimentos también con esta. Fue una elección catastrófica. Mendel había elegido los guisantes tras meditarlo mucho; las plantas se reproducen sexualmente, producen variantes claramente identificables y admiten ser poliniza-

* Planta del género *Hieracium*. (*N. del T.*)

das con cierto cuidado. La vellosilla —desconocida para Mendel y Nägeli— podía reproducirse asexualmente (es decir, sin polen ni óvulos). Era prácticamente imposible realizar cruces mediante polinización, y raramente engendraba híbridos. Como era predecible, los resultados fueron un caos. Mendel trató de encontrar algún sentido a los híbridos de vellosilla (que no eran en absoluto híbridos), pero no pudo descifrar ninguno de los patrones que había observado en los guisantes. Entre 1867 y 1871, Mendel se esforzó aún más, cultivando miles de vellosillas en otra parcela del jardín, emasculando las flores con las mismas pinzas y polinizándolas con el mismo pincel. Sus cartas a Nägeli manifestaban un creciente desaliento. Nägeli le respondía ocasionalmente, pero sus misivas eran infrecuentes y condescendientes. No parecían incomodarle demasiado las cada vez más confusas divagaciones de un fraile autodidacta de Brno.

En noviembre de 1873, Mendel escribió su última carta a Nägeli.[20] Había sido incapaz de completar los experimentos. Así lo reconoció con remordimientos. Lo habían promovido a abad del monasterio de Brno, y sus responsabilidades administrativas le impedían proseguir con cualquier estudio con las plantas. «Me siento muy desgraciado por tener que abandonar completamente mis plantas», escribió Mendel.[21] Dejó la ciencia a un lado. Los gravámenes se acumulaban en el monasterio. Era preciso nombrar nuevos prelados. Cuentas tras cuentas y notificaciones tras notificaciones fueron mermando su imaginación científica, que terminó asfixiada por el trabajo administrativo.

Mendel solo escribió un artículo monumental sobre híbridos de guisantes. Su salud se deterioró en la década de 1880, lo cual lo obligó a limitar sus labores. Solo para su querido jardín no hubo restricciones. El 6 de enero de 1884 moría de una insuficiencia renal en Brno. Tenía los pies hinchados por la acumulación de líquidos.[22] El diario local publicó un obituario, pero no hizo mención alguna a sus estudios experimentales. Más justa quizá fuese una breve nota de los monjes más jóvenes del monasterio: «Amable, desprendido y bondadoso [...] Flores que él amaba».[23]

«Un tal Mendel»

El origen de las especies es un fenómeno natural.[1]

JEAN-BAPTISTE LAMARCK

El origen de las especies es un objeto de indagación.[2]

CHARLES DARWIN

El origen de las especies es un objeto de investigación
experimental.[3]

HUGO DE VRIES

En el verano de 1878, un botánico holandés de treinta años llamado
Hugo de Vries viajó a Inglaterra para visitar a Darwin. Era más una
peregrinación que una visita con fines científicos. Darwin se encontraba de vacaciones en la finca de su hermana en Dorking, pero De
Vries lo localizó y se desplazó adonde se encontraba. Enjuto, vehe-
mente y excitable, de ojos tan penetrantes como los de Rasputín y
una barba que rivalizaba con la de Darwin, De Vries era ya entonces
como una versión más juvenil de su ídolo. También tenía la perseverancia de Darwin. La entrevista debió de ser exhaustiva, pues solo
duró dos horas, y Darwin tuvo que excusarse para poder tomarse un
descanso. Pero De Vries abandonó Inglaterra transformado. En solo
una breve conversación, Darwin había abierto una esclusa en la mente torrencial de De Vries, desviando para siempre su curso. De nuevo
en Amsterdam, De Vries puso un abrupto fin a su trabajo anterior
sobre el movimiento de los zarcillos en las plantas y se entregó a la
tarea de resolver el misterio de la herencia.[4]

A finales de siglo, el problema de la herencia había adquirido una
atrayente aura casi mística. Era una suerte de último teorema de Fer-

77

mat para biólogos. Como Fermat —el extraño matemático francés que aseguró haber encontrado una «demostración excelente» de su teorema, pero que no pudo escribirla porque el margen del papel era «demasiado estrecho»[5]—, Darwin había anunciado como de pasada que había hallado una solución a la herencia, pero nunca la había publicado. «En otro trabajo trataré, si el tiempo y la salud me lo permiten, de la variabilidad de los seres orgánicos en estado natural», había escrito en 1868.[6]

Darwin sabía lo mucho que se jugaba con semejante declaración. Una teoría de la herencia era esencial para la teoría de la evolución; sin medios para generar variación y fijarla a lo largo de generaciones, un organismo carecería de los mecanismos para desarrollar nuevas características. Pero había transcurrido un decenio, y Darwin no había publicado el libro prometido sobre la génesis de la «variabilidad en seres orgánicos». Darwin falleció en 1882, cuatro años después de la visita que le hizo De Vries. Una generación de jóvenes biólogos rebuscaba entonces en las obras de Darwin para dar con alguna pista de la teoría que se había volatilizado.[7]

De Vries también releyó los libros de Darwin y se aferró a la teoría de la pangénesis, la idea de que las «partículas de información» del cuerpo eran de algún modo recolectadas para acabar concentradas en el esperma y en el óvulo. Pero la idea de los mensajes emanados de las células y reunidos en el esperma con el fin de crear un manual de instrucciones para construir un organismo resultaba bastante inverosímil; era como si el esperma intentase escribir el libro del hombre a base de telegramas.

Además, las pruebas experimentales contra los pangenes y las gémulas no dejaban de acumularse. En 1883, el embriólogo alemán August Weismann había realizado, no de buen grado, un experimento que atacaba directamente la teoría darwiniana de la herencia y sus gémulas. Weismann había extirpado quirúrgicamente la cola a cinco generaciones de ratones para luego procrearlos y observar si su progenie nacía sin cola. Pero los ratones se obstinaron en nacer, generación tras generación, con la cola íntegra. Si existieran las gémulas, entonces un ratón con la cola quirúrgicamente extirpada engendraría ratones sin cola. Weismann había seccionado la cola a 901 animales uno tras otro. Y los ratones nacían siempre con una cola absolutamente normal, no algo más corta que la del ratón original. Era imposible suprimir «el carácter hereditario» (o, al menos, la «cola hereditaria»). El cruel experimento demostraba que Darwin y Lamarck podían estar equivocados.[8]

Weismann había propuesto una alternativa radical: tal vez la información hereditaria la contuvieran exclusivamente las células del esperma y los óvulos sin ningún mecanismo directo que permitiera transmitir al esperma o al óvulo un carácter adquirido. Por mucho que el ancestro de la jirafa se empeñase en estirar el cuello, no habría podido transmitir información de ese esfuerzo a su material genético. Weismann llamó a este material hereditario «plasma germinal», y sostuvo que era el único método por el que un organismo podía engendrar otro organismo.[9] Y, en efecto, toda evolución podía considerarse una transferencia vertical de plasma germinal de una generación a la siguiente; un huevo era la única manera de que una gallina transfiriese información a otra gallina.

Pero ¿cuál era la naturaleza material del plasma germinal?, se preguntó De Vries. ¿Era como una pintura? ¿Podía mezclarse y diluirse? ¿O la información contenida en el plasma germinal era discreta y estaba encerrada en paquetes, como un mensaje intacto e inalterable? De Vries no había encontrado todavía el artículo de Mendel. Pero, como este, empezó a vagar por los campos de las inmediaciones de Amsterdam en busca de variantes vegetales extrañas —no de guisantes—, reuniendo un vasto herbario de plantas con tallos retorcidos, hojas hendidas, flores con manchas, anteras vellosas y semillas aplanadas; una colección de monstruos. Cuando cruzó las plantas que mostraban estas variantes con otras normales, encontró, como Mendel, que los rasgos alterados no se mezclaban, sino que se mantenían discretos e independientes entre una y otra generación. Cada planta parecía poseer una colección de caracteres —color de la flor, forma de la hoja, aspecto de la semilla—, y cada uno de estos caracteres parecía estar codificado en una pieza independiente y discreta de información que se transmitía de una generación a la siguiente.

Pero De Vries aún no había llegado al discernimiento capital de Mendel, aquel razonamiento matemático básico que, en 1865, había iluminado con tanta claridad los experimentos de Mendel con híbridos de guisantes. De Vries solo podía decir vagamente de sus híbridos que los rasgos variados, como el tamaño del tallo, venían codificados en partículas invisibles de información. Pero ¿cuántas de esas partículas eran necesarias para codificar un rasgo variado? ¿Una? ¿Cien? ¿Mil?

En la década de 1880, cuando aún desconocía el trabajo de Mendel, De Vries empezó a hacer una descripción más cuantitativa de sus experimentos con plantas. En un artículo trascendental, escrito en 1897 y titulado «Monstruosidades hereditarias», De Vries analizaba sus datos e infería que cada rasgo provenía de una única partícula de información. Cada híbrido heredaba dos de estas partículas, una del esperma y otra del óvulo. Y estas partículas pasaban intactas a la siguiente generación a través del esperma y del óvulo. Nada se mezclaba ahí. Ninguna información se perdía.[10] Llamó a estas partículas «pangenes». Era un nombre que delataba su origen; aunque había desarmado sistemáticamente la teoría darwiniana de la pangénesis, De Vries rindió un último homenaje a su mentor.[11]

En la primavera de 1900, cuando De Vries estaba aún enfrascado en el estudio de los híbridos vegetales, un amigo le envió un ejemplar de un viejo artículo casi sepultado en su biblioteca. «Sé que ahora estudia los híbridos —le decía el amigo—, y puede que esta reimpresión del año 1865 de un tal Mendel [...] tenga para usted algún interés.»[12]

No es difícil imaginar a De Vries en su estudio de Amsterdam una nubosa mañana de marzo en el momento de abrir aquel ejemplar y posar la mirada en el primer párrafo. Al leer el artículo debió de sentir un escalofrío recorriéndole la espalda ante aquel *déjà vu*; «el tal Mendel» se le había adelantado en más de tres decenios. De Vries descubrió en ese artículo una solución a su problema y una perfecta corroboración de sus experimentos; y también un desafío a su originalidad. Parecía que también él se vería forzado a revivir la vieja saga de Darwin y Wallace; el descubrimiento científico que esperaba atribuirse como propio y exclusivo lo había hecho ya otro. Presa del pánico, De Vries se apresuró a publicar su artículo sobre híbridos de plantas (fue en marzo de 1900), evitando toda mención a la obra de Mendel. Quizá el mundo habría ya olvidado al «tal Mendel» y su trabajo con híbridos de guisantes en Brno. «La modestia es una virtud —escribiría más tarde—, pero uno llega más lejos sin ella.»[13]

De Vries no estaba solo en el redescubrimiento de la concepción mendeliana de las instrucciones hereditarias independientes e indivisibles. El mismo año en que De Vries publicó su monumental estudio sobre variantes en plantas, Carl Correns, un botánico de Tubinga, publicaba un estudio sobre híbridos de guisantes y de maíz que precisamente recapitulaba los resultados de Mendel. Irónicamente, Correns había sido alumno de Nägeli en Munich. Pero Nägeli, que había considerado a Mendel un aficionado extravagante, prefirió no hablarle a Correns de la voluminosa correspondencia sobre híbridos de guisantes que había recibido de «un tal Mendel».

En sus jardines experimentales de Munich y Tubinga, a unos 650 kilómetros del convento de Brno, Correns cultivó laboriosamente plantas altas y bajas, y efectuó cruces entre ellas (sin saber que estaba repitiendo igual de cuidadosamente el trabajo anterior de Mendel). Cuando Correns concluyó sus experimentos y se disponía a redactar un artículo para su publicación, volvió a la biblioteca para buscar las referencias a sus predecesores científicos. Allí se topó con el antiguo artículo de Mendel, medio escondido en la revista de Brno.[14]

Y, en Viena —allí donde Mendel había fracasado en su examen de botánica de 1856—, otro joven botánico, Erich von Tschermak-Seysenegg, también redescubrió las leyes de Mendel. Von Tschermak había sido estudiante de doctorado en Halle y en Gante, donde, trabajando con híbridos de guisantes, también había observado rasgos hereditarios que se transmitían en unidades discretas e independientes, cual partículas, a lo largo de generaciones de híbridos. Von Tschermak, el más joven de los tres científicos, tenía noticia de otros dos estudios paralelos que corroboraban plenamente sus resultados, y hurgando en la literatura científica descubrió a Mendel. También debió de sentir que un escalofrío le recorría la espalda ante un *déjà vu* en el momento en que leyó las frases iniciales del artículo de Mendel. «También yo creí haber encontrado algo nuevo», escribiría más tarde con más que un dejo de envidia y desaliento.[15]

Ser redescubierto una vez es una prueba de la presciencia de un científico. Ser redescubierto tres veces es una ofensa. Aquellos tres artículos escritos en el breve plazo de tres meses del año 1900 convergían independientemente en el trabajo de Mendel; una demostración de la pertinaz miopía de unos biólogos que habían ignorado su obra durante casi cuarenta años. Hasta De Vries, que tan llamativamente había olvidado mencionar a Mendel en su primer estudio, se vio forzado a reconocer la aportación del monje. En la primavera de 1900, poco después de que De Vries publicara su artículo, Carl Correns insinuó que el holandés se había apropiado deliberadamente del trabajo de Mendel, cometiendo algo así como un plagio científico («por una extraña coincidencia», escribió Correns de un modo alusivo, De Vries había incorporado a su artículo el «vocabulario de Mendel»).[16] Finalmente, De Vries se desmoronó. En una versión posterior de su análisis de híbridos de plantas, mencionó elogiosamente a Mendel y reconoció que él solo había «ampliado» el viejo trabajo del agustino.

Pero lo cierto es que De Vries llevó sus experimentos más lejos que Mendel. Quizá este se le hubiera adelantado en el descubrimiento de las unidades heredables, pero, conforme De Vries ahondaba en la herencia y la evolución, le inquietaba cada vez más una idea que también debió de dejar perplejo a Mendel: ¿cómo aparecen las variantes por primera vez?; ¿qué fuerza hace a los tallos altos o bajos, o da a las flores un color violeta o un color blanco?

La respuesta se hallaba, de nuevo, en el jardín. Deambulando por el campo en una de sus excursiones de recolección, De Vries se encontró con un enorme e invasivo campo de prímulas silvestres, una especie cuyo nombre (irónicamente, como pronto descubriría) incluía el de Lamarck, *Oenothera lamarckiana*. De Vries recolectó y plantó cincuenta mil semillas de aquellas plantas. Durante los siguientes años, conforme la vigorosa *Oenothera* se multiplicaba, De Vries encontró que habían aparecido espontáneamente ochocientas nuevas variantes, plantas con hojas gigantes, con tallos vellosos o con flores de formas extrañas. La naturaleza había engendrado espontáneamente unos raros monstruos, precisamente el mecanismo que Darwin había establecido como primer paso de la evolución.[17] El británico había llamado a estas variantes *sports* como para resaltar lo que se le antojaba una vena de extravagancia en el mundo natural. De Vries eligió una palabra más seria. Las llamó «mutantes» (del latín *mutare*, «cambiar»).*[18]

De Vries no tardó en darse cuenta de la importancia de su obser-

---

* Las «mutantes» de De Vries pudieron haber sido en realidad resultado de retrocruzamientos en vez de variantes espontáneas.

vación; aquellas mutantes tenían que ser las piezas perdidas del rompecabezas darwiniano. Y, ciertamente, si se empareja la génesis de mutantes espontáneos —los de la *Oenothera* de hojas gigantes, por ejemplo— con la selección natural, la implacable maquinaria de Darwin se ponía automáticamente en marcha. Las mutaciones creaban variantes en la naturaleza: antílopes de cuello largo, pinzones de pico grueso y plantas de hojas gigantes surgían espontáneamente en vastas poblaciones de especímenes normales (contra lo que sostenía Lamarck, estos mutantes no eran engendrados con algún propósito, sino puramente al azar). Estas cualidades variantes eran hereditarias; estaban presentes como instrucciones discretas en el esperma y en el óvulo. Como los animales luchaban por sobrevivir, las variantes mejor adaptadas —las mutaciones más apropiadas— eran seleccionadas en serie. Una gallina, advirtió De Vries, no era más que el medio que utilizaba un huevo para crear otro huevo mejor.

Hugo de Vries tardó dos decenios largos en aceptar plenamente las ideas de Mendel sobre la herencia. En el caso de William Bateson, el biólogo inglés, esta conversión se produjo en una hora, el tiempo transcurrido durante un viaje en tren de Cambridge a Londres en mayo de 1900.* Aquella tarde, Bateson viajaba a la capital para pronunciar una conferencia sobre la herencia en la Royal Horticultural Society. Mientras el tren atravesaba las oscuras tierras bajas, Bateson leía un ejemplar del trabajo de De Vries, y repentinamente le convenció la idea mendeliana de las unidades discretas de herencia.[19] El viaje de Bateson resultó profético; cuando entró en la sede de la Sociedad en Vincent Square, se hallaba muy excitado. «Estamos en presencia de un nuevo principio de la máxima importancia —afirmó en la sala de conferencias—. No podemos predecir cuáles serán sus consecuencias.»[20] En agosto de aquel año, Bateson escribió a su amigo Francis Galton. «Le escribo para pedirle que examine el artículo de Mendl [sic], que me parece una de las investigaciones más notables

---

* La historia de la «conversión» de Bateson a la teoría de Mendel durante un viaje en tren ha sido puesta en duda por algunos historiadores. Esta historia aparece con frecuencia en sus biografías, pero pudo haber sido embellecida por algunos alumnos de Bateson para darle un toque dramático.

que se hayan hecho hasta ahora sobre la herencia, y es extraño que haya permanecido en el olvido.»[21]

Bateson hizo cuanto pudo por impedir que Mendel, antes caído en el olvido, volviera a ser ignorado. Se lo tomó como una misión personal. Primero, confirmó de manera independiente ‘en Cambridge los resultados del trabajo de Mendel con híbridos de plantas.[22] Bateson visitó a De Vries en Londres y quedó impresionado por su rigor experimental y su vitalidad científica (aunque no por sus hábitos continentales; De Vries rehusaba bañarse antes de comer, algo que incomodaba a Bateson: «Su ropa está sucia. Seguro que se cambia de camisa una vez a la semana»).[23] Doblemente convencido de los datos experimentales de Mendel y de los que él mismo había obtenido, Bateson se lanzó al proselitismo. Llamado el «bulldog de Mendel»[24] —un animal al que se parecía en cuanto a rostro y temperamento—, Bateson viajó por Alemania, Francia, Italia y Estados Unidos dando charlas sobre la herencia en las que recalcaba el descubrimiento de Mendel. Bateson sabía que estaba asistiendo al nacimiento, o, mejor, haciendo de partero, de una profunda revolución en la biología. El desciframiento de las leyes de la herencia, escribió, transformaría «la visión humana del mundo y el poder del hombre sobre la naturaleza» más de lo que «cualquier otro avance en el conocimiento de la naturaleza podría vaticinar».[25]

En Cambridge, un grupo de jóvenes estudiantes se congregó en torno a Bateson para estudiar la nueva ciencia de la herencia. Él sabía que necesitaba un nombre para la naciente disciplina. «Pangenética» parecía una elección obvia; ampliaba el uso que hacía De Vries de la palabra «pangene» para denotar las unidades de la herencia. Pero «pangenética» cargaba con todo el bagaje de la errada teoría darwiniana de las instrucciones hereditarias. «Ninguna otra palabra de uso común tiene este significado exacto [pero] esa palabra no es nada deseable», escribió Bateson.[26]

En 1905, empeñado todavía en encontrar una alternativa, Bateson acuñó un término, «genética». La genética sería el estudio de la herencia y la variación; un término derivado en última instancia del verbo griego *genno*, «dar a luz».[27]

Bateson era perfectamente consciente de las potenciales repercusiones sociales y políticas de la ciencia recién nacida. «¿Qué sucederá cuando [...] todo se esclarezca y los hechos de la herencia sean

[...] comúnmente conocidos? —escribió con asombrosa presciencia en 1905—. Una cosa es cierta: el género humano empezará a interferir; quizá no en Inglaterra, sino en algún otro país más dispuesto a romper con el pasado y deseoso de "eficiencia nacional" [...] El desconocimiento de las consecuencias remotas de semejantes interferencias nunca ha retrasado demasiado los experimentos.»[28]

Bateson también advirtió, más que ningún otro científico anterior, que la naturaleza discontinua de la información genética tendría serias consecuencias para el futuro de la genética humana. *Si los genes son, en efecto, partículas independientes de información, entonces será posible seleccionar, purificar y manipular estas partículas independientes unas de otras.* Los genes de atributos «deseables» podrán seleccionarse o incrementarse, mientras que los genes de los no deseados podrán ser eliminados del bagaje genético. En principio, un científico podrá cambiar la «composición de los individuos» y de las naciones, y dejar una marca indeleble en la identidad humana.

«Cuando el hombre descubre el poder, siempre lo utiliza —escribió un sombrío Bateson—. La ciencia de la herencia no tardará en proporcionar un poder de una magnitud formidable; y dentro de quizá no demasiado tiempo, ese poder se utilizará en algún país para controlar la composición de toda una nación. Cuestión aparte es la de que el ejercicio de tal control sea en última instancia bueno o malo para esa nación o para el conjunto de la humanidad.» Había augurado el siglo del gen.

Eugenesia

La mejora del ambiente y de la educación puede favo-
recer a la generación ya nacida. La mejora de la sangre
favorecerá a todas las generaciones futuras.

HERBERT WALTER, *Genetics*[1]

La mayoría de los eugenistas son eufemísticos. Simplemente quiero decir que las frases cortas los asustan,
mientras que las frases largas los tranquilizan. Y son totalmente incapaces de traducir unas a otras [...] Si les
decimos: «El ciudadano debería [...] asegurarse de que
la carga de longevidad de las generaciones anteriores
no resulte desproporcionada e insoportable, especialmente para las mujeres»; si les decimos esto, nos harán
un gesto de desinterés con la mano [...] Si les decimos:
«Pues asesina a tu madre», al instante se pondrán en pie.

G. K. CHESTERTON, *Eugenics and Other Evils*[2]

En 1883, un año antes de morir Charles Darwin, su primo Francis
Galton publicó un libro provocativo, *Inquiries into Human Faculty and
Its Development*. En él presentaba un plan estratégico para la mejora de
la raza humana. La idea de Galton era sencilla: imitar el mecanismo
de la selección natural. Si la naturaleza lograba efectos tan notables en
las poblaciones de animales a través de la supervivencia y la selección,
sería posible, imaginaba Galton, acelerar el proceso de perfeccionamiento de los seres humanos mediante la intervención humana.
La cría selectiva de los más fuertes e inteligentes, de los más «aptos»
—una selección no natural—, podría conseguir solo en unos decenios
lo que la naturaleza había intentado hacer durante una eternidad.[3]

Galton necesitaba un término para esta estrategia. «Nos urge disponer de una palabra breve para denominar a la ciencia de la mejora de nuestro linaje —escribió—, para dar a las razas o sangres más aptas la oportunidad de prevalecer rápidamente sobre las menos aptas.»[4] «Eugenesia» era para Galton la más adecuada («o, al menos, más clara que [...] "viricultura", que una vez me aventuré a utilizar»).[5] Combinaba el prefijo griego *eu-* («bueno») con «génesis»: «linaje bueno, bien dotado hereditariamente de cualidades nobles». Galton, que nunca tuvo empacho en jactarse de su genio, estaba profundamente satisfecho de la acuñación: «Quien, como yo, crea que la eugenesia humana será pronto reconocida como un estudio de la máxima importancia práctica, debe ponerse sin pérdida de tiempo [...] a recopilar historias personales y familiares».[6]

Galton nació en el invierno de 1822, el mismo año que Gregor Mendel y trece más tarde que su primo Charles Darwin. Al verse entre los dos gigantes de la biología moderna, padeció un agudo complejo de insuficiencia científica. Galton debió de experimentar esa insuficiencia de un modo particularmente mortificante, porque también él se propuso ser un gigante. Su padre era un rico banquero en Birmingham, y su madre era la hija de Erasmus Darwin, el poeta y médico, que era también abuelo de Charles Darwin. Niño prodigio, Galton aprendió a leer a los dos años, a los cinco hablaba con fluidez griego y latín, y a los ocho resolvía ecuaciones de segundo grado. Como Darwin, coleccionaba escarabajos, pero carecía de la perseverancia y la mentalidad taxonómica de su primo, y pronto abandonó la colección para emprender tareas más ambiciosas.[7] Intentó estudiar medicina, pero se pasó a las matemáticas en Cambridge. En 1843 se presentó al examen final para obtener la licenciatura en matemáticas, pero sufrió una crisis nerviosa y regresó a casa para recuperarse.[8]

En el verano de 1844, mientras Charles Darwin escribía su primer ensayo sobre la evolución, Galton abandonaba Inglaterra para viajar a Egipto y Sudán, el primero de muchos viajes que haría por África. Pero si los encuentros de Darwin con los «nativos» de Sudamérica en la década de 1830 habían reforzado su creencia en la ascendencia común de los seres humanos, Galton solo veía diferencias entre ellos: «Vi las suficientes razas salvajes para disponer del material necesario sobre el que meditar el resto de mi vida».[9]

En 1859, Galton leyó *El origen de las especies* de Darwin. Más bien «devoró» el libro, y recibió con su lectura una descarga eléctrica que lo dejó paralizado y galvanizado. La envidia, el orgullo y la admiración lo hacían hervir por dentro. Había sido «iniciado en una provincia completamente nueva del conocimiento», le escribió iluminado a Darwin.[10]

La «provincia del conocimiento» que Galton se sentía especialmente inclinado a explorar era la herencia. Al igual que Fleeming Jenkin, Galton se dio enseguida cuenta de que su primo había desvelado el principio, pero no el mecanismo; la naturaleza de la herencia era fundamental para entender por completo la teoría de Darwin. La herencia era el yin ausente del yang de la evolución. Las dos teorías tenían que estar indisolublemente ligadas, pues debían reforzarse y complementarse. Si «el primo Darwin» había resuelto la mitad del rompecabezas, «el primo Galton» estaba destinado a resolver la otra mitad.

Hacia mediados de la década de 1860, Galton comenzó a estudiar la herencia. De la teoría de las «gémulas» de Darwin, según la cual las instrucciones hereditarias eran lanzadas a la sangre por todas las células y flotaban en ella como un millón de mensajes dentro de botellas, se deducía que las transfusiones de sangre podían transmitir gémulas y, por tanto, alterar la herencia. Galton hizo transfusiones de sangre entre conejos para transmitir a unos las gémulas de otros. Incluso intentó experimentar con plantas —generalmente guisantes— para entender la base de las instrucciones hereditarias. Pero era un pésimo experimentador; carecía del toque instintivo de Mendel. Los conejos sufrían un *shock* y morían, y las plantas se marchitaban en su jardín. Frustrado, Galton se puso a estudiar a los humanos. Los modelos de organismos no le habían revelado el mecanismo de la herencia. La medición de la variación y la herencia en los seres humanos, razonó Galton, le revelaría el secreto.[11] La decisión ostentaba el sello de su inmensa ambición; procedió de arriba abajo, es decir, comenzó con los rasgos más complejos y variables que cabía imaginar (la inteligencia, el temperamento, la destreza física, la estatura). Era una decisión que lo lanzaría a una auténtica batalla con la ciencia de la genética.

Galton no fue el primero en intentar modelar la herencia humana midiendo variaciones en seres humanos. En las décadas de 1830 y 1840, el científico belga Adolphe Quetelet, un astrónomo convertido en biólogo, había comenzado a medir de manera sistemática rasgos humanos y analizarlos utilizando métodos estadísticos. El enfoque de Quetelet era riguroso y completo. «El hombre nace, crece y muere de acuerdo con ciertas leyes que nunca han sido estudiadas», escribió.[12] Tabuló la anchura del pecho y la estatura de 5.738 soldados para demostrar que ambas se distribuían a lo largo de curvas continuas y lisas con forma de campana.[13] De hecho, adondequiera que Quetelet miraba, encontraba un patrón recurrente: los rasgos —y hasta los comportamientos— humanos se distribuían en curvas con forma de campana.

Inspirado por las mediciones de Quetelet, Galton se aventuró aún más en la medición de variantes humanas. ¿Variaban del mismo modo características tan complejas como la inteligencia, los logros intelectuales o incluso la belleza? Galton sabía que no existían medios establecidos de medición para cualquiera de estas características. Pero, cuando le faltaban, los inventaba («Siempre que podamos, debemos contar», escribió).[14] Como una forma de medir la inteligencia, utilizó las calificaciones de los exámenes de licenciatura en matemáticas de Cambridge —irónicamente, la misma prueba en la que él había fracasado— y demostró que, según la mejor aproximación, incluso las capacidades puestas a prueba en aquel examen seguían la misma distribución con forma de campana. Recorrió Inglaterra y Escocia realizando tabulaciones de la «belleza»; clasificaba en secreto a las mujeres que conocía como «atractivas», «indiferentes» o «repelentes» pinchando una tarjeta oculta en el bolsillo. Ningún atributo humano escapaba a la criba, evaluación, cuantificación y tabulación que practicaban los ojos de Galton: «La agudeza visual y auditiva, el sentido del color, el juicio visual, la capacidad respiratoria, el tiempo de reacción, la fuerza y la apretura de la mano, la fuerza de la espiración, la extensión de los brazos, la estatura [...] el peso».[15]

Galton pasó luego de la medida al mecanismo. ¿Eran hereditarias esas variantes en los seres humanos? Y si lo eran, ¿cómo se heredaban? Una vez más, se alejó de los organismos simples con la esperanza de conocer directamente los organismos humanos. ¿No era su ensalzado pedigrí —su abuelo fue Erasmus, y Darwin era su primo— una prueba de que el genio se repartía en las familias? Para recabar más pruebas, Galton empezó a reconstruir genealogías de hombres eminentes. Encontró, por ejemplo, que entre los 605 hombres notables que habían vivido entre 1453 y 1853, había 102 relaciones familiares; uno de cada seis de estos hombres especialmente dotados estaba emparentado con otro u otros. Si uno de ellos tenía un hijo, estimaba Galton, las probabilidades de que este fuese también un hombre eminente eran de una entre doce. En cambio, solo uno de cada tres mil hombres seleccionados al azar podría alcanzar esa distinción. La eminencia, sostenía Galton, se heredaba. Los lores producían lores, no porque la nobleza fuese hereditaria, sino por serlo la inteligencia.[16]

Galton consideraba la posibilidad obvia de que los hombres eminentes quizá engendraran hijos eminentes porque sus vástagos «se hallaban en una posición más favorable a su promoción». Galton acuñó la memorable expresión *nature versus nurture* («naturaleza frente a crianza») para discriminar las influencias hereditarias y las ambientales. Pero sus obsesiones con la clase y la posición eran tales que no podía soportar la idea de que su propia «inteligencia» pudiera ser solo producto del privilegio y de las oportunidades. El genio tenía que venir cifrado en genes. Se había atrincherado en la más frágil de sus convicciones —que las influencias puramente hereditarias podían explicar esos patrones de distinción— frente a cualquier desafío científico.

Galton publicó muchos de sus datos en un libro ambicioso, disperso y a menudo incoherente, *Hereditary Genius*.[17] No despertó mucho interés. Darwin lo leyó, pero no quedó muy convencido, y criticó a su primo con un sutil elogio: «En cierto modo, usted ha hecho de un oponente un prosélito, porque yo siempre he sostenido que, a excepción de los tontos, los hombres no difieren mucho en el intelecto, solo en el celo y en el trabajo duro».[18] Galton se tragó su orgullo y no intentó realizar otro estudio genealógico.

Galton debió de darse cuenta de los límites inherentes a su proyecto genealógico, pues pronto lo abandonó por un enfoque empírico más potente. A mediados de la década de 1880, comenzó a enviar «encuestas» a hombres y mujeres, pidiéndoles que examinaran sus antecedentes genealógicos, tabularan los datos y le enviaran mediciones detalladas de la estatura, el peso, el color de ojos, la inteligencia y las habilidades artísticas de los padres, los abuelos y los hijos. (La fortuna de la familia de Galton —su herencia más tangible— le vino muy bien; ofreció una importante retribución a cualquiera que le mandase un estudio satisfactorio.) Armado con números reales, Galton podría ya encontrar la elusiva «ley de la herencia» que con tanto ardor había buscado durante decenios.

Mucho de lo que halló era relativamente previsible, si bien con alteraciones. Descubrió que los padres altos tendían a tener hijos altos, pero de promedio. Los hijos de hombres y mujeres altos eran, sin duda, de una estatura superior a la media de la población, pero su estatura también variaba en una curva con forma de campana, con unos algo más altos y algunos algo más bajos que sus padres.* Si había una regla general de la herencia que se ocultaba detrás de los datos, era la de que las características humanas se distribuían en curvas continuas, y las variaciones continuas reproducían variaciones continuas.

Pero ¿había una ley —un patrón subyacente— que gobernara la génesis de variantes? A finales de la década de 1880, Galton sintetizó audazmente todas sus observaciones en su hipótesis más madura sobre la herencia. Propuso que todas las características de un individuo —estatura, peso, inteligencia, belleza— eran una función compuesta generada por un patrón conservado de herencia ancestral. Los padres de un hijo aportaban, por término medio, la mitad del contenido de una de estas características; los abuelos, un cuarto; los bisabuelos, un octavo, y así sucesivamente hasta el antepasado más lejano. La suma de todas las aportaciones podía describirse con la serie ½ + ¼ + ⅛..., que, convenientemente, sumaba 1. Galton llamó a esto la «ley de la herencia ancestral».[19] Era una suerte de homúnculo matemático —una idea tomada de Pitágoras y Platón—, pero vestida con fracciones y denominadores que le daban el aspecto de una ley moderna.

Galton sabía que la mayor virtud de la ley sería su capacidad de predecir con exactitud un verdadero patrón de herencia. En 1897 encontró su prueba ideal. Sacando provecho de otra obsesión inglesa por el pedigrí —el de los perros—, Galton descubrió un manuscrito de valor inestimable, *Basset Hound Club Rules*, un compendio publicado por sir Everett Millais en 1896, que documentaba los colores del

---

* En efecto, la estatura media de los hijos de padres excepcionalmente altos tendía a ser un poco más baja que la de estos y a estar más cerca de la estatura media de la población, como si una fuerza invisible arrastrase siempre las características extremas hacia el centro. Este descubrimiento —llamado «regresión a la media»— tendría una gran repercusión en las mediciones científicas y en el concepto de la varianza. Sería la aportación más importante de Galton a la estadística.

pelo de los perros basset a lo largo de múltiples generaciones.[20] Para
gran alivio suyo, Galton encontró que su ley podía predecir con exactitud los colores del pelo de todas las generaciones. Había resuelto
finalmente el código de la herencia.

Pero la solución, aunque satisfactoria, resultó efímera. Entre 1901
y 1905, Galton se enfrentó a su adversario más formidable, William
Bateson, el genetista de Cambridge que era el mayor adalid de la teoría de Mendel. Tenaz e imperioso, con un bigote retorcido que parecía subrayar su sonrisa en una mueca perpetua, Bateson ni se inmutó
con las ecuaciones. Los datos de los perros basset, pensó Bateson, eran,
o bien aberrantes, o bien inexactos. Hermosas leyes eran a menudo
anuladas por hechos feos, y por atractiva que fuese la serie infinita de
Galton, los experimentos de Bateson probaban tercamente un hecho:
que las instrucciones hereditarias venían en unidades individuales de
información, y no en mensajes partidos en dos o en cuatro de antepasados fantasmales. Mendel, a pesar de su extraña categoría científica, y De Vries, a pesar de su dudosa higiene personal, tenían razón.
Un hijo era un compuesto de sus ascendientes, pero mucho más simple: la mitad de la madre y la otra mitad del padre. Cada progenitor
contribuía con un conjunto de instrucciones que eran decodificadas
para crear un hijo.

Galton defendió su teoría frente al ataque de Bateson. Dos destacados biólogos, Walter Weldon y Arthur Darbishire, y el eminente
matemático Karl Pearson se unieron en defensa de la «ley ancestral»,
y el debate degeneró rápidamente en una guerra abierta.[21] Weldon,
que había sido profesor de Bateson en Cambridge, fue quien con más
vigor se opuso. Calificó los experimentos de Bateson de «sumamente
deficientes» y se negó a dar crédito a los estudios de De Vries. Pearson, por su parte, fundó una revista científica, *Biometrika* (nombre inspirado por las mediciones biológicas de Galton), que se convirtió en
el órgano de la teoría de Galton.

En 1902, Darbishire inició una nueva serie de experimentos con
ratones con la esperanza de refutar de una vez por todas la hipótesis
de Mendel. Los crió por millares con la perspectiva de demostrar que
Galton tenía razón. Pero, cuando Darbishire analizó sus propios híbridos de la primera generación y los cruces entre híbridos, el patrón
no dejó lugar a dudas: los datos solo podía explicarlos la herencia
mendeliana, con sus rasgos indivisibles verticalmente transmitidos a

través de las generaciones. Darbishire se resistió al principio, pero ya no podía negar aquellos datos y acabó aceptándolos.[22]

En la primavera de 1905, Weldon se llevó copias de los datos de Bateson y de Darbishire a sus vacaciones en Roma,[23] donde, muy irritado, se dedicó a reelaborarlos, como un «simple empleado», para ajustarlos a la teoría galtoniana.[24] Regresó a Inglaterra ese mismo verano con la esperanza de que su análisis invalidara aquellos estudios, pero contrajo una neumonía y falleció repentinamente en su casa; solo tenía cuarenta y seis años. Bateson escribió un conmovedor obituario para su viejo amigo y maestro. «Debo a Weldon el principal despertar de mi vida —recordó—, pero esta es una obligación personal, privada, de mi alma.»[25]

El «despertar» de Bateson no era personal en lo más mínimo. Entre 1900 y 1910, mientras se acumulaban pruebas de las «unidades de herencia» de Mendel, los biólogos hubieron de afrontar las repercusiones de la nueva teoría. Las implicaciones eran profundas. Aristóteles había redefinido la herencia como un flujo de información, una riada de códigos que pasaban del óvulo al embrión. Siglos después, Mendel había dado con la estructura esencial de esa información, con el alfabeto del código. Si Aristóteles había descrito una corriente de información en movimiento a través generaciones, Mendel había encontrado esa corriente.

Pero Bateson se dio cuenta de que un principio aún mayor podía regir aquí. El flujo de información biológica no se limita a la herencia. Recorría toda la biología. La transmisión de los caracteres hereditarios era solo un ejemplo del flujo de información, pero si se abrían los ojos a los hechos sin la interposición de lentes conceptuales, era fácil imaginar la información moviéndose a través de todo el mundo vivo. El desarrollo de un embrión, el movimiento de una planta hacia la luz solar, la danza ritual de las abejas...; cada actividad biológica requería la descodificación de instrucciones codificadas. ¿Pudo Mendel haber dado igualmente con la estructura esencial de estas instrucciones? ¿Guiaban las unidades de información cada uno de estos procesos? «Los que ahora miramos nuestra parcela de trabajo, la vemos invadida por las pistas que siguió Mendel —sugirió Bateson—.[26] Solo hemos tocado la linde de este nuevo territorio que se extiende ante nosotros[27] [...] El estudio experimental de la herencia [...] no es secundario a ninguna rama de la ciencia si consideramos la magnitud de los resultados que arroja.»[28]

El «nuevo territorio» demandaba un nuevo idioma; había que bautizar las «unidades de herencia» de Mendel. La palabra «átomo», utilizada en el sentido moderno, entró por vez primera en el vocabulario científico a través de un artículo de John Dalton de 1808. En el verano de 1909, casi exactamente un siglo más tarde, el botánico Wilhelm Johannsen acuñó una palabra distinta para nombrar una unidad de herencia. Al principio consideró el uso de la palabra «pangene», que De Vries había usado en homenaje a Darwin. Pero el británico tenía una idea equivocada de esta noción, y «pangene» siempre arrastraría el recuerdo de ese error. Johannsen abrevió la palabra y la dejó en «gene».[29] (Bateson quería usar «gen» para evitar errores de pronunciación, pero era demasiado tarde. El término de Johannsen y la costumbre continental de alterar el inglés se quedarían para siempre.)

Al igual que Dalton con el átomo, ni Bateson ni Johannsen tenían la menor idea de lo que era un gen. No podían conocer su forma material, ni su estructura física o química, ni su localización en el cuerpo o en la célula, ni siquiera su mecanismo de acción. Se creó la palabra para marcar una función; era una abstracción. Un gen se definía por lo que hacía, transmitir información hereditaria. «El lenguaje no es solo nuestro sirviente —escribió Johannsen—, también puede ser nuestro amo. Es preferible crear nuevas terminologías siempre que se desarrollen concepciones nuevas o que se revisen otras. Por esta razón propuse la palabra "gen". "Gen" no es más que un breve vocablo muy pertinente. Puede ser útil para expresar los "factores de unidad" [...] demostrados por los modernos investigadores mendelianos.» «La palabra "gen" está completamente libre de cualquier hipótesis —subrayaba Johannsen—. Solo expresa el hecho evidente de que [...] muchas características del organismo se especifican [...] de manera única, separada y, por tanto, independiente.»[30]

Pero, en la ciencia, una palabra es una hipótesis. En el lenguaje natural, una palabra se utiliza para transmitir una idea, pero en el lenguaje científico transmite más que una idea; transmite un mecanismo, una consecuencia, una predicción. Un sustantivo científico puede plantear mil cuestiones, y eso es exactamente lo que hacía la idea de «gen». ¿Cuál es la naturaleza química y física del gen? ¿Cómo se traduce el conjunto de instrucciones genéticas, el genotipo, en manifestaciones físicas reales, en el fenotipo de un organismo? ¿De qué manera se transmiten los genes? ¿Dónde residen? ¿Cómo son regulados? Si los genes son partículas discretas que especifican un rasgo, ¿cómo conciliar esta propiedad con la aparición de características humanas como, por ejemplo, la estatura o el color de la piel en curvas continuas? ¿Cómo permite el gen la generación?

«La ciencia de la genética es tan nueva que es imposible decir [...] cuáles podrían ser sus límites —escribió un botánico en 1914—. En la investigación, como en toda exploración, el momento más excitante llega cuando se accede a una región ignota gracias al descubrimiento de una nueva senda.»[31]

Enclaustrado en su vivienda de Rutland Gate, Francis Galton no vivió ningún «momento excitante». Mientras los biólogos corrían a abrazar las leyes de Mendel y lidiar con sus consecuencias, Galton mostró ante ellas una benévola indiferencia. Que las unidades hereditarias fuesen divisibles o indivisibles le traía sin cuidado; lo que verdaderamente le interesaba era saber si la herencia era o no manipulable, si la herencia humana podía ser manipulada en beneficio de los hombres.

«Por todas partes», escribió el historiador Daniel Kevles, Galton veía que «la tecnología de la revolución industrial confirmaba el dominio del hombre sobre la naturaleza».[32] Galton había sido incapaz de descubrir los genes, pero no quería perder la oportunidad de crear tecnologías genéticas. Ya había acuñado un nombre para este esfuerzo, «eugenesia» (la mejora de la raza humana mediante la selección artificial de rasgos genéticos y la reproducción dirigida de portadores humanos). Para Galton, la eugenesia no era sino genética aplicada, igual que la agricultura era botánica aplicada. «Lo que naturaleza hace ciega y lentamente, sin piedad, el hombre puede hacerlo de forma previsora, rápida y amable. Y ahora que se encuentra dentro de sus posibilidades, es su deber trabajar en esa dirección», escribió. Ya en 1869, treinta años antes del redescubrimiento de Mendel, había propuesto por primera vez esta idea en *Hereditary Genius*, pero la dejó de lado para concentrarse en el mecanismo de la herencia. Mas, como su hipótesis de la «herencia ancestral» la habían desmontado, pieza por pieza, Bateson y De Vries, Galton había dado un brusco giro de lo descriptivo a lo prescriptivo. Quizá hubiera entendido mal la base biológica de la herencia humana, pero al menos entendía qué hacer. «Esta no es una pregunta para el microscopio —escribió uno de sus protegidos, en una astuta pulla dirigida contra Bateson, Morgan y De Vries—. Se trata de un estudio de [...] fuerzas que traen grandeza al grupo social.»[33]

En la primavera de 1904, Galton presentó su argumento a favor de la eugenesia en una conferencia pública en la London School of Economics. Fue como una velada típica de Bloomsbury. Acicalada, perfumada y resplandeciente, la élite de la ciudad acudió al auditorio para escuchar a Galton: George Bernard Shaw y H. G. Wells; Alice Drysdale-Vickery, la reformadora social; lady Welby, la filósofa del lenguaje; el sociólogo Benjamin Kidd y el psiquiatra Henry Maudsley. Pearson, Weldon y Bateson llegaron tarde y se sentaron aparte, todavía rebosando de desconfianza mutua.[34]

La exposición de Galton duró diez minutos. La eugenesia, propuso, debía «introducirse en la conciencia nacional como una nueva religión».[35] Había tomado sus principios fundacionales de Darwin, pero constituían un injerto de la lógica de la selección natural en las sociedades humanas. «Todas las criaturas estarán de acuerdo en que es mejor estar sano que enfermo, vigoroso que débil, bien dotado que mal dotado para la vida; en suma, que es mejor ser buenos que malos ejemplares de su especie, cualquiera que esta sea. Lo mismo vale para los hombres.»[36]

El propósito de la eugenesia era acelerar la selección de los bien dotados frente a los mal dotados, y de los sanos frente a los enfermos. Para lograrlo, Galton proponía criar selectivamente a los fuertes. El matrimonio, según él, podría ser fácilmente subvertido para este fin, pero solo si se aplicaba la suficiente presión social. «Si los matrimonios inadecuados desde el punto de vista eugenésico fuesen socialmente prohibidos [...] muy pocos se concertarían.»[37] Galton imaginaba la posibilidad de que la sociedad registrara los mejores rasgos de las mejores familias en un libro genealógico con todo tipo de características. Los hombres y las mujeres serían seleccionados de este «libro de oro» —así lo llamó— para producir la mejor descendencia de una manera similar a la empleada con los perros basset y los caballos.

Las aseveraciones de Galton fueron breves, pero inquietaron a la multitud. Henry Maudsley, el psiquiatra, lanzó el primer ataque, cuestionando suposiciones de Galton sobre la herencia. Maudsley había estudiado las enfermedades mentales en familias, y concluyó que los patrones de herencia eran mucho más complejos que los que Galton había expuesto. Padres normales engendraban hijos esquizofrénicos y familias corrientes, hijos extraordinarios.[38] El hijo de un fabricante de guantes apenas conocido de la región central de Inglaterra —«nacido de padres que no se distinguían de sus vecinos»— llegó a ser el mayor escritor en lengua inglesa. «Tuvo cinco hermanos», observó Maudsley, pero, mientras que William «alcanzó un gran renombre, ninguno de sus hermanos se distinguió en nada».[39] Prosiguió con una larga lista de genios «defectuosos»: Newton fue un niño enfermizo y frágil; Juan Calvino era asmático; Darwin padecía devastadores accesos diarreicos y depresiones casi catatónicas, y Herbert Spencer, el filósofo que había acuñado la expresión «supervivencia del más apto», había pasado gran parte de su vida postrado en cama con diversas enfermedades, luchando por su propia aptitud para la supervivencia.

Pero, si Maudsley proponía cautela, otros pedían rapidez. H. G. Wells, el novelista, no fue ajeno a la eugenesia. En su libro *La máquina del tiempo*, publicado en 1895, Wells había imaginado una futura raza humana que, después de haberse seleccionado la inocencia y la virtud como rasgos deseables, era endogámica hasta la náusea y acababa degenerando en una raza anodina e infantil, desprovista de cualquier curiosidad o pasión. Wells estaba de acuerdo con las propuestas galtonianas de manipular la herencia como un medio para crear una «sociedad más capaz», pero la endogamia selectiva mediante el matrimonio, razonó Wells, podría producir paradójicamente generaciones más débiles e indolentes. La única solución era considerar la macabra alternativa de eliminar a los débiles. «Es en la esterilización del fracaso, y no en la selección del éxito, donde reside la posibilidad de una mejora de la raza humana.»[40]

Bateson habló el último y puso la nota más oscura y científica de la reunión. Galton había propuesto seleccionar los rasgos físicos y mentales —el fenotipo humano— para obtener los mejores ejemplares. Pero la información real, argumentó Bateson, no se hallaba en las características, sino en la combinación de genes que las determinaban, es decir, en el genotipo. Las características físicas y mentales que tanto habían extasiado a Galton —estatura, peso, belleza, inteligencia— eran meras sombras externas de características genéticas subyacentes. El poder real de la eugenesia radicaba en la manipulación de los genes, no en la selección de las características. Puede que Galton hubiera ridiculizado el «microscopio» de los genetistas experimentales, pero esa herramienta era mucho más poderosa de lo que presumía, porque podría traspasar la capa exterior de la herencia y penetrar en el mecanismo. No tardaría en demostrarse, anunció Bateson, que la herencia «obedece a una ley precisa de notable simplicidad». Si el eugenista desentrañara estas leyes y descubriese el modo de manejarlas —à la Platón—, adquiriría un poder sin precedentes; manipulando genes, podría manipular el futuro.

La charla de Galton tal vez no obtuviera la efusiva aprobación que esperaba —más tarde se quejó de que su audiencia vivía «con un retraso de cuarenta años»—, pero estaba claro que había tocado un punto sensible. Como muchos miembros de la élite victoriana, Galton y sus amigos sentían escalofríos ante la posibilidad de una degeneración de la raza. (El encuentro de Galton con las «razas salvajes», una reedición del encuentro británico con los nativos coloniales a lo largo de los siglos XVII y XVIII, también lo había convencido de que era necesario conservar y proteger la pureza racial de los blancos frente a las fuerzas del mestizaje.) La Segunda Ley de Reforma de 1867 había concedido el derecho al voto a los varones de la clase obrera británica. En 1906, hasta los mejor defendidos bastiones políticos habían sido asaltados —veintinueve escaños del Parlamento habían caído en manos del Partido Laborista—, provocando ataques de ansiedad en la alta sociedad inglesa. El poder político que había adquirido la clase obrera, creía Galton, provocaría su potenciación genética; engendraría una caterva de hijos que dominarían el acervo genético y que arrastrarían a la nación hacia la más absoluta mediocridad. El *homme moyen* se degeneraría. El *mean man* se volvería aún más ordinario.

«Un agradable tipo de mujer sumisa puede continuar engendrando mozalbetes estúpidos hasta dejar el mundo patas arriba», había escrito George Eliot en 1860 en *El molino del Floss*.[41] Para Galton, la reproducción incesante de mujeres y hombres mostrencos suponía una grave amenaza genética para la nación. A Thomas Hobbes le había preocupado el estado de naturaleza, que consideraba «pobre, repulsivo, brutal y limitado»; a Galton le preocupaba un futuro estado invadido por inferiores genéticos: pobre, repulsivo, británico y limitado. Le preocupaba la amenaza de unas masas multiplicadas que, abandonadas a sí mismas, inevitablemente darían lugar a una vasta plebe inferior (llamó a este proceso «kakogenia», reproducción con «malos genes»).

Wells no había hecho más que manifestar lo que muchos miembros del círculo de Galton pensaban, pero no se atrevían a decir: que la eugenesia solo funcionaría si la cría selectiva de los más capaces (la llamada «eugenesia positiva») venía acompañada de la esterilización selectiva de los más débiles («eugenesia negativa»). En 1911, Havelock Ellis, un colega de Galton, deformó la imagen de Mendel, el jardinero solitario, para ponerla al servicio de su entusiasmo esterilizador. «El gran jardín de la vida no sería muy diferente de nuestros jardines públicos. Reprimimos a quienes, para satisfacer deseos infantiles o pervertidos, arrancan los arbustos o pisotean las flores, pero de ese modo contribuimos a la libertad y la felicidad de todos [...] Queremos cultivar el sentido del orden, alentar la afinidad y la previsión, arrancar de raíz las malas hierbas raciales [...] En este menester, nuestro símbolo y nuestro guía es el jardinero en su jardín.»[42]

En los últimos años de su vida, Galton luchó con la idea de la eugenesia negativa. Nunca llegó a hacer las paces con ella. La idea de la «esterilización de los malogrados» —la extirpación selectiva dentro del jardín genético humano— lo asediaba con toda su carga de riesgos morales. Pero, finalmente, el deseo de hacer de la eugenesia una «religión nacional» se impuso a sus reparos respecto a la eugenesia negativa. En 1909 fundó una revista, la *Eugenics Review*, que aprobaba no solo la reproducción selectiva, sino también la esterilización selectiva. En 1911 escribió una extraña novela, titulada *Kantsaywhere*, sobre una utopía futura en la que aproximadamente la mitad de la población era marcada como «no apta» y se restringía con severidad su capacidad de reproducirse. Dejó un ejemplar de la novela a su sobrina, pero esta la encontró tan turbadora que quemó buena parte del manuscrito.

El 24 de julio de 1912, un año después de la muerte Galton, se celebró el Primer Congreso Internacional de Eugenesia en el hotel Cecil de Londres. El lugar era simbólico. Con cerca de ochocientas habitaciones y una enorme fachada monolítica con vistas al Támesis, el hotel Cecil era el más grande, si no el de mayor categoría, de Europa, un lugar normalmente reservado a eventos diplomáticos o nacionales. Celebridades de doce países y diversas disciplinas se congregaron en el hotel para asistir al congreso: Winston Churchill, lord Balfour, el alcalde de Londres, el presidente del Tribunal Supremo, Alexander Graham Bell, Charles Eliot (el rector de la Universidad de Harvard), William Osler (profesor de medicina de Oxford) o August Weismann (el embriólogo). Leonard Darwin, hijo de Charles, presidió la reunión, y Karl Pearson, en estrecha colaboración con aquel, preparó el programa. Después de cruzar el vestíbulo, con su cúpula recubierta de mármoles, y donde se exhibía en un lugar destacado un cuadro enmarcado con el árbol genealógico de Galton, se invitó a los visitantes a hablar sobre las manipulaciones genéticas para aumentar la estatura media de los niños, el papel de la herencia en la epilepsia, el emparejamiento de los alcohólicos y la naturaleza genética de la criminalidad.[43]

Dos intervenciones se distinguieron por su escalofriante fervor. La primera fue una exposición entusiasta y precisa sobre los alemanes defensores de la «higiene racial», sombría premonición de tiempos venideros. Alfred Ploetz, un médico, científico y ferviente defensor de la teoría de la higiene racial, dio una charla apasionada sobre los intentos de llevar a cabo una limpieza racial en Alemania. La segunda ponencia —aún más destacable por su alcance y ambición— corrió a cargo del contingente estadounidense. Si la eugenesia se estaba convirtiendo en una pequeña industria en Alemania, en Estados Unidos era ya una operación nacional en toda regla. El padre del movimiento estadounidense era el patricio Charles Davenport, un zoólogo formado en Harvard que en 1910 había fundado un centro de investigación y un laboratorio dedicado a la eugenesia, la Oficina de Registros Eugenésicos. Un libro de Davenport, *Heredity in Relation to Eugenics*,[44] publicado en 1911, era la biblia del movimiento; también fue ampliamente distribuido como manual de genética en universidades de toda la nación.

Davenport no asistió al congreso de 1912, pero un discípulo suyo, Bleecker van Wagenen, el joven presidente de la Asociación Estadounidense de Criadores, hizo una exposición entusiasta. A diferencia de los europeos, todavía sumidos en la teoría y la especulación,

Van Wagenen representaba el puro pragmatismo yanqui. Habló con entusiasmo sobre las esforzadas operaciones de eliminación de «linajes defectuosos» en Estados Unidos. Ya se había planeado la creación de centros de confinamiento —«colonias»— para los genéticamente no aptos, y también se habían formado comités para considerar la esterilización de hombres y mujeres no aptos (epilépticos, delincuentes, sordomudos, débiles mentales y gentes con defectos oculares, deformidades óseas, enanismo, esquizofrenia, depresión maníaca y demencia).

«Casi el diez por ciento de la población [...] es de sangre inferior», aseguró Van Wagenen, y «son individuos totalmente incapacitados para ser padres de ciudadanos útiles [...] En ocho de los estados de la Unión existen leyes que autorizan o exigen la esterilización». En «Pennsylvania, Kansas, Idaho, Virginia [...] han sido esterilizados un número considerable de individuos [...] Son muchos miles las operaciones de esterilización realizadas por cirujanos tanto en el ámbito privado como en el institucional. Por regla general, estas operaciones se han realizado por razones puramente patológicas, y ha resultado difícil obtener registros auténticos de los efectos a largo plazo de estas operaciones».[45]

«Nos esforzamos por llevar un registro de los que son dados de alta y recibir informes de vez en cuando —concluyó alegremente, en 1912, el superintendente general del Hospital del Estado de California—. No hemos encontrado ningún efecto perjudicial.»[46]

«Tres generaciones de imbéciles ya es bastante»

> Si permitimos a los débiles y deformes vivir y propagar
> su especie, nos enfrentamos a la perspectiva de un cre-
> púsculo genético. Pero si dejamos que mueran o sufran
> pudiendo salvarlos o ayudarlos, nos enfrentamos a la
> certeza de un crepúsculo moral.
>
> THEODOSIUS GRIGÓRIEVICH DOBZHANSKY,
> *Heredity and the Nature of Man*[1]

> De padres lisiados, hijos lisiados, por ejemplo, de padres
> cojos, hijos cojos, y de padres ciegos, hijos ciegos, y, en
> general, los hijos se parecen a los padres en ciertas ano-
> malías corporales y presentan señales comunes a las dos
> generaciones de padre e hijo, por ejemplo, verrugas y
> cicatrices. Algunas de estas características incluso se
> han transmitido a través de tres generaciones.
>
> ARISTÓTELES, *Historia de los animales*[2]

En la primavera de 1920, Emmett Adaline Buck —Emma, para abreviar— fue llevada a la Colonia del Estado de Virginia para Epilépticos
y Débiles Mentales de Lynchburg, Virginia.[3] Su marido, Frank Buck,
un trabajador del estaño, había abandonado el hogar o bien había
muerto en un accidente, dejando a Emma y a una pequeña hija, Carrie Buck.[4]

Emma y Carrie vivían en la miseria; dependían de la caridad, de
donaciones de alimentos y de trabajos esporádicos para sustentar una
vida de continua escasez. Se rumoreaba que Emma mantenía relaciones sexuales a cambio de dinero, que había contraído la sífilis y que
los fines de semana se gastaba las ganancias en bebida. En marzo de

aquel año fue arrestada en la calle, se la acusó de vagabundeo o de ejercer la prostitución, y hubo de presentarse ante un juez municipal. Un somero examen realizado el 1 de abril de 1920 por dos médicos la clasificó como «débil mental». Buck fue trasladada a la colonia de Lynchburg.[5]

En 1924 había tres modalidades de «debilidad mental»: idiota, tarado e imbécil. De las tres, la de idiota era la más fácil de clasificar —la Oficina del Censo de Estados Unidos definía el término como «persona deficiente mental con una edad mental de no más de treinta y cinco meses»—, pero las categorías de imbécil y tarado eran más vagas. Sobre el papel, estos términos se referían a formas menos severas de discapacidad cognitiva, pero, en la práctica, tenían puertas semánticas que se abrían hacia dentro con demasiada facilidad para admitir un conjunto más heterogéneo de hombres y mujeres, algunos sin enfermedad mental alguna —prostitutas, huérfanos, depresivos, vagabundos, delincuentes de poca monta, esquizofrénicos, disléxicos, feministas, adolescentes rebeldes—; en suma, a cualquiera que, por su comportamiento, sus deseos, sus inclinaciones o su apariencia, se sustrajera a las normas aceptadas.[6]

Las mujeres consideradas débiles mentales eran enviadas a la Colonia del Estado de Virginia, donde permanecían confinadas para impedir que continuasen engendrando hijos y contaminaran la población con más tarados o idiotas. La palabra «colonia» indicaba su finalidad; el lugar no era un hospital o un asilo. Por el contrario, se había diseñado desde el principio para ser una zona de contención. La colonia se extendía más de ochenta hectáreas a barlovento de la Cordillera Azul y a kilómetro y medio de las orillas fangosas del río James, y tenía servicios propios: oficina de correos, central eléctrica, carbonera y un ramal del ferrocarril para mercancías. No había transporte público ni dentro ni fuera de la colonia. Era el hotel California de los trastornos mentales; los pacientes registrados casi nunca salían de allí.

Cuando Emma Buck llegó a la colonia, la limpiaron y la bañaron, desecharon su ropa y le irrigaron los genitales con mercurio para desinfectarlos. Una repetición del test de inteligencia realizada por un psiquiatra confirmó el diagnóstico inicial de «tarada en grado mínimo». Fue admitida en la colonia. Pasaría allí el resto de su vida.

Antes de que su madre fuese internada en Lynchburg en 1920, Carrie Buck había tenido una infancia marcada por la pobreza, pero normal dentro de lo que cabe. Un informe escolar de 1918, cuando contaba doce años, indicaba que era «muy buena» en «conducta y en lecciones». Desgarbada, hombruna y revoltosa —alta para su edad, toda codos y rodillas, con un flequillo oscuro y una sonrisa abierta—, gustaba de escribir notas a los chicos de la escuela y capturar ranas en arroyos y estanques del lugar. Pero cuando Emma se fue, su vida comenzó a desmoronarse. Carrie pasó a un hogar de acogida. Fue violada por el sobrino de sus padres adoptivos, y pronto descubrió que estaba embarazada.

Para sacudirse cuanto antes la vergüenza, sus padres adoptivos la llevaron ante el mismo juez municipal que había enviado a su madre, Emma, a Lynchburg. El plan era conseguir que también Carrie fuese declarada imbécil; se informó de que se estaba volviendo un ser extraño debido a sus «alucinaciones y arranques de cólera» y a que era impulsiva, psicótica y sexualmente promiscua. Como era de esperar, el juez —amigo de los padres adoptivos de Carrie— confirmó el diagnóstico de «debilidad mental»; primero la madre y luego la hija. El 23 de enero de 1924, cuando aún no se habían cumplido cuatro años desde que Emma compareciera ante el juez, también Carrie fue enviada a la colonia.[7]

El 28 de marzo de 1924, mientras esperaba su traslado a Lynchburg, Carrie dio a luz a una hija, Vivian Elaine. Por orden estatal, también esta pasó a un hogar de acogida.[8] El 4 de junio de 1924, Carrie llegó a la Colonia del Estado de Virginia. «No hay pruebas de psicosis, lee y escribe y se comporta de manera ordenada», decía el informe. Sus capacidades y conocimientos prácticos resultaron normales. Mas, a pesar de todas las pruebas reunidas, fue clasificada como «tarada en grado mínimo» e internada.[9]

En agosto de 1924, pocos meses después de su llegada a Lynchburg, Carrie Buck hubo de presentarse ante el consejo de la colonia a petición del doctor Albert Priddy.[10]

Priddy, un médico rural oriundo de Keysville, Virginia, era el superintendente de la colonia desde 1910. Un desconocido para Carrie y Emma Buck, participaba en una furiosa campaña política. Priddy

era partidario de las «esterilizaciones eugenésicas» de los débiles mentales. Investido de poderes extraordinarios sobre la colonia, comparables a los de Kurtz,* Priddy estaba convencido de que el internamiento de los «mentalmente defectuosos» en colonias era una solución
temporal a la propagación de su «mala herencia». Una vez fuera de
ellas, los imbéciles volverían a reproducirse, contaminando y ensu-
ciando el acervo genético. La esterilización sería una estrategia más
radical, la mejor solución.

Lo que Priddy necesitaba era una orden judicial que lo autoriza-
ra a esterilizar a una mujer por razones eugenésicas explícitas; un solo
caso establecería la norma para un millar. Cuando planteó la cuestión,
se encontró con que gran parte de los líderes políticos y de los magis-
trados simpatizaban con sus ideas. El 29 de marzo de 1924, el Senado
de Virginia autorizó, con la colaboración de Priddy, la esterilización
eugenésica dentro del estado siempre y cuando la persona esterilizada
hubiese sido previamente examinada por «juntas de instituciones de
salud mental».[11] El 10 de septiembre, de nuevo a petición de Priddy,
el consejo de la colonia estatal de Virginia examinó el caso de Buck
durante una reunión rutinaria. El consejo le hizo a Carrie Buck una
sola pregunta durante aquel examen: «¿Tiene algo que decir sobre las
operaciones a que será sometida?». Ella respondió con dos frases: «No,
señor, yo no tengo nada que decir. Que hable mi gente». Su «gente»,
fuera la que fuese, no dijo nada en defensa de Buck. La junta aprobó
la solicitud de Priddy, y Carrie Buck fue esterilizada.[12]

Pero a Priddy le preocupaba que su proyecto de realizar esterilizaciones eugenésicas pudiera ser todavía impugnado por tribunales
estatales y federales. El caso de Buck fue presentado, a instancias de
Priddy, en la corte de Virginia. Si los tribunales aprobaban el plan,
pensó Priddy, tendría plena autoridad para continuar con sus operaciones eugenésicas en la colonia e incluso extenderlas a otras. El caso
Buck contra Priddy fue presentado en el tribunal de distrito del condado de Amherst en octubre de 1924.

El 17 de noviembre de 1925, Carrie Buck compareció en el juz-
gado de Lynchburg. Allí vio que Priddy había reunido cerca de una
docena de testigos. El primero, una enfermera del distrito de Charlot-
tesville, testificó que Emma y Carrie eran impulsivas, «mentalmente

* Personaje de la novela de Joseph Conrad *El corazón de las tinieblas*. *(N. del T.)*

no responsables y [...] débiles mentales». Cuando se le pidió que proporcionara ejemplos del comportamiento problemático de Carrie, dijo que se había descubierto que «escribía notas a los chicos». Luego testificaron otras cuatro mujeres sobre Emma y Carrie. Pero el testigo más importante de Priddy estaba aún por llegar. Sin el conocimiento de Carrie y Emma, Priddy había enviado una trabajadora social de la Cruz Roja para examinar a Vivian, la hija de ocho meses de Carrie, que vivía con padres adoptivos. Si podía demostrarse que Vivian también era débil mental, razonó Priddy, su caso quedaría cerrado. Con tres generaciones —Emma, Carrie y Vivian— afectadas de imbecilidad, sería difícil argumentar contra el carácter hereditario de su incapacidad mental.

El testimonio no fue tan halagüeño como Priddy había previsto. La trabajadora social se salió inesperadamente del guión y empezó admitiendo sesgos en su juicio:

—Puede que mi conocimiento de la madre me hiciera prejuzgar.

—¿Tiene alguna impresión sobre la niña? —preguntó el fiscal.

La trabajadora se mostró de nuevo vacilante.

—Es difícil juzgar las probabilidades de una niña tan pequeña, pero me parece que no es un bebé normal...

—¿Usted no juzgaría a la niña como un bebé normal?

—Hay algo en ella que no es muy normal, pero no puedo decir qué.

Por un momento pareció que el futuro de las esterilizaciones eugenésicas en Estados Unidos dependía de las nebulosas impresiones de una enfermera a la que habían entregado un bebé quejoso y sin juguetes.

El juicio duró cinco horas, con un receso para el almuerzo. La deliberación fue breve, y la decisión, de carácter clínico. El tribunal aprobó la determinación de Priddy de esterilizar a Carrie Buck. «El acto cumple con los requisitos del procedimiento jurídico —rezaba el fallo—. No es una ley penal. No puede decirse, como se ha sostenido, que el acto divida a las personas en dos clases naturales.»

Los abogados de Buck recurrieron la decisión. El caso pasó al Tribunal Supremo de Virginia, que también dio su aprobación a la solicitud de Priddy de esterilizar a Buck. A comienzos de la primavera de 1927, el caso llegó al Tribunal Supremo de Estados Unidos.

Priddy había fallecido, pero su sucesor, John Bell, el nuevo superintendente de la colonia, fue demandado.

El caso *Buck contra Bell* fue presentado ante el Tribunal Supremo en la primavera de 1927. Desde el principio, no tuvo relación ni con Buck ni con Bell. Los tiempos eran convulsos; la nación entera estaba angustiada con aquella historia y con la herencia. Los violentos años veinte asistían al final de una oleada histórica de emigración a Estados Unidos. Entre 1890 y 1924, casi diez millones de inmigrantes —trabajadores judíos, italianos, irlandeses y polacos— llegaron a Nueva York, San Francisco y Chicago, llenando calles y viviendas e inundando los mercados de idiomas, rituales y alimentos extranjeros (en 1927, los nuevos inmigrantes constituían más del 40 por ciento de la población de Nueva York y de Chicago). Y así como, en 1890, la inquietud de clase había impulsado los programas eugenésicos en Inglaterra, «la inquietud racial» hizo lo propio con los programas eugenésicos estadounidenses en los años veinte.* Galton pudo haber despreciado a las grandes masas que constituían la plebe, pero esta plebe era inglesa. En Estados Unidos, por el contrario, la plebe era, en una proporción cada vez mayor, de origen extranjero, y sus genes, como sus acentos, eran foráneos.

A los eugenistas como Priddy les preocupaba desde hacía tiempo que la invasión de inmigrantes precipitara un «suicidio racial». El pueblo genéticamente aceptable estaba siendo invadido por otros pueblos genéticamente inaceptables, argumentaba, y los genes buenos, corrompidos por los genes malos. Si los genes eran fundamentalmente indivisibles, como Mendel había demostrado, entonces una plaga genética, una vez extendida, nunca podría ser eliminada («Un cruce entre [cualquier raza] y un judío es un judío», escribió Madison

---

* Sin duda, el legado histórico de la esclavitud era también un importante factor impulsor de la eugenesia estadounidense. Los eugenistas blancos de Estados Unidos habían temido durante bastante tiempo que los esclavos africanos, con sus genes inferiores, se casaran con blancos y de ese modo contaminaran el acervo genético, pero las leyes que impedían los matrimonios interraciales, promulgadas en la década de 1860, habían mitigado en gran parte esos temores. Los inmigrantes blancos, en cambio, no eran tan fáciles de identificar y segregar, y eso aumentó las preocupaciones por la contaminación étnica y la mezcla de razas en los años veinte.

Grant).[13] La única forma de «cortar el germoplasma defectuoso» era, como dijo un eugenista, extirpar el órgano que produce el germoplasma; es decir, llevar a cabo esterilizaciones forzosas de individuos genéticamente defectuosos, como Carrie Buck. Para proteger a la nación de «la amenaza de deterioro racial» era necesario practicar una cirugía social radical.[14] «Los cuervos eugenistas graznan a favor de una reforma [en Inglaterra]», escribió un disgustado Bateson en 1926.[15] Los cuervos estadounidenses graznaban aún más fuerte.

El mito del «suicidio racial» y el «deterioro racial» era contrapesado por el mito opuesto de la pureza racial y genética. Una de las novelas más populares de los primeros años veinte, devorada por millones de estadounidenses, era *Tarzán de los monos*, de Edgar Rice Burroughs, la historia sensiblera de un aristócrata inglés que, huérfano y criado por monos en África, no solo conservaba la tez, el porte y la proporción corporal de sus padres, sino también la rectitud moral, los valores anglosajones y hasta el uso instintivo de cubiertos para comer. Tarzán —«de figura recta y perfecta, musculoso como el mejor de los antiguos gladiadores romanos»— ejemplificaba la última victoria de la naturaleza sobre la crianza. Si un hombre blanco criado por monos de la selva podía conservar la integridad del hombre blanco en un traje de franela, entonces la pureza racial podía mantenerse en cualquier circunstancia.

En semejante contexto, era lógico que el Tribunal Supremo de Estados Unidos no demorase su dictamen en el caso *Buck contra Bell*. El 2 de mayo de 1927, unas semanas antes de cumplir veintiún años Carrie Buck, el Tribunal Supremo emitió su veredicto. Comentando la opinión mayoritaria (de 8-1), Oliver Wendell Holmes Jr. razonó: «Es mejor para todo el mundo que, en lugar de esperar a que se produzca la ejecución de la degenerada descendencia por algún crimen, o dejarla morir de inanición a causa de su imbecilidad, la sociedad pueda impedir el nacimiento de quienes son manifiestamente inadecuados para dar continuidad a la especie. El principio que sustenta la vacunación obligatoria es lo suficientemente amplio como para incluir la operación de seccionar las trompas de Falopio».[16]

Holmes —hijo de un médico, humanista, estudioso de la historia y hombre célebre por su escepticismo en torno a los dogmas sociales, y que pronto sería uno de los más francos defensores de la moderación judicial y política— estaba evidentemente cansado de las

Buck y sus bebés. «Tres generaciones de imbéciles ya es bastante», escribió.[17]

Carrie Buck fue esterilizada mediante una ligadura de trompas el 19 de octubre de 1927. Aquel día, a las nueve en punto de la mañana, fue trasladada a la enfermería de la colonia estatal. A las diez fue narcotizada con morfina y atropina sobre la camilla de un quirófano. Una enfermera le administró la anestesia, y Buck se adormeció. Dos médicos y dos enfermeras estaban presentes; una participación inusual en un procedimiento rutinario, pero aquel era un caso especial. John Bell, el superintendente, le abrió el abdomen con una incisión en la línea media. Extirpó una parte de ambas trompas de Falopio, ligó los extremos de los conductos y los cerró con sutura. Las heridas fueron cauterizadas con ácido carboxílico y desinfectadas con alcohol. No hubo complicaciones quirúrgicas.

La cadena de la herencia se había roto. «El primer caso de operación bajo la ley de esterilización» había salido como estaba previsto, y la paciente fue dada de alta en excelente estado de salud, escribió Bell. Buck se recuperó sin incidentes en su habitación.

Seis decenios y dos años —si bien se mira, un lapso más bien breve— separaban los experimentos iniciales de Mendel con guisantes de la esterilización judicialmente impuesta de Carrie Buck. Sin embargo, en este breve destello de seis decenios, el gen había pasado de ser un concepto abstracto en un experimento botánico a constituir un poderoso instrumento de control social. Cuando, en 1927, el Tribunal Supremo se ocupó del caso *Buck contra Bell*, la retórica de la genética y la eugenesia había penetrado en los discursos sociales, políticos y personales que se oían en Estados Unidos. En 1927, el estado de Indiana aprobó una versión revisada de una ley anterior que permitía esterilizar a «delincuentes reincidentes, idiotas, imbéciles y violadores».[18] Otros estados adoptaron medidas jurídicas aún más draconianas para esterilizar y confinar a hombres y mujeres juzgados genéticamente inferiores.

Mientras los programas de esterilización financiados por el Estado se extendían por toda la nación, iba ganando popularidad un movimiento de base que reclamaba personalizar la selección genética. En los años veinte, millones de estadounidenses acudían en masa a ferias agrícolas en las que, además de demostraciones del correcto cepillado de los dientes, máquinas de palomitas y otros esparcimientos, el público podía presenciar concursos para elegir a los mejores bebés, en los que unos niños, a menudo de tan solo uno o dos años de edad, eran mostrados con orgullo sobre mesas y pedestales como perros o ganado, y médicos, psiquiatras, dentistas y enfermeras en batas blancas les examinaban los ojos y la dentadura, les pinchaban la piel y les medían la estatura, el peso, el tamaño del cráneo y el temperamento para seleccionar las variedades más aptas y sanas. Los más «aptos» desfilaban luego por las ferias. Sus fotos podían contemplarse en carteles, periódicos y revistas, generando así un apoyo pasivo al movimiento eugenésico nacional.[19] Davenport, el zoólogo formado en Harvard y famoso por su Oficina de Registros Eugenésicos, creó un formulario de evaluación estandarizado para determinar cuáles eran los niños más aptos. Asimismo, instruyó a sus jueces para examinar a los padres antes de juzgar sobre los niños: «Debe usted anotar el 50 por ciento de la herencia antes de comenzar a examinar a un niño [...] El ganador del premio a las dos puede ser un epiléptico a las diez».[20] En estas ferias había con frecuencia «casetas de Mendel», donde se explicaban los principios de la genética y las leyes de la herencia por medio de marionetas.

En 1927 se exhibió en Estados Unidos, ante un público que abarrotaba las salas, una película titulada *Are You Fit to Marry?*, de Harry Haiselden, otro médico obsesionado con la eugenesia. En un filme anterior, *The Black Stork*, un médico, interpretado por el propio Haiselden, se negaba a realizar operaciones para salvar la vida de infantes con discapacidades en un esfuerzo por «limpiar» la nación de niños defectuosos. La película terminaba con una mujer que tenía una pesadilla en la que se veía como la madre de un hijo con problemas mentales. Al despertar, decidía que ella y su prometido debían hacerse una prueba antes de contraer matrimonio para asegurarse de su compatibilidad genética.[21] (A finales de los años veinte, las pruebas prematrimoniales de aptitud genética, con evaluaciones de los antecedentes familiares de retraso mental, epilepsia, sordera, enfermedades del esqueleto, enanismo y ceguera, eran aconsejadas por doquier al público estadounidense.) Haiselden tuvo la ambiciosa intención de comercializar su filme como una «película de entretenimiento»; había amor, romance, suspense y humor, con alguna pincelada infanticida.

A medida que el frente del movimiento eugenésico estadounidense avanzaba de la prisión a la esterilización, y de esta al puro y simple asesinato, los eugenistas europeos veían esa escalada con una mezcla de entusiasmo y envidia. En 1936, cuando aún no se había cumplido un decenio del caso *Buck contra Bell*, una forma mucho más virulenta de «limpieza genética» se propagó por el continente en un violento contagio, dando al lenguaje de los genes y la herencia su forma más prepotente y macabra.

Segunda parte

«En la suma de las partes, no hay más que partes»[1]

El desciframiento del mecanismo de la herencia
(1930-1970)

Fue cuando dije:
«Las palabras no son formas de una única palabra.
En la suma de las partes, no hay más que partes.
El mundo deben medirlo los ojos».

Wallace Stevens, «On the Road Home»[2]

«Abhed»

Genio y figura, hasta la sepultura.

Dicho español

Soy el rostro de la familia:
la carne perece, yo sigo viviendo,
transmitiendo rasgos y rastros
de tiempo en tiempo,
y salto de aquí allá
por encima del olvido.

THOMAS HARDY, «Heredity»[1]

El día anterior a la visita que hice a Moni, mi padre y yo nos dimos una vuelta por Calcuta. Empezamos cerca de la estación Sealdah, donde, en 1946, mi abuela había descendido del tren de Barisal con cinco niños y cuatro baúles metálicos que arrastraban entre todos. Desde la salida de la estación recorrimos sus pasos; anduvimos por la calle Prafulla Chandra, pasamos por el animado y húmedo mercado, con sus puestos al aire libre de pescado y de verduras a la izquierda, y su estanque con jacintos de agua a la derecha, y luego torcimos a la izquierda en dirección a la ciudad.

La calle se estrechaba y la multitud se espesaba. A ambos lados de la vía, los grandes apartamentos se dividían en dos por efecto de un furioso proceso biológico (una habitación dividida en dos, luego en cuatro y después en ocho). Las calles se reticulaban y el cielo desaparecía de la vista. Se oían ruidos de cacerolas y el aire se saturaba del olor mineral del carbón. Tras pasar por delante de una farmacia, accedimos al lugar donde comenzaba la carretera de Hayat Khan y nos encaminamos hacia la casa que mi padre y su familia habían ocupado. El montón de basura seguía allí proporcionando alimento a una población multigeneracional de perros asilvestrados. La puerta de entrada se abría a un pequeño patio. En las escaleras que daban a la cocina había una mujer tratando de cortar un coco con una guadaña.

—¿Es usted la hija de Bibbhuti? —le preguntó directamente mi padre en bengalí. Bibbhuti Mukhopadhyay había sido el dueño de la casa, y se la había alquilado a mi abuela. Ya no vivía, pero mi padre recordaba a sus dos hijos, un niño y una niña.

La mujer miró a mi padre con recelo. Él ya había cruzado el umbral y subido a la veranda, que se hallaba a pocos metros de la cocina. «¿Vive aún aquí la familia de Bibbhuti?» Hacía las preguntas sin antes presentarse formalmente. Noté un cambio deliberado en su acento —el siseo mitigado de las consonantes en sus palabras, la «chh» dental del bengalí occidental suavizada por la «ss» silbante del oriental— para comprobar las identidades de sus interlocutores. Para detectar sus simpatías, para confirmar sus lealtades.

—No, yo soy la nuera de su hermano —respondió la mujer—. Hemos vivido aquí desde que murió el hijo de Bibbhuti.

Es difícil describir lo que sucedió a continuación, excepto que fue un momento que se vive únicamente en las historias de refugiados. Un fino hilo de entendimiento los unió. La mujer reconoció a mi padre; no al hombre real, al que nunca había visto, sino la «forma» del hombre, la de alguien que regresa a casa. En Calcuta —en Berlín, Peshawar, Delhi, Dacca— hombres como este se dejan caer todos los días en alguna casa; surgen inesperadamente de las calles y entran sin avisar en las casas, cruzando umbrales de su pasado.

Las maneras de aquella mujer se suavizaron.

—¿Son ustedes de la familia que tiempo atrás vivió aquí? ¿No había muchos hermanos? —preguntó directa, como si hubiésemos retrasado largo tiempo nuestra visita.

Su hijo, de unos doce años, se asomaba a la ventana de la planta superior con un libro de texto en la mano. Yo conocía esa ventana. Jagu se había enrocado allí durante años, y por ella miraba sin parar al patio.

—No pasa nada —le dijo su madre moviendo las manos. Él se metió dentro, y ella se volvió hacia mi padre—. Suba si quiere. Puede echar un vistazo, pero deje los zapatos en el hueco de la escalera.

Me quité las zapatillas deportivas, y las plantas de mis pies enseguida intimaron con el suelo, como si hubiese vivido siempre allí.

Mi padre anduvo conmigo por la casa. Era más pequeña de lo que me había imaginado —como inevitablemente lo son los sitios que la memoria reconstruye—, pero también más aburrida y grisácea. Los recuerdos mejoran el pasado; es la realidad la que falla. Subimos por una escalera estrecha hasta llegar a un par de pequeñas habitaciones. Los cuatro hermanos menores, Rajesh, Nakula, Jagu y mi padre, habían compartido una de esas habitaciones. El mayor, Ratan —padre de Moni—, y mi abuela habían compartido la habitación adyacente, pero a medida que la mente de Jagu iba degenerando, ella mandó a Ratan con sus hermanos y se quedó con Jagu. Jagu no volvería a salir de esa habitación.

Subimos a la azotea. Al fin pudimos ver gran parte del cielo. Ya estaba anocheciendo, y tan rápidamente que casi se podía apreciar la curvatura de la Tierra arqueándose con la puesta de sol. Mi padre miraba las luces de la estación. Un tren silbó a lo lejos como un pájaro solitario. Sabía que yo estaba escribiendo sobre la herencia.

—Genes —dijo con el ceño fruncido.

—¿Existe una palabra en bengalí? —le pregunté.

Buscó en su léxico interno. No había ninguna palabra, pero tal vez podría encontrar un equivalente.

—*Abhed* —propuso. Yo nunca le había oído usar ese vocablo. Significa «indivisible» o «impenetrable», pero también se utiliza libremente con el significado de «identidad». La elección me maravilló; era una caja de resonancia de una palabra. Mendel o Bateson habrían quedado admirados de sus muchas resonancias: «indivisible», «impenetrable», «inseparable», «identidad».

Le pregunté a mi padre qué pensaba de Moni, Rajesh y Jagu.

—*Abheder dosh* —dijo.

Una imperfección en la identidad, una enfermedad genética, una mancha que no se puede separar del yo; la misma frase abarcaba todos esos sentidos. Y los había conciliado con la indivisibilidad.

A pesar de todas las discusiones que hubo a finales de los años veinte sobre la relación entre los genes y la identidad, el gen parecía poseer escasa identidad propia. Si a un científico se le preguntaba de qué estaba hecho un gen, de qué manera cumplía su función o en qué lugar de la célula residía, la respuesta era poco satisfactoria. Aunque se estaba utilizando la genética para justificar cambios radicales en la ley y la sociedad, el gen seguía siendo una entidad enteramente abstracta, un fantasma al acecho en la máquina biológica.

Esta caja negra de la genética la abrió, casi accidentalmente, un científico improbable que estudiaba un organismo improbable. En 1907, cuando William Bateson visitó Estados Unidos para dar unas charlas sobre el descubrimiento de Mendel, se detuvo en Nueva York para conocer al biólogo celular Thomas Hunt Morgan.[2] Bateson no quedó particularmente impresionado. «Morgan es un borrico —le escribió a su esposa—. Siempre está embrollándolo todo; es muy activo y muy escandaloso.»[3]

Ruidoso, activo, obsesivo y excéntrico —con una mente que, dando vueltas como un derviche, continuamente pasaba de una cuestión científica a otra—, Thomas Morgan era profesor de zoología en la Universidad de Columbia. Le interesaba sobre todo la embriología. Al principio, ni siquiera quería saber si las unidades de la herencia existían, o cómo y dónde se almacenaban. El objeto principal de su interés era el desarrollo de los organismos, cómo se forma un organismo a partir de una sola célula.

Morgan se había opuesto inicialmente a la teoría de la herencia de Mendel argumentando que era poco probable que la compleja información embriológica pudiera estar almacenada en unidades discretas dentro de la célula (de ahí que Bateson lo llamara «borrico»). Pero, finalmente, las pruebas de Bateson lo convencieron; era difícil argumentar contra el «bulldog de Mendel», que había llegado armado de gráficos y datos. Pero, aunque llegó a aceptar la existencia de los genes, se quedó perplejo en cuanto a su forma material. Como dijo una vez el científico Arthur Kornberg, «los biólogos celulares miran, los genetistas cuentan y los bioquímicos limpian».[4] Y, de hecho, los biólogos celulares, armados con microscopios, se habían acostumbrado a un mundo en el que las estructuras celulares visibles desempeñaban funciones identificables dentro de las células. Pero, hasta entonces, el gen solo era «visible» en un sentido estadístico. Morgan quería descubrir la base física de la herencia. «Nos interesa la herencia no principalmente como una formulación matemática —escribió—, sino más bien como un problema que nos plantean la célula, el óvulo y el esperma.»[5]

Pero, ¿en qué lugar de las células se encontrarían los genes? Intuitivamente, los biólogos siempre habían supuesto que el mejor sitio para visualizar un gen sería el embrión. En la década de 1890, un embriólogo alemán que trabajaba con erizos de mar en Nápoles, Theodor Boveri, había propuesto que los genes residían en los cromosomas, unos cuerpos filiformes que podían teñirse de azul con anilina y que se encontraban, enrollados como resortes, en el núcleo de las células (la palabra «cromosoma» la acuñó Wilhelm von Waldeyer-Hartz, un colega de Boveri).

Trabajos de otros científicos corroboraron la hipótesis de Boveri. Walter Sutton, un joven agricultor de las llanuras de Kansas y coleccionista de saltamontes, se había transformado en Nueva York en un coleccionista de saltamontes científico.[6] En el verano de 1902, mientras estudiaba el esperma y el óvulo de los saltamontes —que tienen cromosomas particularmente grandes, casi gigantescos—, Sutton postuló que los genes se encontraban físicamente en los cromosomas. Y un biólogo llamado Nettie Stevens, que había sido alumno de Boveri, se había interesado por la determinación del sexo. En 1905, utilizando células del gusano común de la harina, Stevens demostró que la «masculinidad» en los gusanos venía determinada por un único factor —el cromosoma Y— que solo estaba presente en los embriones masculinos y nunca en los femeninos. (Bajo un microscopio, el cromosoma Y se parece a cualquier otro cromosoma, un garabato de ADN teñido de azul brillante, salvo que es más corto y grueso comparado con el cromosoma X.) Tras haber precisado la ubicación de los genes que determinan el sexo en un único cromosoma, Stevens planteó que todos los genes podrían localizarse en los cromosomas.[7]

Thomas Morgan admiraba los trabajos de Boveri, Sutton y Stevens, pero todavía echaba de menos una descripción más tangible del gen. Boveri había identificado el cromosoma como la residencia física de los genes, pero la estructura más profunda de los genes y los cromosomas aún no estaba clara. ¿Cómo se organizaban los genes en los cromosomas? ¿Se hallaban dispuestos a lo largo de los filamentos cromosómicos como las perlas en un collar? ¿Tenía cada gen un único «domicilio» cromosómico? ¿Se superponían los genes? ¿Estaba cada gen ligado física o químicamente a otros?

Morgan abordó estas cuestiones estudiando otro organismo que utilizó como modelo, la mosca de la fruta. Alrededor de 1905 empezó a criar moscas. (Algunos de los colegas de Morgan dirían más tarde que sus primeros ejemplares procedían de unas moscas que se hallaban encima de un montón de fruta algo pasada en un colmado de Woods Hole, Massachusetts; otros, que recibió sus primeras moscas de un colega de Nueva York.) Un año más tarde tenía miles de larvas en botellas de leche llenas de fruta podrida en un laboratorio situado en la tercera planta de la Universidad de Columbia.* Racimos de plátanos muy pasados colgaban de unos palos. El olor a fruta fermentada era penetrante, y una nube de moscas zumbadoras se elevaba sobre las mesas cada vez que Morgan se mudaba. Los estudiantes llamaban a su laboratorio «el cuarto de las moscas». Tenía aproximadamente el mismo tamaño y la misma forma que el jardín de Mendel, y con el paso del tiempo se convertiría en un lugar igual de icónico en la historia de la genética.[8]

Morgan comenzó, como Mendel, identificando rasgos heredables, variantes visibles de las que pudiera hacer un seguimiento a lo largo de generaciones. A comienzos de la década de 1900 había visitado el jardín de Hugo de Vries en Amsterdam, donde se interesó especialmente por sus plantas mutantes.[9] ¿Sufrían también mutaciones las moscas de la fruta? Examinando al microscopio miles de ellas, empezó a catalogar decenas de moscas mutantes. Una rara mosca de ojos blancos apareció de forma espontánea entre las normales de ojos rojos. Otras moscas mutantes tenían cerdas bifurcadas; cuerpos de color negro azabache; patas curvadas; alas plegadas, como de murciélago; el abdomen desencajado; ojos deformados; todo un desfile de los bichos raros de Halloween.

Una multitud de estudiantes se unió a Morgan en Nueva York. Cada uno se distinguía por alguna rareza particular: un tipo irritable y meticuloso del Medio Oeste llamado Alfred Sturtevant; Calvin Bridges, un joven brillante, exagerado y dado a fantasías sobre el amor

---

* Una parte del trabajo lo realizó también en Woods Hole, adonde trasladaba su laboratorio todos los veranos.

libre y la promiscuidad, y un paranoico y obsesivo llamado Hermann Muller, que trataba a diario de atraer la atención de Morgan. Morgan favoreció claramente a Bridges. Fue él quien, como estudiante encargado de la tarea de lavar botellas, encontró, entre cientos de moscas con ojos de color bermellón, las mutantes de ojos blancos que constituirían la base de muchos de los experimentos fundamentales de Morgan. Este admiraba a Sturtevant por su disciplina y su ética del trabajo. Muller fue el menos favorecido; Morgan lo encontraba falso, lacónico y sin vínculos con los demás miembros del laboratorio. Con el paso del tiempo, los tres estudiantes se pelearían ferozmente, desencadenando una espiral de envidias y desavenencias que se extendería a toda la disciplina de la genética. Pero, de momento, una frágil paz dominada por el zumbido de las moscas les permitía concentrarse en experimentos sobre genes y cromosomas. Cuando cruzaban moscas normales con moscas mutantes —emparejando, por ejemplo, machos de ojos blancos con hembras de ojos rojos—, Morgan y sus estudiantes podían hacer un seguimiento de la herencia de rasgos a lo largo de múltiples generaciones. Los organismos mutantes serían, una vez más, fundamentales en estos experimentos; solo los casos atípicos podían arrojar luz sobre la naturaleza de la herencia normal.

Para entender el significado del descubrimiento de Morgan, es preciso volver a Mendel. En los experimentos de este último, cada gen se había comportado como una entidad independiente (un agente libre). El color de la flor, por ejemplo, no tenía ningún vínculo con el aspecto de la semilla o la altura del tallo. Cada característica se heredaba de forma independiente, y eran posibles todas las combinaciones de rasgos. El resultado de cada cruzamiento era así una ruleta genética perfecta; si se cruzaban una planta alta con flores de color violeta y una planta baja con flores de color blanco, se obtenía toda clase de mezclas (plantas altas con flores blancas y plantas bajas con flores de color violeta, etc.).

Pero los genes de la mosca de la fruta no siempre se comportaban de forma independiente. Entre 1910 y 1912, Morgan y sus estudiantes cruzaron entre sí miles de moscas de la fruta mutantes para crear decenas de miles de moscas. El resultado de cada cruzamiento era meticulosamente registrado: ojos blancos, color azabache, cerdas, alas cortas... Cuando Morgan examinó estos cruces, que tabulaba en decenas de cuadernos, encontró un patrón sorprendente: algunos genes actuaban como si estuvieran «vinculados» con otros. El gen causante de los ojos blancos (que llamó «de los ojos blancos»), por ejemplo, estaba sistemáticamente ligado al cromosoma Y. No importaba cómo Morgan cruzara las moscas; la característica de los ojos blancos iba siempre en ese cromosoma. Del mismo modo, el gen del color azabache estaba ligado al gen que especificaba la forma de las alas.

Para Morgan, esta vinculación genética solo podía significar una cosa: los genes tenían que estar físicamente vinculados entre sí.[10] En las moscas, el gen para el color azabache nunca (o rara vez) se heredaba independientemente del gen para las alas pequeñas, porque ambos se encontraban en el mismo cromosoma.[11] Si dos perlas están en el mismo collar, siempre habrá un vínculo entre ellas, no importa cómo se intente mezclar y emparejar collares. El mismo principio era aplicable a dos genes que se encontrasen en el mismo cromosoma; no había manera de separar el gen de las cerdas bifurcadas del gen del color. La inseparabilidad de determinadas características tenía una base material; el cromosoma era un «collar» que mantenía permanentemente vinculados a determinados genes.

Morgan había descubierto una importante modificación de las leyes de Mendel. Los genes no viajan separados, sino en grupos. Los paquetes de información venían ellos mismos empaquetados (dentro de los cromosomas y, finalmente, de las células). Pero el descubrimiento tenía una consecuencia más importante: conceptualmente, Morgan no solo había vinculado genes, sino también dos disciplinas, la biología celular y la genética. El gen no era una «unidad puramente teórica». Era una cosa material que existía en un lugar particular, y de una forma particular, dentro de una célula. «Ahora que los hemos localizado en los cromosomas —razonó Morgan—, ¿no estaría justificado que los viéramos como unidades materiales, como cuerpos químicos de un orden superior al de las moléculas?»[12]

La demostración de la existencia de un vínculo entre genes dio lugar a un segundo y un tercer descubrimientos. Volvamos a este vínculo:

los experimentos de Morgan habían establecido que los genes físicamente vinculados en el mismo cromosoma se heredaban todos juntos. Si el gen que produce los ojos azules (llamémoslo *A*) está vinculado al gen que produce el cabello rubio (*R*), los hijos de cabello
rubio también heredarán los ojos azules (el ejemplo es hipotético,
pero el principio que ilustra es verdadero).

Pero había una excepción en este vínculo: ocasionalmente —muy
ocasionalmente— un gen podía desvincularse de sus compañeros y
pasar del cromosoma paterno al cromosoma materno en un trueque
genético, con el resultado de un raro y pasajero hijo de ojos azules y
cabello oscuro, o, a la inversa, de ojos oscuros y cabello rubio. Morgan
llamó a este fenómeno «intercambio» genético. Con el paso del tiempo, el intercambio de genes originaría, como veremos, una revolución en la biología al establecerse el principio de que la información genética podría mezclarse, emparejarse e intercambiarse, no solo
entre cromosomas hermanos, sino también entre organismos y entre
especies.

El último descubrimiento a que el trabajo de Morgan condujo era
también el resultado de un estudio metódico del «intercambio». Algunos genes se hallaban tan firmemente ligados que jamás se inter-
cambiaban con otros. Esos genes se hallarían, según la hipótesis de los
estudiantes de Morgan, físicamente más cerca unos de otros en el cromosoma. Otros genes, aunque vinculados, eran más propensos a separarse. Estos genes tenían que ocupar posiciones más alejadas dentro
del cromosoma. Los genes que no estaban en modo alguno vinculados tenían que estar presentes en cromosomas completamente diferentes. La firmeza del vínculo genético era, en suma, un indicio de
proximidad física entre genes en los cromosomas, y midiendo la frecuencia con que dos características —cabello rubio y ojos azules—
aparecían juntas o separadas, equivalía a medir la distancia entre sus
genes en el cromosoma.

Una tarde de invierno de 1911, Sturtevant, que por entonces era
un estudiante de veinte años en el laboratorio de Morgan, se llevó a
su habitación los datos experimentales existentes sobre el vínculo de
genes de *Drosophila* (la mosca de la fruta) y, descuidando sus deberes
de matemáticas, estuvo toda la noche elaborando el primer mapa ge-

nético de las moscas. Si *A* estaba firmemente vinculado a *B* y muy poco vinculado a *C*, entonces, razonó Sturtevant, los tres genes debían hallarse dispuestos en ese orden, y a una distancia proporcional unos de otros, dentro del cromosoma:

$$A . B \dots C.$$

Si un alelo que produjo alas con muescas (*M*) tendía a ser coheredado con un alelo que producía cerdas bifurcadas (*CB*), entonces los dos genes, *M* y *CB*, debían encontrarse en el mismo cromosoma, mientras que el gen no vinculado del color de los ojos debía hallarse en otro. Al terminar la tarde, Sturtevant había esbozado el primer mapa lineal genético de media docena de genes presentes en un cromosoma de *Drosophila*.

El rudimentario mapa genético de Sturtevant anunciaba los inmensos y complejos trabajos que en los años noventa conseguirían trazar mapas de genes pertenecientes al genoma humano. Utilizando el vínculo genético para establecer las posiciones relativas de los genes en los cromosomas, Sturtevant también había echado los cimientos de la futura clonación de genes asociados a complejas enfermedades familiares, como el cáncer de mama, la esquizofrenia y la enfermedad de Alzheimer. En unas doce horas, y en la habitación de un estudiante de Nueva York, se habían establecido los fundamentos del Proyecto Genoma Humano.

Entre 1905 y 1925, el cuarto de las moscas de Columbia fue el epicentro de la genética, una cámara catalítica de la nueva ciencia. De las ideas rebotaban ideas como átomos de átomos. La reacción en cadena de descubrimientos —vinculación, intercambio, linealidad de mapas genéticos, distancia entre genes— estallaba con tal furia que a veces parecía que la genética, en vez de estar viniendo al mundo, estaba irrumpiendo en él. Durante las décadas siguientes, una lluvia de premios Nobel cayó sobre los ocupantes del cuarto; Morgan, sus estudiantes, los estudiantes de sus estudiantes y hasta los estudiantes de estos últimos obtendrían el premio por sus descubrimientos.

Pero, más allá de los vínculos y los mapas de genes, Morgan se esforzaba por imaginar o describir los genes en una forma material:

¿qué compuestos químicos podían ser los portadores de la información en los «hilos» y los «mapas»? Era todo un testimonio de la capacidad de los científicos para aceptar abstracciones como verdades el que, cincuenta años después de publicarse el artículo de Mendel —de 1865 a 1915—, los biólogos conocieran los genes solo por las características que producían: los genes especificaban rasgos; los genes podían mutar y, como resultado, especificar rasgos alternativos, y los genes tendían a estar química o físicamente vinculados unos a otros. Vagamente, como si mirasen a través de un velo, los genetistas empezaban a visualizar patrones y temas: hilos, cadenas, mapas, cruzamientos, líneas interrumpidas e ininterrumpidas, cromosomas que portaban información de forma codificada y comprimida. Pero nadie había visto un gen en acción ni conocía su esencia material. La mayor incógnita en el estudio de la herencia parecía un objeto del que solo podían percibirse sus sombras, permaneciendo invisible para tormento de la ciencia.

Si los erizos de mar, los gusanos de la harina y las moscas de la fruta parecían demasiado alejados del mundo humano —si la relevancia concreta de los hallazgos de Morgan o de Mendel aún era puesta en duda—, los acontecimientos de la violenta primavera de 1917 probaron lo contrario. En marzo de aquel año, mientras Morgan escribía sus artículos sobre la vinculación genética en su cuarto de las moscas neoyorquino, estallaban en Rusia una sucesión de tempestuosos levantamientos populares que acabaron descabezando la monarquía zarista y culminaron en la creación del gobierno bolchevique.

En apariencia, la Revolución rusa poco tenía que ver con los genes. La Gran Guerra había provocado en una población agotada y hambrienta un arrebato de descontento homicida. Se veía al zar como un hombre débil e inútil. El ejército se amotinaba; los obreros de las fábricas se exasperaban; la inflación se disparaba. En marzo de 1917, el zar Nicolás II había sido forzado a abdicar. Pero lo cierto es que los genes —y los vínculos— demostraron ser fuerzas poderosas en esta historia. La zarina de Rusia, Alejandra, era nieta de la reina Victoria de Inglaterra, y había heredado de ella unas cuantas taras: no solo el obelisco truncado de su nariz o el brillo de esmalte de su delicada piel, sino también un gen que causaba la hemofilia B, una enfermedad de la sangre potencialmente letal que se había entrecruzado entre los descendientes de Victoria.[13]

La causa de la hemofilia es una única mutación que priva a la sangre de una proteína que interviene en su coagulación. En ausencia de esta proteína, la sangre no coagula, y hasta un pequeño arañazo puede terminar en una crisis hemorrágica mortal. El nombre de la enfermedad —del griego *hemo* («sangre») y *philia* («afición» o «amor»)— es un cruel comentario a esta tragedia: los hemofílicos tienen la afición de sangrar con mucha facilidad.

La hemofilia —como los ojos blancos de la mosca de la fruta— es una enfermedad ligada al sexo. Las mujeres pueden portar y transmitir el gen, pero solo los varones suelen resultar afectados por la enfermedad. Es probable que la mutación genética de la hemofilia, que impide la coagulación de la sangre, se produjera espontáneamente en la reina Victoria. Su octavo hijo, Leopoldo, había heredado el gen y fallecido de una hemorragia cerebral a los treinta años. El gen había pasado de Victoria a su segunda hija, Alicia, y de Alicia a la hija de esta, Alejandra, la zarina de Rusia.

En el verano de 1904, Alejandra, todavía portadora sin saberlo del gen, dio a luz a Alexéi, zarévich de Rusia. Poco se sabe del historial médico de su infancia, pero sus acompañantes debieron de notar algo llamativo: que al joven príncipe le aparecían moratones con demasiada facilidad y que sus hemorragias nasales eran a veces imparables. Aunque la naturaleza precisa de su mal se mantenía en secreto, Alexéi no dejaba de parecer un niño siempre pálido y enfermizo. Sangraba con frecuencia, y de manera espontánea. Una simple caída mientras jugaba o un arañazo en la piel —y hasta una agitada carrera a caballo— podían precipitar el desastre.

Cuando Alexéi creció y las hemorragias se volvieron más peligrosas, Alejandra empezó a depender de un monje ruso de una teatralidad legendaria, Grigori Rasputín, que prometió sanar al futuro zar. Mientras Rasputín aseguraba que él mantendría vivo a Alexéi utilizando diversas hierbas, ungüentos y rezos estratégicamente ofrecidos, la mayoría de los rusos lo consideraban un embaucador oportunista (se rumoreaba que tenía un *affaire* con la zarina). Su continua presencia en la familia real y su creciente influencia sobre Alejandra eran pruebas de una monarquía enloquecida que se desmoronaba.[14]

Las fuerzas económicas, políticas y sociales que se desataron en las calles de Petrogrado e iniciaron la Revolución rusa eran mucho más complejas que la hemofilia o las maquinaciones de Rasputín. La historia no puede reducirse a una biografía médica, pero tampoco puede permanecer al margen de ella. La Revolución rusa quizá no fuera fruto de los genes, pero tuvo mucho que ver con la herencia. La disyunción entre la demasiado humana herencia genética y la demasiado exaltada herencia política del príncipe tuvo que parecerles especialmente evidente a los críticos de la monarquía. La fuerza metafórica de la enfermedad de Alexéi era también innegable, sintomática de un imperio enfermo, dependiente de vendajes y oraciones, con una hemorragia interna. Así como antes los franceses se habían cansado de una reina codiciosa que comía pasteles, los rusos estaban hartos de un príncipe enfermo que tomaba extrañas hierbas para combatir una misteriosa enfermedad.

El 30 de diciembre de 1916, Rasputín fue envenenado, tiroteado, acuchillado, apaleado y ahogado hasta la muerte por sus rivales.[15] Para las maneras usuales de cometer magnicidios entre los rusos, la violencia de este asesinato era testimonio del odio visceral que inspiraba a sus enemigos. A comienzos del verano de 1918, la familia real fue trasladada a Yekaterimburgo y sometida a arresto domiciliario. En la tarde del 17 de julio de 1918, cuando faltaba un mes para que Alexéi cumpliese catorce años, un pelotón de fusilamiento bolchevique irrumpió en la casa del zar y asesinó a toda la familia. Alexéi recibió dos disparos en la cabeza. Se cree que los cuerpos de los niños fueron diseminados y enterrados en las cercanías, pero el de Alexéi no fue hallado.[16]

En 2007, un arqueólogo exhumó dos esqueletos parcialmente quemados en una hoguera cerca de la casa donde Alexéi había sido asesinado. Uno de ellos pertenecía a un niño de trece años. Las pruebas genéticas de los huesos confirmaron que era el cuerpo de Alexéi.[17] Si los investigadores hubieran analizado la secuencia genética del esqueleto, habrían encontrado el gen culpable de la hemofilia B, la mutación que había atravesado un continente y cuatro generaciones y se había introducido en un momento políticamente decisivo del siglo xx.

Verdades y conciliaciones

Todo cambió, cambió por completo:
una belleza terrible ha nacido.[1]

WILLIAM BUTLER YEATS,
«Easter, 1916»

El gen nació «fuera» de la biología. Con esto quiero decir lo siguiente: si consideramos la lista de las cuestiones más importantes que se planteaban las ciencias biológicas a finales del siglo XIX, la herencia no ocupaba una posición particularmente destacada. A los científicos que estudiaban organismos vivos les interesaban mucho más otras materias: la émbriología, la biología celular, el origen de las especies y la evolución. ¿Cómo funcionaban las células? ¿Cómo se desarrollaba un organismo a partir de un embrión? ¿Cómo se originaban las especies? ¿Qué producía la diversidad del mundo natural?

Pero los intentos de responder a estas preguntas se quedaban todos atascados exactamente en el mismo punto. El eslabón perdido era, en todos los casos, la información. Cada célula y cada organismo necesitan información para desempeñar su función fisiológica, pero ¿de dónde venía esa información? Un embrión necesita un mensaje para llegar a ser un organismo adulto, pero ¿cuál era el portador de ese mensaje? O dicho de otro modo: ¿cómo «sabe» un miembro de una especie que es miembro de esa especie y no de otra?

El ingenioso gen era capaz de ofrecer la solución perfecta a todos estos problemas. La información para que una célula cumpla una función metabólica: sin duda se hallaba en los genes. El mensaje encriptado en un embrión: también él venía codificado en los genes. Cuando un organismo se reproduce, transmite las instrucciones para que los embriones se desarrollen, las células cumplan su función, el meta-

128

bolismo sea posible, se ejecuten los rituales del apareamiento, se pronuncien discursos en las bodas y se creen futuros organismos de la misma especie, todo ello en un gran gesto unificado. La herencia no puede ser una cuestión periférica en biología; debe figurar entre las principales. Cuando pensamos en la herencia en un sentido no científico, nos viene a la mente el traspaso de características únicas o particulares a través de generaciones: la peculiar forma de la nariz de un padre o la susceptibilidad a una rara enfermedad presente en una familia. Pero el enigma real que la herencia resuelve es mucho más general: ¿cuál es la naturaleza de la instrucción que permite a un organismo formar una nariz, cualquier nariz?

El retraso en el reconocimiento del gen como respuesta al problema central de la biología tuvo una extraña consecuencia: hubo que conciliar la genética con otros campos importantes de la biología como un concepto adicional. Si el gen era la unidad básica de información biológica, entonces las características principales del mundo vivo —no solo la herencia— deberían ser explicables en términos de genes. En primer lugar, los genes tenían que explicar el fenómeno de la variación: ¿cómo podrían las unidades discretas de la herencia explicar que de los ojos humanos, por ejemplo, no haya seis formas discretas, sino, aparentemente, 6.000 millones de variantes continuas? En segundo lugar, los genes tendrían que explicar la evolución: ¿cómo podría la herencia de tales unidades explicar que los organismos hayan adquirido formas y características tan diferentes a lo largo del tiempo? Y, en tercer lugar, los genes tendrían que explicar el desarrollo: ¿cómo podrían las unidades particulares de instrucción prescribir el código para crear un organismo maduro a partir de un embrión?

Podríamos describir estas tres conciliaciones como intentos de explicar el pasado, el presente y el futuro de la naturaleza con el prisma del gen. La evolución describe el pasado de la naturaleza: ¿cómo aparecieron los seres vivos? La variación describe su presente: ¿por qué tienen el aspecto que actualmente los distingue? Y la embriogénesis trata de explicar el futuro: ¿cómo una sola célula puede crear un ser vivo que finalmente adquirirá su forma particular?

En dos décadas de grandes transformaciones, entre 1920 y 1940, las dos primeras preguntas —la de la variación y la de la evolución—

encontraron una respuesta satisfactoria gracias a una alianza entre genetistas, anatomistas, biólogos celulares, estadísticos y matemáticos. La tercera pregunta —la del desarrollo embriológico— requeriría un esfuerzo concertado mucho mayor. Irónicamente, aunque la embriología había propiciado la instauración de la moderna disciplina de la genética, la conciliación entre genes y génesis constituiría un problema científico mucho más intrigante.

En 1909, un joven matemático llamado Ronald Fisher ingresaba en el Caius College de Cambridge. Padecía una enfermedad hereditaria que le había ocasionado la pérdida progresiva de la visión. Ya en la pubertad se había quedado casi ciego. Aprendió matemáticas prácticamente sin papel ni lápiz, mientras desarrollaba la capacidad de visualizar problemas con los ojos de la mente antes de escribir ecuaciones sobre el papel. Fisher destacó en matemáticas en sus años de secundaria, pero su pobre vista resultó un lastre en Cambridge. Humillado por sus tutores, a los que decepcionó por su incapacidad para leer y escribir ecuaciones, se pasó a la medicina, pero fracasó en los exámenes (como en los casos de Darwin, Mendel y Galton, el fracaso en el intento de adquirir méritos convencionales parecía un tema recurrente en su biografía). En 1914, el año del estallido de la guerra en Europa, empezó a trabajar como analista estadístico en Londres.[2]

Durante el día, Fisher examinaba información estadística de compañías de seguros. Por la noche, inmerso en un mundo que casi se le había apagado, reflexionaba sobre ciertos aspectos teóricos de la biología. El problema científico que absorbía a Fisher implicaba también la reconciliación de la «mente» con el «ojo» en la biología. En 1910, las grandes mentes de la biología habían aceptado que las partículas discretas de información encerradas en los cromosomas eran las portadoras de la información hereditaria. Pero todo lo visible del mundo biológico indicaba una continuidad casi perfecta; los representantes de la biometría del siglo XIX, como Quetelet y Galton, habían demostrado que características humanas como la estatura, el peso y hasta la inteligencia aparecían distribuidas en curvas suaves, continuas y de forma regular. Incluso el desarrollo de un organismo —la cadena de información más obviamente heredada— parecía pasar por estadios fluidos, continuos, y no por bruscas fases discretas.

Una oruga no se convierte en mariposa de una manera entrecortada. Y si trazamos la curva que muestra la evolución del tamaño de los picos en los pinzones, los puntos forman una curva continua. ¿Cómo podían las «partículas de información» —los píxeles de la herencia— producir una fluidez como la observada en el mundo vivo?

Fisher advirtió que una cuidadosa modelización matemática de los rasgos hereditarios podía resolver esta discrepancia. Mendel había descubierto la naturaleza discontinua de los genes, pensaba Fisher, porque desde el principio había elegido rasgos muy discretos y cruzado plantas puras. Pero ¿y si características tan reales como la estatura o el color de la piel no fuesen resultado de un único gen con solo dos estados —planta «alta» y planta «baja», «on» y «off»—, sino de múltiples genes? ¿Y si fuesen cinco los genes que determinan la estatura, o siete los que definen la forma de una nariz?

Fisher descubrió que la matemática necesaria para crear el modelo de un rasgo determinado por cinco o siete genes no era tan compleja. Considerando solo tres genes, tendríamos un total de seis alelos o variantes génicas, tres de la madre y tres del padre. La matemática combinatoria elemental nos dice que hay veintisiete combinaciones posibles de estas seis variantes. Y si cada combinación tiene un único efecto sobre la estatura, encontró Fisher, el resultado se suavizaba.

Si consideraba cinco genes, las permutaciones eran mayores en número, y las variaciones en la estatura producidas por esas permutaciones parecían casi continuas. Y si sumaba los efectos del ambiente —la influencia de la alimentación en la estatura, o de la luz solar en el color de la piel—, Fisher podía imaginar aún más combinaciones y efectos que generaban curvas perfectamente fluidas. Imaginemos unas hojas de papel de celofán coloreadas con los siete colores del arcoíris. Yuxtaponiendo las piezas y luego superponiéndolas parcialmente, se pueden obtener todos los tonos. La «información» de las hojas será entonces discreta. En realidad, los colores no se mezclan unos con otros, pero los resultados de su superposición crean un espectro de colores que parece continuo.

En 1918, Fisher publicó su análisis en un artículo titulado «The Correlation between Relatives on the Supposition of Mendelian Inheritance».[3] El título era bastante inconcreto pero el mensaje, conciso: si se mezclan los efectos de entre tres y cinco genes variantes de cualquier característica, es posible producir una continuidad casi perfecta en el fenotipo. «La cantidad exacta de variabilidad humana», escribió, podía explicarse mediante extensiones obvias de la genética mendeliana. El efecto particular de un gen, argumentaba Fisher, era como un punto en un cuadro puntillista. Si examinamos el cuadro muy de cerca, vemos los puntos como unidades discretas. Pero lo que observamos y experimentamos desde lejos en el mundo natural es un agregado de puntos, píxeles que unidos forman una imagen continua.

La segunda conciliación —entre genética y evolución— requirió algo más que modelos matemáticos; giraba en torno a datos experimentales. Darwin había argumentado que la evolución opera por selección natural, mas, para que esta última actúe, tiene que haber algo natural que seleccionar. En una población de organismos salvajes debía producirse una variación natural suficiente para que ganadores y perdedores puedan ser escogidos. Una bandada de pinzones en una isla, por ejemplo, necesitaba poseer suficiente diversidad interna en cuanto al tamaño del pico para que una temporada de sequía pudiera seleccionar los pájaros con los picos más fuertes o largos. Si esta diversidad no existiese —si los pinzones tuviesen siempre el mismo pico—, la selección no tendría nada que hacer. Todos los pájaros se extinguirían en un abrir y cerrar de ojos. La evolución se detendría.

Pero ¿cuál era el motor de la variación natural en el estado salvaje? Hugo de Vries había propuesto que las mutaciones eran la causa de la variación: los cambios en los genes producían cambios en las formas que podrían ser seleccionadas por las fuerzas naturales.[4] Pero la conjetura de De Vries era anterior a la definición molecular del gen. ¿Había alguna prueba experimental de que mutaciones identificables en genes reales fuesen la causa de la variación? ¿Eran las mutaciones repentinas y espontáneas o había ya abundantes variaciones genéticas presentes en las poblaciones salvajes? ¿Y qué sucedía con los genes tras la selección natural?

En los años treinta, Theodosius Dobzhansky, un biólogo ucraniano emigrado a Estados Unidos, se propuso averiguar la extensión de la variación genética en poblaciones salvajes.[5] Dobzhansky se había formado con Thomas Morgan en el cuarto de las moscas de Columbia, pero sabía que, para describir genes en estado salvaje, tenía que salir al mundo salvaje. Armado con redes, frascos para las moscas y fruta podrida, comenzó a recoger ejemplares salvajes, primero cerca del laboratorio, en el Caltech, luego en el monte San Jacinto y en Sierra Nevada, California, y más tarde en muchos bosques y montañas de Estados Unidos. Sus colegas, confinados a los bancos de sus laboratorios, pensaron que se había vuelto completamente loco. Podría haberse marchado a las Galápagos.

La decisión de ir en pos de la variación en moscas silvestres resultó crucial. En una especie salvaje llamada *Drosophila pseudoobscura*, por ejemplo, Dobzhansky encontró múltiples variantes génicas que generaban rasgos complejos, como la longevidad, la estructura de los ojos, la morfología de las cerdas y el tamaño de las alas. Los ejemplos de variación más impresionantes se hallaban en moscas recogidas en la misma región donde había dos configuraciones radicalmente diferentes de los mismos genes. Dobzhansky llamó «razas» a estas variantes génicas. Utilizando la técnica de elaboración de mapas genéticos aprendida de Morgan, en la que se hacía constar la ubicación del gen en un cromosoma, Dobzhansky confeccionó un mapa de tres genes, A, B y C. En algunas moscas, los tres genes estaban situados a lo largo del quinto cromosoma en una configuración A-B-C. En otras moscas Dobzhansky encontró que esa configuración se hallaba completamente invertida: C-B-A. La distinción entre las tres «razas» de moscas en virtud de una única inversión cromosómica era el ejemplo más impresionante de variación genética que un genetista había visto nunca en una población natural.

Pero hubo más. En septiembre de 1943, Dobzhansky trató de demostrar la variación, la selección y la evolución en un único experimento consistente en recrear las Galápagos en cajas de cartón.[6] Introdujo en dos cajas selladas y ventiladas una mezcla de moscas con las dos secuencias (ABC y CBA) en una proporción de uno a uno. Una de las cajas estuvo sometida a una temperatura fría, y la otra, que contenía la misma mezcla de moscas, se mantuvo a la temperatura de la habitación. En aquellos espacios cerrados nunca faltaron el alimento, la limpieza y el agua durante generaciones. Las poblaciones crecían y menguaban. En las cajas de cartón nacían nuevas larvas, se convertían en moscas y finalmente morían. Se formaban y se extinguían linajes y familias de moscas. Cuando, al cabo de cuatro meses, Dobzhansky extrajo el contenido de las dos cajas, encontró que las poblaciones habían cambiado de una manera sorprendente. En la «caja fría», la cadena ABC casi se había duplicado, mientras que la CBA había mermado. En la caja a temperatura ambiente, las dos cadenas mostraron la proporción opuesta.[7]

Dobzhansky había dado con todos los ingredientes críticos de la evolución. Había empezado con una población con variación natural en la configuración de los genes, y había añadido una fuerza de selección natural, la temperatura. Los organismos «más aptos» —los mejor adaptados a las bajas o a las altas temperaturas— habían sobrevivido. Después de nacer, ser seleccionadas y cruzarse nuevas moscas, las frecuencias genéticas habían cambiado, y el resultado eran poblaciones con nuevas composiciones genéticas.

Para explicar la intersección de genética, selección natural y evolución en términos formales, Dobzhansky resucitó dos importantes conceptos, «genotipo» y «fenotipo». Un genotipo es la composición genética de un organismo. Puede referirse a un gen, a una configuración de genes o a un genoma entero. En cambio, un fenotipo se refiere a los atributos y características, de orden físico o biológico, de un organismo (el color de los ojos, la forma de las alas o la resistencia a las temperaturas cálidas o frías).

Dobzhansky pudo entonces restablecer y generalizar la verdad esencial del descubrimiento de Mendel —*un gen determina una característica física*— al extender la idea a múltiples genes y múltiples rasgos:

un genotipo *determina* un fenotipo

Pero era necesario hacer dos importantes modificaciones a esta regla para completar el esquema. En primer lugar, como observó Dobzhansky, los genotipos no son los únicos factores determinantes de los fenotipos. Obviamente, el entorno o *milieu* en que vive un organismo contribuye a la formación de sus atributos físicos. La forma de la nariz de un boxeador no se debe a su herencia genética, sino a la profesión que ha elegido y al número de agresiones a su cartílago. Si, por un capricho, Dobzhansky hubiera recortado las alas a todas las moscas de una caja, esta acción habría afectado a sus fenotipos —la forma de sus alas— sin tocar sus genes. En otras palabras:

genotipo + *ambiente* = fenotipo

Y, en segundo lugar, algunos genes son activados por desencadenantes externos o por azar. En las moscas, por ejemplo, un gen que determine el tamaño de unas alas vestigiales depende de la temperatura; no podemos predecir la forma de las alas basándonos solamente en los genes de la mosca o en el ambiente, sino que necesitamos combinar las dos piezas de información. Para estos genes, ni el genotipo ni el ambiente son predictores únicos de los resultados; es la intersección de genes, ambiente y azar.

En los seres humanos, un gen BRCA1 mutante aumenta el riesgo de padecer cáncer de mama, pero no todas las mujeres portadoras de la mutación del BRCA1 desarrollan cáncer. De estos genes, que dependen de desencadenantes o del azar, se dice que tienen «penetración» parcial o incompleta; es decir, que, si bien el gen se hereda, su capacidad para penetrar en un atributo real no es absoluta. O un gen puede tener «expresividad» variable; es decir, que, aunque el gen se haya heredado, su capacidad de actualizarse en un atributo real varía de un individuo a otro. Una mujer con la mutación del BRCA1 puede desarrollar una variante agresiva, metastásica, de cáncer de mama a la edad de treinta años. Otra mujer con la misma mutación puede desarrollar una variante más perezosa, y una tercera puede no desarrollar nunca cáncer de mama.

Todavía no sabemos a qué se debe esa diferencia entre estas tres mujeres, pero puede obedecer a alguna combinación de edad, exposiciones, otros genes y mala suerte. No podemos basarnos solo en el genotipo —la mutación del BRCA1— para predecir con certeza el efecto final.

Así pues, la modificación final podría leerse como sigue:

$$genotipo + ambiente + \textit{desencadenantes} + \textit{azar} = fenotipo$$

Esta fórmula captaba de manera sucinta, pero magistral, la esencia de las interacciones entre herencia, azar, ambiente, variación y evolución, que determinan la forma y el destino de un organismo. En la naturaleza existen variaciones genotípicas dentro de las poblaciones salvajes. Estas variaciones se intersectan con diversos ambientes, desencadenantes y azares, determinando los atributos de un organismo (como una mosca con mayor o menor resistencia a la temperatura).

Bajo una fuerte presión selectiva —un aumento de la temperatura o una restricción en los nutrientes—, es seleccionado el organismo con el fenotipo más «apto». La supervivencia selectiva de estas moscas da lugar a su capacidad para producir más larvas que heredan parte del genotipo de la mosca progenitora y que se transforman en moscas mejor adaptadas a esa presión selectiva. El proceso de selección actúa en particular sobre un atributo físico o biológico, y, como resultado, los genes subyacentes son seleccionados pasivamente. Una nariz deforme puede ser resultado de un mal día en el cuadrilátero —es decir, puede no tener nada que ver con los genes—, pero si la aptitud para el emparejamiento se juzgase únicamente por la simetría nasal, el individuo con la nariz deforme sería excluido. Aunque poseyera muchos otros genes beneficiosos a la larga —un gen para la tenacidad o para soportar el dolor intenso—, todo ese conjunto de genes estarían condenados *a la* extinción, pues el individuo no podría aparearse. Y todo por culpa de la maldita nariz.

El fenotipo, en suma, tira de un genotipo como un caballo de un carro. El perenne misterio de la selección natural es que busca una cosa (la adaptación) y accidentalmente encuentra otra (los genes que permiten la adaptación). Los genes que favorecen la adaptación adquieren gradualmente supremacía en las poblaciones por medio de la selección de fenotipos, que permite a los organismos adaptarse cada vez más a sus entornos. No existe algo así como la perfección, sino solo la incesante y obstinada adecuación del organismo a su entorno. Este es el motor que impulsa la evolución.

La última proeza de Dobzhansky fue resolver el «misterio de los misterios» que tanto había preocupado a Darwin, el origen de las especies. El experimento de las Galápagos en una caja de cartón había demostrado cómo una población de organismos que se cruzan entre ellos —por ejemplo, moscas— evoluciona con el paso del tiempo.* Pero Dobzhansky sabía que, por más cruzamientos que se produzcan

---

* Los primeros experimentos sobre incompatibilidad reproductiva y formación de especies se realizaron antes de los experimentos sobre la selección, pero Dobzhansky y sus estudiantes continuaron trabajando en ambos problemas en los años cuarenta y cincuenta.

dentro de poblaciones salvajes con variaciones en el genotipo, nunca se formará una nueva especie; al fin y al cabo, una especie es, por definición, incapaz de procrear con otra.

Para que aparezca una nueva especie, debe aparecer con ella algún factor que haga imposible la reproducción. Dobzhansky se preguntó si el factor que faltaba era el aislamiento geográfico. Imaginemos una población de organismos con variantes genéticas que sean capaces de reproducirse. De pronto, la población se divide en dos por algún tipo de separación geográfica. Una bandada de pájaros de una isla es arrastrada por una tempestad a otra lejana desde la cual no puede regresar a la de origen. Las dos poblaciones evolucionan de forma independiente, à la Darwin, hasta que en los dos sitios son seleccionadas ciertas variantes genéticas que acaban siendo biológicamente incompatibles. Aunque las nuevas aves puedan volver a su isla original —por ejemplo, transportadas en barcos—, no podrán reproducirse cruzándose con sus primos largo tiempo ausentes; en la descendencia de las dos clases de aves habrá incompatibilidades genéticas —mensajes confusos— que no le permitirán sobrevivir o ser fértil. El aislamiento geográfico conduce a un aislamiento genético y, finalmente, al aislamiento reproductivo.

Este mecanismo de especiación no era solo una conjetura; Dobzhansky lo pudo demostrar experimentalmente. Mezcló moscas de dos «razas» en la misma caja. Las moscas se aparearon y tuvieron descendencia, pero las larvas acabaron siendo adultos estériles. Analizando los vínculos entre los genes, los genetistas pudieron describir una configuración real de los genes que evolucionó hasta volver estéril a la progenie. Este era el eslabón perdido en la lógica de Darwin: la incompatibilidad reproductiva derivada de la incompatibilidad genética era el origen de nuevas especies.

A finales de la década de 1930, Dobzhansky empezó a darse cuenta de que sus ideas sobre los genes, la variación y la selección natural tenían ramificaciones que iban mucho más allá de la biología. La sangrienta revolución que en 1917 se había extendido por Rusia había intentado borrar todas las diferencias individuales para priorizar a un nuevo colectivo considerado bueno. Y más tarde surgiría en Europa una forma monstruosa de racismo que exageraba y demonizaba las diferencias individuales. En ambos casos, observó Dobzhansky, las cuestiones fundamentales planteadas eran biológicas. ¿Qué define a un individuo? ¿De qué manera contribuye la variación a la individualidad? ¿Qué es «bueno» para una especie?

En los años cuarenta, Dobzhansky abordaría estas cuestiones directamente y se erigiría en uno de los críticos más categóricos de la eugenesia nazi, la colectivización soviética y el racismo europeo. Pero sus estudios sobre las poblaciones salvajes, la variación y la selección natural ya habían proporcionado una información crucial en relación con estas cuestiones.

En primer lugar, era evidente que, en la naturaleza, la variación genética era la norma, no la excepción. Los eugenistas estadounidenses y europeos insistían en la selección artificial para promover lo «bueno» en la especie humana, pero en la naturaleza no había un único «bueno». En la naturaleza, poblaciones diferentes tenían genotipos ampliamente divergentes, y estos distintos tipos genéticos coexistían e incluso se superponían. La naturaleza no estaba tan deseosa de homogeneizar la variación genética como los eugenistas habían presumido. De hecho, Dobzhansky reconoció que la variación natural era un reservorio de vital importancia para los organismos; un activo que superaba con creces los pasivos, dicho en términos económicos. Sin esta variación genética —sin una profunda diversidad—, un organismo podía terminar perdiendo su capacidad de evolucionar.

En segundo lugar, una mutación es solo una variación con otro nombre. Dobzhansky observó que, en las poblaciones de moscas silvestres, ningún genotipo era intrínsecamente superior; las secuencias ABC o CBA sobrevivían en función del ambiente y de las interacciones entre genes y ambiente. Un hombre «mutante» era una «variante genética» de otro hombre. Una noche de invierno podía elegir una mosca. Un día de verano podía elegir otra muy distinta. Ninguna variante era moral o biológicamente superior; cada una estaba más o menos adaptada a un entorno particular.

Y, por último, la relación entre los atributos físicos o mentales de un organismo y la herencia era mucho más compleja de lo previsto. Eugenistas como Galton habían esperado seleccionar fenotipos complejos —la inteligencia, la estatura, la belleza y la rectitud moral— como un atajo biológico para enriquecer los genes de la inteligencia, la estatura, la belleza y la moralidad. Pero un fenotipo no lo determinaba un gen para cada cualidad. La selección de fenotipos era un método defectuoso para garantizar la selección genética. Si los genes, los ambientes, los desencadenantes y el azar determinaban las características finales de un organismo, los eugenistas veían seriamente limitadas las posibilidades de acrecentar la inteligencia o la belleza a lo largo de generaciones sin dilucidar los efectos relativos de cada uno de estos factores.

Cada una de las ideas de Dobzhansky era un poderoso alegato contra el uso indebido de la genética y la eugenesia en humanos. Los genes, los fenotipos, la selección y la evolución estaban unidos por lazos de leyes relativamente básicas, pero era fácil imaginar que estas leyes podrían ser malinterpretadas y distorsionadas. «Busca la simplicidad, pero desconfía de ella», aconsejó una vez Alfred North Whitehead, el matemático y filósofo, a sus alumnos. Dobzhansky la había buscado, pero también había hecho una tajante advertencia moral contra la simplificación excesiva de la lógica genética. Enterradas en manuales y artículos científicos, estas ideas serían ignoradas por poderosas fuerzas políticas que pronto se embarcarían en las formas más perversas de manipulación genética en humanos.

Transformación

Quien prefiera una «vida académica» como una manera de retirarse de la realidad, no debe optar por la biología. Este campo es para un hombre o una mujer que
desee acercarse aún más a la vida.[1]

Hermann Muller

Nosotros negamos [...] que los genetistas puedan ver
genes bajo el microscopio [...] La base hereditaria no
radica en ninguna sustancia especial capaz de reproducirse.[2]

Trofim Lysenko

La conciliación entre genética y evolución recibió el nombre de «síntesis moderna», o, más pomposamente, «Gran Síntesis».[3] Pero, aunque
los genetistas celebraban la síntesis de la herencia, la evolución y la
selección natural, la naturaleza material del gen seguía siendo un
enigma sin resolver. Los genes habían sido descritos como «partículas» de herencia, pero esta descripción no tenía información sobre lo
que «partícula» podía ser en un sentido químico o físico. Morgan había visualizado los genes como «cuentas de un collar», pero el mismo
Morgan no tenía una idea formada de lo que encerraba material-
mente su descripción. ¿De qué estaban hechas las «cuentas»? ¿Y cuál
era la naturaleza de la «cadena»?

La composición del material del gen había desafiado en parte
toda identificación porque los biólogos nunca habían interceptado
genes en su forma química. En todo el mundo biológico, los genes
generalmente viajan verticalmente, es decir, de padres a hijos o de células madre a células hija. La transmisión vertical de mutaciones había

permitido a Mendel y a Morgan estudiar la acción de un gen analizando los patrones de la herencia (por ejemplo, la transmisión en las moscas de los ojos blancos de los progenitores a su descendencia). Pero el problema que había con el estudio de la transformación vertical era que el gen nunca sale del organismo o de la célula. Cuando una célula se divide, su material genético se divide dentro de ella y se queda en las células hija. Durante todo el proceso, los genes son biológicamente visibles, pero siguen siendo químicamente impenetrables; continúan encerrados en la caja negra de la célula.

Sin embargo, y esto ocurre raramente, el material genético puede pasar de un organismo a otro; no de padres a hijos, sino entre dos extraños no relacionados. Este intercambio horizontal de genes se denomina «transformación». La propia palabra denota nuestro asombro; los seres humanos están acostumbrados a transmitir información genética solo a través de la reproducción, pero durante la transformación un organismo parece metamorfosearse en otro, como Dafne al echar ramas (o, más bien, el movimiento de genes transforma los atributos de un organismo en los atributos de otro; en la versión genética del mito, los genes de las ramas deben introducirse de alguna manera en el genoma de Dafne para que ella adquiera la capacidad de extrudir corteza, madera, xilema y floema fuera de la piel humana).

La transformación casi nunca se produce en los mamíferos. Pero las bacterias, que viven en los rudos confines del mundo biológico, pueden intercambiar genes horizontalmente (para hacernos una idea de ello, imaginemos a dos amigos, uno de ojos azules y el otro de ojos negros, que salen una tarde de paseo y regresan con el color de los ojos alterado por haber intercambiado sus genes casualmente). El momento del intercambio genético es particularmente extraño y maravilloso. Un gen en tránsito entre dos organismos existe momentáneamente como un puro compuesto químico. Un químico que se propusiera estudiar el gen no tendría un momento más oportuno para descubrir su naturaleza química.

El descubridor de la transformación fue un bacteriólogo inglés llamado Frederick Griffith.[4] A principios de los años veinte, Griffith, médico del Ministerio de Sanidad británico, comenzó a investigar una bacteria llamada *Streptococcus pneumoniae* o neumococo. La gripe española de 1918 había causado estragos en todo el continente. Se cobró la vida de casi veinte millones de hombres y mujeres en todo el mundo, y fue uno de los peores desastres naturales de la historia. Las víctimas de la gripe contraían a menudo una neumonía secundaria causada por neumococos, una enfermedad de curso tan rápido y mortífero que los médicos la llamaron el «capitán de los asesinos». La neumonía neumocócica consecuente a la infección por gripe —una epidemia dentro de otra epidemia— causó tal preocupación que el ministerio desplegó equipos de científicos para estudiar la bacteria y desarrollar una vacuna contra ella.

Griffith abordó el problema centrándose en el microbio: ¿por qué era el neumococo tan letal en animales? Al examinar los trabajos realizados en Alemania, descubrió que existían dos cepas de la bacteria; una era «lisa» y la otra, «áspera». La cepa lisa poseía una capa resbaladiza de azúcar en la superficie celular y podía escapar del sistema inmunitario por ser muy escurridiza. La cepa áspera, que carecía de esta capa de azúcar, era más vulnerable al ataque inmunológico. Un ratón inoculado con la cepa lisa moría de neumonía rápidamente. En cambio, los ratones inoculados con la cepa áspera sobrevivían gracias a su respuesta inmunitaria.

Griffith realizó un experimento que, sin darse él cuenta, puso en marcha la revolución de la biología molecular.[5] Primero mató con calor a las virulentas bacterias lisas, y luego las inyectó en ratones. Como se esperaba, los restos de bacterias no produjeron ningún efecto en los ratones; estaban muertas y no podían causar una infección. Pero, si mezclaba el material muerto de la cepa virulenta con bacterias vivas de la cepa no virulenta, los ratones fallecían rápidamente. Griffith examinó los ratones y encontró que las bacterias ásperas habían cambiado; habían adquirido la capa lisa —el factor determinante de la virulencia— por simple contacto con los restos de las bacterias muertas. Las bacterias inofensivas se habían «transformado» en bacterias virulentas.

¿Cómo podrían los restos de las bacterias muertas por calor —una inane sopa de compuestos químicos microbianos— haber transmitido un rasgo genético a una bacteria viva por mero contacto? Griffith no estaba seguro. En un primer momento se preguntó si las bacterias vivas habían ingerido los restos de bacterias muertas y, de ese modo, se les habían cambiado las capas, al igual que en un ritual de vudú, en el que la ingesta del corazón de un hombre valiente transmite el valor o la vitalidad a otro. Pero una vez transformadas, las bacterias conservaban sus nuevas capas durante varias generaciones, incluso mucho después de que se les hubiera agotado cualquier fuente de alimentación.

La explicación más sencilla era, pues, que se había transmitido información genética de una cepa a otra en forma química. Durante la «transformación», el gen que determinaba la virulencia —el que producía la capa lisa, diferente del que producía la áspera— de alguna manera se había deslizado fuera de las bacterias en la sopa química y pasado de esa sopa a las bacterias vivas, quedando incorporado a su genoma. En otras palabras, los genes podían ser transmitidos entre dos organismos al margen de cualquier forma de reproducción. Eran unidades autónomas —unidades materiales— que transportaban información. Los mensajes no eran susurrados entre células a través de etéreos pangenes o gémulas. Los mensajes hereditarios eran transmitidos a través de una molécula, y esa molécula podía existir en forma química fuera de una célula y ser capaz de llevar información de una célula a otra, de un organismo a otro y de padres a hijos.

Si Griffith hubiese dado publicidad a tan sorprendente resultado, habría incendiado toda la biología. En los años veinte, los científicos estaban empezando a entender los sistemas vivos en el plano químico. La biología se estaba convirtiendo en química. La célula era un vaso de precipitados químicos, argumentaban los bioquímicos, un cúmulo de compuestos, envueltos en una membrana, que reaccionaban para producir un fenómeno llamado «vida». La identificación por Griffith de un producto químico capaz de transportar instrucciones hereditarias entre organismos —la «molécula génica»— habría dado pie a mil especulaciones y reestructurado la teoría química de la vida.

Pero Griffith, un científico sumamente tímido y sin pretensiones —«ese pequeño hombre que [...] hablaba casi susurrando»—,[6] difícilmente habría esperado que sus hallazgos adquirieran mayor relevancia e interés. «Los ingleses lo hacen todo por principios», dijo una vez George Bernard Shaw, y el principio de Griffith era el de la absoluta modestia. Vivía solo en un apartamento londinense de lo más corriente cerca del laboratorio y en una sobria cabaña modernista que se había construido en Brighton. Parecía que los genes podían moverse entre organismos, pero no había manera de que Griffith expusiera en público lo que descubría en su laboratorio. Para obligarlo a dar charlas científicas, sus amigos lo metían con ellos en un taxi y pagaban el viaje de ida a su destino.

En enero de 1928, después de dudar durante meses («Dios no tiene prisa, ¿por qué habría de tenerla yo?»), Griffith publicó sus datos en el *Journal of Hygiene*, una revista científica cuya insignificancia habría disuadido al propio Mendel.[7] En un abyecto tono de disculpa, Griffith parecía lamentar sinceramente el haber sacudido la genética hasta los cimientos. Su estudio analizaba la transformación como una curiosidad de la biología microbiana, pero nunca mencionaba de modo explícito el descubrimiento de una potencial base química de la herencia. Griffith ocultó la conclusión más importante del artículo de bioquímica más importante de la década, cual una tos educadamente tapada con la mano, bajo un montículo de denso texto.

El experimento de Frederick Griffith fue la demostración más clara de que los genes son sustancias químicas, pero había otros científicos que también le daban vueltas a esta idea. En 1920, Hermann Muller, antiguo alumno de Thomas Morgan, se trasladó de Nueva York a Texas para continuar estudiando la genética de la mosca.[8] Como Morgan, Muller esperaba entender la herencia utilizando mutantes. Pero los mutantes que aparecían de forma natural —imprescindibles para los genetistas que estudiaban la mosca de la fruta— eran demasiado raros. Las moscas de ojos blancos o cuerpo de color azabache que Morgan y sus estudiantes habían descubierto en Nueva York habían sido laboriosamente seleccionadas entre grandes nubes de insectos durante más de treinta años. Cansado de buscar mutantes, Muller se preguntó si podría aumentar la producción de mutantes, tal vez mediante la exposición de las moscas al calor, a la luz o a emisiones de energía más fuertes.

En teoría, parecía sencillo; en la práctica, era complicado. Muller empezó exponiendo las moscas a los rayos X, que las mataron a todas. Frustrado, redujo la intensidad, pero se encontró con que las había esterilizado. En vez de mutantes, lo que obtuvo fueron enormes cantidades de moscas muertas, y luego estériles. En el invierno de 1926, actuando por capricho, expuso una población de moscas a una radiación aún más baja. Hizo que machos irradiados se apareasen con las hembras y observó las larvas resultantes en las botellas de leche.

Incluso un vistazo superficial podía confirmar un resultado sorprendente: las nuevas moscas habían acumulado mutaciones, decenas, quizá cientos de ellas.[9] Era a altas horas de la noche, y la única persona que recibió la noticia fue un botánico solitario que trabajaba en el piso de abajo. Cada vez que Muller encontraba una nueva mosca mutante, gritaba por la ventana: «¡Tengo otra!». Morgan y sus estudiantes habían tardado casi tres decenios en conseguir unas cincuenta moscas mutantes en Nueva York. Como, con cierto pesar, comentó el botánico, Muller había obtenido casi la mitad de ese número en una sola noche.

El descubrimiento catapultó a Muller a la fama internacional. El efecto de la radiación sobre la tasa de mutación en moscas tuvo dos consecuencias inmediatas. En primer lugar, los genes tenían que ser algo material. La radiación, al fin y al cabo, es simplemente energía. Frederick Griffith había hecho que los genes se movieran entre organismos, y Muller había alterado genes utilizando energía. Un gen, fuera lo que fuese, era capaz de movimiento, transmisión y cambio inducido por energía, propiedades generalmente asociadas a la materia química.

Pero, más que la naturaleza material del gen, era la gran maleabilidad del genoma —que los rayos X podían modificar como si los genes fuesen de plastilina— lo que dejaba perplejos a los científicos. Incluso Darwin, uno de los más firmes defensores de la mutabilidad fundamental de la naturaleza, habría encontrado sorprendente esta capacidad de mutación. En el esquema de Darwin, la tasa de variación de un organismo era, en general, fija, mientras que la tasa de selección natural podía ampliarse para acelerar la evolución o reducirse para ralentizarla.[10] Los experimentos de Muller demostraron que la herencia podía manipularse con bastante facilidad; la propia tasa de mutación era bastante mudable. «En la naturaleza no hay un *statu quo* —diría más tarde—. Todo es un proceso de ajustes y reajustes, o bien de eventuales fracasos.»[11] Muller imaginaba que, alterando las tasas de mutación y seleccionando variantes, podría impulsar el ciclo evolutivo, e incluso crear especies y subespecies completamente nuevas en su laboratorio (actuando cual señor de sus moscas).

Muller también advirtió que su experimento tenía importantes consecuencias para la eugenesia humana. Si los genes de la mosca podían ser alterados con modestas dosis de radiación, entonces la alteración de genes humanos no sería una posibilidad remota. Si era posible «inducir artificialmente» alteraciones genéticas, escribió, la herencia ya no podría considerarse el privilegio exclusivo de un «dios inalcanzable que juega con nosotros».

Como muchos naturalistas y científicos sociales de su época, Muller había estado cautivado por la eugenesia desde los años veinte. En su etapa de estudiante, había formado una Sociedad Biológica en la Universidad de Columbia para evaluar y apoyar la «eugenesia positiva». Pero, a finales de aquella década, al ser testigo del amenazador ascenso de la eugenesia en Estados Unidos, empezó a reconsiderar su entusiasmo. La Oficina de Registros Eugenésicos, con su propósito de llevar a cabo una purificación racial y su campaña para eliminar inmigrantes, «desviados» y «defectuosos», le parecía francamente siniestra. Sus profetas —Davenport, Priddy y Bell— eran unos tipos raros con ideas pseudocientíficas.[12]

Al reflexionar Muller sobre el futuro de la eugenesia y la posibilidad de alterar el genoma humano, se preguntó si Galton y sus colaboradores no habrían cometido un fundamental error conceptual. Al igual que Galton y Pearson, Muller simpatizaba con el deseo de usar la genética para aliviar el sufrimiento. Pero, a diferencia de Galton, Muller empezó a darse cuenta de que la eugenesia positiva solo era realizable en una sociedad que ya hubiera logrado una igualdad radical. La eugenesia no podía ser el preludio de esa igualdad. Al contrario: la igualdad debía ser una condición previa de la eugenesia. Sin igualdad, la eugenesia inevitablemente admitiría la falsa premisa de que los males sociales, como el vagabundeo, el pauperismo, la desviación, el alcoholismo y la debilidad mental, son males genéticos, cuando en realidad simplemente reflejan la desigualdad. Las mujeres como Carrie Buck no eran imbéciles genéticas; eran pobres, analfabetas, enfermizas y desvalidas; víctimas de su destino social, no de la lotería genética. Los galtonianos estaban convencidos de que la eugenesia acabaría creando una igualdad radical, transformando a los débiles en poderosos. Muller invirtió ese razonamiento. Sin igualdad, adujo, la eugenesia degeneraría en otro mecanismo de control de los débiles por parte de los poderosos.

Mientras Hermann Muller culminaba su trabajo científico en Texas, su vida personal se desmoronaba. Su matrimonio se tambaleó y acabó en ruptura. Su rivalidad con Bridges y Sturtevant, ex compañeros suyos en el laboratorio de la Universidad de Columbia, había llegado a un punto álgido, y su relación con Morgan, nunca cordial, era de fría hostilidad.

Muller también sufrió acoso por sus inclinaciones políticas. En Nueva York se había unido a varios grupos socialistas, y había editado periódicos, captado estudiantes y trabado amistad con el novelista y activista social Theodore Dreiser.[13] En Texas, la estrella ascendente de la genética empezó a editar un periódico socialista clandestino, *The Spark* (remedo de *Iskra*, el órgano de Lenin), que promovía los derechos civiles para los afroamericanos, el derecho al voto de las mujeres, la educación de los inmigrantes y un seguro colectivo para los trabajadores; unas reivindicaciones apenas radicales para lo que es habitual en nuestra época, pero suficientes para crispar a sus colegas y molestar a la administración. El FBI inició una investigación sobre sus actividades. Los periódicos lo calificaban de subversivo, comunista, rojo chiflado, simpatizante de los soviéticos y monstruo.[14]

Aislado, amargado, cada vez más paranoico y deprimido, Muller desapareció una mañana de su laboratorio y no lo encontraron en su aula. Un grupo de estudiantes fue en su búsqueda y lo encontró horas más tarde vagando por un bosque en las afueras de Austin. Parecía aturdido, y tenía la ropa arrugada por la llovizna, la cara salpicada de barro y arañazos en las pantorrillas. Había ingerido un tubo de barbitúricos en un intento de suicidarse, pero se quedó dormido bajo un árbol. A la mañana siguiente se presentó avergonzado en su clase.

El intento de suicidio no tuvo éxito, pero era sintomático de su malestar. Muller estaba asqueado de Estados Unidos, de sus manejos en el campo de la ciencia, de su deplorable política y de su sociedad egoísta. Deseaba escapar a un lugar donde pudiera combinar más fácilmente ciencia y socialismo. Las intervenciones genéticas radicales solo podían concebirse en sociedades radicalmente igualitarias. Sabía que en Berlín una ambiciosa democracia liberal con inclinaciones socialistas estaba mudando de piel y promoviendo el nacimiento de una nueva república en los años treinta. Era la «ciudad más nueva» del mundo, había escrito Twain, un lugar donde científicos, escritores, filósofos e intelectuales se reunían en cafés y salones para forjar una sociedad libre y futurista. Si había que liberar todo el potencial de la moderna ciencia de la genética, pensó Muller, habría que hacerlo en Berlín.

En el invierno de 1932, Muller hizo las maletas y se embarcó con varios cientos de cepas de moscas, diez mil tubos de vidrio, un millar de botellas también de vidrio, un microscopio, dos bicicletas y un Ford del 32 para trabajar en el Instituto Kaiser Wilhelm de Berlín. No tenía ni idea de que su ciudad adoptiva iba a presenciar la aplicación de la nueva ciencia de la genética, pero en su forma históricamente más horripilante.

Lebensunwertes Leben

(«Vida indigna de vivirse»)

> Quien no esté física y mentalmente sano y no merezca vivir, no puede perpetuar esa desgracia en los cuerpos de sus hijos. El Estado Popular [*der völkische Staat*] tiene que llevar a cabo la más gigantesca labor de crianza. Pero, un día, esta será vista como una hazaña más grande que las guerras más victoriosas de nuestra presente época burguesa.
>
> HITLER, mandato para la Aktion T4

> Él quería ser Dios [...] para crear una nueva raza.[1]
>
> Prisionero de Auschwitz utilizado en los experimentos de Josef Mengele

> Una persona hereditariamente enferma cuesta 50.000 *Reichsmarks* de media hasta los sesenta años de edad.[2]
>
> Información dirigida en el período nazi a los alumnos de secundaria en un libro de texto de biología

El nazismo, dijo una vez el biólogo Fritz Lenz, no es sino «biología aplicada».*[3]

En la primavera de 1933, cuando Hermann Muller comenzó a trabajar en el Instituto Kaiser Wilhelm de Berlín, vio la «biología aplicada» puesta en práctica. En enero de aquel año, Adolf Hitler, el Führer del Partido Nacionalsocialista Obrero Alemán, había sido

---

* La frase también ha sido atribuida a Rudolf Hess, lugarteniente de Hitler.

nombrado canciller del país. En marzo, el Reichstag respaldó la ley orgánica que otorgaba a Hitler poderes sin precedentes para promulgar leyes sin la aprobación parlamentaria. Tropas paramilitares nazis desfilaron exultantes por las calles de Berlín portando antorchas para celebrar la victoria.

La «biología aplicada» tal como la entendían los nazis era en realidad genética aplicada. Su objetivo era la *Rassenhygiene*, la «higiene racial». Los nazis no fueron los primeros en usar esa expresión; Alfred Ploetz, médico y biólogo alemán, la había acuñado ya en 1895 (recordemos su siniestro y exaltado discurso en el Congreso Internacional de Eugenesia celebrado en Londres en 1912). La «higiene racial», tal como Ploetz la describió, era la limpieza genética de la raza, del mismo modo que la higiene personal era la limpieza física de la persona. Y del mismo modo que la higiene personal se desprende rutinariamente de suciedades y excrementos, la higiene racial eliminaba detritus genéticos, lo cual permitiría crear una raza más sana y más pura.*[4] En 1914, Heinrich Poll, un genetista colega de Ploetz, escribió: «Así como el organismo sacrifica sin compasión sus células degeneradas o el cirujano extirpa sin compasión un órgano enfermo, ambos con la finalidad de salvar el todo, de ese mismo modo las entidades orgánicas superiores, como el grupo familiar o el Estado, no deben sentir demasiados escrúpulos a la hora de intervenir en la libertad personal para impedir que los portadores de características hereditarias malsanas continúen propagando genes nocivos a lo largo de las generaciones».[5]

Ploetz y Poll veían en los eugenistas británicos y estadounidenses, como Galton, Priddy y Davenport, a los pioneros de esa nueva «ciencia». La Colonia de Epilépticos y Débiles Mentales del Estado de Virginia era para ellos el experimento ideal de limpieza genética. En los primeros años veinte, mientras mujeres como Carrie Buck eran identificadas y enviadas a los campos eugenésicos de Estados Unidos, los eugenistas alemanes sumaban esfuerzos para crear, con el respaldo del Estado, un programa de confinamiento, esterilización o erradicación de hombres y mujeres «genéticamente defectuosos». En las universidades alemanas se formaron cátedras de «biología racial» e higiene racial, y la ciencia racial formaba parte de los planes de estudio de

---

* Ploetz se uniría a los nazis en la década de 1930.

las facultades de medicina. El foco académico de la «ciencia de la raza» era el Instituto Kaiser Wilhelm para la Antropología, la Herencia Humana y la Eugenesia, situado a un tiro de piedra del nuevo laboratorio de Muller en Berlín.[6]

En los años veinte, Hitler, arrestado por dirigir el *Putsch* de la cervecería, el fallido intento de tomar el poder en Munich, leyó durante el tiempo que estuvo encarcelado textos de Ploetz y de la ciencia racial que inmediatamente lo cautivaron. Creía, como aquel, que los genes defectuosos estaban envenenando lentamente la nación y obstaculizando el resurgimiento de un Estado fuerte y sano.[7] Cuando, en los años treinta, los nazis alcanzaron el poder, Hitler vio una oportunidad para poner en práctica aquellas ideas. Y lo hizo de inmediato; en 1933, cuando aún no habían transcurrido cinco meses desde la aprobación de la mencionada ley orgánica, los nazis promulgaron la Ley de Prevención de la Descendencia Genéticamente Defectuosa, comúnmente conocida como Ley de Esterilización. El contenido de la ley era una copia del programa eugenésico estadounidense, solo que más desarrollado por puro efectismo. «Cualquiera que padezca una enfermedad hereditaria podrá ser esterilizado mediante una operación quirúrgica», disponía la ley. En la lista inicial de «enfermedades hereditarias» figuraban la esquizofrenia, la epilepsia, la depresión, la ceguera, la sordera y las grandes deformidades. Para esterilizar a un hombre o a una mujer, había que formular una solicitud oficial al Tribunal Eugenésico. «Una vez que el Tribunal haya decidido la esterilización —continuaba la ley—, deberá realizarse la operación aun contra la voluntad de la persona que haya de ser esterilizada [...] Cuando otras medidas resulten insuficientes, se podrá usar la fuerza.»[8]

Para fomentar el respaldo público a la ley, se reforzaron todas sus disposiciones por medio de una propaganda insidiosa; una fórmula que los nazis llevarían a una perfección aberrante. Se exhibieron películas como *Das Erbe* («La herencia», 1935)[9] y *Erbkrank* («Enfermedad hereditaria», 1936),[10] producidas por la Oficina de Política Racial, en salas abarrotadas de todo el país para mostrar los problemas que causaban los «defectuosos» y los «incapacitados». En *Erbkrank*, una mujer mentalmente trastornada se tiraba repetitivamente de los pelos en medio de una crisis nerviosa; un niño deforme yacía consumido en cama, y una mujer con los miembros atrofiados caminaba a cuatro patas cual una bestia de carga. Al contrario que la sombría *Erbkrank, Das Erbe* era una sucesión de odas cinematográficas al perfecto cuerpo ario. En *Olympia*, de Leni Riefenstahl, película realizada con la intención de celebrar a los atletas alemanes, jóvenes resplandecientes de cuerpos musculosos llevaban a cabo calistenias para demostrar su perfección genética. El público miraba a los «defectuosos» con repulsión, y a los sobrehumanos atletas con envidia y ambición.[11]

Mientras la maquinaria estatal de *agitprop* trataba de inducir el consentimiento pasivo respecto a las esterilizaciones eugenésicas, los nazis se aseguraron de que la maquinaria jurídica también funcionara a pleno rendimiento para ampliar los límites de la limpieza racial. En noviembre de 1933, una nueva ley permitía al Estado la esterilización forzosa de «criminales peligrosos» (incluidos disidentes políticos, escritores y periodistas).[12] En octubre de 1935, las leyes de Nuremberg de Protección de la Salud Hereditaria del Pueblo Alemán trataron de impedir las mezclas genéticas prohibiendo a los judíos contraer matrimonio con personas de sangre alemana o mantener relaciones sexuales con cualquier persona de ascendencia aria.[13] Pero la muestra más grotesca de combinación de limpieza en general y limpieza racial acaso fuese una ley que prohibía a los judíos emplear en sus casas a «sirvientas alemanas».

Los vastos programas de esterilización y contención requerían la creación de un aparato administrativo igual de vasto. En 1934, cada mes se esterilizó a casi cinco mil adultos, y doscientos tribunales de salud hereditaria (o tribunales genéticos) tuvieron que trabajar a pleno rendimiento para atender recursos contra esterilizaciones.[14] Al otro lado del Atlántico los eugenistas estadounidenses aplaudían el esfuerzo, muchas veces lamentando no poder aplicar medidas tan efectivas. Lothrop Stoddard, otro discípulo de Charles Davenport, visitó a finales de los años treinta uno de aquellos tribunales y describió con admiración la eficacia de las medidas quirúrgicas. Durante la visita de Stoddard se juzgaron casos como el de una mujer maníaco-depresiva, una joven sordomuda, otra con retraso mental y un «hombre de aspecto simiesco» que se había casado con una judía y que, al parecer, era además homosexual (una tripleta de crímenes). En las anotaciones de Stoddard no queda claro cómo se establecía la condición hereditaria de estos síntomas. No obstante, en todos estos casos el visto bueno a la esterilización nunca se hacía esperar.

El deslizamiento desde la esterilización hasta el puro asesinato se produjo de manera prácticamente inesperada e inadvertida. Ya en 1935, Hitler había meditado en privado sobre la ampliación gradual de sus medidas de limpieza genética de la esterilización a la eutanasia —¿qué manera más expeditiva de purificar el acervo genético que exterminar a los defectuosos?—, pero le preocupaba la reacción pública. Sin embargo, a finales de los años treinta, la glacial indiferencia de la opinión pública alemana hacia el programa de esterilización envalentonó a los nazis. La oportunidad se presentó en 1939. En el verano de aquel año, Richard y Lina Kretschmar le pidieron a Hitler que les permitiera aplicar la eutanasia a su hijo Gerhard, una criatura de once meses que había nacido ciega y con las extremidades deformes. Los padres, nazis fervorosos, esperaban servir a la patria eliminando a su hijo de la herencia genética de la nación.[15]

Hitler vio en ello su oportunidad; aprobó la muerte de Gerhard Kretschmar y luego resolvió ampliar sin tardanza el programa a otros niños. En colaboración con Karl Brandt, su médico personal, Hitler creó el Registro Científico de Graves Enfermedades Hereditarias y Congénitas para amparar un programa eutanásico de mucho mayor alcance para erradicar a los «defectuosos».[16] Para justificar el exterminio, los nazis ya habían comenzado a describir a las víctimas utilizando el eufemismo *lebensunwertes Leben*, «vida indigna de vivirse». La inquietante expresión provocó una escalada de la lógica eugenésica; no bastaba con esterilizar a los genéticamente defectuosos para limpiar el futuro Estado, sino que era necesario exterminarlos para limpiar el Estado de la época. Era la solución final genética.

La eliminación comenzó con los niños «defectuosos» menores de tres años, pero en septiembre de 1939 ya se había extendido imperceptiblemente a los adolescentes. Los delincuentes juveniles serían los siguientes en la lista. Los niños judíos constituían un porcentaje desproporcionado; eran examinados obligatoriamente por médicos del Estado, etiquetados de «genéticamente enfermos» y exterminados, a menudo con los pretextos más fútiles. En octubre de 1939, el programa se extendió a los adultos. Se habilitó una lujosa villa —en el número 4 de la Tiergartenstrasse de Berlín— como sede oficial del programa. El programa recibiría finalmente el nombre de Aktion T4 por aquel domicilio.[17]

En todo el país se crearon centros de exterminio. Particularmente activos eran el de Hadamar, un hospital con aspecto de castillo situado sobre una colina, y el Instituto de Bienestar de Brandemburgo, un edificio de ladrillo parecido a un cuartel, con filas de ventanas a uno de sus lados. Los sótanos de aquellos edificios fueron reacondicionados para albergar cámaras herméticas donde las víctimas eran gaseadas con monóxido de carbono. El aura de ciencia e investigación médica se mantuvo meticulosamente, a menudo dramatizada para lograr un efecto aún mayor en la imaginación pública. Las víctimas de la eutanasia eran conducidas a los centros de exterminio en autobuses con las ventanillas tapadas y a menudo acompañadas por oficiales de las SS en bata blanca. En las habitaciones contiguas a las cámaras de gas se habían improvisado unas camas de cemento, rodeadas de profundos canales para recoger los fluidos, donde los médicos podían diseccionar los cadáveres después de la eutanasia con el fin de preservar sus tejidos y cerebros para futuros estudios genéticos. Las «vidas indignas de vivirse» eran, al parecer, sumamente valiosas para el avance de la ciencia.

Para tranquilizar a las familias y garantizarles que sus padres o hijos serían bien tratados y asistidos, los pacientes eran a menudo trasladados primero a instalaciones de espera, y luego conducidos en secreto a Hadamar o a Brandemburgo para su exterminio. Después de estas prácticas se emitían miles de certificados de defunción falsos que citaban diversas causas de la muerte, algunas manifiestamente absurdas. La madre de Maria Rau, que sufría una depresión psicótica, fue eliminada en 1939. A su familia se le dijo que había fallecido a consecuencia de unas «verrugas en el labio». Hacia 1941, Aktion T4 había exterminado a casi un cuarto de millón de hombres, mujeres y niños. La Ley de Esterilización había dado pie a más de cuatrocientas mil esterilizaciones forzosas entre 1933 y 1943.[18]

Hannah Arendt, en cuya influyente crítica cultural documentó los perversos excesos del nazismo, escribiría más adelante sobre la «banalidad del mal» que impregnó a la cultura alemana durante la época nazi.[19] Pero igualmente extendida estuvo, al parecer, la credulidad del mal. Pensar que «ser judío» o «ser gitano» era algo que se llevaba en los cromosomas y se transmitía por herencia, y que, por tanto, debía someterse a la limpieza genética, suponía una creencia sumamente retorcida, pero la suspensión del escepticismo era el credo definitorio de aquella cultura. De hecho, todo un grupo de «científicos» —genetistas, investigadores médicos, psicólogos, antropólogos y lingüistas— regurgitaban alegremente estudios académicos para reforzar la lógica científica del programa eugenésico. En un laberíntico tratado titulado *La biología racial de los judíos*, Otmar von Verschuer, profesor del Instituto Kaiser Wilhelm de Berlín, sostenía, por ejemplo, que la neurosis y la histeria eran rasgos genéticos intrínsecos de los judíos. Basándose en que la tasa de suicidios entre los judíos había aumentado siete veces entre 1849 y 1907, Verschuer sacaba la sorprendente conclusión de que la causa subyacente no era su persecución sistemática en Europa, sino su reacción neuróticamente exagerada a la misma. «Solo las personas con tendencias psicopáticas y neuróticas reaccionarían de esa manera a semejante cambio en sus circunstancias.»[20] En 1936, la Universidad de Munich, una institución a la que Hitler dotó de toda clase de recursos, otorgó la condición de doctor a un joven investigador por una tesis sobre la «morfología racial» de la mandíbula humana, un intento de demostrar que la forma de esa parte del cuerpo estaba asociada a la raza y se heredaba. Josef Mengele, «genetista humano» según una nueva denominación, pronto se convertiría en el más perverso de los investigadores nazis, y sus experimentos con prisioneros le harían merecedor del apelativo de Ángel de la Muerte.

Al final, el programa nazi de limpieza de los «genéticamente enfermos» no sería más que el preludio de una devastación mucho mayor. Aun siendo horrible, el exterminio de sordos, ciegos, mudos, cojos, discapacitados y débiles mentales sería numéricamente eclipsado por un horror de proporciones épicas: el exterminio de seis millones de judíos en campos de concentración y cámaras de gas en el llamado Holocausto, así como de doscientos mil gitanos, varios millones de ciudadanos soviéticos y polacos, y un número desconocido de homosexuales, intelectuales, escritores, artistas y disidentes políticos. Aun así, es imposible separar el aprendizaje de este salvajismo de sus consecuencias en la madurez; fue en el jardín de infancia de la barbarie eugenésica donde los nazis aprendieron el abecé de sus actuaciones.

La palabra «genocidio» comparte su raíz con «gen», y por una buena razón: los nazis utilizaron el vocabulario de los genes y la genética para poner en marcha, justificar y mantener sus programas. El lenguaje de la discriminación genética podía fácilmente inscribirse en el lenguaje del exterminio racial. La negación de la condición humana a los enfermos mentales y los discapacitados físicos («no pueden pensar ni actuar como nosotros») era un ejercicio preparatorio para negar más adelante la condición humana a los judíos («no piensan ni actúan como nosotros»). Nunca antes en la historia, y nunca con tal insidia, se había relacionado tan fácilmente la genética con la identidad, la identidad con el defecto y el defecto con el exterminio. Martin Niemöller, el teólogo alemán, resumió el avance resbaladizo del mal en unos versos muy citados:

> Primero vinieron por los comunistas,
> pero como yo no era comunista
> no levanté la voz.
> Luego vinieron por los socialistas y los sindicalistas,
> pero como yo no era ninguna de las dos cosas,
> tampoco alcé la voz.
> Después vinieron por los judíos,
> y como yo no soy judío,
> tampoco levanté la voz.
> Y cuando vinieron por mí,
> ya no quedaba nadie que alzara la voz para defenderme.[21]

Mientras, en la década de 1930, los nazis aprendían a retorcer el lenguaje de la herencia para apuntalar un programa de esterilización y exterminio amparado por el Estado, otro poderoso Estado europeo también retorcía la lógica de la herencia y los genes para justificar su programa político, aunque de manera exactamente opuesta. Los nazis habían abrazado la genética como herramienta para la limpieza racial. En la Unión Soviética de los años treinta, los científicos e intelectuales de izquierda plantearon que nada de la herencia era intrínseco. En la naturaleza, todo —todos— era cambiante. Los genes eran un espejismo creado por la burguesía para consagrar la fijeza de las diferencias individuales, cuando en lo referente a rasgos, identidades, opciones o destinos nada era indeleble. Si el Estado necesitaba limpieza, esta no se lograría mediante la selección genética, sino a través de la reeducación de todos los individuos y la anulación de lo que antes eran. El cerebro —no los genes— era lo que había que limpiar.

Como en el caso del nazismo, la doctrina soviética también fue apuntalada y reforzada como sucedáneo de la ciencia. En 1928, un austero y adusto investigador agrícola llamado Trofim Lysenko[22] —«a uno le deja la impresión de que sufre un dolor de muelas», escribió un periodista—[23] afirmó haber encontrado una forma de «triturar» y reorientar las influencias hereditarias en los animales y las plantas. En unos experimentos realizados en remotas granjas de Siberia, Lysenko había expuesto, según decía, ciertas variedades de trigo a condiciones extremas de frío y sequía, y ello hizo que esas plantas adquiriesen una resistencia hereditaria a condiciones tan adversas. (Más tarde se descubrió que las afirmaciones de Lysenko, o bien eran francamente fraudulentas, o bien se basaban en experimentos de una calidad científica muy pobre.) Después de tratar variedades de trigo con tales «terapias de choque», Lysenko sostenía que por esos medios conseguía que la flor de las plantas fuese más vigorosa en la primavera y el grano, más abundante en el verano.

La «terapia de choque» estaba, obviamente, en desacuerdo con la genética. La exposición del trigo al frío o a la sequía no podía producir cambios permanentes y hereditarios en sus genes, igual que la extirpación de la cola de los ratones no puede crear una variedad de ratón sin cola o el estiramiento del cuello de un antílope no puede dar lugar a una jirafa. Para inducir un cambio en sus plantas, Lysenko habría tenido que mutar los genes de la resistencia al frío (*à la* Morgan o Muller), utilizar la selección natural o artificial para aislar las variedades mutantes (*à la* Darwin), y luego cruzarlas para fijar la mutación (*à la* Mendel y De Vries). Pero Lysenko se convenció a sí mismo, y convenció a sus superiores soviéticos, de que había «regenerado» los cultivos solo con aquella exposición a las referidas condiciones, la cual habría alterado sus características intrínsecas. Desechó la noción misma de gen. El gen, según él, lo habían «inventado» los genetistas para apuntalar una «ciencia burguesa en descomposición, moribunda». «La base de la herencia no se encuentra en ninguna sustancia especial que se autorreproduzca.»[24] No era sino una repetición de la vieja idea de Lamarck, según la cual la adaptación se traduce directamente en cambios hereditarios, décadas después de que los genetistas hubiesen demostrado los errores conceptuales del lamarckismo.

La teoría de Lysenko fue adoptada de inmediato por el aparato político soviético. Prometía un nuevo método para aumentar enormemente la producción agrícola en unas tierras cuyos habitantes estaban al borde de la hambruna; «reeducando» el trigo y el arroz, los cultivos podrían crecer bajo cualquier condición, incluidos los inviernos más crudos y los veranos más secos. Y no menos determinante fue que Stalin y sus compatriotas encontraban ideológicamente más satisfactoria la idea de los genes «triturados» y «reorientados» mediante la terapia de choque. Mientras Lysenko reorientaba plantas para liberarlas de su dependencia del suelo y el clima, miembros del Partido Comunista soviético se dedicaban a reeducar a los disidentes políticos para liberarlos de su inveterada dependencia de la falsa conciencia y los bienes materiales. Los nazis, que creían en la absoluta inmutabilidad genética («un judío es un judío»), habían recurrido a la eugenesia para cambiar la estructura de su población. Los soviéticos, que creían en la absoluta reprogramación genética («uno es todo el mundo»), se habían propuesto erradicar todas las diferencias y alcanzar así un bien radicalmente colectivo.

En 1940, Lysenko depuso a sus críticos, asumió la dirección del Instituto de Genética de la Unión Soviética y estableció su propio feudo totalitario en la biología del país. Cualquier forma de disidencia científica respecto de sus teorías —y, en particular, toda creencia en la genética mendeliana o en la evolución darwiniana— quedó proscrita en la Unión Soviética. Los científicos disidentes fueron enviados a los gulags para ser «reorientados» hacia las ideas de Lysenko (como en el caso del trigo, la exposición de los profesores disidentes a una «terapia de choque» podría convencerlos y cambiar sus ideas).[25] En agosto de 1940, Nikolái Vavílov, un renombrado genetista mendeliano, fue arrestado y enviado a la infame cárcel de Sarátov por propagar sus puntos de vista «burgueses» en biología (Vavílov se había atrevido a afirmar que los genes no eran tan fácilmente maleables). Mientras él y otros genetistas languidecían en la cárcel, los partidarios de Lysenko lanzaron una feroz campaña de descrédito de la genética como ciencia. En enero de 1943, agotado y desnutrido, Vavílov fue trasladado a un hospital penitenciario. «Ya no soy más que una piltrafa»,[26] les dijo a sus captores, y murió unas semanas más tarde.[27]

El nazismo y el lysenkoísmo defendían concepciones radicalmente opuestas de la herencia, pero los paralelismos entre los dos movimientos son sorprendentes. Aunque la virulencia de la doctrina nazi no tuvo parangón, el nazismo y el lysenkoísmo tenían un rasgo en común: ambos utilizaron una teoría de la herencia para establecer una concepción de la identidad humana que pudiera ponerse al servicio de un programa político. Las dos teorías de la herencia eran sin duda completamente opuestas —los nazis estaban obsesionados con la fijeza de la identidad y los soviéticos, con su completa maleabilidad—, pero el lenguaje de los genes y la herencia revestía una importancia capital para amparar dos modelos diferentes de Estado y de progreso; es tan difícil imaginar el nazismo sin la creencia en el carácter indeleble de la herencia como el Estado soviético sin la creencia en su perfecta alterabilidad. No resulta sorprendente que, en ambos casos, la ciencia fuese deliberadamente distorsionada para respaldar sus particulares mecanismos oficiales de «limpieza». Apropiándose del lenguaje de los genes y la herencia, sistemas enteros de poder e intervención estatal fueron justificados y reforzados. A mediados del siglo XX, el gen —o la negación de su existencia— ya se había convertido en una potente herramienta política y cultural. Y en una de las ideas más peligrosas de la historia.

La ciencia chapucera sirve a los regímenes totalitarios. Y los regímenes totalitarios producen ciencia chapucera. ¿Hicieron los genetistas nazis alguna aportación real a la ciencia de la genética?

Entre la voluminosa paja sobresalen dos aportaciones. La primera, de carácter metodológico: los científicos nazis avanzaron en el «estudio de los gemelos», aunque era inevitable que pronto adquiriera un carácter abominable. Los estudios con gemelos tenían su origen en los que Francis Galton realizó en la década de 1890. Después de haber acuñado la expresión «nature versus nurture» —«naturaleza frente a crianza», es decir, lo natural o innato frente a lo adquirido o aprendido—, Galton se había preguntado cómo podría un científico discernir la influencia de lo uno sobre lo otro. ¿Cómo determinar si una característica particular, como la estatura o la inteligencia, es producto de la naturaleza o de la crianza? ¿Cómo dilucidar lo que es fruto de la herencia y lo que constituye una influencia ambiental?[28]

Galton propuso organizar un experimento natural. Como los gemelos comparten material genético idéntico, razonó, cualquier similitud sustancial entre ellos podría atribuirse a los genes, mientras que las demás diferencias serían efectos del ambiente. Comparando y contrastando similitudes y diferencias en gemelos, el genetista podría ligar las contribuciones precisas de la naturaleza y de la crianza a las características más destacables.

Galton iba por buen camino, aunque cometió un grave error: no había distinguido entre gemelos idénticos, que son genéticamente idénticos, y mellizos, que no son más que hermanos genéticos normales (los gemelos idénticos proceden de un único óvulo fecundado, por lo que sus genomas son idénticos, mientras que los mellizos son fruto de la fecundación simultánea de dos óvulos por dos espermatozoides, de modo que sus genomas no son idénticos). Los primeros estudios con gemelos estaban lastrados por esta confusión, con lo que sus resultados eran poco concluyentes. En 1924, Hermann Werner Siemens, el eugenista alemán simpatizante de los nazis, propuso un estudio de los gemelos que hizo avanzar la idea de Galton al distinguir meticulosamente los gemelos idénticos de los mellizos.*[29]

Formado como dermatólogo, Siemens fue alumno de Ploetz y uno de los primeros defensores de la higiene racial. Como Ploetz, Siemens se daba cuenta de que la limpieza genética solo podría justificarse si los científicos lograban primero establecer la herencia; podrían justificar la esterilización de un ciego solo si podían establecer que su ceguera era hereditaria. Para características tales como la hemofilia, eso era sencillo; para esos casos, los estudios con gemelos casi no eran necesarios para establecer la herencia. Sin embargo, para rasgos más complejos, como la inteligencia o una enfermedad mental, establecer su carácter hereditario era mucho más complejo. Para discernir lo que era fruto de la herencia de lo que era resultado del ambiente, Siemens sugirió comparar los mellizos con los gemelos idénticos. La prueba clave de la herencia sería la concordancia. El término «concordancia» hacía referencia a los rasgos que los gemelos compartían. Si compartían un determinado color de los ojos el ciento por

* Curtis Merriman, un psicólogo estadounidense, y Walter Jablonski, un oftalmólogo alemán, también realizaron estudios similares con gemelos en los años veinte.

ciento del tiempo, la concordancia era 1; si lo compartían el 50 por ciento del tiempo, la concordancia era 0,5. La concordancia era una medida apropiada para saber si los genes determinaban un rasgo. Si entre gemelos idénticos había una notoria concordancia para la esquizofrenia, por ejemplo, mientras que entre mellizos nacidos y criados en el mismo ambiente esa concordancia era escasa, entonces las raíces de esa enfermedad eran claramente genéticas.

Para los genetistas nazis, estos primeros estudios invitaban a realizar experimentos más drásticos. El más ferviente defensor de tales experimentos fue Josef Mengele, un antropólogo convertido en médico y oficial de las SS que, enfundado en su bata blanca, frecuentaba los campos de concentración de Auschwitz y Birkenau. Con su morboso interés por la genética y la investigación médica, Mengele llegó a ser médico jefe de Auschwitz, donde llevó a cabo una serie de monstruosos experimentos con gemelos. Entre 1943 y 1945, más de un millar de gemelos fueron sometidos a sus experimentos.*[30] Incitado desde Berlín por su mentor, Otmar von Verschuer, Mengele buscó los gemelos para sus estudios entre las filas de los nuevos prisioneros que llegaban a los campos gritando una frase que quedaría grabada en la memoria de todos los allí concentrados: «Zwillinge heraus» («Que salgan los gemelos») o «Zwillinge heraustreten» («Que los gemelos den un paso al frente»).

Sacados de las rampas, los gemelos eran marcados con tatuajes especiales, alojados en bloques aparte y sistemáticamente maltratados por Mengele y sus ayudantes (irónicamente, era más probable que, como sujetos experimentales que eran, los gemelos sobrevivieran a la vida en los campos más que los niños no gemelos, que eran exterminados con mayor frecuencia). Mengele medía obsesivamente las partes de sus cuerpos para comparar las influencias genéticas en el crecimiento. «No había una sola parte del cuerpo que no fuese medida y comparada —recordó uno de los gemelos—. Siempre estábamos sentados juntos, siempre desnudos.»[31] Otros gemelos fueron gaseados y sus cuerpos, diseccionados para comparar el tamaño de sus órganos internos. Pero otros morían por una inyección de clorofor-

---

* El número exacto es difícil de calcular. Sobre las dimensiones que alcanzaron los experimentos de Mengele con gemelos, véase Gerald L. Posner y John Ware, *Mengele. The Complete Story*.

mo en el corazón. Algunos fueron sometidos a transfusiones de sangre de grupos diferentes, amputaciones de miembros u operaciones sin anestesia. Los gemelos también fueron infectados con tifus para determinar las variaciones genéticas en las respuestas a las infecciones bacterianas. Un ejemplo particularmente horrible fue el de dos gemelos —uno de ellos con la espalda encorvada— que fueron cosidos quirúrgicamente para determinar si una columna compartida corregiría la discapacidad. La cicatriz quirúrgica se gangrenó, y ambos murieron poco después.

A pesar de su pátina científica, el trabajo de Mengele fue uno de los más pobres en cuanto a calidad. Después de haber sometido a cientos de víctimas a aquellos experimentos, el fruto no fue más que un cuaderno rayado, mal anotado y sin resultados notables. Un investigador que vio esas notas inconexas en el museo de Auschwitz concluyó: «Ningún científico puede tomarlas en serio». Cualesquiera que fuesen los primeros avances en los estudios con gemelos en Alemania, los experimentos de Mengele deslucieron de tal modo la investigación con gemelos que el mundo tardaría décadas en volver a darles crédito.

La segunda aportación de los nazis a la genética nunca pretendió serlo. A mediados de la década de 1930, cuando Hitler ascendió al poder en Alemania, multitud de científicos detectaron la creciente amenaza del proyecto político nazi y abandonaron el país. Alemania había dominado la ciencia en las primeras décadas del siglo xx; había sido el crisol de la física atómica, la mecánica cuántica, la química nuclear, la fisiología y la bioquímica. De los cien premios Nobel de física, química y medicina concedidos entre 1901 y 1932, treinta y tres fueron otorgados a científicos alemanes (los británicos recibieron dieciocho premios, y los estadounidenses solo seis). Cuando Hermann Muller llegó a Berlín en 1932, la ciudad era el hogar de las mentes científicas más sobresalientes del mundo. Einstein escribía sus ecuaciones en las pizarras del Instituto Kaiser Wilhelm de Física; Otto Hahn, el químico, dividía átomos para conocer las partículas subatómicas que los constituían, y Hans Krebs, el bioquímico, descomponía células para identificar sus componentes químicos.

Pero el ascenso del nazismo provocó un escalofrío en la comunidad científica alemana. En abril de 1933, los profesores judíos fueron bruscamente desalojados de sus puestos en las universidades estatales. Sintiendo el inminente peligro, miles de científicos judíos emigraron a otros países. Einstein salió de Alemania para participar en un congreso en 1933, y sabiamente decidió no regresar. Krebs huyó aquel mismo año, al igual que el bioquímico Ernst Chain y el fisiólogo Wilhelm Feldberg. Max Perutz, el físico, se trasladó a la Universidad de Cambridge en 1937. Para algunos no judíos, como Erwin Schrödinger y el químico nuclear Max Delbrück, la situación era moralmente insostenible. Muchos dimitieron asqueados y se trasladaron a países extranjeros. Hermann Muller, decepcionado con otra falsa utopía, abandonó Berlín y se marchó a la Unión Soviética en otro intento de unir ciencia y socialismo.[32] (Para que no malinterpretemos la reacción de los científicos al ascenso nazi, hay que decir que la respuesta de muchos de ellos fue el más absoluto silencio. «Puede que Hitler arruinara las perspectivas a largo plazo de la ciencia alemana», escribió George Orwell en 1945, pero no hubo escasez de «hombres [alemanes] dotados para la investigación necesaria en materias tales como el petróleo sintético, los aviones de reacción, los cohetes y la bomba atómica».)[33]

La pérdida que sufrió Alemania redundó en beneficio de la genética. El éxodo de Alemania permitió a algunos científicos viajar no solo entre naciones, sino también entre disciplinas. Al encontrarse en nuevos países, también encontraron una oportunidad para orientar su atención a nuevos problemas. Los físicos atómicos estaban particularmente interesados en la biología; era la frontera inexplorada de la investigación científica. Después de haber reducido la materia a sus unidades fundamentales, trataron de reducir la vida a similares unidades materiales. El *ethos* de la física atómica —la incansable búsqueda de partículas irreductibles, mecanismos universales y explicaciones sistemáticas— pronto permearía a la biología y conduciría a esta disciplina hacia nuevos métodos y nuevas preguntas. Las repercusiones de este *ethos* se sentirían en las siguientes décadas; cuando algunos físicos y químicos se volvieron hacia la biología, se propusieron entender los seres vivos en términos químicos y físicos (moléculas, fuerzas, estructuras, acciones y reacciones). Con el paso del tiempo, estos emigrados a aquel nuevo continente revisarían sus mapas.

Los genes atrajeron la mayor atención. ¿De qué estaban hechos los genes? ¿Cómo funcionaban? El trabajo de Morgan había precisado su localización en los cromosomas, donde se hallaban supuestamente ensartados como cuentas en un collar. Griffith y los experimentos de Muller habían apuntado a una sustancia material, un compuesto químico que podía moverse entre los organismos y era alterado con bastante facilidad por los rayos X.

Quizá los biólogos hubieran tenido reservas a la hora de describir la «molécula del gen» sobre bases puramente hipotéticas, pero ¿qué físico podía resistirse a deambular por un territorio tan extraño y arriesgado? En 1943, el teórico cuántico Erwin Schrödinger intentó audazmente describir, en una conferencia pronunciada en Dublín, la naturaleza molecular del gen basándose en principios puramente teóricos (la conferencia se publicaría más tarde como libro con el título *¿Qué es la vida?*).[34] El gen, postulaba Schrödinger, tenía que estar hecho de algún tipo peculiar de compuesto químico; tenía que ser una molécula de contradicciones. Tenía que poseer regularidad química, pues, de lo contrario, procesos rutinarios como la copia y la transmisión no funcionarían, pero también tenía que ser capaz de una extraordinaria irregularidad, pues, de lo contrario, la enorme diversidad de la herencia no podría explicarse. La molécula tenía que ser capaz de albergar grandes cantidades de información, pero ser lo suficientemente compacta como para mantenerse íntegra dentro de las células.

Schrödinger imaginó un compuesto con múltiples enlaces químicos en toda la longitud de la «fibra cromosómica». Tal vez la secuencia de enlaces fuese lo que codificara el código, una «serie de contenidos en algún código miniaturizado». Tal vez el orden de las cuentas en la cadena constituyese el código secreto de la vida.

Semejanza y diferencia; orden y diversidad; mensaje y materia. Schrödinger trataba de hacer aparecer un compuesto químico que capturaría las cualidades divergentes, contradictorias, de la herencia, una molécula que satisficiera a Aristóteles. Era casi como si hubiera visto el ADN con los ojos de la mente.

Esa estúpida molécula

Nunca hay que subestimar el poder de [...] la estupidez.[1]

ROBERT HEINLEIN

Oswald Avery tenía cincuenta y cinco años en 1933, cuando tuvo conocimiento del experimento de transformación de Frederick Griffith. Su aspecto físico lo hacía parecer mayor de lo que era. Frágil, pequeño, con gafas, alopécico, con voz aflautada y unos brazos que le caían como ramas peladas, Avery era profesor en la Universidad Rockefeller de Nueva York, donde se había pasado la vida estudiando bacterias, en particular neumococos. Estaba seguro de que Griffith había cometido un grave error en su experimento. ¿Cómo podían unos desechos químicos transportar información genética de una célula a otra?

Como los músicos o los matemáticos —como los atletas de élite—, los científicos son precoces; empiezan pronto, pero también decaen pronto. No es la creatividad la que se desvanece, sino el aguante; la ciencia es un deporte de resistencia. Para producir ese único experimento esclarecedor, tienen que desechar mil experimentos que no lo son; es la batalla entre la naturaleza y la voluntad. Avery había llegado a ser un microbiólogo competente, pero nunca había imaginado que se aventuraría en el nuevo mundo de los genes y los cromosomas. El Fess, como sus estudiantes lo llamaban cariñosamente (abreviatura de «profesor»), era un buen científico, pero era improbable que llegase a ser un revolucionario.[2] El experimento de Griffith habría encaminado la genética en una sola dirección, una que parecía lanzarla a un futuro extraño, pero Avery era reacio a subirse a ese tren.

Si el Fess era un genetista reacio, el ADN era una molécula reacia. El experimento de Griffith había dado pie a múltiples especulaciones acerca de la identidad molecular del gen. A comienzos de la década de 1940, los bioquímicos habían triturado células con el fin de descubrir sus componentes químicos, y habían identificado diversas moléculas en los sistemas vivos, pero la portadora del código de la herencia seguía siendo una incógnita.

De la cromatina —la estructura biológica donde residían los genes— se sabía que estaba hecha de dos tipos de compuestos químicos, proteínas y ácidos nucleicos. Nadie conocía o entendía la estructura química de la cromatina, pero, de los dos componentes «íntimamente mezclados», las proteínas les resultaban mucho más familiares a los biólogos, eran mucho más versátiles, y era mucho más probable que fuesen las portadoras de los genes.[3] Se sabía que las proteínas desempeñaban la mayor parte de las funciones de la célula. Las células dependían de reacciones químicas para vivir; durante la respiración, por ejemplo, el azúcar se combina químicamente con el oxígeno para producir dióxido de carbono y energía. Ninguna de estas reacciones se produce de forma espontánea (si así fuese, nuestros cuerpos estarían constantemente en llamas con olor a azúcar flambeado). Las proteínas alientan y controlan estas reacciones químicas fundamentales en las células, acelerando unas y ralentizando otras para que el ritmo de las reacciones sea compatible con la vida. La vida es sin duda química, pero también es un proceso especial de la química. Los organismos no existen simplemente porque determinadas reacciones sean posibles, sino porque esas reacciones son excepcionalmente posibles. Demasiadas reacciones químicas, y sufriríamos una combustión espontánea; demasiado pocas, y nos moriríamos de frío. Las proteínas permiten esas reacciones a duras penas posibles, lo que nos permite vivir a un paso de la entropía química, un precipicio que bordeamos peligrosamente pero por el que nunca caemos.

Las proteínas también forman los componentes estructurales de la célula: los filamentos del cabello y de las uñas, los cartílagos o las matrices que prenden y sujetan a las células. Pero, adquiriendo otras formas, también forman receptores, hormonas y moléculas de señalización, con lo que permiten que las células se comuniquen entre sí. Casi todas las funciones celulares —el metabolismo, la respiración, la división celular, la autodefensa, la eliminación de desechos, la secreción, la señalización, el crecimiento e incluso la muerte celular— requieren proteínas. Son las obreras del mundo bioquímico.

Los ácidos nucleicos, por el contrario, eran los agujeros negros del mundo bioquímico. En 1869, cuatro años después de que Mendel leyera su artículo en la Sociedad de Brno, el bioquímico suizo Friedrich Miescher había descubierto esta nueva clase de moléculas en las células.[4] Como la mayoría de sus colegas bioquímicos, Miescher trataba de clasificar los componentes moleculares de las células triturándolas y separando los componentes químicos liberados. De los diversos componentes, le intrigaban especialmente los de un determinado tipo. Estos se precipitaban en densas hebras arremolinadas procedentes de los glóbulos blancos de la sangre que había obtenido de pus humano presente en vendajes quirúrgicos. Había encontrado los mismos componentes blanquecinos en una sustancia química del esperma del salmón. Llamó a esta molécula «nucleína», pues se concentraba en el núcleo de las células. Como el compuesto era ácido, su nombre fue posteriormente sustituido por el de «ácido nucleico», pero la función celular de la nucleína siguió siendo un misterio.

A principios de la década de 1920, los bioquímicos habían adquirido un conocimiento más profundo de la estructura de los ácidos nucleicos. Del compuesto químico había dos modalidades, el ADN y el ARN, primos moleculares. Ambos eran largas cadenas formadas por cuatro componentes, llamados «bases», unidos entre sí a lo largo de una cadena parecida a una espina dorsal. Las cuatro bases sobresalían de la cadena como las hojas de la hiedra. En el ADN, las cuatro «hojas» (o bases) eran la adenina, la guanina, la citosina y la timina, abreviadas con las letras A, G, C y T. En el ARN, en vez de timina había uracilo (A, C, G y U).* Aparte de estos detalles rudimentarios, no se sabía nada más acerca de la estructura o la función del ADN y el ARN.

Para el bioquímico Phoebus Levene, uno de los colegas de Avery en la Universidad Rockefeller, la composición química del ADN, tan cómicamente simple —cuatro bases a lo largo de una cadena—, pa-

---

* La «espina dorsal» del ADN y del ARN se compone de una cadena de azúcares y fosfatos. En el ARN, el azúcar es ribosa; de ahí el nombre de «ácido ribonucleico» (ARN). En el ADN, el azúcar es una sustancia química ligeramente diferente, la desoxirribosa; de ahí el nombre de «ácido desoxirribonucleico» (ADN).

recía una estructura «muy poco sofisticada».[5] El ADN debía de ser un largo y monótono polímero, razonó Levene. En su mente, las cuatro bases se repetían en un orden siempre idéntico: AGCT-AGCT-AGCT-AGCT y así *ad nauseam*. Repetitiva, rítmica, regular y austera, más parecía una cinta transportadora de una sustancia química, el nailon de la bioquímica. El científico Max Delbrück la llamó «la estúpida molécula».[6]

Incluso un rápido vistazo a la estructura que Levene propuso para el ADN la descalificaba como portadora de la información genética. Moléculas tan estúpidas no podían transmitir mensajes inteligentes. Monótono hasta el extremo, el ADN parecía ser todo lo contrario del compuesto químico que Schrödinger había imaginado; era una molécula no solo estúpida, sino aún peor: aburrida. En cambio, las proteínas —variadas, atrayentes, versátiles, tan capaces de adoptar formas y funciones como Leonard Zelig— eran infinitamente más atractivas como portadoras de los genes. Si, como Morgan había sugerido, la cromatina era una sarta de cuentas, las proteínas tenían que ser los componentes activos —las perlas—, mientras que el ADN sería como el hilo que los sujeta. El ácido nucleico sería en el cromosoma, como supuso un bioquímico, simplemente la «sustancia constituyente de la estructura, el soporte», un glorificado andamio molecular para los genes. Las proteínas serían el verdadero material de la herencia y el ADN, un relleno.[7]

En la primavera de 1940, Avery confirmó el resultado clave del experimento de Griffith. Separó los restos bacterianos de la virulenta cepa lisa, los mezcló con bacterias vivas de la cepa áspera no virulenta e inyectó la mezcla en ratones. Las bacterias virulentas de capa lisa volvieron a aparecer y mataron a los ratones. El «principio de transformación» había funcionado. Como Griffith, Avery observó que las bacterias de capa lisa, una vez transformadas, conservaban su virulencia generación tras generación. Tenía que haberse producido una transmisión de información genética entre dos organismos de una forma puramente química, y esa transmisión tenía que haber permitido la transformación de la variante áspera en la variante de lisa.

Pero ¿qué tipo de química? Avery jugó con el experimento como solo un microbiólogo podía hacerlo; hizo diversos cultivos, empleó caldo de carne, eliminó azúcares contaminantes y obtuvo colonias de bacterias en placas. Dos asistentes, Colin MacLeod y Maclyn McCarty, se unieron al laboratorio para ayudar con los experimentos. Los primeros embrollos técnicos fueron cruciales; a principios de agosto, los tres habían logrado la reacción de transformación en un matraz y materializado el «principio de la transformación» en un producto altamente concentrado. En octubre de 1940, empezaron a examinar el detritus bacteriano concentrado; separaron concienzudamente cada componente químico y examinaron la capacidad de cada porción para transmitir información genética.

Primero eliminaron del concentrado todos los fragmentos restantes de la capa bacteriana; la actividad transformadora se mantuvo intacta. Disolvieron los lípidos en alcohol, pero no hubo ningún cambio en la transformación. Eliminaron las proteínas disolviendo el material en cloroformo; el principio de transformación seguía intacto. Digirieron las proteínas con diversas enzimas; la actividad se mantuvo inalterada. Calentaron el material a 65 °C —temperatura suficiente para deformar la mayoría de las proteínas— y luego añadieron ácidos para hacer coagular las proteínas; la transmisión de los genes seguía inalterada. Los experimentos fueron minuciosos, exhaustivos y concluyentes. Cualesquiera que fuesen los componentes químicos, el principio transformador no lo integraban azúcares, lípidos o proteínas.

Entonces, ¿qué era? Podía congelarse y descongelarse. El alcohol lo hacía precipitar. Se depositaba una «sustancia fibrosa [...] capaz de envolver una varilla de vidrio como un hilo envuelve un carrete». Si Avery se hubiera puesto en la lengua la sustancia fibrosa, habría notado el débil sabor agrio del ácido, seguido de un regusto dulce a azúcar y de otro metálico y salino (el sabor del «mar primordial», como lo describió un escritor).[8] Una enzima que digería el ARN no tuvo ningún efecto. La única manera de erradicar la transformación era digerir el material con una enzima que degradaba, entre otras cosas, el ADN.

¿El ADN? ¿Era este el portador de la información genética? ¿Podía ser la «estúpida molécula» la portadora de la información más compleja de la biología? Avery, MacLeod y McCarty llevaron a cabo una tanda de experimentos para poner a prueba el principio de transformación empleando luz ultravioleta, análisis químicos y electroforesis. En todos los casos, la respuesta fue clara: el material transformador era, sin lugar a dudas, el ADN. «¡Quién lo habría imaginado! —escribió un pasmado Avery a su hermano en 1943—. Si estamos en lo cierto (y, por supuesto, aún no está probado), los ácidos nucleicos no son importantes solo estructuralmente, sino que son sustancias funcionalmente activas [...] que inducen cambios *predecibles y hereditarios* en las células [la cursiva es de Avery].»[9]

Avery quería estar seguro por partida doble antes de publicar ningún resultado. «Es arriesgado ir con algo mal concebido y luego tener que retractarse.» Tenía bien presentes las consecuencias de su novedoso experimento. «El problema está trufado de consecuencias [...] Es algo que durante mucho tiempo ha sido el sueño de los genetistas.»[10] Como uno de los investigadores más tarde comentaría, Avery había descubierto «la sustancia material del gen», el «tejido del que están hechos los genes».[11]

El artículo de Oswald Avery sobre el ADN fue publicado en 1944, el mismo año en que los exterminios nazis fueron *in crescendo* en Alemania.[12] Todos los meses, los trenes vomitaban miles de judíos deportados a los campos. Las cifras se multiplicaron; solo en 1944, cerca de 500.000 hombres, mujeres y niños fueron transportados a Auschwitz. Se agregaron campos satélite, y se construyeron nuevas cámaras de gas y hornos crematorios. Las fosas comunes rebosaban de muertos. Se estima que aquel año 450.000 fueron gaseados hasta morir. En 1945, 900.000 judíos, 74.000 polacos, 21.000 gitanos (romaníes) y 15.000 presos políticos habían sido asesinados.[13]

A principios de 1945, mientras los soldados del Ejército Rojo se aproximaban a Auschwitz y Birkenau atravesando un paisaje helado, los nazis intentaron evacuar a casi sesenta mil presos de los campos y sus satélites. Exhaustos, ateridos y muy desnutridos, muchos de estos prisioneros fallecieron durante la evacuación. En la mañana del 27 de enero de 1945, las tropas soviéticas entraron en los campos y liberaron a los restantes siete mil prisioneros, una cifra minúscula en comparación con la cantidad de personas allí muertas y enterradas. Por entonces hacía tiempo que el lenguaje de la eugenesia y la genética era subsidiario del lenguaje, más perverso, del odio racial. El pretexto de la limpieza genética había sido en gran medida arrastrado hacia la limpieza étnica. Aun así, la marca de la genética nazi se mantuvo como una cicatriz indeleble. Entre los desconcertados y demacrados presos que aquella mañana salieron del campo, había una familia de enanos y varios gemelos, los pocos supervivientes de los experimentos genéticos de Mengele.[14]

Tal vez la aportación final del nazismo a la genética fuese poner a la eugenesia el sello definitivo de la vergüenza. Los horrores de la eugenesia nazi conllevaron una moraleja que provocó una reconsideración general de las ambiciones que habían espoleado aquellas investigaciones. En todo el mundo se abandonaron con vergüenza los programas eugenésicos. La Oficina de Registros Eugenésicos de Estados Unidos había perdido gran parte de su financiación en 1939, y esta se redujo drásticamente a partir de 1945. Muchos de sus partidarios más fervientes sufrieron una oportuna amnesia colectiva en relación con su papel de incitadores de los eugenistas alemanes y abandonaron el movimiento.[15]

«Los objetos biológicos importantes aparecen por pares»

> Uno no llega a ser un científico importante si no advierte que, al contrario de lo que sostiene la concepción popular respaldada por los periódicos y las madres de los científicos, un buen número de estos no solo son personas estrechas de miras y aburridas, sino también francamente estúpidas.[1]
>
> JAMES WATSON

> Es la molécula la que tiene glamour, no los científicos.[2]
>
> FRANCIS CRICK

> La ciencia [sería] una ruina si, como en el deporte, hubiese que competir por encima de todo.[3]
>
> BENOIT MANDELBROT

El experimento de Oswald Avery logró otra «transformación». Hizo del ADN, la más infortunada de todas las moléculas biológicas, un foco de la máxima atención científica. Aunque, inicialmente, algunos científicos se resistieron a la idea de que los genes estuvieran hechos de ADN, era difícil pasar por alto las pruebas de Avery. (A pesar de tres nominaciones, se le negó el Premio Nobel porque Einar Hammarsten, el influyente químico sueco, no creía que el ADN pudiera contener la información genética.) Conforme, en la década de los cincuenta, se acumulaban pruebas adicionales en otros laboratorios y experimentos,* hasta los escépticos más empecinados tuvieron que dar el brazo a tor-

---

* Los experimentos que realizaron Alfred Hershey y Martha Chase en 1952 y 1953 también confirmaron que el ADN era el portador de la información genética.

cer. Las lealtades cambiaron; la sirvienta cromatina se había convertido en reina.

Entre los primeros convertidos a la religión del ADN había un joven físico de Nueva Zelanda llamado Maurice Wilkins. Hijo de un médico rural, Wilkins había estudiado física en Cambridge en la década de 1930.[4] De las remotas tierras de Nueva Zelanda —casi en los antípodas— había salido ya una fuerza que había conmovido los cimientos de la física del siglo xx; Ernest Rutherford, otro joven que en 1895 también viajó becado a Cambridge, había irrumpido en la física atómica como un haz de neutrones suelto. En medio de un frenesí experimental sin igual, Rutherford había deducido las propiedades de la radiactividad, elaborado un modelo conceptual convincente del átomo, descompuesto el átomo en sus piezas subatómicas constitutivas y trazado la nueva frontera de la física subatómica. En 1919, Rutherford se había convertido en el primer científico en lograr la fantasía medieval de la transmutación química; bombardeando nitrógeno con radiactividad, este elemento se había convertido en oxígeno. Los propios elementos, había demostrado Rutherford, no eran tan elementales. El átomo —la unidad fundamental de la materia— se componía de unidades aún más fundamentales: electrones, protones y neutrones.[5]

Wilkins había estudiado, en la estela de Rutherford, la física atómica y la radiación. En la década de 1940 se había trasladado a Berkeley para unirse brevemente a los científicos que separaban y purificaban isótopos para el Proyecto Manhattan. Pero, al volver a Inglaterra —siguiendo la tendencia de muchos físicos—, se pasó de la física a la biología. Había leído el libro de Schrödinger ¿Qué es la vida?, que lo había dejado al instante fascinado. El gen —la unidad fundamental de la herencia— también tenía que estar compuesto de subunidades, pensó, y la estructura del ADN tenía que aclarar cuáles eran esas subunidades. Él, un físico, tenía la oportunidad de resolver el misterio más seductor de la biología. En 1946, Wilkins fue nombrado director adjunto de la nueva Unidad de Biofísica creada en el King's College de Londres.

«Biofísica.» Esta extraña palabra, usada para designar la combinación de dos disciplinas, era un signo de los nuevos tiempos. El descubri miento en el siglo XIX de que la célula viva no era sino un saco donde se producían reacciones químicas interconectadas, había dado origen a una importante disciplina en la que la biología y la química se fusionaban, la bioquímica. «La vida [...] es un proceso químico», dijo el químico Paul Ehrlich,[6] y, como era de esperar, los bioquímicos habían empezado a abrir las células para determinar las clases y funciones de los constituyentes químicos «vivos». Los azúcares proporcionaban energía. Las grasas la almacenaban. Las proteínas activaban reacciones químicas, acelerando y controlando el ritmo de los procesos bioquímicos cual conmutadores del mundo biológico.

Pero ¿cómo hacían posibles las proteínas las reacciones fisiológicas? La hemoglobina, portadora del oxígeno en la sangre, por ejemplo, permite una de las reacciones más simples y, sin embargo, más importantes de la fisiología. Expuesta a altas concentraciones de oxígeno, la hemoglobina se combina con este. Y cuando se encuentra en un medio con bajas concentraciones de oxígeno, lo libera. Esta propiedad permite a la hemoglobina transportar el oxígeno de los pulmones al corazón y al cerebro. Pero ¿qué característica molecular permite a la hemoglobina desempeñar con tanta eficacia esa función de transporte?

La respuesta está en la estructura de la molécula. La hemoglobina A, la versión más intensamente estudiada de la molécula, tiene la forma de un trébol de cuatro hojas. Dos de sus «hojas» están formadas por una proteína llamada alfa-globina, y las otras dos, por una proteína relacionada, la beta-globina.* Cada una de estas hojas retiene en el centro un componente químico llamado «hemo», que contiene hierro y que puede unirse al oxígeno (una reacción algo parecida a una forma controlada de oxidación). Una vez cargadas en el hemo todas las moléculas de oxígeno, las cuatro hojas de hemoglobina se cierran sobre el oxígeno como abrazándose. Cuando se descarga el oxígeno, ese mecanismo de cierre se afloja. La liberación de una molécula de oxígeno relaja de forma coordinada los demás cierres, como cuando se retira la pieza clave de un rompecabezas infantil. Así pues, las cuatro hojas del trébol se abren y la hemoglobina entrega su carga de oxíge-

---

* La hemoglobina tiene múltiples variantes, incluidas algunas específicas para el feto. La presente caracterización corresponde a la más común y mejor estudiada, que existe en abundancia en la sangre.

no. La unión y separación controladas de hierro y oxígeno —la cíclica oxidación y desoxidación de la sangre— permiten una cesión eficaz de oxígeno a los tejidos. La hemoglobina permite que la sangre transporte setenta veces más oxígeno que el que podría disolverse en el suero sanguíneo. El organismo entero de los vertebrados depende de esta propiedad; si la capacidad de la hemoglobina para transportar oxígeno a lugares distantes disminuyera, nuestros cuerpos se volverían por fuerza más pequeños y fríos. Podríamos despertar y encontrarnos transformados en insectos.

Es, pues, la forma de la hemoglobina lo que permite esta función. La estructura física de la molécula permite su función química; esta función química permite su función fisiológica, y esta función fisiológica permite la actividad biológica. Las funciones complejas de los seres vivos pueden ordenarse de forma estratificada; la física permite la química, y la química permite la fisiología. Un bioquímico daría a la pregunta de Schrödinger —«¿qué es la vida?»— esta respuesta: «La vida no es más que química». Y la química, añadiría un biofísico, solo trata con moléculas, con materia.

Esta caracterización de la fisiología como un exquisito ajuste de la forma y la función hasta el nivel molecular data de Aristóteles. Para este, los organismos vivos no eran más que exquisitos conjuntos de máquinas ensambladas. La biología medieval se había apartado de esta tradición, e imaginaba fuerzas «vitales» y fluidos místicos que podían considerarse exclusivos de la vida; un *deus ex machina* para explicar el misterioso funcionamiento de los organismos vivos (y justificar la existencia del *deus*). Pero los biofísicos quisieron restablecer una descripción rígidamente mecanicista de la biología. Según ellos, la fisiología de los seres vivos debía explicarse desde el punto de vista de la física (fuerzas, movimientos, acciones, motores, maquinarias, palancas, poleas, válvulas). Leyes del tipo de la que hizo caer al suelo la manzana de Newton tenían que regir también el crecimiento del manzano. Era innecesario imaginar fuerzas vitales especiales o inventarse fluidos místicos para explicar la vida. La biología era física. *Machina en deus*.

El proyecto estrella de Wilkins en el King's College contribuyó a establecer la estructura tridimensional del ADN. Si el ADN era en efecto el portador del gen, razonó, entonces su estructura debía clarificar la naturaleza del mismo. Al igual que la pavorosa economía de la evolución había aumentado la longitud del cuello de la jirafa y perfeccionado el cierre de las cuatro hojas de la hemoglobina, la misma economía habría generado una molécula de ADN cuya forma se correspondía exquisitamente con su función. De alguna manera, la molécula del gen tenía que parecer una molécula genética.

Para descifrar la estructura del ADN, Wilkins había decidido servirse de unas técnicas biofísicas inventadas en la vecina Cambridge, la cristalografía y la difracción de rayos X. Para entender el esquema básico de esta técnica, imaginemos que nos proponemos deducir la forma de un diminuto objeto tridimensional, por ejemplo un cubo. No es posible «ver» ese cubo ni sentir sus bordes, pero comparte una propiedad con todos los objetos físicos: proyecta sombras. Imaginemos que iluminamos el cubo desde diferentes ángulos y registramos las sombras que se forman. Colocado delante de una fuente de luz, un cubo proyecta una sombra cuadrada. Iluminado oblicuamente, proyecta una sombra con forma romboidal. Volvemos a mover la fuente de luz, y la sombra es un trapezoide. El proceso es laborioso hasta lo absurdo —como esculpir una cara a partir de un millón de siluetas—, pero funciona; pieza por pieza, un conjunto de imágenes bidimensionales pueden transmutarse en una forma tridimensional.

La difracción de rayos X se basa en un principio análogo —las «sombras» son en este caso las dispersiones de los rayos X producidas por un cristal—, solo que, para iluminar moléculas y generar dispersiones en el mundo molecular, es necesario emplear la más poderosa fuente de luz, los rayos X. Pero hay un problema más sutil: las moléculas generalmente se niegan a quedarse quietas cuando nos proponemos retratarlas. En estado líquido o gaseoso, las moléculas se mueven en el espacio a una velocidad vertiginosa y al azar, como partículas de polvo. Iluminando un millón de cubos en movimiento, solo se consigue obtener una sombra difusa, algo así como la versión molecular de lo que vemos en un televisor no sintonizado. La única solución al problema es bastante ingeniosa: transformar una molécula de una solución en un cristal para que sus átomos permanezcan fijos en su posición. Ahora las sombras son regulares, y el entramado molecular crea siluetas ordenadas y definidas. Proyectando rayos X sobre un cristal, un físico puede descifrar su estructura en el espacio tridimensional. En el Caltech, dos químicos físicos, Linus Pauling y

Robert Corey, habían utilizado esta técnica para revelar las estructuras de varios fragmentos de proteínas, una hazaña que haría a Pauling merecedor del Premio Nobel en 1954.

Esto mismo era lo que Wilkins esperaba poder hacer con el ADN. Proyectar rayos X sobre el ADN no requería mucha innovación o experiencia. Wilkins encontró una máquina de difracción de rayos X en el departamento de química y la alojó —«en solitario esplendor»— en una estancia forrada de plomo bajo el muro que contenía las aguas del cercano río Támesis. Tenía todo el material necesario para su experimento. Pero se enfrentaba al desafío de conseguir que el ADN se mantuviese quieto.[7]

A comienzos de la década de los cincuenta, se hallaba Wilkins efectuando metódicamente su trabajo cuando fue interrumpido por un acontecimiento no deseado. En el invierno de 1950, el director de la Unidad de Biofísica, J. T. Randall, reclutó a una joven científica para trabajar en cristalografía. Randall era un aristócrata, un pequeño y gentil dandi amante del críquet que, sin embargo, dirigía la unidad con un autoritarismo napoleónico. La nueva recluta, Rosalind Franklin, acababa de realizar estudios sobre cristales de carbón en París. En enero de 1951 se le ocurrió visitar a Randall en Londres.

Wilkins estaba de vacaciones con su novia, una decisión que más tarde le pesaría. No está claro hasta qué punto Randall había previsto futuros desencuentros cuando le sugirió un proyecto a Franklin. «Wilkins ya ha encontrado que las fibras [de ADN] dan muy buenos diagramas», le dijo. ¿Acaso le motivaría a Franklin estudiar los patrones de difracción de esas fibras y deducir una estructura? Randall le había ofrecido el ADN.

Cuando Wilkins regresó de sus vacaciones, esperaba que Franklin trabajara para él como asistente adjunta; después de todo, el ADN siempre había sido su proyecto. Pero Franklin no tenía ninguna intención de ayudar a nadie. Franklin, una joven de ojos y cabello oscuros, hija de un conocido banquero inglés y provista de una mirada que penetraba como los rayos X en quienes se le ponían delante, era un raro espécimen en el laboratorio, una científica independiente en un mundo dominado por hombres. Con un «padre dogmático y avasallador», como más tarde Wilkins escribiría, Franklin creció en un hogar donde «sus hermanos y su padre estaban resentidos a causa de la superior inteligencia de R. F.». Ella tenía pocas ganas de trabajar como asistente de nadie, y mucho menos de Maurice Wilkins, cuyo carácter apacible le molestaba, cuyos valores le parecían propios de la más adocenada «clase media» y cuyo proyecto —el desciframiento del ADN— chocaba con el suyo propio. Aquello fue, como más tarde diría un amigo de Franklin, «odio a primera vista».[8]

Al principio, Wilkins y Franklin trabajaron en un ambiente de cordialidad, y de vez en cuando se iban a tomar un café al hotel Strand Palace, pero la relación pronto se enfrió, y nació entre ellos una hostilidad glacial.[9] Lentamente, la familiaridad intelectual propició una actitud de ceñudo menosprecio; al cabo de unos meses, apenas se hablaban. («A menudo me ladra, pero no llega a morderme», escribiría más tarde Wilkins.)[10] Una mañana que habían salido con sendos grupos de amigos, se encontraron remando en el río Cam. Franklin se precipitó río abajo contra la barca de Wilkins, y a punto estuvieron de chocar. «Ahora trata de ahogarme», exclamó él con fingido horror. Hubo risas nerviosas, como las que se producen cuando una broma se aproxima demasiado a la verdad.[11]

Lo que Franklin trataba de ahogar era, en realidad, el ruido. El tintineo de las jarras de cerveza en los pubs infestados de hombres; la bonhomía ocasional de unos hombres discutiendo sobre ciencia en la sala de profesores —solo para hombres— del King's College. Franklin encontraba a la mayoría de sus colegas masculinos «sumamente repulsivos».[12] No era solo el sexismo, sino también la insinuación del sexismo lo que le resultaba agotador; las energías gastadas en analizar desaires o descifrar juegos de palabras no intencionados. Ella prefería trabajar en otros códigos, los de la naturaleza, los de los cristales, los de estructuras invisibles.[13] Randall no se oponía a la contratación de científicas —algo inusual en su época—, y había varias mujeres además de Franklin trabajando en el King's College. Ya había habido mujeres pioneras antes que ella: la severa y apasionada Marie Curie, con las palmas de las manos agrietadas y la ropa ennegrecida de extraer el radio de una caldera de lodos negros, había merecido no uno, sino dos premios Nobel,[14] y la maternal y etérea Dorothy Hodgkin en Oxford, que también había obtenido un Premio Nobel por haber descubierto la estructura cristalina de la penicilina[15] (y que parecía una «simpática ama de casa», según un periódico).[16] Pero Franklin no encajaba en ninguno de estos modelos. No era una simpática ama de casa ni removía una caldera enfundada en un abrigo de lana; ni una madona ni una bruja.

Franklin ajustó la humedad de la estancia utilizando un ingenioso aparato que desprendía burbujas de hidrógeno dentro de agua salada. Al aumentar la humedad del ADN en la habitación, las fibras parecían relajarse permanentemente. Al fin las había domado.[17] Unas semanas después obtuvo fotografías del ADN de una claridad antes nunca vista. J. D. Bernal, el cristalógrafo, diría más tarde que eran «las fotografías de rayos X más hermosas jamás obtenidas de cualquier sustancia».[18]

En la primavera de 1951, Maurice Wilkins dio una charla científica en el Jardín zoológico de Nápoles, en el laboratorio donde Boveri y Morgan habían trabajado con erizos de mar. Empezaba a hacer calor, aunque el mar todavía enviaba alguna ráfaga de aire fresco a los pasillos de las casas. Esa mañana se encontraba entre el público —«con la camisa por fuera, las rodillas al aire, los calcetines raídos alrededor de los tobillos [...] ladeando la cabeza como un gallo»—[19] un biólogo del que Wilkins nada sabía, un nervioso y locuaz joven llamado James Watson. La conferencia de Wilkins sobre la estructura del ADN fue árida y académica. Una de sus últimas diapositivas, mostrada con poco entusiasmo, era una fotografía del ADN obtenida por difracción de rayos X. La instantánea parpadeaba en la pantalla al final de una larga exposición, y Wilkins mostró poco entusiasmo, si es que mostró alguno, por la borrosa imagen.[20] El patrón era todavía un embrollo —Wilkins se sentía cohibido por la calidad de su muestra y la frialdad de la audiencia—, pero Watson se quedó al instante fascinado. La conclusión general era obvia: en principio era posible hacer cristalizar el ADN en una forma que permitía la difracción de rayos X. «Antes de la charla de Maurice, me preocupaba la posibilidad de que el gen fuera excesivamente irregular», escribiría más tarde Watson.[21] Pero la imagen enseguida lo convenció de lo contrario: «De repente me entusiasmó su química». Quiso hablar con Wilkins sobre la imagen, pero «Maurice era inglés, y no hablaba con desconocidos».[22] Watson se marchó.

Watson no sabía «nada de la técnica de la difracción con rayos X», pero poseía una intuición infalible para la importancia de ciertos problemas biológicos. Formado como ornitólogo en la Universidad de Chicago, había «evitado asistir a cualquier curso de química y de física que pareciera medio difícil». Pero una especie de instinto de regreso de ave migratoria lo había conducido al estudio del ADN. También él había leído el libro de Schrödinger *¿Qué es la vida?*, y también había quedado fascinado.[23] Había trabajado en la química de los ácidos nucleicos en Copenhague —«un completo fiasco», como juzgaría más tarde—, pero la fotografía de Wilkins lo cautivaba.[24] «No me incomodaba el hecho de que fuese incapaz de interpretarla. Desde luego, era mejor imaginar que me haría famoso que madurar como un académico cohibido que nunca aventurase una idea».[25]

Watson regresó precipitadamente a Copenhague y pidió que lo trasladasen al laboratorio de Max Perutz en Cambridge (el biofísico austríaco había huido de la Alemania nazi a Inglaterra durante el éxodo de los años treinta).[26] Perutz estudiaba estructuras moleculares, y estas eran lo más próximo que Watson podía encontrar a la imagen de Wilkins, cuyas inolvidables y proféticas sombras no podía quitarse de la cabeza. Watson había decidido descubrir la estructura del ADN, «la piedra de Rosetta que permitiese descifrar el verdadero secreto de la vida». Solo tenía veintitrés años.

Watson se había trasladado a Cambridge por amor a una fotografía. Ya el mismo día de su llegada volvió a enamorarse, esta vez de un hombre llamado Francis Crick, otro estudiante del laboratorio de Perutz. No era un amor erótico, sino uno fruto de una locura compartida, de conversaciones electrizantes e interminables, de ambiciones que dejaban a un lado las realidades.* «Una arrogancia juvenil y una crueldad y una impaciencia con las ideas poco rigurosas era algo natural en los dos», escribiría Crick más tarde.[27]

---

* En 1951, mucho antes de que James Watson fuese un nombre familiar en todo el mundo, la novelista Doris Lessing dio un paseo de tres horas con el joven Watson, a quien el amigo de un amigo le había presentado. Durante toda la caminata entre los matorrales y pantanos de las afueras de Cambridge, Lessing fue la que habló; Watson no dijo una palabra. Al final de la excursión, «agotada y con el único deseo de escapar», Lessing por fin oyó una voz humana procedente del acompañante: «Mi problema es que, como ves, no hay una sola persona en el mundo con la que pueda hablar» (Watson, *Annotated and Illustrated Double Helix*, p. 107).

Crick contaba treinta y cinco años, doce más que Watson, y aún no estaba doctorado (en parte porque había trabajado para el Almirantazgo durante los años de la guerra). No era un «académico» en el sentido convencional del término, y ciertamente no estaba «cohibido». Crick, un antiguo estudiante de física que, dotado de una personalidad expansiva y una voz estentórea, a menudo enviaba a sus compañeros de trabajo a que le sacaran dinero y le compraran un tubo de aspirinas, también había leído el libro de Schrödinger *¿Qué es la vida?* —aquel «librito que había desencadenado una revolución»— y le había cautivado la biología.

Los ingleses detestan muchas cosas, pero a nadie se le desprecia más que al hombre que se sienta al lado en el tren de la mañana y resuelve un crucigrama. La inteligencia de Crick era tan libre y atrevida como su voz; no le importaba entrometerse en los problemas de los demás para sugerirles soluciones. Y, para empeorar las cosas, solía tener razón. A finales de la década de 1940, al abandonar la física y cursar estudios de posgrado en biología, había aprendido por su cuenta buena parte de la teoría matemática de la cristalografía, unas complejas ecuaciones que posibilitaban transformar siluetas en estructuras tridimensionales. Como la mayoría de sus colegas en el laboratorio de Perutz, Crick se centró inicialmente en el estudio de las estructuras de las proteínas. Pero, a diferencia de muchos otros, le intrigó el ADN desde el principio. Como Watson, y como Wilkins y Franklin, se sintió instintivamente atraído por la estructura de una molécula capaz de contener la información hereditaria.

Watson y Crick eran tan locuaces como niños dejados a su aire en una sala de juegos. Además, se les había asignado un espacio para ellos solos, una estancia de ladrillo ocre con vigas de madera donde jugaban a su aire con sus dispositivos y sus sueños, con su «loca búsqueda». Eran como cabos complementarios que la irreverencia, la chifladura y la brillantez exaltada entrelazaba. Despreciaban la autoridad, pero ansiaban su reconocimiento. Encontraban el *establishment* científico ridículo y plomizo, pero sabían cómo introducirse en él. Se consideraban esencialmente al margen de todo, pero se sentían muy cómodos en las dependencias interiores de los *colleges* de Cambridge. Se habían adjudicado el papel de bufones de una corte de necios.

El único científico al que admiraban, aunque con cierto disgusto, era Linus Pauling, el desmesurado químico del Caltech que recientemente había anunciado la resolución de un importante enigma de la estructura de las proteínas. Las proteínas se componen de cadenas de aminoácidos. Estas se pliegan en el espacio tridimensional para formar subestructuras que a su vez se pliegan para formar estructuras más grandes (imagínese una cadena que primero se enrosca como un resorte, y en la que luego el resorte se enrosca a su vez para adquirir una forma esférica o globular). Trabajando con cristales, Pauling había descubierto que las proteínas se plegaban con frecuencia formando una subestructura arquetípica, una sola hélice retorcida como un resorte. Pauling había revelado su modelo en una reunión celebrada en el Caltech con la teatralidad de un mago que extrajera un conejo molecular de su sombrero; el modelo permaneció escondido detrás de una cortina hasta el final de la charla y luego... *voilà!*, lo mostró a un público que aplaudió estupefacto. Se rumoreaba que Pauling había dejado las proteínas para investigar la estructura del ADN. A ocho mil kilómetros de distancia, en Cambridge, Watson y Crick casi podían sentir su aliento en la nuca.

El artículo fundacional de Pauling sobre la hélice proteínica fue publicado en abril de 1951.[28] La abundancia de ecuaciones y números hacía que su lectura fuera intimidante incluso para los expertos. Pero Crick, que conocía las fórmulas matemáticas mejor que nadie, vio que Pauling había escondido su método esencial detrás de un álgebra especiosa, y le dijo a Watson que el modelo de Pauling era, de hecho, «fruto del sentido común, no de complicados razonamientos matemáticos». Su magia no era sino imaginación. «Las ecuaciones se deslizaban de vez en cuando en sus razonamientos, pero en la mayoría de los casos habrían bastado las palabras [...] La hélice alfa no había sido hallada examinando imágenes de rayos X; el truco consistía fundamentalmente en ver qué átomos podrían encontrarse cerca de otros. En lugar de lápiz y papel, las principales herramientas de trabajo eran un conjunto de modelos moleculares algo parecidos a los juguetes de los preescolares.»[29]

Watson y Crick dieron aquí su paso más intuitivo. ¿Y si la solución a la estructura del ADN pudiera hallarse recurriendo a los mismos «trucos» que Pauling había empleado? Las imágenes de rayos X sin duda ayudarían, pero intentar determinar las estructuras de las moléculas biológicas usando métodos experimentales, pensó Crick, era absurdamente laborioso, «como intentar averiguar la estructura de un piano escuchando el sonido que produce mientras lo bajamos por una escalera».[30] Pero ¿y si la estructura del ADN fuese tan sencilla —tan elegante— que pudiera deducirse usando el «sentido común», elaborando un modelo? ¿Y si un simple entramado con palos y piedras resolviese el ADN?

A ochenta kilómetros de distancia, en el King's College londinense, Franklin tenía poco interés en confeccionar modelos con juguetes. Concentrada como un rayo láser en sus estudios experimentales, había estado tomando fotografía tras fotografía del ADN. Estas eran cada vez más claras. Las imágenes proporcionarían la respuesta, pensó; no había necesidad de hacer conjeturas. Los datos experimentales generarían los modelos, y no al revés.[31] De las dos formas de ADN, la «seca», cristalina, y la «húmeda», esta última parecía tener una estructura menos compleja. Pero cuando Wilkins le propuso colaborar para resolver la estructura húmeda, Franklin no quiso saber nada de ella. Una colaboración le parecía una capitulación apenas disimulada. Randall pronto se vio obligado a intervenir para separarlos como a dos niños que se peleaban. Wilkins continuaría con la forma húmeda, mientras que Franklin se concentraría en la seca.

La separación los limitaba. Las preparaciones de ADN de Wilkins eran de mala calidad y no permitían obtener buenas fotografías. Franklin tenía instantáneas, pero las encontraba difíciles de interpretar. («¿Cómo te atreves a interpretar los datos por mí?», le espetó en una ocasión.)[32] Aunque trabajaban a cien metros de distancia, parecían vivir en dos continentes en guerra.

El 21 de noviembre de 1951, Franklin dio una charla en el King's College. Wilkins había invitado a Watson a asistir. Aquella mañana había una espesa niebla en Londres. La sala de conferencias, casi sepultada en las entrañas del *college*, era vieja y húmeda; parecía uno de los deprimentes gabinetes de contabilidad que aparecen en las novelas de Dickens. Asistieron quince personas. Watson era una de ellas; «flaco y torpe, [...] de ojos saltones, no anotó nada».

Franklin habló con él «de una manera atropellada y nerviosa [...] no había un atisbo de cordialidad o frivolidad en sus palabras —escribiría Watson—. Por un momento me pregunté qué aspecto tendría si se quitara las gafas y se hiciese algo en el pelo». Había algo estudiadamente severo y displicente en la manera de hablar de Franklin; pronunció su conferencia como si estuviera leyendo las noticias de la noche en la Unión Soviética. Si Watson hubiese prestado mayor atención a sus palabras —y no a su peinado—, se habría dado cuenta de que estaba acotando un monumental avance conceptual, aunque con deliberada cautela. «Una gran hélice con varias cadenas»,* había escrito en sus notas, con los «fosfatos en el exterior».[33] Había empezado a vislumbrar el esqueleto de una estructura exquisita. Pero solo hizo algunas mediciones superficiales, negándose en redondo a especificar algún detalle de la estructura, y finalmente impartió un seminario académico desdeñosamente oscuro.

A la mañana siguiente, un Watson entusiasmado le explicó a Crick la charla de Franklin. Ambos tomaron el tren de Oxford para conocer a Dorothy Hodgkin, la gran dama de la cristalografía. Rosalind Franklin había dicho poco en su charla, aunque había proporcionado algunas mediciones preliminares. Sin embargo, cuando Crick le preguntó a Watson si había obtenido cifras exactas, Watson solo pudo darle respuestas vagas. Ni siquiera se había molestado en garabatear números en una servilleta. Había asistido a uno de los seminarios más importantes de su vida científica y no había tomado notas.

Aun así, las ideas preliminares de Franklin interesaron a Crick lo suficiente como para volver rápidamente a Cambridge y empezar a elaborar un modelo. Comenzaron la mañana siguiente con un almuerzo en el cercano pub Eagle que remataron con un trozo de tarta de grosella. «A primera vista, los datos de rayos X eran compatibles con dos, tres o cuatro cadenas», concluyeron.[34] La cuestión era entonces cómo juntar las cadenas y crear un modelo a partir de una molécula enigmática.

---

* En sus estudios iniciales sobre el ADN, Franklin no estaba convencida de que los patrones de rayos X sugirieran una hélice, muy probablemente porque estaba trabajando con la forma seca del ADN. De hecho, Franklin y su estudiante habían hecho circular una atrevida nota anunciando la «muerte de la hélice». Sin embargo, conforme sus imágenes de rayos X mejoraban, poco a poco comenzaron a vislumbrar la hélice con los fosfatos en el exterior, como indican sus notas. Watson le dijo una vez a un periodista que el fallo de la científica había consistido en interpretar desapasionadamente sus propios datos: «Franklin no vivía el ADN».

Una sola cadena de ADN consiste en una espina dorsal de azúcares y fosfatos, y cuatro bases —A, T, G y C— unidas a ella como los dientes de una cremallera. Para resolver la estructura del ADN, Watson y Crick tenían que saber primero cuál era el número de cremalleras que podía haber en cada molécula de ADN, qué parte estaba en el centro y qué parte en la periferia. Parecía un problema relativamente sencillo, pero era muy difícil construir un modelo que fuera sencillo. «Aunque solo eran unos quince átomos, no dejaban de caerse de las extrañas pinzas que habíamos colocado para sujetarlos.»

A la hora del té, mientras jugaban todavía con un conjunto de modelos bastante primarios, Watson y Crick habían obtenido una respuesta en apariencia satisfactoria: tres cadenas enroscadas una sobre otra en una formación helicoidal, con la espina dorsal de azúcar y fosfato comprimida en el centro. Una triple hélice con los fosfatos en el interior. «Algunos contactos entre átomos estaban todavía demasiado cerca», admitieron, pero quizá podrían fijarse con más manipulaciones. No era precisamente una estructura elegante, pero tal vez eso fuese pedir demasiado. El paso siguiente, advirtieron, era «comprobarlo con las mediciones cuantitativas de Rosy».[35] Y entonces, por puro capricho, dieron un paso en falso que más tarde lamentarían: les pidieron a Wilkins y Franklin que fueran a echarle un vistazo.

A la mañana siguiente, Wilkins, Franklin y Ray Gosling, el estudiante de Franklin, tomaron el tren desde el King's College para inspeccionar el modelo de Watson y Crick.[36] El viaje a Cambridge estaba cargado de expectativas. Franklin estaba sumida en sus pensamientos.

Cuando el modelo fue finalmente desvelado, la desilusión fue antológica. Wilkins encontró el modelo «decepcionante», pero se mordió la lengua. Franklin no fue tan diplomática. Un vistazo al modelo le bastó para convencerse de que era una tontería. Era peor que malo; no había belleza en él, era un feo bulto, un desbarajuste, un rascacielos después de un terremoto. Como Gosling recordó, «Rosalind sacó a relucir su mejor estilo pedagógico: "Están equivocados por las siguientes razones" [...] que se puso a enumerar mientras echaba por tierra la propuesta».[37] Solo le faltó patear el modelo.

Crick había intentado estabilizar las «cadenas inestables, tambaleantes», colocando la espina dorsal de fosfato en el centro. Pero los fosfatos estaban cargados negativamente. Si se enfrentaban dentro de la cadena, se repelerían y reventarían la molécula en un nanosegundo. Para resolver el problema de la repulsión, Crick había insertado un ion de magnesio con carga positiva en el centro de la hélice, cual gota de pegamento molecular en el último minuto para sostener la estructura. Pero las mediciones de Franklin indicaban que el magnesio no podía estar allí. Peor aún: la estructura creada por Watson y Crick estaba tan comprimida que no podía acomodar ningún número significativo de moléculas de agua. En su afán por elaborar un modelo, hasta habían olvidado el primer descubrimiento de Franklin, la apreciable «humedad» del ADN.

La visita de inspección se había convertido en una inquisición. Cuando Franklin desmontó el modelo molécula a molécula, fue como si estuviera extrayendo huesos de sus cuerpos. Crick parecía desinflarse cada vez más. «Su estado de ánimo —recordó Watson— ya no era el de un maestro seguro de sí mismo que estuviera impartiendo sus enseñanzas a desventurados niños de las colonias.»[38] Y a Franklin le exasperaban aquellas «tonterías de adolescentes». Al final, los chicos y sus juguetes le habían hecho perder el tiempo. Regresó en el tren de las 3.40.

Mientras, en Pasadena, Linus Pauling también trataba de resolver la estructura de ADN. Watson sabía que el «asalto al ADN» de Pauling iba a ser algo formidable. Sabía que sería una bomba, que haría uso de todo su profundo conocimiento de la química, las matemáticas y la cristalografía, y, lo más importante, de su capacidad instintiva para construir modelos. Watson y Crick temían despertarse una mañana, abrir las páginas de alguna prestigiosa revista científica y encontrar allí resuelta la estructura del ADN. En el artículo figuraría el nombre de Pauling, no los suyos.

En las primeras semanas de enero de 1953, la pesadilla pareció hacerse realidad: Pauling y Robert Corey escribieron un artículo en el que proponían una estructura para el ADN, y enviaron a Cambridge una copia antes de su publicación.[39] Era una bomba lanzada como si nada desde el otro lado del Atlántico. Por un momento creyó Watson que «todo estaba perdido». Rebuscó en el artículo como un loco hasta que encontró la figura capital. Pero, al examinar la estructura propuesta, Watson supo al instante que «algo no estaba bien». Resultó que Pauling y Corey también sugerían una triple hélice con las bases A, C, G y T fuera de ella. La espina dorsal de fosfato se enroscaba hacia el centro igual que una escalera de caracol con los escalones hacia fuera. Pero en la propuesta de Pauling no había ningún magnesio que «pegara» los fosfatos. En ella, la estructura se mantenía unida por lazos mucho más débiles. El juego de manos de ese mago no pasó inadvertido. Watson supo enseguida que la estructura no funcionaría; era energéticamente inestable. Un colega de Pauling escribiría más tarde: «Si esa fuese la estructura del ADN, explotaría». Pauling no había fabricado una bomba; había creado un *big bang* molecular.

«El adefesio —como lo llamó Watson— era demasiado poco creíble para mantenerlo en secreto más de cinco minutos.» Corrió a enseñarle la estructura de Pauling a un amigo químico del laboratorio vecino. Este se mostró de acuerdo. «El gigante [Pauling] había olvidado la química elemental aprendida en la universidad.» Watson se lo contó a Crick, y ambos se fueron al Eagle, su pub favorito, a celebrar el fracaso de Pauling con unos tragos de whisky.

A finales de enero de 1953, James Watson viajó a Londres para visitar a Wilkins. Antes se pasó por el departamento de Franklin. La encontró trabajando con docenas de fotografías esparcidas a su alrededor y un libro lleno de notas y ecuaciones en su escritorio. Hablaron con frialdad sobre el artículo de Pauling. En cierto momento, Franklin, exasperada con Watson, se puso a pasear por el laboratorio. Temiendo que, «airada como estaba», le «golpease», Watson salió por la puerta principal.

Al menos, Wilkins era más cordial. Mientras los dos se compadecían del carácter insufrible de Franklin, Wilkins se sinceró con Watson como nunca antes lo había hecho. Lo que después sucedió fue una retorcida mezcla de gestos enfrentados, desconfianza, falta de comunicación y conjeturas. Wilkins le dijo a Watson que, durante el verano, Rosalind Franklin había tomado una serie de nuevas fotografías de la forma húmeda del ADN tan asombrosamente nítidas que el esqueleto mismo de la estructura casi saltaba a la vista.

El 2 de mayo de 1952, un viernes, Franklin había expuesto una fibra de ADN a los rayos X durante la noche. La imagen era técnicamente perfecta, aunque la cámara se había ladeado un poco y se había descentrado. «Foto húmeda. Muy buena», había anotado en su cuaderno rojo.[40] A las seis y media de la tarde siguiente —por supuesto, trabajaba los sábados por la tarde, mientras el resto del personal se encontraba en el pub— volvió a montar la cámara con la ayuda de Gosling. El martes por la tarde obtuvo otra fotografía. Era aún más nítida que la anterior. Era la imagen más perfecta que había visto nunca. La etiquetó como «Fotografía 51».

Wilkins se dirigió a la habitación de al lado, sacó la fotografía crucial de un cajón y se lo mostró a Watson. Franklin todavía se hallaba en su departamento, echando pestes. No sabía que Wilkins acaba de enseñarle su pieza más valiosa a Watson.* («Tal vez debí pedirle permiso a Rosalind y no lo hice —escribiría más tarde un arrepentido Wilkins—. Las cosas estaban muy difíciles [...] Si la situación hubiera sido más normal, le habría pedido permiso de la forma más natural; aunque si la situación hubiera sido más normal, lo del permiso ni siquiera se habría planteado [...] Yo tenía esa fotografía, y en ella se apreciaba claramente una hélice, así que no había que dejarla pasar.»)

Watson se quedó estupefacto. «Cuando vi la imagen, me quedé boquiabierto y el pulso se me aceleró. El patrón era increíblemente más sencillo que los obtenidos anteriormente [...] La cruz negra solo podía ser el resultado de una estructura helicoidal [...] Tras unos pocos minutos de cálculos, pudo determinarse el número de cadenas de la molécula.»

Aquella tarde, en el frío compartimento del tren que atravesando las tierras bajas lo llevaba de vuelta a Cambridge, Watson esbozó en el margen de un periódico lo que recordaba de la imagen. La primera vez había vuelto de Londres sin notas. No iba a repetir el mismo error. Para cuando, de nuevo en Cambridge, saltó la verja trasera del *college*, había llegado al convencimiento de que el ADN tenía que estar hecho de dos cadenas helicoidales entrelazadas: «Los objetos biológicos importantes aparecen por pares».[41]

---

* Pero ¿era su fotografía? Más tarde, Wilkins afirmaría que se la había dado Gosling, el estudiante de Franklin, y que, por lo tanto, podía hacer lo que quisiera con ella. Franklin tenía previsto irse del King's College para ocupar un nuevo puesto en el Birkbeck College, así que Wilkins pensó que iba a abandonar el proyecto del ADN.

A la mañana siguiente, Watson y Crick corrieron al laboratorio y empezaron a elaborar modelos en serio. Los genetistas cuentan; los bioquímicos limpian. Watson y Crick jugaban. Trabajaron metódicamente, con diligencia y concentración, pero dejando margen suficiente a lo que era su punto fuerte, la desenvoltura. Si ganaban esa carrera, lo harían gracias a la fantasía y la intuición; desvelarían el secreto del ADN entre risas. Al principio intentaron rescatar lo esencial de su primer modelo, con la espina dorsal de fosfato en medio y las bases sobresaliendo a los lados. El modelo se tambaleaba; no se mantenía bien con moléculas demasiado cerca unas de otras. Después del café, Watson se rindió; tal vez la espina dorsal estuviera en el exterior y las bases —A, T, G y C—, yuxtapuestas unas frente a otras. Pero la solución de ese problema creaba otro mayor. Con las bases hacia fuera, su colocación no planteaba ningún problema; simplemente rodeaban la espina dorsal formando una espiral. Pero, con las bases vueltas hacia dentro, estas quedaban apretadas unas contra otras. Había que intercalar los dientes de la cremallera. Para situar A, T, G y C en el interior de la doble hélice del ADN, tenía que haber alguna interacción, alguna relación entre ellas. Pero ¿qué podía hacer una base, digamos A, con otra base?

Un solo químico había sugerido insistentemente que tenía que existir alguna relación entre las bases del ADN. En 1950, el bioquímico de origen austríaco Erwin Chargaff, que trabajaba en la Universidad de Columbia en Nueva York, había encontrado un patrón peculiar. Siempre que Chargaff descomponía ADN y analizaba la composición básica, encontraba que la A y la T estaban presentes en una proporción casi idéntica, al igual que la G y la C. Algo misterioso emparejaba a A y T y a G y C, como si estos compuestos químicos estuviesen congénitamente ligados. Pero, si bien Watson y Crick conocían esta regla, no sabían cómo tenerla en cuenta para determinar la estructura final del ADN.

Un segundo problema era el de la posición de las bases dentro de la hélice; la medición precisa de la espina dorsal exterior resultó crucial. Era un problema de agrupación, obviamente limitada por las dimensiones del espacio. Una vez más, los datos de Franklin acudieron al rescate sin que ella se enterase. En el invierno de 1952 se había constituido un comité visitante para revisar las tareas que se realizaban en el King's College. Wilkins y Franklin habían preparado un informe que detallaba sus trabajos más recientes sobre el ADN y que incluía muchas de sus mediciones preliminares. Max Perutz era miembro del comité, y obtuvo una copia del informe que entregó a Watson y Crick. El informe no estaba explícitamente marcado como «confidencial», pero tampoco estaba claro que pudiera ser puesto libremente a disposición de cualquiera, y menos aún de los competidores de Franklin.

Las intenciones de Perutz, y su ingenuidad fingida en relación con la competencia científica, han seguido envueltas en el misterio. (Más tarde escribiría en su defensa: «Yo no tenía ninguna experiencia en materia administrativa y desempeñaba mi función de manera informal, y como el informe no era "confidencial", no vi ninguna razón para no hacerlo».)[42] Pero ya no había nada que hacer; el informe de Franklin llegó a manos de Watson y Crick. Y con la espina dorsal de azúcar-fosfato en el exterior y los parámetros generales de las mediciones verificados, los forjadores de modelos podían pasar a la fase más exigente. Al principio, Watson trató de juntar las dos hélices, con la A de una cadena coincidente con una A de la otra; es decir, con las bases emparejadas con sus semejantes. Pero la hélice se abultaba en unas partes y se encogía en otras de una manera poco elegante, cual muñeco de Michelin con un traje empapado. Watson trató de reajustar el modelo, pero no encajaba. A la mañana siguiente tuvo que abandonarlo.

En algún momento de la mañana del 28 de febrero de 1953, Watson, mientras seguía jugando con recortes de cartón con la forma de las bases, empezó a preguntarse si el interior de la hélice no contendría bases mutuamente opuestas que fueran diferentes entre sí. ¿Y si la A estuviera emparejada con la T y la C con la G? «De pronto me di cuenta de que un par adenina-timina (A → T) era idéntico en cuanto a la forma a un par guanina-citosina (G → C) [...] no era necesario hacer ninguna trampa para que los dos tipos de pares de bases tuvieran una forma idéntica.»[43]

Se percató de que los pares de bases podían apilarse así fácilmente unos sobre otros, mirando hacia dentro, al centro de la hélice. Y la importancia de las reglas de Chargaff resultó entonces patente: A y T, y G y C, tenían que estar presentes en cantidades idénticas porque siempre eran complementarias; eran los dos dientes mutuamente opuestos de la cremallera. Los objetos biológicos más importantes aparecen siempre por pares. Watson apenas pudo esperar a que Crick entrara en el gabinete. «Cuando llegó Francis, antes de que cruzara la puerta, exclamé que ya teníamos la respuesta a todo.»[44]

Un vistazo a las bases opuestas convenció a Crick. Todavía debían precisarse los detalles del modelo —había que colocar los pares A:T y G:C dentro del esqueleto de la hélice—, pero el avance era claro. La solución era tan bella que no podía estar equivocada. Como recordó Watson, Crick «salió disparado al Eagle para contarle a todo el que quisiera escucharle que habíamos descubierto el secreto de la vida».[45]

Como el triángulo de Pitágoras, como las pinturas de la cueva de Lascaux, como las pirámides de Giza, como la instantánea de nuestro frágil planeta azul visto desde el espacio exterior, la doble hélice del ADN es una imagen icónica, grabada permanentemente en la historia y la memoria humanas. Pocas veces reproduzco diagramas biológicos en un texto —el ojo de la mente suele ser más rico en detalles—, pero a veces uno debe suspender las reglas para hacer sitio a las excepciones:

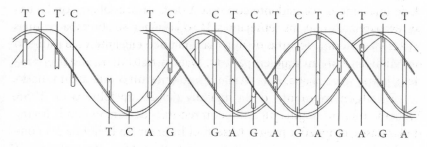

Esquema de la estructura de doble hélice del ADN, donde se muestra una sola hélice (*izquierda*) y las dos hélices emparejadas (*derecha*). Nótese la complementariedad de las bases: A emparejada con T, y G con C. La sinuosa «espina dorsal» del ADN la forma una cadena de azúcares y fosfatos.

La hélice contiene dos hebras entrecruzadas de ADN. Es «diestra» (se tuerce como impulsada por un tornillo de giro a la derecha). La molécula mide veintitrés ángstroms, una milésima de milésima de milímetro. Un millón de hélices alineadas cabrían en esta letra «o». El biólogo John Sulston escribió: «La vemos como una doble hélice más bien corta y gruesa porque raras veces nos muestra una característica suya que resulta impresionante: es inmensamente larga y fina. En cada célula de nuestros cuerpos tenemos dos metros de ella; si dibujásemos la célula a una escala tal que el ADN fuera tan grueso como un hilo de coser, esos dos metros se transformarían en unos doscientos kilómetros».[46]

Cada hebra de ADN, recordemos, es una larga secuencia de «bases» (A, T, G y C). Las bases se hallan conectadas por la espina dorsal de azúcar-fosfato. Esta se tuerce en el exterior formando una espiral. Las bases se hallan en el interior dispuestas como escalones de una escalera de caracol. La hebra opuesta contiene las bases opuestas: A opuesta a T, y G opuesta a C. De ese modo, las dos hebras contienen la misma información, excepto en un sentido complementario: cada una es un «reflejo» o eco de la otra (la analogía más adecuada es una estructura de yin-yang). Las fuerzas moleculares entre los pares A:T y G:C unen las dos hebras como en una cremallera. Una doble hélice de ADN puede entenderse, pues, como un código escrito con un alfabeto de cuatro letras —ATGCCCTACGGGCCCATCG...— enlazado para siempre con su código reflejo.

«Ver —escribió una vez el poeta Paul Valéry— es olvidar el nombre de las cosas que vemos.» Ver el ADN es olvidar su nombre o su fórmula química. Como ocurre con las herramientas humanas más sencillas —el martillo, la guadaña, el fuelle, la escalera o las tijeras—, de su estructura se deduce fácilmente su función. «Ver» el ADN es percibir al instante su función de almacén de información. La molécula más importante de la biología no necesita un nombre para entenderla.

Watson y Crick confeccionaron su primer modelo completo durante la primera semana de marzo de 1953. Watson bajó a un taller situado en el sótano de los laboratorios Cavendish para encargar la fabricación de las partes del modelo. Los trabajos de forjadura, soldadura y pulimento de las piezas tardaron horas, mientras Crick esperaba impaciente en el piso de arriba. Con las menudas piezas metálicas en sus manos, comenzaron a construir el modelo colocando cada parte como si construyeran un castillo de naipes. Cada pieza tenía que encajar, y corresponder a las mediciones moleculares conocidas. Cada vez que Crick fruncía el entrecejo en el momento de añadir otro componente, el estómago de Watson se encogía, pero, al fin, la construcción entera parecía un rompecabezas perfectamente resuelto. Al día siguiente volvieron con una plomada y una regla para medir la distancia entre cada componente. Todas las medidas —cada ángulo y cada anchura, y todos los espacios entre las moléculas— eran casi exactas.

A la mañana siguiente se presentó Maurice Wilkins para echar un vistazo al modelo. No necesitó «mirarlo más de un minuto [...] para admirarlo».[47] «El modelo se hallaba sobre una mesa de laboratorio —recordaría más tarde Wilkins—. Tenía vida propia; parecía un recién nacido [...] El modelo parecía hablar por sí solo y decir: "No me importa lo que pienses, sé que soy correcto".»[48] Wilkins regresó a Londres y verificó que sus datos cristalográficos más recientes, así como los de Franklin, respaldaban por completo la doble hélice. «Pienso que sois un par de granujas, pero es muy probable que lo hayáis conseguido —escribió Wilkins desde Londres el 18 de marzo de 1953—.[49] Me gusta la idea.»[50]

Franklin vio el modelo en el transcurso de aquella quincena, y también quedó rápidamente convencida. Al principio, Watson temía que su «mente aguda y obstinada, atrapada en la trampa [...] que ella misma se había tendido», se resistiera a aceptar el modelo. Pero Franklin no necesitó nada más para convencerse. Su mente perspicaz sabía apreciar una bella solución cuando la veía. «La posición exterior de la espina dorsal [y] la originalidad de los pares A-T y G-C eran hechos a los que no veía ninguna razón para poner reparos.» La estructura era, así la describió Watson, «demasiado bonita para no ser verdadera».[51]

El 25 de abril de 1953, Watson y Crick publicaban su artículo —«Estructura molecular de los ácidos nucleicos. Una estructura para el ácido desoxirribonucleico»[52]— en la revista *Nature*. Lo acompañaba otro artículo de Gosling y Franklin aportando sólidas pruebas cristalográficas que apoyaban la estructura de doble hélice. Un tercer artículo, de Wilkins, corroboraba estas pruebas con datos experimentales de cristales de ADN.

En consonancia con la gran tradición de contrapesar los más importantes descubrimientos en biología con una suprema dosis de moderación —recordemos a Mendel, Avery y Griffith—, Watson y Crick añadieron una línea final a su artículo: «No ha escapado a nuestra atención que el emparejamiento concreto que hemos propuesto sugiere de inmediato un posible mecanismo de copia para el material genético». La función más importante del ADN —su capacidad para transmitir copias de la información de una célula a otra y de un organismo a otro— yacía sepultada en la estructura. Mensaje; movimiento; información; forma; Darwin; Mendel; Morgan: todo esto se hallaba escrito en ese precario conjunto de moléculas.

En 1962, Watson, Crick y Wilkins recibieron el Premio Nobel por su descubrimiento. Franklin no fue incluida. Había muerto en 1958, a la edad de treinta y siete años, de un cáncer de ovario con metástasis generalizada, una enfermedad relacionada en última instancia con mutaciones en los genes.

Fue en Londres, allí donde el río Támesis se aleja de la ciudad y, cerca ya de Belgravia, uno puede empezar a pasear por Vincent Square, el parque de forma trapezoidal que linda con la sede de la Royal Horticultural Society; fue allí donde, en 1900, William Bateson dio noticia del artículo de Mendel al mundo científico, iniciando así la era de la genética moderna. Desde el parque, una rápida caminata hacia el noroeste nos lleva, una vez sobrepasada la fachada sur del palacio de Buckingham, a las elegantes edificaciones de Rutland Gate, donde, en la década de 1900, Francis Galton concibió la teoría eugenésica con la esperanza de poder aplicar tecnologías genéticas que permitieran alcanzar la perfección humana.

Unos cinco kilómetros hacia el este, en la orilla opuesta del río, se encuentra el antiguo emplazamiento de los Laboratorios de Patología del Ministerio de Sanidad, donde, a comienzos de los años veinte, Frederick Griffith descubrió la reacción de transformación —la transferencia de material genético de un organismo a otro—, el experimento que condujo a la identificación del ADN como la «molécula de los genes». Cruzando de nuevo el río hacia el norte, llegamos a los laboratorios del King's College, donde, a comienzos de la década de los cincuenta, Rosalind Franklin y Maurice Wilkins empezaron su trabajo con los cristales de ADN. Virando de nuevo al sudoeste, nuestros pasos nos conducen al Museo de Ciencias de Exhibition Road, donde se encuentra la «molécula de los genes». El modelo original de Watson y Crick, con sus placas de chapa forjada y sus tambaleantes varillas girando precariamente en torno a un soporte de acero, se encuentra dentro de una vitrina. El modelo parece un enrejado salido de la mente de un loco, o una frágil escalera de caracol que podría conectar el pasado humano con su futuro. Los garabatos de Crick —A, C, T y G— todavía adornan las placas.

La revelación de la estructura del ADN por Watson, Crick, Wilkins y Franklin puso fin a la aventura de los genes y abrió nuevas vías de investigación y descubrimiento. «Una vez que se supo que el ADN tenía una estructura muy regular —escribió Watson en 1954—, había que resolver el enigma de cómo la inmensa cantidad de información genética necesaria para especificar todas las características de un organismo vivo podía estar almacenada en una estructura tan regular.»[53] A las viejas preguntas les sucedieron otras nuevas. ¿Qué características de la doble hélice le permitían ser la portadora del código de la vida? ¿De qué manera el código era transcrito y traducido a formas y funciones reales de un organismo? ¿Por qué había allí dos hélices, y no una, o tres, o cuatro? ¿Por qué eran las dos hebras complementarias —A con T y G con C— como un yin y yang molecular? ¿Por qué fue esta la estructura elegida, entre todas las estructuras posibles, para ser el archivo central de toda la información biológica? «No es la apariencia [del ADN] lo que es tan bello —comentaría más tarde Crick—. Es la idea de lo que hace.»

Las imágenes hacen que las ideas cristalicen, y la imagen de una molécula doblemente helicoidal portadora de las instrucciones para construir, ejecutar, reparar y reproducir los seres humanos era una cristalización del optimismo y el asombro que presenció la década de 1950. Codificados en aquella molécula se hallaban los *loci* de la perfectibilidad y la vulnerabilidad humanas; una vez que se hubiera aprendido a manipular este compuesto químico, se reescribiría la naturaleza. Se curarían las enfermedades, los destinos cambiarían y el futuro podría reconfigurarse.

El modelo de ADN de Watson y Crick marcó el final de una concepción del gen —el misterioso portador y transmisor de mensajes a través de las generaciones— y el inicio de otra: el gen como un compuesto químico, o una molécula, capaz de codificar, almacenar y transferir información entre organismos. Si la palabra clave de la genética de principios del siglo XX era «mensaje», la de la genética de las últimas décadas del siglo podría ser «código». Que los genes eran portadores de mensajes estuvo muy claro durante medio siglo. La pregunta era si los seres humanos podrían descifrar su código.

«Esa condenada y esquiva pimpinela»

> En la molécula de la proteína, la naturaleza ha ideado
> un instrumento en el que una simplicidad subyacente
> sirve para expresar una gran sutileza y versatilidad; es
> imposible ver la biología molecular desde la perspec-
> tiva apropiada mientras no se perciba claramente esta
> peculiar combinación de virtudes.[1]
>
> FRANCIS CRICK

La palabra «código», escribí páginas atrás, proviene de *caudex*, la médula del árbol que se utilizó para grabar los primeros manuscritos. Hay
algo evocador en la idea de que el material utilizado para escribir código diera origen a la palabra misma; la forma devino función. Lo propio aconteció con el ADN: Watson y Crick se dieron cuenta de que la
forma de la molécula se hallaba intrínsecamente ligada a la función. El
código genético tenía que hallarse escrito en el material del ADN tan
íntimamente como los trazos grabados en la médula del árbol.

Pero ¿qué era el código genético? ¿Cómo podían cuatro bases en
una cadena molecular —A, C, G y T (o A, C, G y U en el ARN)—
determinar la consistencia del cabello, el color de los ojos o la cualidad de la capa de una bacteria (o, para el caso, la propensión a un trastorno mental o una enfermedad como la hemofilia en una familia)?
¿Cómo la abstracta «unidad de herencia» de Mendel se manifestaba
como un rasgo físico?

En 1941, tres años antes del hito experimental de Avery, dos científicos, George Beadle y Edward Tatum, mientras trabajaban en el túnel
de un sótano de la Universidad de Stanford, descubrieron el eslabón

perdido entre los genes y los rasgos físicos.[2] Beadle —o Beets, como a sus colegas les gustaba llamarlo— había sido alumno de Thomas Morgan en el Caltech.[3] Las moscas de ojos rojos y las mutantes de ojos blancos desconcertaban a Beadle. Un «gen de la rojez», pensaba Beets, era una unidad de información hereditaria, y se transmitía de una mosca progenitora a sus hijas en una forma indivisible presente en el ADN (en los genes, en los cromosomas). Por el contrario, la «rojez», el rasgo físico, se debía a la presencia de un pigmento químico en el ojo. ¿Cómo se transforma una partícula hereditaria en un pigmento ocular? ¿Cuál era el nexo entre el «gen de la rojez» y la «rojez» misma, entre la información y su forma física o anatómica?

Las moscas de la fruta habían transformado la genética con sus raras mutaciones. Precisamente porque eran raras, las mutantes habían obrado como lámparas en la oscuridad, permitiendo a los biólogos hacer un seguimiento de «la acción de un gen», en palabras de Morgan, a lo largo de generaciones. Pero la «acción» de un gen —un concepto todavía vago, casi místico— intrigaba a Beadle.[4] A finales de la década de 1930, Beadle y Tatum pensaron que, si aislaban el pigmento real de los ojos de una mosca de la fruta, podrían resolver el enigma de la acción de un gen. Pero el trabajo se estancó; la conexión entre genes y pigmentos era demasiado compleja para poder plantear una hipótesis viable. En 1937, Beadle y Tatum escogieron para sus experimentos en la Universidad de Stanford un organismo aún más simple llamado *Neurospora crassa*, un moho del pan originalmente hallado como contaminante en una panadería de París, para intentar resolver el misterio de la conexión gen-rasgo.

Los hongos del pan son criaturas que proliferan de una forma arrolladora. Pueden cultivarse en placas de Petri con capas de caldo ricas en nutrientes, pero, de hecho, no necesitan mucho para sobrevivir. Disminuyendo sistemáticamente casi todos los nutrientes del caldo, Beadle constató que las cepas del moho aún podían crecer en un mínimo caldo que solo contenía un azúcar y una vitamina llamada biotina. Era evidente que las células del moho podían construir todas las moléculas necesarias para su supervivencia a partir de compuestos químicos básicos (lípidos a partir de la glucosa, ADN y ARN a partir de precursores químicos, y carbohidratos complejos a partir de azúcares simples). Podían, en suma, hacer maravillas.

Esta capacidad, pensó Beadle, podría deberse a la presencia de enzimas dentro de la célula, proteínas que actuaban como operarias químicas y eran capaces de sintetizar macromoléculas biológicas complejas a partir de precursores químicos básicos. Para que el hongo del pan consiguiera desarrollarse con unos recursos mínimos, necesitaba que todas sus funciones metabólicas y generadoras de moléculas permanecieran intactas. Si una mutación inactivara una función, el hongo no sería capaz de crecer, a menos que se le suministrara en el caldo de cultivo el ingrediente que le faltase. Beadle y Tatum podían utilizar esta técnica para seguir el rastro de alguna función metabólica desconocida de cada mutante; si un mutante necesitaba la sustancia X para crecer en un medio reducido al mínimo, entonces tenía que carecer de la enzima para sintetizar la sustancia X a partir del material básico. Este enfoque era sumamente laborioso, pero la paciencia era una virtud que Beadle poseía en abundancia; una vez se pasó toda una tarde enseñando a un estudiante de posgrado cómo adobar un filete añadiendo una especia cada vez a intervalos cronometrados con precisión.

El experimento del «ingrediente ausente» proporcionó a Beadle y Tatum un nuevo concepto de las funciones genéticas. Cada mutante, observaron, perdía una sola función metabólica, la cual correspondía a la actividad de una sola enzima. Y los cruzamientos genéticos revelaron que a todos los mutantes les faltaba un único gen.

Pero si una mutación altera la función de una enzima, entonces el gen normal debe especificar la información para producir la enzima normal. Una unidad de herencia debe portar el código para hacer efectiva una función metabólica o celular especificada por una proteína. «Un gen —escribió Beadle en 1945— puede visualizarse como algo que dirige la configuración final de una molécula de proteína.»[5] Esta era la «acción del gen» que una generación de biólogos habían estado tratando de comprender: *un gen «actúa» codificando información para construir una proteína, y la proteína materializa una forma o función del organismo.*

O, en términos de flujo de información:

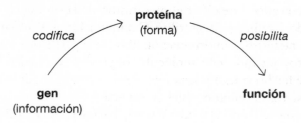

Beadle y Tatum compartieron el Premio Nobel en 1958 por su descubrimiento, pero el experimento planteaba una cuestión fundamental que permaneció sin respuesta: ¿cómo «codifica» un gen la información para construir una proteína? Una proteína se crea a partir de veinte sustancias químicas simples llamadas «aminoácidos» —metionina, glicina, leucina, etc.— encadenadas. A diferencia de una cadena de ADN, que existe principalmente con la forma de una doble hélice, una cadena de proteínas puede torcerse y retorcerse en el espacio de una manera particular, como un alambre al que se le ha dado una forma singular. Esta capacidad de adquirir formas diferentes permite a las proteínas cumplir diversas funciones en las células. Pueden constituir largas fibras elásticas en los músculos (miosina). Pueden adquirir forma globular y activar reacciones químicas; esto es, constituir enzimas (ADN polimerasa). Pueden admitir compuestos químicos coloreados y convertirse en pigmentos en los ojos o en las flores. Formando cierres, pueden actuar como transportistas de otras moléculas (hemoglobina). Pueden especificar cómo se comunica una célula nerviosa con otra y actuar así como árbitros de la cognición normal y del desarrollo neural.

Pero ¿cómo establece una secuencia de ADN —ATGCCCC..., etc.— las instrucciones para formar una proteína? Watson siempre había sospechado que el ADN creaba primero un mensaje intermedio. Esta «molécula mensajera», como él la llamaba, sería la que transportaría las instrucciones para construir una proteína basada en el código de un gen. «Durante más de un año —escribió en 1953—, le estuve diciendo a Francis [Crick] que la información genética presente en las cadenas de ADN debía primero ser copiada en las cadenas de moléculas complementarias de ARN», y las moléculas de ARN ser luego usadas como «mensajes» para construir proteínas.[6]

En 1954, el físico de origen ruso George Gamow, luego convertido en biólogo, se asoció con Watson para formar un «club» de científicos dedicados a descifrar el mecanismo de la síntesis de proteínas. «Estimado Pauling —le escribió Gamow a Linus Pauling en 1954, con su característica interpretación libre de la gramática y la ortografía—, estoy jugando con moléculas orgánicas complejas (¡algo que nunca he hecho antes!) y teniendo algunos resultados divertidos [sic], y me gustaría su opinnión [sic] al respecto.»[7]

Gamow lo llamó el Club de la Corbata del ARN.[8] «El club nunca se reunió al completo —recordó Crick—. Su existencia siempre fue más bien etérea.»[9] No se daban conferencias ni había reglas formales, ni siquiera principios básicos de organización. En el Club de la Corbata, los miembros se agrupaban para entablar conversaciones informales. Los encuentros eran casuales cuando los había. Entre los miembros circulaban cartas que proponían ideas disparatadas —no publicadas— y a menudo acompañadas de figuras dibujadas a mano; era un blog antes de aparecer los blogs. Watson encargó a un sastre de Los Ángeles que bordara en unas corbatas de lana verdes una hebra dorada de ARN, y Gamow envió una corbata y un alfiler a cada uno de los amigos que había elegido a dedo como miembros del club. Imprimió un membrete y añadió su lema: «Do or die, or don't try» («O todo, o nada. O la abstención»).[10]

A mediados de la década de los cincuenta, un par de genetistas bacterianos que trabajaban en París, Jacques Monod y François Jacob, también habían realizado experimentos que indicaban vagamente la necesidad de una molécula intermediaria —un mensajero— para la traducción de ADN a proteínas.[11] Los genes, proponían, no especifican directamente instrucciones para formar proteínas. La información genética contenida en el ADN debía primero ser copiada de forma esquemática —una especie de borrador—, y era esta copia, no el ADN original, lo que se traducía a una proteína.

En abril de 1960, Francis Crick y Jacob se reunieron en el pequeño apartamento de Sydney Brenner en Cambridge para debatir sobre la identidad de este misterioso intermediario. Hijo de un zapatero de Sudáfrica, Brenner había ido becado a Inglaterra para estudiar biología; como Watson y Crick, se había convertido a la «religión de los genes» y del ADN. Durante un almuerzo apenas digerido, los tres científicos se dieron cuenta de que aquella molécula intermediaria tenía que trasladarse del núcleo de la célula, donde se almacenan los genes, al citoplasma, donde se sintetizan proteínas.

Pero ¿cuál era la identidad química del «mensaje» que parte de un gen? ¿Era una proteína, un ácido nucleico o algún otro tipo de molécula? ¿Cuál era su relación con la secuencia del gen? Aunque todavía carecían de pruebas concretas, Brenner y Crick también sospechaban que era un primo molecular del ARN-ADN. En 1959, Crick escribió un poema para el Club de la Corbata, aunque nunca se lo envió a nadie:

> ¿Cuáles son las propiedades del ARN genético?
> ¿Está en el cielo, está en el infierno
> esa condenada y esquiva pimpinela?[12]

A comienzos de la primavera de 1960, Jacob se trasladó al Caltech para trabajar con Matthew Meselson y atrapar a la «condenada y esquiva pimpinela». Brenner llegó a primeros de junio, unas semanas más tarde.

Brenner y Jacob sabían que las proteínas las sintetizaba dentro de la célula un componente celular especializado llamada «ribosoma». El modo más seguro para aislar al mensajero intermediario era detener bruscamente la síntesis de proteínas utilizando un equivalente bioquímico de la ducha fría con el fin de purificar las temblorosas moléculas asociadas a los ribosomas y así atrapar a la escurridiza pimpinela.

La idea parecía obvia, pero el experimento real resultó misteriosamente desalentador. Al primer intento, Brenner informó de que todo lo que podía ver era el equivalente químico de la espesa «niebla de California; húmeda, fría, silenciosa». Había costado semanas perfeccionar el refinado aparato bioquímico, pero cada vez que se capturaban los ribosomas, estos se hacían pedazos. Dentro de las células, los ribosomas parecían estar pegados unos a otros con absoluta ecuanimidad. ¿Por qué degeneraban fuera de las células?, ¿por qué se deslizaban como una niebla entre los dedos?

La respuesta apareció entre la niebla (literalmente). Brenner y Jacob estaban una mañana sentados en la playa cuando el primero, rumiando un tema de sus clases de bioquímica básica, se percató de un hecho de lo más elemental: a sus soluciones les faltaba un factor químico esencial que mantuviera a los ribosomas intactos dentro de las células. ¿Cuál era ese factor? Tenía que ser algo pequeño, común y omnipresente, una pequeña gota de pegamento molecular. Se levantó de un salto y, despeinado y soltando arena por los bolsillos, gritó: «¡Es el magnesio! ¡Es el magnesio!».[13]

En efecto, era el magnesio. La adición del ion magnesio era fundamental; con una solución que lo contenía, el ribosoma se mantenía íntegro, y Brenner y Jacob finalmente aislaron una minúscula cantidad de moléculas mensajeras de células bacterianas. Era ARN, como se esperaba, pero ARN de un tipo especial.* El ARN mensajero se generaba cada vez que un gen era traducido. Al igual que el ADN, estas moléculas de ARN estaban hechas de cuatro bases encadenadas A, G, C y U (recordemos que, en la copia de un gen, la T que se encuentra en el ADN es sustituida por la U).[14] Brenner y Jacob descubrieron más tarde que el ARN mensajero era un facsímil de la cadena de ADN, una copia del original. La copia de un gen en el ARN pasaba luego del núcleo al citosol, donde su mensaje era descodificado para construir una proteína. El ARN mensajero no era un habitante del cielo ni del infierno, sino un intermediario profesional. La generación de la copia de un gen en el ARN se denominó «transcripción», por tratarse de la reescritura de una palabra o frase en un lenguaje parecido al original. El código de un gen (ATGCCCC...) era transcrito a un código de ARN (AUGGGCC...).

El proceso era como acceder a una biblioteca de libros raros para traducirlos. El original con la información —es decir, el gen— se hallaba permanentemente almacenado en un depósito o cámara. Cuando una célula hacía una «solicitud de traducción», se realizaba una fotocopia del original en dicho depósito situado en el núcleo. Este facsímil de un gen (es decir, ARN) se usaba como original para efectuar la traducción a una proteína. El proceso permitía que circulasen múltiples copias de un gen al mismo tiempo, y que la cantidad de copias en ARN aumentara o disminuyera según la demanda (hechos que pronto se probaría que eran fundamentales para comprender la actividad y la función de un gen).

Pero la transcripción solo resolvía la mitad del problema de la síntesis de proteínas. La otra mitad persistía: ¿cómo se descodificaba el «mensaje» del ARN en una proteína? Para hacer la copia de un gen en

---

* Un equipo dirigido por James Watson y Walter Gilbert en Harvard también descubrió el «ARN intermediario» en 1960. Los artículos de Watson y Gilbert y de Brenner y Jacob fueron publicados uno junto al otro en *Nature*.

ARN, la célula utilizaba una trasposición bastante simple: cada A, C, T y G de un gen era copiado como A, C, U y G en el ARN mensajero (es decir, ACT CCT GGG → ACU CCU GGG). La única diferencia entre el código del original y el de la copia del gen en ARN era el sustitución de la timina por el uracilo (T → U). Pero, una vez hecha la trasposición al ARN, ¿cómo se descodificaba el «mensaje» de un gen en una proteína?

Para Watson y Crick era evidente que una sola base —A, C, T o G— no podía ser portadora de suficiente mensaje genético para construir cualquier parte de una proteína. Existen veinte aminoácidos en total, y cuatro letras no podían especificar por sí solas veinte estados alternativos. El secreto tenía que estar en la combinación de bases. «Parece probable —escribieron— que la secuencia precisa de las bases sea el código que encierra la información genética.»[15]

Una analogía con el lenguaje natural ilustra este punto. Las letras «A», «C» y «T» transmiten muy poco significado por sí solas, pero pueden combinarse para producir mensajes sustancialmente diferentes. Es, una vez más, la secuencia lo que contiene el mensaje; las palabras del idioma inglés *act*, *tac* y *cat*, por ejemplo, se componen de las mismas letras, pero transmiten significados completamente diferentes. La clave para resolver el código genético real era comparar los elementos de una secuencia en una cadena de ARN con la secuencia de una cadena de proteína. Era como descifrar una piedra de Rosetta de la genética: ¿qué combinación de letras (en el ARN) especifican la combinación de letras (en una proteína)? O, conceptualmente:

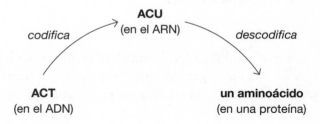

En una serie de ingeniosos experimentos, Crick y Brenner advirtieron que el código genético debía tener forma de «triplete»; es decir, tres bases de ADN (por ejemplo, ACT) debían especificar un aminoácido de una proteína.*

Pero ¿qué triplete especificaba cada aminoácido? En 1961, varios laboratorios del mundo se habían sumado a la carrera para descifrar el código genético. En los Institutos Nacionales de Salud de Bethesda, Marshall Nirenberg, Heinrich Matthaei y Philip Leder crearon un método bioquímico para tratar de descifrarlo. Un químico de origen indio, Har Khorana, produjo unos reactivos químicos que hicieron posible romper el código. Y en Nueva York un bioquímico español, Severo Ochoa, hizo un esfuerzo paralelo para identificar los tripletes correspondientes a determinados aminoácidos.

Como en todo desciframiento de códigos, la tarea no estuvo exenta de pasos en falso. Al principio, un triplete parecía superponerse a otro, haciendo imposible la perspectiva de descifrar un solo código. Luego, durante un tiempo, parecía que algunos tripletes no funcionaban en absoluto. Pero en 1965 todos estos estudios habían logrado asignar correctamente cada triplete de ADN al aminoácido correspondiente. ACT, por ejemplo, especificaba el aminoácido treonina. CAT, en cambio, especificaba un aminoácido diferente, la histidina. CGT especificaba la arginina. Una secuencia particular de ADN —ACT-GAC-CAC-GTG— era utilizada para construir una cadena de ARN, y la cadena de ARN se traducía en una cadena de aminoácidos que terminaba construyendo una proteína. Un triplete (ATG) era el código para iniciar la construcción de una proteína, y tres tripletes (TAA, TAG, TGA) constituían códigos para detenerla. El alfabeto básico del código genético estaba completo.

El flujo de información puede visualizarse de la siguiente manera:

---

* Esta hipótesis del «código triplete» también la apoyaba la matemática elemental. Si se utilizara un código de dos letras —es decir, si dos bases en una secuencia (AC o TC) codificaran un aminoácido de una proteína—, solo se podrían obtener 16 combinaciones, obviamente insuficientes para especificar los veinte aminoácidos. Un código basado en un triplete permitía 64 combinaciones, suficientes para especificar los veinte aminoácidos, más otros para especificar otras funciones de codificación, como «parar» o «empezar» una cadena de proteína. Un cuadriplete tendría 256 permutaciones, muchas más que las necesarias para codificar veinte aminoácidos. La naturaleza era pródiga, pero no hasta ese punto.

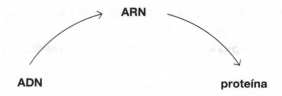

O, a un nivel conceptual:

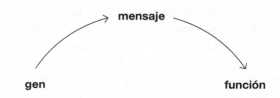

O:

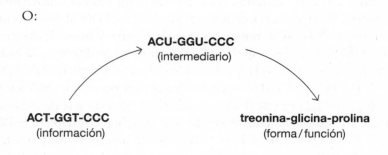

Francis Crick llamó a este flujo de información «el dogma central» de la información biológica. La palabra «dogma» era una elección extraña (Crick admitiría más tarde que desconocía sus implicaciones lingüísticas, su connotación de creencia fija e inmutable), pero el adjetivo «central» era una caracterización bien precisa.* Crick se refería a la sorprendente universalidad del flujo de información genética en la biología. De las bacterias a los elefantes, a las moscas de ojos rojos, a los príncipes de sangre azul, la información biológica fluía a través de los seres vivos de una manera sistemática, arquetípica; el

---

* La versión de Crick del dogma central especulaba con la posibilidad de una posible transición *inversa*, de RNA a ADN. El descubrimiento de este proceso en retrovirus (por Howard Temin y David Baltimore) probó que dicha transición era posible.

ADN proporcionaba las instrucciones para construir ARN, y el ARN proporcionaba las instrucciones para construir proteínas. Estas finalmente proporcionaban la estructura y la función, dando vida a los genes.

Tal vez ninguna enfermedad ilustre con tanta fuerza la naturaleza de este flujo de información y sus penetrantes efectos sobre la fisiología humana como la anemia de células falciformes. Ya en el siglo VI a. C., los practicantes del ayurveda en la India habían reconocido los síntomas generales de la anemia —la escasez de glóbulos rojos en la sangre— en la palidez característica de los labios, la piel y los dedos. Las anemias, llamadas *pandu roga* en sánscrito, eran subdivididas en categorías. Se sabía que algunas variantes de la enfermedad se debían a deficiencias nutricionales. De otras se pensaba que las causaban episodios de pérdida de sangre. Pero la anemia de células falciformes tuvo que parecer la más extraña, pues era hereditaria y a menudo se presentaba de forma esporádica y acompañada de repentinos e intensos dolores en los huesos, las articulaciones y el pecho. La tribu ga de África occidental llamaba al dolor *chwech-weechwe* («azote del cuerpo»). Los ewe lo llamaban *nuiduidui* («retortijón»), palabras onomatopéyicas cuyos sonidos parecían capturar el carácter despiadado de un dolor que se sentía como si se introdujera un sacacorchos en la médula ósea.

En 1904, una sola imagen observada al microscopio reveló la causa única de todos estos síntomas aparentemente dispares. Aquel año, un joven estudiante de odontología llamado Walter Noel acudió a la consulta de su médico en Chicago con una crisis de anemia aguda, acompañada de los característicos dolores en el pecho y en los huesos. Noel era caribeño, de ascendencia africano-occidental, y había sufrido varios episodios de este tipo en los años anteriores. Tras descartar un ataque al corazón, el cardiólogo, James Herrick, remitió el caso, con cierta indiferencia, a un médico residente llamado Ernest Irons. Por pura curiosidad, Irons examinó al microscopio la sangre de Noel.[16]

Encontró una alteración desconcertante. Los glóbulos rojos normales tienen forma de discos aplanados, algo que les permite apilarse unos encima de otros, circular sin problemas, así agrupados, por arterias, venas y capilares y llevar el oxígeno al hígado, el corazón y el cerebro. En la sangre de Noel, las células habían adquirido, misteriosamente, forma de hoces («células falciformes», como más tarde las caracterizaría Irons).

206

Pero ¿qué hacía que un glóbulo rojo adquiriera forma de hoz? ¿Y por qué la enfermedad era hereditaria? La causa era una anomalía en el gen de la hemoglobina, la proteína que transporta el oxígeno y que se encuentra en abundancia en los glóbulos rojos. En 1951, trabajando con Harvey Itano en el Caltech, Linus Pauling demostró que la hemoglobina presente en las formas falciformes era diferente de la presente en las formas normales.[17] Cinco años después, científicos de Cambridge precisaron la diferencia entre la cadena proteínica de la hemoglobina normal y la de la hemoglobina de los glóbulos falciformes: un cambio en un solo aminoácido.*

Pero si la cadena proteínica la alteraba exactamente un aminoácido, entonces su gen tenía que ser diferente justamente en un triplete («un triplete codifica un aminoácido»). Y, en efecto, cuando más tarde se identificó el gen que codifica la cadena de la hemoglobina B y fue secuenciado en pacientes con células falciformes, resultó, como se había predicho, que había un solo cambio; un triplete en el ADN, GAG, había mutado en otro, GTG. La consecuencia era la sustitución de un aminoácido por otro, glutamato por valina. Este cambio alteraba el plegamiento de la cadena de hemoglobina; en lugar de plegarse para formar su estructura de cierre perfectamente articulada, la proteína de hemoglobina mutante se acumulaba en grumos dentro de los glóbulos rojos. Estos grumos se volvían tan grandes, sobre todo en ausencia de oxígeno, que estiraban la membrana de los glóbulos rojos hasta que el disco normal se deformaba adquiriendo forma de hoz. Tales eran las dismórficas «células falciformes». Incapaces de deslizarse suavemente por las venas y los capilares, los glóbulos rojos falciformes se apelotonaban formando grumos microscópicos en todo el cuerpo, interrumpían el flujo de sangre y ocasionaban el dolor insoportable de las típicas crisis.

Se trataba de una forma de la enfermedad de Rube Goldberg. Un cambio en la secuencia de un gen causaba un cambio en la secuencia de una proteína; ello deformaba y reducía el glóbulo rojo, obstruía las venas, obstaculizaba el flujo y martirizaba el cuerpo (que los genes construían). Un gen, una proteína, una función y un destino se hallaban aquí enlazados; una alteración en la química de un par de bases del ADN era suficiente para «codificar» un cambio radical en el destino humano.

---

* Esta alteración del aminoácido la descubrió Vernon Ingram, antiguo alumno de Max Perutz.

Regulación, replicación y recombinación

Es absolutamente necesario hallar el origen de este lío.[1]

JACQUES MONOD

Del mismo modo que podemos formar un cristal gigante sembrando unos cuantos átomos críticos debidamente conectados, el nacimiento de un gran corpus científico puede partir de un núcleo constituido por unos cuantos conceptos fundamentales conectados. Antes de Newton, generaciones enteras de físicos habían considerado fenómenos tales como la fuerza, la aceleración, la masa y la velocidad. Pero el genio de Newton definió rigurosamente estos conceptos y los conectó en un conjunto de ecuaciones. Así lanzó la ciencia de la mecánica.

Por una lógica similar, la conexión de unos cuantos conceptos...

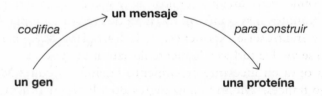

... relanzó la ciencia de la genética. Con el paso del tiempo, y como sucedió con la mecánica de Newton, el «dogma central» de la genética sería en gran medida perfeccionado, modificado y reformulado. Pero su efecto en la ciencia naciente fue radical; dio origen a un sistema de pensamiento. En 1909, Johannsen acuñó el término «gen» y declaró esta entidad «libre de toda hipótesis». Pero, a comienzos de la década de 1960, el gen había rebasado la condición de «hipótesis».

La genética había encontrado un medio para describir el flujo de información de un organismo a otro y —dentro de un organismo— del cifrado a la forma. Se había revelado un mecanismo de la herencia.

Pero ¿cómo lograba crear este flujo de información biológica la complejidad observada de los sistemas vivos? Consideremos el caso de la anemia de células falciformes. Walter Noel había heredado dos copias anormales del gen de la hemoglobina B. Cada célula de su cuerpo llevaba las dos copias anormales (cada célula del cuerpo hereda el mismo genoma), pero solo los glóbulos rojos de la sangre de Noel se vieron afectados por los genes alterados, no sus neuronas, ni sus riñones, ni sus células hepáticas o musculares. ¿Qué era lo que permitía la «acción» selectiva de la hemoglobina en los glóbulos rojos? ¿Por qué no había hemoglobina en sus ojos o en su piel, cuando las células de los ojos y las de la piel, y de hecho cada una de las células del cuerpo humano, poseen copias idénticas del mismo gen? ¿De qué manera, como se preguntaba Thomas Morgan, «las propiedades implícitas en los genes se hacen explícitas en las [diferentes] células»?[2]

En 1940, un experimento con el más simple de los organismos —una microscópica bacteria con forma de cápsula que habita en el intestino, la *Escherichia coli*— proporcionó la primera pista esencial. La *E. coli* puede sobrevivir nutriéndose de dos tipos muy diferentes de azúcares, glucosa y lactosa. En un medio con uno de estos azúcares, las bacterias comienzan a dividirse rápidamente y su número se duplica cada veinte minutos más o menos. La curva de crecimiento puede representarse en una serie exponencial —1, 2, 4, 8, 16 veces— hasta que el cultivo se vuelve turbio y la fuente de azúcar se agota.

La ojiva en incesante crecimiento fascinó a Jacques Monod, el biólogo francés.[3] Monod había regresado a París en 1937, tras haber pasado un año dedicado al estudio de las moscas con Thomas Morgan en el Caltech. La estancia de Monod en California no había sido particularmente fructífera —había pasado la mayor parte del tiempo tocando música de Bach con la orquesta local y descubriendo los estados del sur y el jazz—, pero París era deprimente, una ciudad entonces sitiada. En la primavera de 1940, Bélgica y Polonia habían caído en manos de los alemanes. En junio, Francia, después de haber sufrido pérdidas desastrosas en el campo de batalla, firmó un armisticio que permitió al ejército alemán ocupar gran parte del norte y el oeste del país.

París fue declarada «ciudad abierta», a salvo de las bombas y la ruina pero plenamente accesible a las tropas nazis. Los niños fueron evacuados, los museos se vaciaron de cuadros y los comercios echaron el cierre. «París siempre será París», cantaba Maurice Chevalier en tono de súplica en 1939, pero la Ciudad de las Luces raras veces estaba iluminada. Las calles tenían un aspecto fantasmal. Los cafés estaban vacíos. Por la noche, apagones regulares sumían la urbe en una deprimente oscuridad.

En el otoño de 1940, mientras banderas rojas y negras con la esvástica eran izadas en todos los edificios oficiales y las tropas alemanas anunciaban todas las noches el toque de queda por unos altavoces instalados a lo largo de los Campos Elíseos, Monod investigaba la *E. coli* en un ático sobrecalentado y escasamente iluminado de la Sorbona (aquel año se uniría en secreto a la Resistencia francesa, aunque muchos de sus colegas desconocían sus inclinaciones políticas). Ese invierno, con el laboratorio casi congelado —tenía que esperar sufridamente hasta el mediodía, oyendo la propaganda nazi en las calles a la espera de obtener algo de ácido acético para descongelarlo—, Monod repitió el experimento del crecimiento bacteriano, pero dándole un giro estratégico. Aquella vez añadió glucosa y lactosa, dos azúcares distintos, al cultivo.

Si el azúcar era azúcar —si el metabolismo de la lactosa no era diferente del de la glucosa—, entonces cabía esperar que las bacterias se nutriesen de la mezcla de glucosa y lactosa describiendo la misma curva continua de crecimiento. Pero Monod se encontró con una torcedura en la curva. Al principio, las bacterias crecieron exponencialmente, tal como esperaba, pero luego hicieron una pausa antes de reanudar su crecimiento. Cuando Monod investigó esta pausa, descubrió un fenómeno inusual. En lugar de consumir los dos azúcares por igual, las células de *E. coli* habían consumido primero la glucosa de forma selectiva. Luego, las células bacterianas habían dejado de crecer, como si reconsiderasen su dieta, para pasar acto seguido a la lactosa y volver a crecer. Monod llamó a este fenómeno *diauxia* («doble crecimiento»).

Esta torcedura en la curva de crecimiento, aunque era pequeña, dejó perplejo a Monod. Le molestaba como una china en un zapato, pues contradecía su instinto científico. Las bacterias que se alimentan de azúcares tendrían que reproducirse de forma continua. ¿Por qué un cambio en el consumo de azúcar tendría que detener su crecimiento? ¿Cómo podría una bacteria «saber», o sentir, que el azúcar había cambiado? ¿Y por qué consumía primero uno de los azúcares y después el otro como si uno fuese el primer plato y el otro el segundo?

A finales de la década de los cuarenta, Monod descubrió que la torcedura era el resultado de un reajuste metabólico. Cuando las bacterias pasaban de la glucosa a la lactosa, producían enzimas específicas para digerir esta última. Y cuando pasaban de nuevo a la glucosa, estas enzimas desaparecían y reaparecían las que necesitaban para digerirla. La producción de estas enzimas durante el cambio —que era como cambiar de cubiertos entre dos platos (el cuchillo de pescado por la cucharilla del postre)— tardaba unos pocos minutos; de ahí la pausa observada en el crecimiento.

Para Monod, la diauxia indicaba que los genes podrían ser regulados por medio de insumos metabólicos. Si las enzimas —que son proteínas— podían aparecer y desaparecer en una célula, entonces los genes podían ser conectados y desconectados como si se tratara de interruptores moleculares (puesto que las enzimas son codificadas por genes). A comienzos de la década de los cincuenta, Monod empezó a estudiar de manera sistemática en París, junto con François Jacob, la regulación de genes de *E. coli* creando mutantes (el mismo método que, con resultados tan espectaculares, empleó Morgan con las moscas de la fruta).*

Al igual que las moscas, las bacterias mutantes permitieron obtener importantes revelaciones. Monod y Jacob, trabajando con Arthur Pardee, un especialista estadounidense en genética microbiana, descubrieron tres principios fundamentales que rigen la regulación de los genes. El primero establecía que, cuando un gen era conectado o desconectado, el original del ADN siempre se mantenía intacto en una

---

* Monod y Jacob a duras penas se conocían; ambos estaban vinculados al especialista en genética microbiana André Lwoff. Jacob trabajaba en el otro extremo del ático experimentando con un virus que infectaba a la *E. coli*. Aunque sus estrategias experimentales eran aparentemente dispares, ambos estaban estudiando la regulación de los genes. Monod y Jacob compararon sus anotaciones y, para su sorpresa, encontraron que estaban trabajando en dos aspectos del mismo problema general, y que habían combinado algunas partes de su trabajo en la década de los cincuenta.

célula. La acción real estaba en el ARN; cuando se conectaba un gen, se lo inducía a generar más mensajes de ARN, y, por lo tanto, a producir más enzimas para la digestión de un azúcar. La identidad de una célula —es decir, si consume lactosa o glucosa— podía determinarse no por la secuencia de sus genes, que siempre era constante, sino por la cantidad de ARN que un gen estaba produciendo. En el metabolismo de la lactosa, los ARN para las enzimas de la digestión de la lactosa eran abundantes. En el de la glucosa esos mensajes eran reprimidos, y los abundantes eran los ARN por las enzimas de la digestión de la glucosa.

El segundo principio establecía que la producción de mensajes de ARN es regulada de forma coordinada. Cuando la fuente de azúcar pasaba a la lactosa, las bacterias activaban un módulo entero de genes —varios genes que permitían la metabolización de la lactosa— para digerirla. Uno de los genes en el módulo especificaba una «proteína transportadora» que hacía que la lactosa entrara en la célula bacteriana; otro gen codificaba una enzima necesaria para descomponer la lactosa en partes, y un tercero especificaba una enzima para subdividir esas partes químicas en otras partes. Asombrosamente, todos los genes destinados a una actividad metabólica particular estaban físicamente presentes unos junto a otros en el cromosoma bacteriano —como libros de una biblioteca ordenados por temas— y eran inducidos de forma simultánea en las células. La alteración metabólica provocaba una profunda alteración genética en la célula. No era solo un cambio de cubertería; todo el servicio de comedor se veía alterado de golpe. Un circuito funcional de genes se conectaba y se desconectaba como si actuase una bobina común o un diferencial. Monod llamó «operón» a ese módulo de genes.*

---

* En 1957, Pardee, Monod y Jacob descubrieron que el operón de la lactosa lo controlaba un solo diferencial, una proteína llamada más tarde «represor». El represor funcionaba como una esclusa molecular. Cuando se añadía lactosa al medio de crecimiento, la proteína represora la detectaba, alteraba su estructura molecular y «desbloqueaba» los genes de la digestión y el transporte de la lactosa (es decir, permitía que los genes se activaran) para que la célula la metabolizara. Cuando otro azúcar, como la glucosa, estaba presente, el bloqueo se mantenía inalterado, y no se permitía la activación de ningún gen del metabolismo de la lactosa. En 1966, Walter Gilbert y Benno Müller-Hill aislaron de células bacterianas la proteína represora, demostrando así que la hipótesis del operón de Monod era irrefutable. Otro represor, en este caso de un virus, fue aislado también en 1966 por Mark Ptashne y Nancy Hopkins.

La génesis de las proteínas estaba así perfectamente sincronizada con los requisitos del medio; si se suministraba el azúcar correcto, un conjunto de genes del metabolismo de ese azúcar operaban todos a la vez. La formidable economía de la evolución había encontrado una vez más la solución más elegante para la regulación de genes. Ningún gen, ningún mensaje ni ninguna proteína trabajaban en vano.

¿Cómo una proteína detectora de la lactosa reconocía y regulaba solo un gen relacionado con la digestión de la lactosa entre miles de otros genes presentes en la célula? La tercera característica cardinal de la regulación de genes que Monod y Jacob descubrieron era que en cada gen había secuencias de ADN anexas que eran reguladoras específicas y actuaban como etiquetas de reconocimiento. Una vez que una proteína detectora de azúcar había detectado un azúcar en el ambiente, reconocía una de esas etiquetas y activaba o desactivaba los genes correspondientes. Esta era la señal de un gen para producir más mensajes de ARN y de ese modo generar la enzima pertinente para digerir el azúcar.

Un gen, en suma, no solo poseía información para codificar una proteína, sino también información acerca de cuándo y dónde producirla. Todos estos datos se hallaban encriptados en el ADN y solían estar anexos delante de cada gen (aunque las secuencias reguladoras también pueden hallarse en los extremos y en mitad de los genes). La combinación de las secuencias reguladoras y la secuencia que codifica la proteína definía a un gen.

Una vez más, podemos volver a nuestra analogía con una frase en inglés. Cuando, en 1910, Morgan descubrió la vinculación de genes, no encontró ninguna lógica aparente que aclarase por qué un gen se encadenaba físicamente con otro en un cromosoma; entre el gen del color azabache y el de los ojos blancos no parecía haber ninguna conexión funcional, y, sin embargo, se hallaban uno junto al otro en el mismo cromosoma. En el modelo de Jacob y Monod, en cambio, los genes bacterianos se hallaban unidos por una razón. Los genes que operaban en la misma vía metabólica estaban físicamente vinculados; si trabajaban juntos, entonces debían ir juntos en el genoma. Secuencias específicas de ADN se hallaban anexas a un gen para determinar el contexto de su actividad (su «trabajo»). Estas secuencias, cuya función era conectar o desconectar genes, podrían compararse con signos de puntuación u ortográficos —unas comillas, una coma o una letra mayúscula— en una frase; establecen un contexto, articulan significados e indican qué partes deben leerse de un tirón y cuándo se debe hacer una pausa para empezar a leer la frase siguiente:

> Esta es la estructura de nuestro genoma. Contiene, entre otras cosas, módulos regulados de forma independiente. Unas palabras se agrupan en frases; otras están separadas por un punto y coma, una coma o guiones.

Pardee, Jacob y Monod publicaron su monumental estudio sobre el operón de la lactosa en 1959, seis años después de que saliera a la luz el artículo de Watson y Crick sobre la estructura del ADN.[4] Llamado el «artículo de Pa-Ja-Mo» —o, coloquialmente, «el pijama»— por las iniciales de los tres autores, el estudio pronto se convirtió en un clásico de enormes consecuencias para la biología. Los genes, sostenía, no eran proyectos pasivos. Aunque cada célula contiene el mismo conjunto de genes —un genoma idéntico—, la activación o represión selectivas de determinados subconjuntos de genes permitía a una célula individual responder a su entorno. El genoma era un proyecto activo, capaz de hacer uso de determinadas partes seleccionadas de su código en diferentes momentos y circunstancias.

En este proceso, las proteínas actúan como sensores reguladores o diferenciales, conectando o desconectando genes, y hasta combinaciones de genes, de manera coordinada. Igual que la partitura de una obra sinfónica endiabladamente compleja, el genoma contiene las instrucciones para el desarrollo y la conservación de los organismos. Pero la «partitura» genómica es inútil sin proteínas. Estas actualizan dicha información, activando o reprimiendo genes (algunas de estas proteínas reguladoras reciben también el nombre de «factores de transcripción»). Dirigen el genoma, hacen sonar su música; activan la viola en el minuto catorce, los platillos durante el arpegio o un redoble de tambores durante el *crescendo*. O, conceptualmente:

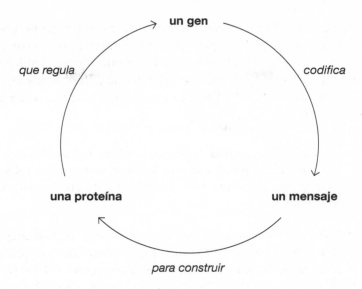

El artículo de Pa-Ja-Mo abordaba una cuestión central de la genética: ¿cómo puede un organismo tener un conjunto inalterable de genes y responder tan eficazmente a los cambios que se producen en el entorno? Pero también sugería una solución a la cuestión central de la embriogénesis: ¿cómo puede el mismo conjunto de genes dar lugar en el embrión a miles de tipos distintos de células? La regulación de los genes —la conexión o desconexión selectivas de ciertos genes en ciertas células y en determinados momentos— tenía que intercalar un nivel fundamental de complejidad en la naturaleza imperturbable de la información biológica.

Era a través de la regulación de genes, argumentaba Monod, como las células podían desempeñar sus funciones únicas en el tiempo y en el espacio. «El genoma no solo contiene una serie de proyectos [es decir, los genes], sino también un programa coordinado [...] y unas medidas para controlar su ejecución», concluían Monod y Jacob.[5] Los glóbulos rojos de la sangre y las células del hígado de Walter Noel contenían la misma información genética, pero la regulación de genes garantizaba que la proteína hemoglobina estuviese presente solo en los glóbulos rojos de la sangre, y no en el hígado. La oruga y la mariposa tienen exactamente el mismo genoma, pero la regulación de genes permite la metamorfosis de la primera en la segunda.

Así pues, la embriogénesis podía imaginarse como el despliegue gradual de la regulación de genes a partir de un embrión unicelular. Este era el «movimiento» que Aristóteles tan gráficamente había imaginado siglos antes. En un famoso relato, le preguntan a un cosmólogo medieval qué es lo que sostiene a la Tierra.

—Tortugas —dice.

—Y ¿qué sostiene a las tortugas? —le siguen preguntando.

—Más tortugas.

—¿Y a esas tortugas?

—No lo entendéis. —El cosmólogo patea el suelo—. Tortugas tras tortugas.

Según un genetista, el desarrollo de un organismo podría describirse como la activación (o represión) secuencial de genes y circuitos genéticos. Los genes especificaban proteínas que activaban genes que especificaban proteínas que activaban genes, y así sucesivamente hasta la primera célula embrionaria. Activación tras activación de genes.*

La regulación de genes —la activación y desactivación de genes por parte de proteínas— describía el mecanismo por el cual se podría generar complejidad combinatoria a partir de una copia de información genética dentro de una célula. Pero no podía explicar la copia de los genes mismos; ¿cómo son replicados los genes cuando una célula se divide en dos, o cuando se forma un espermatozoide o un óvulo?

Para Watson y Crick, el modelo de doble hélice del ADN —con dos hebras complementarias contrapuestas al modo del yin y el yang— sugería por sí solo un mecanismo de replicación. En la última frase del artículo de 1953, hacían la siguiente observación: «No ha escapado a nuestra atención que el emparejamiento concreto [del ADN] que hemos propuesto sugiere de inmediato un posible mecanismo de copia para el material genético».[6] Su modelo del ADN no

---

* A diferencia de la imagen de las tortugas cosmológicas, esta otra no es absurda. En principio, el embrión unicelular posee toda la información genética para especificar un organismo completo. La manera en que circuitos genéticos secuenciales pueden «actualizar» el desarrollo de un organismo será tema de un capítulo posterior.

era solo una bella imagen; la estructura predecía las características más importantes de la función. Watson y Crick propusieron que cada hebra de ADN podía genera una copia de sí misma, con el resultado de dos dobles hélices a partir de una doble hélice original. Durante la replicación, las hebras yin y yang de ADN se separaban. El yin era como una plantilla para crear un yang y el yang, para crear un yin, algo que daba lugar a dos pares de yin-yang (en 1958, Matthew Meselson y Frank Stahl demostraron este mecanismo).

Pero una doble hélice de ADN no puede hacer de manera autónoma una copia de sí misma; si pudiera, lo haría sin autocontrol. Probablemente una enzima —una proteína replicadora— se encargara de la copia de ADN. En 1957, el bioquímico Arthur Kornberg se propuso aislar la enzima de la copia del ADN. Si tal enzima existía, pensó Kornberg, el organismo donde sería más fácil encontrarla sería uno que se multiplicara rápidamente: la *E. coli* durante su fase de crecimiento frenético.

En 1958, Kornberg había depurado y vuelto a depurar los residuos bacterianos hasta conseguir un preparado enzimático casi puro («un genetista hace recuentos; un bioquímico limpia», me dijo una vez). Lo llamó «ADN polimerasa» (el ADN es un polímero de A, C, G y T, y la polimerasa era la enzima que hacía los polímeros).[7] Cuando añadió la enzima purificada al ADN y suministró una fuente de energía y un depósito de bases de nucleótidos —A, T, G y C—, pudo presenciar la formación de nuevas cadenas de ácido nucleico en un tubo de ensayo; el ADN creaba ADN a su imagen y semejanza.

«Hace cinco años —escribía Kornberg en 1960—, la síntesis de ADN se consideraba también un proceso "vital"»,[8] una reacción mística que no pudo ser reproducida en un tubo de ensayo mediante la adición o sustracción de meros compuestos químicos. «La manipulación de los propios aparatos genéticos [de la vida] —afirmaba esta teoría—, seguramente no produciría más que desorden.» Pero la síntesis de ADN que Kornberg había conseguido había creado orden a partir del desorden (un gen a partir de sus subunidades químicas). La supuesta inexpugnabilidad de los genes ya no era una barrera.

Hay aquí una recursión que vale la pena señalar: como todas las proteínas, la ADN polimerasa, la enzima que permite que el ADN se replique, es ella misma producto de un gen.* Integrados en cada genoma hay códigos para las proteínas que permiten la reproducción del genoma mismo. Este estrato adicional de complejidad —que el ADN codifique una proteína que le permita replicarse— es importante, ya que proporciona un nódulo crítico a la regulación. La replicación del ADN pueden activarla y desactivarla otras señales y reguladores, tales como la edad o el estado nutricional de una célula, permitiendo así que las células puedan hacer copias de ADN solo cuando están listas para dividirse. Este esquema tiene una dificultad añadida: cuando los propios reguladores actúan de forma caprichosa, nada puede detener la multiplicación continua de una célula. Esta es, como pronto veremos, la mayor anomalía fruto del mal funcionamiento de los genes: el cáncer.

Los genes producen proteínas que regulan genes. Los genes producen proteínas que replican genes. La tercera «R» de la fisiología de los genes es una palabra que se encuentra fuera de los vocabularios comunes, pero es esencial para la supervivencia de nuestra especie: «recombinación», la capacidad para generar nuevas combinaciones de genes.

Para que se entienda la recombinación tenemos que volver, una vez más, a Mendel y Darwin. Un siglo de exploración de la genética aclaró de qué manera los organismos transmiten la «semejanza». Las unidades de información hereditaria, codificadas en el ADN y empaquetadas en cromosomas, las transmiten el espermatozoide y el óvulo a un embrión, y el embrión a cada célula viva de un organismo. Estas unidades codifican mensajes para construir proteínas, y los mensajes y las proteínas determinan la forma y la función de un organismo vivo.

Pero, si esta descripción del mecanismo de la herencia daba respuesta a la pregunta de Mendel —¿cómo lo semejante engendra lo semejante?—, no resolvía el enigma inverso de Darwin: ¿cómo lo semejante engendra lo desemejante? Para que haya evolución, un organismo debe ser capaz de generar variación genética; es decir, debe producir descendientes que sean genéticamente diferentes de los pro-

---

* La replicación del ADN requiere muchas más proteínas que solo ADN polimerasa para desplegar la doble hélice retorcida y asegurar que la información genética se copia con exactitud. Y se han encontrado en células múltiples ADN polimerasas con funciones ligeramente diferentes.

genitores. Si los genes suelen transmitir semejanza, ¿cómo pueden transmitir «desemejanza»?

Uno de los mecanismos de la generación de variación en la naturaleza es la mutación, es decir, alteraciones en la secuencia del ADN (una A cambia a una T) que pueden cambiar la estructura, y por ende la función, de una proteína. Las mutaciones se producen cuando el ADN es dañado por productos químicos o rayos X, o cuando la enzima de la replicación del ADN comete espontáneamente un error en la copia de genes. Sin embargo, existe un segundo mecanismo generador de diversidad genética: la información genética puede intercambiarse entre cromosomas. El ADN del cromosoma materno puede intercambiar posiciones con el ADN del cromosoma paterno, pudiendo generar un gen híbrido de los genes materno y paterno. La recombinación es también una forma de «mutación», excepto cuando se intercambian trozos de material genético entre cromosomas.*

El movimiento de información genética de un cromosoma a otro acontece solo en circunstancias muy especiales. Primero, cuando se forman los espermatozoides y los óvulos, destinados a la reproducción. Poco antes de la espermatogénesis y la ovogénesis, la célula se convierte brevemente en un parque infantil de genes. Los pares de cromosomas de la madre y del padre se abrazan e intercambian así, fácilmente, información genética. El intercambio de información genética entre pares de cromosomas es también fundamental en la mezcla y combinación de información hereditaria entre los padres. Morgan llamó «cruzamiento» a este fenómeno de intercambio genético (sus estudiantes se habían servido del cruzamiento para cartografiar genes en las moscas). El término más actual es «recombinación», la capacidad de generar combinaciones de combinaciones de genes.

La segunda circunstancia es más portentosa. Cuando el ADN es dañado por un mutágeno, por ejemplo los rayos X, la información genética resulta, obviamente, amenazada. Cuando se produce este daño, el gen puede recopiarse de la copia «gemela» del cromosoma emparejado; parte de la copia materna puede ser reescrita a partir de la copia paterna, y el resultado es de nuevo la creación de genes híbridos.

* La genetista Barbara McClintock descubrió elementos genéticos que pueden mudarse dentro del genoma, los llamados «genes saltarines»; por este descubrimiento recibió el Premio Nobel en 1983.

Una vez más, el emparejamiento de bases se utiliza para reconstruir el gen. El yin repara el yang, la imagen restaura el original; al ADN le ocurre lo que a Dorian Gray: el prototipo es constantemente revitalizado por su retrato. Las proteínas acompañan y coordinan todo el proceso; guían a la hebra dañada para que tenga de nuevo el gen intacto; copian y corrigen la información perdida, y cosen los rotos, y el resultado es la transferencia de información de la hebra en buen estado a la hebra dañada.

Regulación. Replicación. Recombinación. Sorprendentemente, las tres «R» de la fisiología de los genes dependen en sumo grado de la estructura molecular del ADN, del emparejamiento de las bases que descubrieron Watson y Crick en la doble hélice.

La regulación de los genes funciona mediante la transcripción de ADN en ARN, que depende del emparejamiento de las bases. Cuando se usa una hebra de ADN para formar el mensaje de ARN, el emparejamiento de las bases entre el ADN y el ARN es lo que permite a un gen producir su copia de ARN. Durante la replicación, el ADN es, una vez más, copiado haciendo uso de su imagen como guía. Cada hebra se utiliza para generar una versión complementaria de sí misma, con el resultado de una doble hélice que se divide en dos dobles hélices. Y durante la recombinación de ADN, se emplea de nuevo la estrategia de la interposición de base contra base para restaurar el ADN dañado. La copia dañada de un gen se reconstruye utilizándose la hebra complementaria, o la segunda copia del gen, como guía.*

La doble hélice ha respondido a los tres mayores desafíos de la fisiología genética con ingeniosas variaciones sobre el mismo tema. Utiliza imágenes especulares químicas para generar otras imágenes

---

* El hecho de que el genoma también codifica genes para reparar daños en el genoma fue un descubrimiento de varios genetistas, entre ellos Evelyn Witkin y Steve Elledge. Witkin y Elledge, que no trabajaban juntos, identificaron una auténtica cascada de proteínas que detectaban un daño en el ADN y activaban una respuesta celular para repararlo o retardarlo (si el daño era catastrófico, detenían la división celular). Las mutaciones en estos genes pueden conducir a la acumulación de daños en el ADN —y, por ende, provocar más mutaciones— y, finalmente, al cáncer. Habría entonces una cuarta «R» de la fisiología de los genes esencial para la supervivencia y la mutabilidad de los organismos: la «reparación».

especulares químicas, reflexiones para reconstruir el original; pares para mantener la fidelidad y la estabilidad de la información. «Monet no es más que un ojo —dijo Cézanne de su amigo—, pero ¡Dios, qué ojo!» Por la misma regla de tres, el ADN no es más que un compuesto químico, pero ¡Dios, qué compuesto!

En biología hay una vieja distinción entre dos tipos de científicos, los anatomistas y los fisiólogos. Los anatomistas describen la naturaleza de los materiales, las estructuras y las partes del cuerpo; describen cómo son las cosas. Los fisiólogos, en cambio, se centran en los mecanismos por los que estas estructuras y partes interactúan para habilitar las funciones de los organismos vivos; estudian el modo en que las cosas funcionan.

Esta distinción también marca una transición fundamental en la historia del gen. Mendel tal vez fuera el «anatomista» original del gen; captó el movimiento de la información a lo largo de generaciones de guisantes y describió la estructura esencial del gen como un corpúsculo indivisible de información. En los años veinte, Morgan y Sturtevant extendieron esa unidad anatómica y demostraron que los genes eran unidades materiales dispuestas linealmente a lo largo de los cromosomas. En los años cuarenta y cincuenta, Avery, Watson y Crick identificaron el ADN como la molécula de gen, y describieron su estructura como una doble hélice (así alcanzó la concepción anatómica del gen su culminación natural).

Pero, desde finales de la década de los cincuenta hasta la de los setenta, la fisiología de los genes dominó la investigación científica. El hecho de que los genes pudieran regularse —es decir, activarse y desactivarse mediante determinadas señales— permitió ahondar en el funcionamiento de los genes en el tiempo y el espacio para especificar las características únicas de las distintas células. Y el hecho de que los genes también pudieran reproducirse, recombinarse entre los cromosomas y ser reparados por proteínas específicas, explicaba cómo las células y los organismos se las arreglaban para conservar, copiar y reestructurar la información genética a lo largo de las generaciones.

A los biólogos que estudian los organismos humanos, cada uno de estos descubrimientos les proporcionó enormes ventajas. A medida que la genética pasaba de la concepción material a la concepción mecánica de los genes —de lo que los genes eran a lo que los genes hacían—, estos biólogos empezaron a observar conexiones buscadas desde mucho tiempo atrás entre los genes, la fisiología humana y la patología. Una enfermedad no solo podía tener su origen en una alteración en el código genético relacionada con la producción de una proteína (por ejemplo, la hemoglobina en el caso de la anemia de células falciformes), sino también en la regulación de los genes (la incapacidad para activar o desactivar en el momento apropiado el gen correcto en la célula adecuada). La replicación de genes debía explicar cómo se desarrolla un organismo multicelular a partir de una sola célula, y los errores en la replicación podían dilucidar cómo una enfermedad metabólica espontánea, o una enfermedad mental devastadora, puede surgir en el seno de una familia previamente no afectada. Las similitudes entre genomas debían explicar la semejanza entre padres e hijos, y las mutaciones y la recombinación, explicar sus diferencias. Las familias compartían no solo redes sociales y culturales, sino también redes de genes activos.

Así como la anatomía y la fisiología humanas del siglo XIX sentaron las bases de la medicina del siglo XX, la anatomía y la fisiología de los genes establecieron las de una nueva y poderosa ciencia biológica. En las décadas que siguieron, esta ciencia revolucionaria extendería su dominio de los organismos simples a los complejos. Su vocabulario conceptual —«regulación de genes», «recombinación», «mutación», «reparación del ADN»— saltaría de las revistas científicas a los manuales de medicina, y luego impregnaría los grandes debates sociales y culturales (la palabra «raza», como veremos, no puede emplearse con algún significado claro si no se entienden la recombinación y la mutación). La nueva ciencia trataba de explicar cómo los genes construyen, conservan, reparan y reproducen seres humanos, y cómo las variaciones en la anatomía y la fisiología de los genes podrían ser el origen de las variaciones observadas en la identidad, el destino, la salud y la enfermedad de los individuos.

De los genes a la génesis

En el principio fue la simplicidad.[1]

RICHARD DAWKINS, *The Selfish Gene*

¿No soy yo
una mosca como tú?
¿No eres tú
un hombre como yo?[2]

WILLIAM BLAKE, «The Fly»

Aunque la descripción molecular del gen aclaró el mecanismo de la transmisión de la herencia, no hizo más que hacer más complejo el rompecabezas que había preocupado a Thomas Morgan en los años veinte. Para Morgan, el mayor misterio de la biología de los organismos no era el gen, sino la génesis: ¿cómo podían las «unidades de herencia» dirigir la formación de los animales y mantener las funciones de órganos y organismos? («Disculpe mi gran bostezo —le dijo una vez a un estudiante—, pero acabo de volver de mi conferencia [sobre genética].»)

Un gen, había señalado Morgan, era una solución extraordinaria a un problema extraordinario. La reproducción sexual exige el colapso de un organismo en una sola célula, pero entonces requiere igualmente que una sola célula se expanda hasta formar un organismo. Morgan se daba cuenta de que el gen resolvía un problema —el de la transmisión de la herencia—, pero creaba otro: el del desarrollo de los organismos. Una sola célula tenía que contener todas las instrucciones para construir un organismo desde cero; de ahí los genes. Pero ¿cómo forman los genes un organismo completo a partir de una sola célula?

223

A un embriólogo le parecerá perfectamente natural abordar el problema de la génesis en su avance, desde las primeras fases del embrión hasta el desarrollo de un plan para construir un organismo completo. Pero, como veremos más adelante, el desarrollo del organismo hubo de contemplarse necesariamente como una película proyectada al revés. El mecanismo por el cual los genes especifican formas anatómicas macroscópicas —extremidades, órganos y estructuras— era lo primero que había que descifrar. Luego venía el mecanismo por el cual un organismo determina cómo deben disponerse esas estructuras: delante o detrás, a la izquierda o a la derecha, arriba o abajo. Las fases más tempranas en la especificación de un embrión —la especificación del eje del cuerpo, de sus partes delantera y trasera, de sus lados derecho e izquierdo— fueron las últimas en ser comprendidas.

La razón de este orden inverso era obvia. Las mutaciones en los genes que especificaban las estructuras macroscópicas, como las extremidades y las alas, eran las más fáciles de observar y las primeras que podían ser caracterizadas. En cambio, las mutaciones en los genes que especificaban los elementos básicos del plan corporal eran más difíciles de identificar, ya que reducían drásticamente la supervivencia de los organismos. Y en las primeras etapas de la embriogénesis era casi imposible observar vivos a los mutantes, ya que los embriones con cabezas y colas alteradas morían muy pronto.

En la década de los cincuenta, Ed Lewis, un genetista que estudiaba la mosca de la fruta en el Caltech, comenzó a reconstruir la formación de los embriones de esta especie. Como un historiador de la arquitectura obsesionado con un solo edificio, Lewis había estudiado durante casi dos décadas el modo en que las moscas de la fruta se desarrollaban. Con forma de judía y más pequeño que un grano de arena, el embrión de la mosca de la fruta comienza su vida con una intensa actividad. Unas diez horas después de la fecundación del óvulo, el embrión se divide en tres grandes segmentos, cabeza, tórax y abdomen, y cada segmento se divide en subcompartimentos. Lewis sabía que cada uno de estos segmentos embrionarios daba lugar a un segmento congruente que se encuentra en la mosca adulta. Un segmento embrionario se convertía en la segunda sección del tórax, y de ella nacen dos alas. De tres de los segmentos crecían las seis patas de la mosca. Pero de otros segmentos brotaban cerdas o crecían antenas. Como en los humanos, el plan básico para el cuerpo adulto se hallaba dentro del embrión. La maduración de una mosca consistía en el despliegue de estos segmentos, como si se estirase un acordeón vivo.

Pero ¿cómo «sabe» el embrión de la mosca que una pata debe salir del segundo segmento torácico, o una antena de la cabeza (y no viceversa)? Lewis estudió moscas mutantes en las que la organización de estos segmentos estaba alterada.[3] La característica peculiar de estas mutantes, descubrió, era que el plan esencial de las estructuras macroscópicas a menudo se mantenía intacto; solo el segmento cambiaba de posición o de identidad en el cuerpo de la mosca. En una mosca mutante, por ejemplo, aparecía un segmento torácico extra —del todo intacto y casi funcional—, con el resultando de un insecto con cuatro alas (un par de alas del segmento torácico normal y otro par del segmento torácico adicional). Era como si el gen de la formación del tórax hubiera sido dirigido incorrectamente al compartimento equivocado y hubiese allí ejecutado alegremente su función. En otra mosca mutante, dos patas salían de la antena situada en la cabeza, como si la orden de formar una pata hubiese partido equivocadamente de la cabeza.

Lewis llegó a la conclusión de que la construcción de órganos y estructuras viene codificada por genes «efectores» o genes reguladores maestros que funcionan como unidades autónomas o subrutinas. Durante la gestación normal de una mosca (o cualquier otro organismo), estos genes efectores entran en acción en sitios específicos y en ocasiones específicas y determinan la identidad de segmentos y órganos. Estos reguladores maestros funcionan activando y desactivando otros genes; pueden compararse a los circuitos de un microprocesador. Las mutaciones en los genes tienen así por resultado segmentos y órganos mal formados, ectópicos. Igual que las desconcertadas sirvientas de la Reina Roja en *Alicia en el País de las Maravillas*, los genes se apresuran a cumplir las instrucciones —construir un tórax, formar un ala—, pero en los lugares o en los momentos equivocados. Cuando el regulador maestro grita: «¡Adelante con la antena!», se activa la subrutina de la construcción de la antena y esta es formada, aunque dicha estructura salga del tórax o del abdomen de la mosca.

Pero ¿quién manda a los comandantes? El descubrimiento por Ed Lewis de los genes maestros reguladores que controlan la formación de segmentos, órganos y estructuras resolvía el problema de la etapa final de la embriogénesis, pero planteaba el problema de una recursividad aparentemente infinita. Si el embrión era construido, segmento a segmento y órgano a órgano, por los genes que determinan la identidad de cada segmento y cada órgano, ¿cómo conoce un segmento su identidad desde el principio? ¿Cómo «sabe», por ejemplo, un gen maestro regulador que hay que construir un ala en el segundo segmento torácico, y no, por ejemplo, en el primero o en el tercero? Si los módulos genéticos son tan autónomos, ¿por qué entonces —por poner cabeza abajo el enigma de Morgan— las patas no salen de la cabeza de la mosca, o los seres humanos no nacen con los pulgares saliendo de la nariz? Para responder a estas preguntas, hay que atrasar el reloj del desarrollo embriológico. En 1979, un año después de que Lewis publicase su artículo sobre los genes que gobiernan la formación de las extremidades y de las alas, dos embriólogos de Heidelberg, Christiane Nüsslein-Volhard y Eric Wieschaus, comenzaron a crear moscas de la fruta mutantes para observar los primeros pasos en la formación del embrión.

Las moscas mutantes de Nüsslein-Volhard y Wieschaus eran aún más impresionantes que las de Lewis. En algunas de ellas, segmentos enteros del embrión desaparecían, o los compartimientos del tórax o del abdomen se acortaban drásticamente, como un feto humano nacido sin segmento medio o posterior. Los genes alterados en estas mutantes, pensaron Nüsslein-Volhard y Wieschaus, determinaban la arquitectura básica del embrión. Ellos eran los cartógrafos del mundo embriológico. Dividen el embrión en subsegmentos básicos. Luego activan los genes reguladores de Lewis para iniciar la construcción de órganos y partes del cuerpo en determinados compartimentos (y solo en ellos): una antena en la cabeza, un ala en el cuarto segmento del tórax y así sucesivamente. Nüsslein-Volhard y Wieschaus los llamaron «genes de la segmentación».

Pero hasta los genes de la segmentación han de tener sus amos: ¿cómo «sabe» el segundo segmento del tórax de la mosca que es un segmento torácico y no uno abdominal? ¿Cómo sabe una cabeza que no es una cola? Cada segmento de un embrión tiene su puesto en un eje que se extiende desde la cabeza hasta la cola. La cabeza funciona como un sistema GPS interno, y la posición respecto de la cabeza y la cola da a cada segmento un «domicilio» único en el embrión. Pero ¿cómo desarrolla un embrión su asimetría básica original, es decir, su cabeza frente a su cola?

A finales de los años ochenta, Nüsslein-Volhard y sus alumnos comenzaron a caracterizar un conjunto definitivo de moscas mutantes en las que la organización asimétrica del embrión había sido suprimida. El desarrollo de estas mutantes —a menudo sin cabeza o sin cola— se detuvo a menudo mucho antes de la segmentación (y, ciertamente, mucho antes del crecimiento de estructuras y órganos). En unas, la cabeza embrionaria no estaba bien formada. En otras, no se distinguían las partes delantera y trasera del embrión, y los embriones formaban extrañas imágenes especulares (la mutante más llamativa recibió el nombre de «bicoide», literalmente «de dos colas»). Las mutantes carecían a todas luces de algún factor —un químico— que determinara las partes delantera y trasera de la mosca. En 1986, alumnos de Nüsslein-Volhard aprendieron, en un experimento que resultó asombroso, a pinchar un embrión de mosca normal con una aguja minúscula, obtener una gotita de líquido de la cabeza e introducirla en las mutantes sin cabeza. Sorprendentemente, la cirugía celular funcionó; la gotita de líquido de una cabeza normal fue suficiente para forzar al embrión a formar una cabeza en la posición de la cola.

En una serie de artículos pioneros publicados entre 1986 y 1990, Nüsslein-Volhard y sus colegas identificaron definitivamente varios de los factores que daban la señal de «aquí la cabeza» o «aquí la cola» en el embrión. Ahora sabemos que alrededor de ocho de estos factores químicos, en su mayoría proteínas, los produce la mosca durante la formación del huevo y son depositados asimétricamente en este. Estos factores maternos los produce y emplaza en el huevo la mosca madre. La disposición asimétrica es posible porque el huevo mismo está colocado asimétricamente en el cuerpo de la mosca madre, lo cual permite a esta depositar algunos de estos factores maternos en el extremo correspondiente a la cabeza del óvulo y otros en el extremo correspondiente a la cola.

Las proteínas crean un gradiente dentro del huevo. Igual que un azucarillo difundido en una taza de café, su concentración es elevada en un extremo del huevo y baja en el otro. La difusión de una sustancia química a través de una matriz de proteína puede incluso crear patrones tridimensionales distintos, igual que el sirope en los copos de avena. Los genes específicos son activados en el extremo de alta concentración y no en el de baja concentración, permitiendo así la definición del eje cabeza-cola y la formación de otros patrones.

El proceso es infinitamente recursivo, la historia de la gallina y el huevo llevada al extremo. Las moscas con cabezas y colas producen huevos con cabeza y cola, que a su vez producen embriones con cabeza y cola que se desarrollan hasta formar moscas con cabeza y cola, y así hasta el infinito. O en un nivel molecular; en el embrión temprano, las proteínas han sido depositadas preferentemente en un extremo por la madre. Ellas activan o desactivan genes para que quede bien definido el eje del embrión de la cabeza a la cola. Estos genes, a su vez, activan genes «cartógrafos» que producen los segmentos y dividen el cuerpo en sus dominios mayores. Los genes cartógrafos activan o desactivan genes que producen órganos y estructuras.* Por último, los genes de la formación de órganos y la identificación de segmentos activan y desactivan subrutinas genéticas que determinan la creación de órganos, estructuras y partes.

Es probable que el embrión humano también se desarrolle en tres niveles similares de organización. Al igual que en el caso de la mosca, los genes del «efecto materno» organizarían el embrión temprano en sus principales ejes —cabeza-cola, delante-detrás, izquierda-derecha— mediante gradientes químicos. A continuación, una serie de genes análogos a los de segmentación en la mosca inician la división del embrión en sus partes principales (cerebro, médula espinal, esqueleto, piel, intestino, etc.). Y, por último, los genes formadores de órganos autorizan la construcción de órganos, partes y estructuras (extremidades, dedos, ojos, riñones, hígado y pulmones).

* Esto plantea la cuestión de cómo los primeros organismos asimétricos aparecieron en el medio natural. No lo sabemos, y tal vez nunca lo sepamos. En alguna etapa de la evolución, un organismo evolucionó hasta separar las funciones de una parte de su cuerpo de las de otra parte. Tal vez uno de los extremos quedó frente a una roca, mientras que el otro daba al mar. Luego nació un afortunado mutante con la prodigiosa capacidad de localizar una proteína en el extremo de la boca, y no en el extremo del pie. La diferenciación de boca y pie dio a ese mutante una ventaja selectiva; cada parte asimétrica podía especializarse aún más en su tarea particular, con el resultado de un organismo más adaptado a su medio. Las cabezas y colas (o coxis) de los mamíferos son las afortunadas herederas de esta innovación evolutiva.

«¿Es el pecado lo que hace que el gusano se transforme en crisálida, la crisálida en mariposa y la mariposa en polvo?», se preguntaba el teólogo alemán Max Müller en 1885.[4] Un siglo más tarde, la biología ofreció una respuesta. No fue el pecado; fue una lluvia de genes.

En el clásico libro infantil de Leo Lionni *Inch by Inch*, un pequeño gusano es perdonado por un petirrojo porque le promete «medir cosas» utilizando como métrica su cuerpo de una pulgada. El gusano mide la cola del petirrojo, el pico del tucán, el cuello del flamenco y las patas de la garza; el mundo de las aves encuentra en él a su primer especialista en anatomía comparada.[5]

Los genetistas también habían apreciado la utilidad de los pequeños organismos para medir, comparar y entender cosas mucho más grandes. Mendel había desgranado cantidades ingentes de guisantes. Morgan había medido las tasas de mutación en las moscas. Los setecientos minutos de suspense entre la formación de un embrión de mosca y la creación de sus primeros segmentos —posiblemente el lapso escudriñado con mayor intensidad en la historia de la biología— habían resuelto en parte uno de los problemas más importantes de la biología: ¿cómo pueden ser orquestados los genes para crear un organismo tan sumamente complejo a partir de una sola célula?

Un organismo aún más pequeño —un gusano de menos de una pulgada— ayudó a resolver la otra mitad del rompecabezas: ¿cómo las células de un embrión «saben» en qué convertirse? Los embriólogos de las moscas había establecido un esquema general del desarrollo del organismo como un despliegue en tres fases —determinación del eje, formación de segmentos y construcción de órganos—, cada una gobernada por una cascada de genes. Mas, para entender el desarrollo embriológico en el nivel más profundo, los genetistas necesitaban entender cómo podían los genes gobernar el destino de las células individuales.

A mediados de la década de los sesenta, en Cambridge, Sydney Brenner empezó a buscar un organismo que pudiera ayudarle a resolver el rompecabezas de la determinación del destino de una célula. Aun siendo tan minúscula, la mosca —«de ojos compuestos, patas articuladas y elaborados patrones de comportamiento»— era demasiado grande para Brenner. Para entender cómo los genes deciden los destinos de las células, necesitaba un organismo tan pequeño y simple que cada célula embrionaria pudiera ser cuantificada y seguida en el tiempo y en el espacio (como un punto de comparación, los seres humanos tienen alrededor de 37 billones de células, y un mapa del destino de las células humanas desbordaría el poder de computación de los ordenadores más potentes).

Brenner se convirtió en un experto conocedor de pequeños organismos, un dios de las pequeñas cosas. Examinó minuciosamente manuales de zoología del siglo XIX para encontrar un animal que cumpliera los requisitos. Al fin se decidió por un minúsculo gusano que vive en el suelo llamado *Caenorhabditis elegans*, *C. elegans* para abreviar. Los zoólogos habían observado que el gusano era eutélico; una vez alcanzada la edad adulta, cada gusano tiene un número fijo de células. Para Brenner, la constancia de ese número era como la puerta a un nuevo cosmos; si cada gusano tenía el mismo número de células, entonces sus genes debían ser capaces de contener las instrucciones para especificar el destino de cada célula del organismo del gusano. «Nos proponemos identificar cada célula del gusano y seguir su recorrido —le escribió a Perutz—. También investigaremos la constancia del desarrollo y estudiaremos su control genético buscando mutantes.»[6]

El recuento sistemático de células comenzó en la década de los setenta. Al principio, Brenner convenció a John White, un investigador de su laboratorio, para determinar la ubicación de cada célula del sistema nervioso del gusano, pero pronto amplió el alcance de esta operación para seguir el recorrido de cada célula en el organismo del gusano. John Sulston, un investigador posdoctoral, fue reclutado para sumarse al esfuerzo de contar células. En 1974, un joven biólogo de Harvard llamado Robert Horvitz se unió a Brenner y Sulston.

Era un trabajo agotador que hasta provocaba la alucinación «de estar viendo durante horas seguidas algo parecido a un cesto con cientos de granos de uva», recordó Horvitz, y consistía en localizar cada uva cuando cambiaba de posición en el tiempo y en el espacio.[7] Se trataba de confeccionar un gran atlas con el lugar de destino de cada célula. De los gusanos adultos hay dos tipos, hermafroditas y machos. Los hermafroditas tienen 959 células y los machos, 1.031. A finales de los años setenta, se había seguido el recorrido de cada una de esas 959 células adultas a partir de la célula original. Esto también era un mapa, aunque uno diferente de cualquier otro en la historia de la ciencia; era un mapa del destino. Los experimentos con el recorrido y la identidad de las células podían ya comenzar.

Había tres aspectos del mapa celular particularmente llamativos. El primero era su invariancia. Cada una de las 959 células de cada gusano se formaba de una manera estereotípica muy precisa. «Se podía observar el mapa y recapitular la construcción de un organismo, célula por célula», dijo Horvitz. Se podía predecir que, «en doce horas, tal célula se iba a dividir una vez, y en cuarenta y ocho horas se convertiría en una neurona, y sesenta horas más tarde se movería a tal parte del sistema nervioso del gusano para permanecer allí el resto de su vida. Y así era; la célula hacía exactamente eso. Se trasladaba, exactamente allí en exactamente ese momento».

¿Qué determinaba la identidad de cada célula? A finales de los años setenta, Horvitz y Sulston habían creado decenas de mutantes del gusano en los que los recorridos de las células normales eran alterados. Si las moscas con patas en la cabeza eran extrañas, aquellos mutantes del gusano eran aún más extraños. En algunos, por ejemplo, los genes que crean la vulva del gusano, el órgano que forma la salida del útero, no funcionaban. Los huevos que ponía el gusano sin vulva no podían salir de la matriz, y este era literalmente devorado vivo por su propia progenie, igual que cierto monstruo de un mito teutónico. Los genes alterados de estos mutantes controlaban la identidad de cada célula de la vulva, y otros genes controlaban el momento en que una célula se divide para formar dos, su movimiento hacia una posición particular en el animal, y la forma y el tamaño final que la célula adquiriría.

«No hay historia; solo hay biografía», escribió una vez Emerson.[8] Para el gusano, ciertamente la historia se había reducido a una biografía celular. Cada célula sabía lo que «era» porque los genes le decían en qué debía «convertirse» (y dónde y cuándo). La anatomía del gusano era un reloj genético y nada más; no había posibilidades, ni misterio, ni ambigüedades, no había un hado. Célula a célula, un animal era construido conforme a unas instrucciones genéticas. La génesis era *gen*-esis.

Si la exquisita orquestación del nacimiento, la posición, la forma, el tamaño y la identidad de cada célula por los genes era notable, la serie finalmente obtenida de gusanos mutantes fue una revelación aún más notable. A comienzos de los años ochenta, Horvitz y Sulston empezaron a descubrir que hasta la muerte de las células la gobernaban los genes. Cada hermafrodita adulto tiene 959 células, pero si se cuentan las generadas durante el desarrollo del gusano, el número total es de 1.090. Era una pequeña diferencia, pero no dejaba de fascinar a Horvitz; 131 células adicionales habían de algún modo desaparecido. Habían nacido durante el desarrollo, pero habían muerto conforme el gusano maduraba.[9] Estas células eran los náufragos del desarrollo, las criaturas perdidas de la génesis. Cuando Sulston y Horvitz recurrieron a sus mapas de recorridos celulares para rastrear la muerte de esas 131 células desaparecidas, encontraron que solo unas células específicas, producidas en momentos específicos, habían sido eliminadas. Era una purga selectiva; como todo lo demás en el desarrollo del gusano, nada se dejaba al azar. La muerte de estas células —o más bien su suicidio planeado— también parecía estar genéticamente «programada».

¿Muerte programada? Los genetistas habían desentrañado la vida programada de los gusanos. ¿También la muerte era controlada por los genes? En 1972, John Kerr, un patólogo australiano, había observado un patrón similar de muerte celular en tejidos normales y en cánceres. Hasta las observaciones de Kerr, los biólogos creían que la muerte era un proceso en gran medida accidental causado por traumatismos, lesiones o infecciones, un fenómeno llamado «necrosis» (de *nekrós*, «cadáver»). Las necrosis venían acompañadas por regla general de la descomposición de los tejidos, con formación de pus o gangrena. Pero Kerr observó que, en ciertos tejidos, las células que morían parecían activar cambios estructurales específicos en previsión de su muerte, como si activasen la «subrutina muerte». Las células moribundas no provocaban gangrena, heridas o inflamaciones; adquirían un tono nacarado traslúcido, como los lirios marchitos en un florero antes de morir. Si en la necrosis se produce un ennegrecimiento, aquella muerte era nívea. Instintivamente, Kerr conjeturó que las dos formas de muerte eran fundamentalmente diferentes. La «eliminación controlada de células —escribió— es un fenómeno activo intrínsecamente programado», controlado por «los genes de la muerte». Tras buscar una palabra que pudiera describir este proceso, lo llamó «apoptosis», un vocablo griego que alude a la caída de las hojas de los árboles o los pétalos de una flor.[10]

Pero ¿cómo eran esos «genes de la muerte»? Horvitz y Sulston crearon otra serie de mutantes, pero en estos no alteraron el recorrido de las células, sino los patrones de la muerte celular. En un mutante, el contenido de las células que mueren no pudo ser adecuadamente fragmentado en distintas piezas. En otro mutante, las células muertas no eran expulsadas del organismo del gusano, y restos de células ensuciaban sus costados dejándolos como Nápoles cuando sufre una huelga de basureros. Los genes alterados en estos mutantes, conjeturó Horvitz, eran ejecutores, recogedores, limpiadores y hornos crematorios del mundo celular; participantes activos en la eliminación de células.[11]

En el siguiente grupo de mutantes había distorsiones aún más acentuadas en los patrones de la muerte celular; los restos ni siquiera se formaban. En un gusano, las 131 células moribundas se mantenían aún con vida, y en otro había células específicas que se salvaban de la muerte. Los estudiantes de Horvitz apodaron a los gusanos mutantes los «no muertos» o *wombies* («gusanos zombis»). Los genes no activados en estos gusanos eran los reguladores maestros de la cascada de muertes celulares. Horvitz los llamó genes «ced» (acrónimo de *C. elegans death*).

Pronto se vería, con gran sorpresa, que varios genes que regulan la muerte celular están implicados en los cánceres humanos. Las células humanas también poseen genes que orquestan su muerte por apoptosis. Muchos de estos genes son antiguos, y sus estructuras y funciones son similares a las de los genes de la muerte encontrados en gusanos y moscas. En 1985, el biólogo especialista en cáncer Stanley Korsmeyer descubrió que un gen llamado BCL2 solía hallarse mutado en los linfomas.* Resultó que el gen BCL2 era la versión humana de uno de los genes reguladores de la muerte celular que Horvitz había encontrado en los gusanos, el llamado ced9. En los gusanos, el ced9 impide la muerte celular secuestrando las proteínas ejecutoras que intervienen en este proceso (de ahí las células «no muertas» de los gusanos mutantes). En las células humanas, la activación del gen BCL2

---

* La función de resistencia a la muerte del BCL2 también la descubrieron David Vaux y Suzanne Cory en Australia.

tiene por resultado el bloqueo de la cascada de muerte en la célula, la creación de una célula que es patológicamente incapaz de morir: el cáncer.

Pero ¿estaba el destino de todas las células del gusano dictado por genes y solo por genes? Horvitz y Sulston descubrieron en él células ocasionales —extraños pares— que podían elegir al azar, como en el lanzamiento al aire de una moneda, uno u otro destino. El de estas células no era fruto de un designio genético, sino de su proximidad a otras células.[12] Dos biólogos que trabajaban con el gusano en Colorado, David Hirsh y Judith Kimble, llamaron a este fenómeno «ambigüedad natural».

Pero la ambigüedad natural se hallaba severamente restringida, como Kimble descubrió.[13] La identidad de una célula ambigua era, de hecho, regulada por señales de células vecinas, pero estas estaban genéticamente preprogramadas. Parecía que el dios de los gusanos había dejado pequeñas lagunas de azar en el diseño del gusano, pero, aun así, no jugaba a los dados.

Un gusano estaba, pues, construido con dos clases de *inputs*, unos «intrínsecos», procedentes de los genes, y otros «extrínsecos», procedentes de interacciones entre células. Brenner llamó en broma a este hecho el «modelo británico» frente al «modelo americano». El estilo británico, escribió Brenner, «es el de las células que van a lo suyo y no hablan mucho con sus vecinos. El origen es lo que cuenta, y una vez que la célula nace en un determinado lugar, se quedará allí y actuará de acuerdo con rígidas reglas. El estilo estadounidense es todo lo contrario. El origen no cuenta [...] Lo que cuenta es la interacción con los vecinos. Con frecuencia, la célula intercambia información con sus compañeras, y a menudo tiene que moverse para alcanzar sus objetivos y encontrar su lugar apropiado».[14]

¿Qué ocurre si introducimos a la fuerza el azar —el destino— en la vida de un gusano? En 1978, Kimble se trasladó a Cambridge y comenzó a estudiar los efectos de serias perturbaciones en el destino de las células.[15] Utilizó un láser para abrasar y matar células aisladas del gusano, y encontró que la ablación de una célula podía cambiar el destino de una vecina, pero con grandes limitaciones. Las células que ya habían sido predeterminadas genéticamente casi no tenían ningún margen de maniobra en la alteración de sus destinos. En cambio, las células que eran «naturalmente ambiguas» eran más flexibles, pero, aun así, su capacidad de alterar su destino era limitada. Señales extrínsecas podrían alterar los determinantes intrínsecos, pero solo hasta cierto punto. Si sacamos al hombre del traje gris* de la línea de Piccadilly y lo metemos en el tren F con destino a Brooklyn, quedará transformado, pero aun así saldrá del suburbano pidiendo empanadas de carne para almorzar. El azar desempeñaba un papel en el mundo microscópico de los gusanos, pero era severamente limitado por genes. El gen era la lente a través de la cual se filtraba y refractaba el azar.

Los descubrimientos de las cascadas de genes que rigen la vida y la muerte de las moscas y los gusanos fueron auténticas revelaciones para los embriólogos, pero su repercusión en la genética no fue tan grande. Al resolver el rompecabezas de Morgan —«¿cómo los genes especifican una mosca?»—, los embriólogos también habían resuelto un enigma mucho más profundo: ¿cómo pueden las unidades de la herencia generar la desconcertante complejidad de los organismos?

La respuesta estaba en la organización y la interacción. Un solo gen maestro regulador podía codificar una proteína con función bastante limitada; por ejemplo, activar y desactivar otros doce genes. Pero supongamos que la función de interruptor de esta proteína depende de su concentración, y que esta proteína puede concentrarse según un determinado gradiente en el cuerpo de un organismo, con una alta concentración en un extremo y una baja concentración en el otro. Esta proteína podría «encender» los doce genes diana en una parte del organismo, ocho en otro segmento y solo tres en un tercero. Cada combinación de genes diana (doce, ocho y tres) podría cruzarse con otros gradientes de proteínas y activar o reprimir otros genes más. Si añadimos las dimensiones del tiempo y del espacio a esta receta —es decir, cuándo y dónde un gen podría ser activado o reprimido—, podemos imaginar las formas más intrincadas. Mezclando y combinando jerarquías, gradientes, interruptores y circuitos de genes y proteínas, un organismo puede crear la complejidad observable de su anatomía y su fisiología.

* Protagonista de la novela de Sloan Wilson *El hombre del traje gris*. (*N. del T.*)

Un científico describió así estos procesos: «[...] los diferentes genes no son particularmente inteligentes; uno solo se preocupa de tal molécula, y otro solo de algunas otras moléculas [...] Pero esa simplicidad no es obstáculo para la construcción de una enorme complejidad. Si podemos formar una colonia de hormigas con solo unos pocos tipos diferentes de ellas con una única función (obreras, soldados y similares), pensemos en lo que podríamos hacer con treinta mil genes en cascada desplegados a voluntad».[16]

El genetista Antoine Danchin utilizó en una ocasión la parábola de la barca de Delfos para describir el proceso por el cual genes individuales podrían producir la complejidad observada del mundo natural.[17] En esta conocida historia, se consulta al oráculo de Delfos sobre una barca fluvial cuyas tablas empiezan a pudrirse. Conforme la madera se desintegra, se va sustituyendo cada tablón uno por uno, y diez años después no queda un solo tablón original. Sin embargo, el propietario está convencido de que es la misma barca. ¿Cómo puede ser la misma embarcación —tal es el acertijo— si cada elemento físico original ha sido sustituido?

La respuesta es que no son los tablones lo que hace a la «barca», sino la relación entre ellos. Si se clavan cien tablas de madera una sobre otra, se tiene una pared, y si se juntan una al lado de otra, se tiene una cubierta; solo una forma particular de unir las tablas en un orden particular hace una barca.

Los genes operan de la misma manera. Genes concretos especifican funciones concretas, pero la relación entre los genes hace posible la fisiología. El genoma es inerte sin estas relaciones. Que los humanos y los gusanos tengan aproximadamente el mismo número de genes —alrededor de veinte mil— y, sin embargo, solo uno de estos dos organismos sea capaz de pintar el techo de la capilla Sixtina, indica que el número de genes es poco relevante para la complejidad fisiológica del organismo. «No es lo que uno tiene —como una vez me dijo un profesor de samba brasileña—, es lo que uno hace con lo que tiene.»

Tal vez la metáfora más útil para explicar la relación entre genes, formas y funciones sea la que propuso el biólogo evolutivo y escritor Richard Dawkins. Algunos genes, sugiere Dawkins, funcionan como los proyectos.[18] Un proyecto, continúa, es un plan arquitectónico o mecánico exacto, con correspondencias punto por punto entre todos los detalles de ese plan y la estructura que codifica. Una puerta figura en él representada a una escala exacta de uno a veinte, o un tornillo mecánico se coloca exactamente a dieciocho centímetros del eje. Los genes del «proyecto» codifican con esa misma lógica las instrucciones para «construir» una estructura (una proteína). El gen del factor VIII crea una sola proteína, que desempeña principalmente una función: permitir a la sangre formar coágulos. Las mutaciones en el factor VIII son como los errores en un plano. Su efecto, como el de la ausencia de un pomo en la puerta o el del olvido de un artilugio, es perfectamente previsible. El gen mutado del factor VIII no puede hacer que la sangre coagule, y la anomalía resultante —la hemorragia no provocada— es consecuencia directa del fallo en la función de la proteína.

Pero la gran mayoría de los genes no funcionan como los proyectos. No especifican la construcción de ninguna estructura o parte. Ellos colaboran con cascadas de otros genes para hacer posible una función fisiológica compleja. Estos genes, argumenta Dawkins, no son como los planos, sino como las recetas de cocina. En la receta para un bizcocho, por ejemplo, no tiene sentido pensar que el azúcar especifica la «cima» y la harina especifica el «fondo»; no suele haber en ella correspondencia punto por punto entre un ingrediente concreto y una estructura. Una receta contiene instrucciones para un proceso.

Un bizcocho es el resultado de una mezcla de azúcar, mantequilla y harina en la proporción adecuada sometida a la temperatura adecuada durante el tiempo adecuado. La fisiología humana es, por analogía, el resultado de la coincidencia de unos genes con otros en la secuencia adecuada y en el espacio adecuado. Un gen es una línea en la receta que especifica un organismo. El genoma humano es la receta que especifica un individuo humano.

A principios de los años setenta, cuando los biólogos empezaron a descifrar el mecanismo por el cual los genes son utilizados para generar las asombrosas complejidades de los organismos, también hubieron de afrontar la cuestión inevitable de la manipulación intencionada de genes en los seres vivos. En abril de 1971, los Institutos Nacionales de Salud estadounidenses organizaron un congreso para dilucidar si en un futuro cercano sería posible la introducción de cambios genéticos deliberados en organismos. Provocativamente titulado «Perspectivas del cambio genético planeado», el congreso esperaba poner al corriente al público sobre la posibilidad de manipulaciones génicas en seres humanos, y poder considerar las implicaciones sociales y políticas de tales tecnologías.

En 1971 no existía método alguno para manipular genes (aun en organismos simples). En esto estaban de acuerdo los participantes, pero su desarrollo —de eso estaban seguros— solo era cuestión de tiempo. «Esto no es ciencia ficción —dijo un genetista—. La ciencia ficción es inventada cuando [...] no se puede hacer nada experimentalmente [...] ahora es concebible que, no dentro de cien años ni dentro de veinticinco, sino tal vez en los próximos cinco a diez años, ciertos errores innatos [...] sean tratados o corregidos mediante la administración de un gen determinado que esté ausente, y habremos de esforzarnos mucho para preparar a la sociedad con vistas a un cambio como este.»

Si se inventaran estas tecnologías, sus consecuencias serían inmensas; la receta con las instrucciones para hacer un ser humano podría ser reescrita. Durante milenios se han seleccionado mutaciones genéticas, observó un científico en el congreso, pero al cabo de unos años podrían introducirse y seleccionarse mutaciones culturales. La capacidad de introducir «cambios genéticos diseñados» en los seres humanos produciría un cambio genético a la misma velocidad que el cambio cultural. Algunas enfermedades humanas podrían eliminarse, y las historias personales y familiares cambiarían para siempre; la tecnología cambiaría nuestra forma de entender la herencia, la identidad, la enfermedad y el futuro. Como dijo Gordon Tomkins, un biólogo de la Universidad de California en San Francisco: «Por vez primera, un gran número de personas empiezan a preguntarse:"¿Qué estamos haciendo?"».

Un recuerdo mío: es 1978 o 1979, y tengo ocho o nueve años. Mi padre ha regresado de un viaje de negocios. Sus bolsas de viaje aún están en el coche, y en una bandeja colocada sobre la mesa del comedor hay un vaso de agua fría empañado. Es una de esas tardes abrasadoras de Delhi en que los ventiladores del techo parecen difundir calor por la habitación, creando un ambiente aún más achicharrante. Dos de nuestros vecinos lo esperan en la sala de estar. Parecen tensos, y no logro discernir por qué motivo.

Mi padre entra en la sala de estar, y los hombres hablan con él durante unos minutos. Noto que no es una conversación agradable. Alzan la voz y dicen palabras fuertes. Puedo distinguir los contornos de la mayor parte de las frases, incluso a través de las paredes de hormigón de la habitación contigua, donde se supone que estoy haciendo los deberes.

Jagu había pedido prestado dinero a dos de ellos; no grandes sumas, pero lo bastante para que vinieran a nuestra casa exigiendo la devolución. A uno de los hombres le había dicho que necesitaba el dinero para comprar medicinas (nunca le prescribieron ninguna), y al otro, que le hacía falta para pagarse un billete de tren a Calcuta y poder visitar a sus hermanos (ese viaje no estaba planeado; Jagu no podía viajar solo). «Tiene usted que aprender a controlarlo», dice uno de los hombres en tono acusador.

Mi padre escucha en silencio, con paciencia, pero puedo sentir que la bilis se le revuelve y empieza a encenderse en él un foco de ira. Se dirige hacia el armario metálico donde guardamos el dinero en efectivo de la casa, saca unos billetes que no se toma la molestia en contar y se los da a los dos hombres. Hay algunas rupias de más, pero pueden quedarse con el cambio.

En el momento en que los hombres se van, sé que habrá una fuerte discusión en casa. Con la certeza instintiva de los animales salvajes que huyen monte arriba antes de producirse un maremoto, nuestra cocinera ha abandonado la cocina para llamar a mi abuela. La tensión entre mi padre y Jagu ha crecido y se ha vuelto amenazante por un tiempo; el comportamiento de mi tío en casa ha sido especialmente perturbador en las últimas semanas, y este episodio parece haber hecho a mi padre rebasar cierto límite. Su rostro está ruborizado de vergüenza. El fino barniz de clase y normalidad que tanto se esforzó por exhibir se agrieta, y la vida secreta de su familia asoma por las fisuras. Ahora los vecinos saben de la locura de Jagu, de sus invenciones. Mi padre tiene en los ojos una expresión de vergüenza; se siente humillado, ridículo, inconsciente, estúpido, incapaz de controlar a su hermano. O peor aún, contaminado por una enfermedad mental que abunda en su familia.

Entra en la habitación de Jagu y lo saca de la cama tirando de él. Jagu gime desolado como un niño que es castigado por una transgresión que no entiende. Mi padre está lívido, lleno ira, y le da miedo. Empuja a Jagu por la habitación. Es un acto de violencia inconcebible para él mismo; nunca había levantado la mano en casa. Mi hermana sube a esconderse. Mi madre llora en la cocina. Veo cómo la escena se vuelve cada vez más desagradable desde detrás de las cortinas de la sala, como si estuviera viendo una película en cámara lenta.

Y entonces mi abuela sale de su habitación, ceñuda como una loba. Le grita a mi padre ganándole en violencia. Sus ojos son carbones encendidos, y su lengua se torna viperina. «No te atrevas a tocarlo.»

«Vete», le dice a Jagu, que se retira rápidamente detrás de ella.

Nunca he visto tan temible a mi abuela. Su bengalí retrocede como a lo largo de una mecha hacia sus orígenes rurales. Puedo hacer que algunas palabras del inglés imiten el acento y los modos de las suyas y lanzarlas como misiles: «womb», «wash», «taint». Si formo la frase entera, su veneno es imponente: «If you hit him, I will wash my womb with water to clean your taint. I will wash my womb» («Si lo golpeas, lavaré mi vientre con agua para limpiar tu mancha. Lavaré mi vientre»).

Mi padre también está bañado en lágrimas. Baja pesadamente la cabeza. Parece infinitamente cansado. «Lavarlo —dice en voz baja, abatido—. Lavarlo, limpiarlo, lavarlo...»

Tercera parte

«Los sueños de los genetistas»

Secuenciación y clonación de genes
(1970-2001)

Los avances en la ciencia dependen de nuevas técnicas, nuevos descubrimientos y nuevas ideas, probablemente en este orden.[1]

SYDNEY BRENNER

Si estamos en lo cierto [...] es posible inducir cambios *previsibles y hereditarios* en las células. Esto es algo que durante mucho tiempo ha sido el sueño de los genetistas.[2]

OSWALD T. AVERY

«Crossing over»

> ¡Qué obra maestra es el hombre! ¡Cuán noble por su
> razón! ¡Cuán infinito en facultades! En su forma y mo-
> vimiento, ¡cuán expresivo y admirable! En su acción,
> ¡qué parecido a un ángel! En su inteligencia, ¡qué se-
> mejante a un dios!
>
> WILLIAM SHAKESPEARE, *Hamlet*, acto II, escena 2

En el invierno de 1968, Paul Berg regresó a Stanford después de once
meses sabáticos en el Instituto Salk de La Jolla, California. Berg tenía
cuarenta y un años. Fuerte como un atleta, tenía una manera de andar
con los hombros echados hacia delante. Había en sus costumbres un
resto de su infancia en Brooklyn; por ejemplo, el modo de levantar la
mano y empezar sus frases con la palabra «mira» cuando le crispaba
un argumento científico. Admiraba a los artistas, sobre todo a los pintores, y en particular a los expresionistas abstractos (Pollock, Die-
benkorn, Newman y Frankenthaler). Le fascinaba su transmutación
de antiguos vocabularios en otros nuevos, su capacidad de replantear-
se los elementos esenciales de la parafernalia abstracta —luz, líneas,
formas— para crear lienzos gigantes y vibrantes.

Bioquímico de formación, Berg había estudiado con Arthur
Kornberg en la Universidad de Washington en St. Louis, y más tarde
creó, junto con Kornberg, el nuevo departamento de bioquímica de
Stanford. Berg había pasado buena parte de su vida académica estudiando la síntesis de las proteínas, pero el período sabático en La Jolla
le había dado la oportunidad de pensar en nuevos temas. Levantado
sobre una alta colina con vistas al Pacífico, y a menudo envuelto en
una densa niebla matinal, el Instituto Salk era como un claustro. Cola-
borando con el virólogo Renato Dulbecco, Berg se había centrado en

el estudio de virus de animales. Había pasado su período sabático pensando en los genes y en la transmisión de la información hereditaria.[1]

Un virus intrigaba particularmente a Berg, el *simian virus* 40, o SV40 para abreviar; *simian* porque infectaba células de monos y humanos. En un sentido conceptual, cada virus es un transportista profesional de genes. La estructura de los virus es simple; a menudo no son más que un conjunto de genes envueltos en una capa, «una suerte de mal augurio envuelto en una capa de proteína», como lo describió el inmunólogo Peter Medawar.[2] Cuando un virus penetra en una célula, se quita la capa y empieza a utilizar la célula para copiar sus genes y fabricar nuevas capas, y el resultado son millones de nuevos virus que salen de la célula. De ese modo, los virus reducen su ciclo vital a lo más elemental. Viven para infectar y reproducirse, e infectan y se reproducen para vivir.

En este mundo reducido a lo más elemental, el virus SV40 representa el límite mismo de lo elemental. Su genoma no es más que un fragmento de ADN, seiscientas mil veces más corto que el genoma humano, con apenas siete genes frente a los 21.000 del genoma humano. Berg observó que, a diferencia de muchos otros virus, el SV40 podía coexistir de un modo bastante pacífico con ciertos tipos de células infectadas. En vez de producir millones de nuevos virus tras la infección —con lo que a menudo mataba así a la célula huésped, como hacen otros virus—, el SV40 podía insertar su ADN en el cromosoma de la célula huésped para luego entrar en un estado de aquietamiento reproductivo hasta que era activado por estímulos específicos.[3]

La compacidad del genoma del SV40 y la eficacia con que podía instalarse en las células hacían de este virus el vehículo ideal para introducir genes en células humanas. A Berg le fascinaba la idea: si podía equipar al SV40 con un gen «extraño» (extraño al menos para el virus), el genoma vírico introduciría de contrabando ese gen en una célula humana, alterando así alguna información hereditaria de la célula, una hazaña que abriría nuevas fronteras a la genética. Pero antes de planear la modificación del genoma humano, Berg tenía que solucionar un problema técnico; necesitaba un método para insertar un gen extraño en un genoma vírico. Tenía que diseñar una «quimera» genética artificial, un híbrido con los genes de un virus más un gen extraño.

A diferencia de los genes humanos, encadenados a lo largo de los cromosomas como las cuentas de un collar abierto por los extremos, los genes del SV40 se encadenan formando un círculo de ADN. El genoma se parece a un collar molecular cerrado. Cuando el virus infecta la célula e inserta sus genes en los cromosomas, el collar se abre y la cadena se une entre medias de un cromosoma. Para añadir un gen extraño al genoma del SV40, Berg necesitaba abrir por la fuerza el círculo, insertar el gen en el círculo ya abierto y volver a juntar los extremos para cerrarlo. El genoma vírico haría el resto; llevaría el gen a una célula humana y lo insertaría en un cromosoma.*

Berg no era el único biólogo que pensaba en abrir el ADN vírico para insertar genes extraños. En 1969, Peter Lobban, un estudiante de posgrado que trabaja en un laboratorio situado a unos pasos del de Berg en Stanford, había escrito una tesis para su tercer examen de cualificación en la que proponía realizar el mismo tipo de manipulación genética en un virus diferente.[4] Lobban había llegado a Stanford desde el MIT, donde había hecho su carrera universitaria. Era ingeniero de formación, o, para ser más exactos, por vocación. Los genes, razonaba Lobban en su propuesta, no eran diferentes de las vigas de acero; también ellos podían ser reestructurados, alterados y modificados según especificaciones humanas para darles un uso determinado. El secreto estaba en saber encontrar las herramientas adecuadas para llevar a cabo esa labor. Trabajando con el director de su tesis, Dale Kaiser, Lobban había puesto en marcha experimentos preliminares utilizando enzimas corrientes en bioquímica para transportar genes de una molécula de ADN a otra.

Pero el verdadero secreto radicaba, como Berg y Lobban habían pensado cada uno por su cuenta, en olvidar que el SV40 era un virus y tratar su genoma como un mero compuesto químico. Los genes eran «inaccesibles» en 1971, pero el ADN era perfectamente accesible. Después de todo, Avery lo había calentado hasta la ebullición en una solución como habría hecho con cualquier compuesto químico, y

---

* Si se añade un gen a un genoma de SV40, este ya no puede generar un virus porque el ADN se vuelve demasiado grande para poder envolverlo en su capa o cubierta. A pesar de ello, el genoma del SV40 ampliado con el gen extraño sigue siendo perfectamente capaz de insertarse con su carga genética en una célula animal. Esta característica era lo que Berg esperaba poder utilizar.

todavía era capaz de transmitir información entre bacterias.[5] Kornberg le había añadido enzimas y conseguido que se replicara en un tubo de ensayo. Para insertar un gen en el genoma del SV40, todo lo que Berg necesitaba era provocar una serie de reacciones. Necesitaba una enzima para cortar el genoma circular y otra para «pegar» un trozo de ADN extraño en el collar del genoma del SV40. Tal vez el virus —o, mejor dicho, la información contenida en él— siguiera siendo algo vivo.

Pero ¿dónde podría encontrar un científico enzimas para cortar y pegar ADN? La respuesta vendría, como tantas veces en la historia de la genética, del mundo bacteriano. Desde la década de los sesenta, los microbiólogos habían estado purificando enzimas de bacterias que podrían utilizarse para manipular el ADN en tubos de ensayo. Una célula bacteriana —cualquier célula, para el caso— posee su propia «caja de herramientas» para manejar su propio ADN; cada vez que una célula se divide, repara genes dañados o implanta sus genes en cromosomas, necesita enzimas para copiar los genes o para rellenar grietas cuando se produce algún daño.

El «pegado» de dos fragmentos de ADN mediante reacciones era una de las utilidades de esa caja de herramientas. Berg sabía que incluso los organismos más primitivos poseen la capacidad de coser genes. Recordemos que agentes dañinos como los rayos X pueden partir las hebras de ADN. El daño en el ADN es algo habitual en las células, y, para reparar las hebras rotas, las células producen enzimas específicas capaces de pegar las piezas separadas. Una de estas enzimas, llamada «ligasa» (de la palabra latina *ligare*, «atar»), realiza un cosido químico de las dos piezas de la espina dorsal rota del ADN, restaurando la integridad de la doble hélice. Ocasionalmente, la enzima para copiar el ADN, llamada «polimerasa», también puede servir para llenar un hueco en un gen roto y así repararlo.

Las enzimas para cortar procedían de una fuente más inusual. Prácticamente todas las células tienen ligasas y polimerasas para reparar ADN roto, pero no tendría mucho sentido que la mayoría de las células tuviesen una enzima para cortar ADN y dejar sus partes sueltas. Sin embargo, las bacterias —organismos que viven bajo las condiciones más duras, en medios donde los recursos están drásticamente limitados, la proliferación es impetuosa y la competencia por la supervivencia es intensa— poseen semejantes enzimas cuchillo para defenderse de los virus. Usan enzimas para cortar ADN que son como navajas automáticas con las cuales cortan y abren el ADN de los invasores, lo cual las hace inmunes a sus ataques. Estas proteínas se denominan enzimas de «restricción», pues restringen las infecciones causadas por ciertos virus. Estas enzimas, que actúan como tijeras moleculares, reconocen secuencias únicas de ADN y reducen la doble hélice en sitios muy específicos. La especificidad es la clave; en el mundo molecular del ADN, un corte en la yugular puede ser letal. Un microbio puede paralizar a otro microbio invasor cortando su cadena de información.

Estas herramientas enzimáticas tomadas del mundo microbiano eran la base del experimento de Berg. Él sabía que los componentes esenciales para diseñar genes se hallaban congelados en unos cinco refrigeradores de cinco laboratorios distintos. No tenía más que desplazarse hasta ellos, recoger las enzimas y provocar las reacciones en una cadena. Cortar con una enzima y pegar con otra bastaba para unir dos fragmentos cualesquiera de ADN, y ello permitía a los científicos manipular los genes con una destreza y una habilidad extraordinarias.

Berg era consciente de las implicaciones de la tecnología que se estaba creando. Los genes se podrían combinar para crear nuevas combinaciones, o combinaciones de combinaciones; podrían ser alterados, mutados y transferidos de unos organismos a otros. Un gen de rana podría insertarse en el genoma de un virus y luego introducirse este en una célula humana. Un gen humano podría transferirse a células bacterianas. Llevada esta tecnología a sus límites, los genes serían infinitamente maleables; se podrían crear nuevas mutaciones o borrarlas. Incluso era concebible la modificación de la herencia; lavar sus manchas, limpiarla, cambiarla a voluntad. Para producir tales quimeras genéticas, recordó Berg, «ninguno de los procedimientos, manipulaciones y reactivos utilizados para construir este ADN recombinante era nuevo; la novedad era la forma específica de usarlos en combinación».[6] El avance verdaderamente radical era cortar y pegar ideas, utilizando de otras maneras conocimientos y técnicas que ya existían en el ámbito de la genética desde hacía casi una década.

En el invierno de 1970, Berg y David Jackson, un investigador posdoctoral del laboratorio de Berg, hicieron sus primeros intentos de cortar y unir dos piezas de ADN.[7] Los experimentos eran tediosos; «la pesadilla de un bioquímico», dijo Berg. El ADN tenía que ser purificado, mezclado con las enzimas y nuevamente purificado sobre columnas de hielo, y este proceso debía repetirse hasta que cada una de las reacciones resultase perfecta. El problema era que no se habían optimizado las enzimas cortadoras, y el rendimiento era mínimo. Aunque ocupado en su propia construcción de híbridos de genes, Lobban siguió proporcionando a Jackson conocimientos técnicos cruciales. Había encontrado un método para añadir fragmentos a los extremos del ADN y poder crear dos piezas de cierre que se ajustaban como las de un cerrojo, lo cual aumentaba notablemente la eficacia en la producción de híbridos de genes.

A pesar de las intimidantes dificultades técnicas, Berg y Jackson lograron unir la totalidad del genoma del SV40 a una pieza de ADN de un virus que infectaba bacterias llamado bacteriófago lambda (o fago λ) y tres genes de la bacteria *E. coli*.

Era un logro nada despreciable. Aunque λ y SV40 son «virus», difieren tanto uno de otro como un caballo de un caballito de mar (SV40 infecta células de primates, mientras que el fago λ solo infecta bacterias), y la *E. coli* es una criatura totalmente diferente, una bacteria del intestino humano. El resultado era una quimera bien extraña: genes de las ramas más alejadas del árbol evolutivo cosidos para formar una única pieza contigua de ADN.

Berg llamó a los híbridos «ADN recombinante», una expresión astutamente elegida, ya que evocaba el fenómeno natural de la «recombinación», esto es, la formación de genes híbridos en la reproducción sexual. En la naturaleza, es frecuente que la información genética se mezcle y se combine entre los cromosomas para generar diversidad; el ADN del cromosoma paterno intercambia lugares con el ADN del cromosoma materno para generar híbridos genéticos «padre:madre» («crossing over», llamó Morgan a este fenómeno de intercambio genético). Los híbridos genéticos de Berg, producidos con las mismas herramientas que permitían cortar, pegar y reparar genes en su estado natural dentro de los organismos, extendían este principio más allá de la reproducción. Berg también sintetizaba híbridos de genes, aunque con material genético de diferentes organismos mezclado y combinado en tubos de ensayo. Recombinación sin reproducción; esto era adentrarse en un nuevo cosmos de la biología.

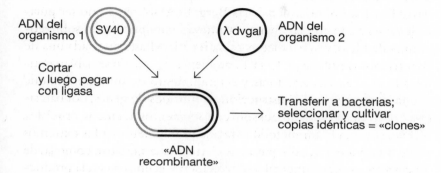

Figura adaptada del artículo de Paul Berg sobre el «ADN recombinante». Combinando genes de cualesquiera organismos era posible diseñar genes a voluntad, lo cual auguraba la terapia génica y la ingeniería genética en humanos.

Aquel invierno, una estudiante de posgrado llamada Janet Mertz decidió unirse al laboratorio de Berg. Tenaz y siempre franca en sus opiniones —«endiabladamente lista», dijo Berg—, Mertz era una anomalía en el mundo de los bioquímicos, la segunda mujer en unirse al departamento de bioquímica de Stanford en casi un decenio. Como Lobban, Mertz también provenía del MIT, donde se había especializado en ingeniería y biología. Le intrigaban los experimentos de Jackson, y estaba interesada en la idea de sintetizar quimeras entre genes de organismos diferentes.

¿Y si invertía el objetivo experimental de Jackson? Jackson había insertado material genético de una bacteria en el genoma del SV40. ¿Y si creaba híbridos genéticos con genes del SV40 insertados en el genoma de la *E. coli*? En vez de virus portadores de genes bacterianos, Mertz se propuso crear bacterias portadoras de genes víricos.

La inversión de la lógica —o, más bien, de los organismos— tenía una ventaja técnica crucial. Al igual que muchas bacterias, la *E. coli* contiene minúsculos cromosomas adicionales, llamados «minicromosomas» o «plásmidos». Y, como el genoma del SV40, los plásmidos también son collares circulares de ADN y viven y se replican dentro de las bacterias. Cuando las células bacterianas se dividen y crecen, los plásmidos también se replican. Si pudiera insertar genes del SV40 en un plásmido de *E. coli*, pensó Mertz, podría utilizar la bacteria como una «fábrica» de los nuevos híbridos de genes. Al crecer y dividirse las bacterias, el plásmido —con el gen extraño en su interior— se multiplicaría. Las bacterias copiarían incesantemente el cromosoma modificado con su carga de genes extraños. Finalmente habría millones de réplicas exactas de un trozo de ADN («clones»).

En junio de 1971, Mertz viajó de Stanford a Cold Spring Harbor, en Nueva York, para asistir a un curso sobre células animales y virus. Como una parte del curso, se esperaba que los estudiantes describieran los proyectos de investigación que deseaban realizar en el futuro. Durante su presentación, Mertz habló de sus planes de crear quimeras genéticas de SV40 y genes de *E. coli*, y potencialmente propagar estos híbridos en células bacterianas.[8]

Las ponencias de estudiantes de posgrado en los cursos de verano no suelen despertar mucho interés. Pero, cuando Mertz proyectó sus diapositivas, quedó claro que la suya no era la típica charla de graduado, y cuando terminó de exponer su proyecto se hizo un silencio que los estudiantes e instructores finalmente rompieron con una oleada de preguntas. ¿Había considerado los riesgos de generar tales híbridos? ¿Qué ocurriría si los híbridos genéticos que Berg y Mertz estaban a punto de crear se dejaran sueltos en poblaciones humanas? ¿Habían considerado los aspectos éticos de la producción de elementos genéticos nuevos?

Justo después de la sesión, Robert Pollack, virólogo y uno de los instructores del curso, llamó urgentemente a Berg. Pollack argumentó que los peligros implícitos en los planes de «traspasar las barreras evolutivas que habían existido desde los últimos ancestros comunes entre las bacterias y las personas» eran demasiado grandes para continuar sin más con el experimento.

El asunto era particularmente espinoso, porque se sabía que el SV40 causaba tumores en hámsters, y la bacteria *E. coli* vivía en el intestino humano. (Actualmente está comprobado que no es probable que el SV40 cause cáncer en seres humanos, pero en la década de los setenta esos riesgos eran todavía una incógnita.) ¿Qué ocurriría si Berg y Mertz acababan fraguando una catástrofe genética, una bacteria intestinal humana portadora de un gen causante de cáncer?

«Podemos detener la división del átomo; podemos dejar de viajar a la Luna; podemos dejar de usar aerosoles [...] Pero no podemos deshacernos de una nueva forma de vida —escribió el bioquímico Erwin Chargaff—. [Los nuevos híbridos genéticos] nos sobrevivirán, a nosotros, a nuestros hijos y a los hijos de nuestros hijos [...] La hibridación de Prometeo y Eróstrato tendrá resultados nefastos.»[9]

Berg reflexionó durante semanas sobre las cuestiones que le plantearon Pollack y Chargaff. «Mi primera reacción fue pensar: "Esto es absurdo. No veo ningún riesgo en ello".»[10] Los experimentos se realizarían en una instalación aislada con equipamiento esterilizado; el SV40 nunca había estado directamente implicado en cánceres humanos. De hecho, muchos virólogos se habían infectado con el SV40, y ninguno había sufrido cáncer. Frustrado con la constante histeria pública en torno al tema, Dulbecco había llegado a ofrecerse para beber SV40 con el fin de demostrar que no había relación con cánceres humanos.[11]

Pero con los pies al borde de un precipicio en potencia, Berg no podía permitirse el lujo de cometer imprudencias. Escribió a varios biólogos del cáncer y microbiólogos para pedirles opiniones independientes sobre el riesgo. Dulbecco estaba firmemente decidido a realizar su experimento con el SV40, pero ¿podía un científico valorar de forma realista un riesgo desconocido? Al final, Berg llegó a la conclusión de que el riesgo biológico era extremadamente minúsculo, aunque no cero. «La verdad es que yo sabía que el riesgo era pequeño —dijo—, pero no pude convencerme de que no existía ningún riesgo [...] Debía darme cuenta de que me había equivocado muchas, muchas veces en la predicción de los resultados de un experimento, y si estaba equivocado sobre aquel riesgo, no habría podido vivir presenciando las consecuencias.»[12] Hasta que se determinó la naturaleza precisa del riesgo y se hizo un plan de aislamiento, Berg se impuso una moratoria. Los híbridos de ADN que contiene partes del genoma del SV40 permanecieron en un tubo de ensayo. No se podían introducir en organismos vivos.

Mientras tanto, Mertz había hecho otro descubrimiento importante. El corte y pegado iniciales de ADN requerían, tal como habían previsto Berg y Jackson, seis tediosas etapas en el uso de las enzimas. Mertz encontró un atajo. Usando una enzima cortadora de ADN llamada EcoR1, que obtuvo de Herb Boyer, un microbiólogo de San

Francisco, Mertz vio que las piezas se podrían cortar y pegar en solo dos pasos en vez de seis.* «Janet hizo que el proceso fuera mucho más eficiente —recordó Berg—. Ahora podemos producir nuevas piezas de ADN con unas pocas reacciones químicas [...] Las cortó, las mezcló, añadió una enzima capaz de unir extremos a extremos y demostró que había conseguido un producto que compartía las propiedades de los dos materiales de partida.»[13] Mertz había creado «ADN recombinado», pero, con la moratoria autoimpuesta en el laboratorio de Berg, no pudo transferir los híbridos de genes a células bacterianas vivas.

En noviembre de 1972, mientras Berg sopesaba los riesgos de los híbridos virus-bacteria, Herb Boyer, el científico de San Francisco que había suministrado a Mertz las enzimas cortadoras de ADN, viajaba a Hawái para asistir a un congreso sobre microbiología. Nacido en un pueblo minero en Pennsylvania en 1936, Boyer había descubierto la biología siendo estudiante de secundaria, y había idealizado a Watson y Crick (puso estos nombres a sus dos gatos siameses). A comienzos de los años sesenta quiso realizar estudios de posgrado en la facultad de medicina, pero fue rechazado por haber obtenido un aprobado raspado en metafísica. Entonces decidió estudiar microbiología.

Boyer había llegado a San Francisco en el verano de 1966 —con un peinado afro, el chaleco de cuero de rigor y pantalones vaqueros cortados— como profesor asistente de la Universidad de California en San Francisco (UCSF). Gran parte de su trabajo consistía en aislar nuevas enzimas cortadoras de ADN, como la que había enviado al laboratorio de Berg. Boyer se había enterado de que Mertz había descubierto la mencionada reacción para cortar ADN, con la consiguiente simplificación del proceso de generar híbridos de ADN.[14]

El congreso de Hawái era sobre genética bacteriana. Gran parte de la expectación que levantó se debía a que iba a hablarse de los plásmidos

---

* Mertz descubrió casualmente, con Ron Davis, una cualidad presente en enzimas como EcoR1. Encontró que si cortaba el plásmido bacteriano y el genoma del SV40 con EcoR1, los extremos se «pegaban» de forma natural como dos piezas complementarias de velcro, algo que hacía más fácil crear híbridos de genes.

recién descubiertos en la bacteria *E. coli*, los minicromosomas circulares que se replicaban dentro de las bacterias y podían ser transferidos entre cepas bacterianas. Después de una larga mañana de presentaciones, Boyer se escapó a la playa para darse un respiro, y pasó la tarde con un vaso de ron y jugo de coco.

Al anochecer, Boyer se encontró con Stanley Cohen, un profesor de la Universidad de Stanford. Boyer conocía los trabajos científicos de Cohen, pero no a él personalmente. Con una barba canosa bien recortada, gafas de búho y una forma de hablar deliberadamente cautelosa, Cohen parecía «físicamente un estudioso del Talmud», como recordó un científico (en verdad tenía un conocimiento talmúdico de la genética microbiana). Cohen trabajaba con plásmidos. También conocía la reacción de «transformación» de Frederick Griffith, la técnica necesaria para introducir ADN en células bacterianas.

Cuando terminaron la cena, Cohen y Boyer todavía tenían hambre, y salieron del hotel, junto con Stan Falkow, un colega microbiólogo que se les unió, hacia una tranquila y oscura calle de una zona comercial cercana a la playa de Waikiki. Entre las sombras de los volcanes surgió providencialmente un local de *delicatessen* de estilo neoyorquino con señales luminosas intermitentes y luces de neón, y allí encontraron una mesa libre. El camarero no distinguía un *kishke* de un *knish*, pero el menú ofrecía carne curada e hígado picado. Entre sándwiches de carne ahumada, Boyer, Cohen y Falkow hablaron de plásmidos, quimeras y genética bacteriana.

Boyer y Cohen tenían conocimiento de que Berg y Mertz habían conseguido crear híbridos de genes en su laboratorio. La conversación se centró casualmente en el trabajo de Cohen, que había aislado varios plásmidos de *E. coli*, incluido uno que pudo ser purificado fuera de las bacterias y transferido fácilmente de una cepa de *E. coli* a otra. Algunos de estos plásmidos poseían genes que conferían a la bacteria resistencia a ciertos antibióticos, a la tetraciclina o a la penicilina, por ejemplo.

Pero ¿y si Cohen cortara de un plásmido un gen de la resistencia a antibióticos y lo transfiriera a otro plásmido? ¿No sobreviviría, se desarrollaría y se reproduciría de un modo selectivo una bacteria previamente matada por el antibiótico, mientras que las bacterias portadoras de los plásmidos no híbridos morirían?

La idea brotó de las sombras como una señal de neón en una isla a oscuras. En los experimentos iniciales de Berg y Jackson no había ningún método sencillo para identificar las bacterias o los virus que habían adquirido el gen «extraño» (el plásmido híbrido tenía que ser purificado de la sopa bioquímica utilizando solo su tamaño: A + B era mayor que A o B). Los plásmidos de Cohen portadores de genes de resistencia a antibióticos, por el contrario, constituían un medio poderoso para identificar recombinantes genéticos. La evolución ayudaría en su experimento. La selección natural cumpliéndose en una placa de Petri seleccionaría de forma natural sus plásmidos híbridos. La transferencia de la resistencia a antibióticos de una bacteria a otra confirmaría que el híbrido de gen, o ADN recombinante, había sido creado.

Pero ¿cuáles eran los obstáculos técnicos de Berg y Jackson? Si las quimeras genéticas se producían a razón de una por un millón, ningún método de selección, ni siquiera el más ingenioso o potente, funcionaría; no se podría seleccionar ningún híbrido. A Boyer se le ocurrió describir las enzimas cortadoras de ADN y el método mejorado de Mertz para generar con mayor eficacia híbridos de genes. Hubo un silencio mientras Cohen y Boyer le daban vueltas a la idea. La convergencia era inevitable. Boyer había purificado enzimas para crear híbridos de genes con una eficacia mucho mayor; Cohen había aislado plásmidos que podían seleccionarse y ser fácilmente propagados en bacterias. «La idea», recordaba Falkow, era «demasiado obvia para pasar inadvertida».

Cohen dijo con voz lenta y clara:

—Eso significa...

Boyer le leyó el pensamiento:

—Que es cierto..., que es posible...[15]

«A veces, en la ciencia, como en el resto de la vida —escribiría más tarde Falkow—, no es necesario terminar una frase o exponer un pensamiento.» El experimento era bastante sencillo, tan maravillosamente simple que podría llevarse a cabo en una sola tarde con reactivos corrientes. «Se mezclan y se unen moléculas de ADN cortadas del plásmido de *Eco*R1, y habrá una proporción de moléculas recombinantes de plásmido. Se utiliza la resistencia a los antibióticos para seleccionar las bacterias que han adquirido el gen extraño, y se habrá seleccionado el ADN híbrido. Se cultiva esta célula bacteriana para obtener millones de descendientes y el ADN híbrido se multiplicará por un millón. De ese modo se habrá clonado ADN recombinante.»

El experimento no solo sería innovador y eficiente; también sería más seguro. A diferencia del experimento de Berg y Mertz, en el que se obtenían híbridos de virus y bacterias, en el de Cohen y Boyer se obtenían quimeras compuestas enteramente de genes bacterianos, que ellos consideraban mucho menos peligrosas. No tenían ninguna razón para no crear estos plásmidos. Después de todo, las bacterias eran capaces de intercambiar material genético como si cotillearan entre ellas sin mayores consecuencias; el libre intercambio de genes era una característica distintiva del mundo microbiano.

Durante el invierno y el comienzo de la primavera de 1973, Boyer y Cohen trabajaron denodadamente para crear sus híbridos genéticos. Los plásmidos y las enzimas iban y venían entre la UCSF y Stanford por la autovía 101 en un Volkswagen Escarabajo conducido por un asistente de investigación que trabajaba en el laboratorio de Boyer. A finales del verano, Boyer y Cohen habían logrado crear sus híbridos de genes, dos piezas de material genético de dos bacterias empalmadas para formar una única quimera. Más tarde, Boyer recordaría con toda claridad el momento del descubrimiento: «Recuerdo que, al examinar los primeros geles, se me saltaron las lágrimas; tan maravilloso era». Identidades hereditarias tomadas de dos organismos se habían fusionado para formar una nueva; era lo más próximo a la metafísica que uno podía lograr.

En febrero de 1973, Boyer y Cohen estaban listos para la reproducción de la primera quimera genética artificialmente creada con células vivas. Abrieron dos plásmidos bacterianos con enzimas de restricción y pasaron material genético de un plásmido a otro. El que llevaba el ADN híbrido fue cerrado con ligasa, y la quimera resultante fue introducida en células bacterianas utilizando una versión modificada de la reacción de transformación. Las bacterias que contenían los genes híbridos fueron cultivadas en placas de Petri para formar diminutas colonias translúcidas, relucientes como perlas en agar-agar.

A última hora de la tarde, Cohen introdujo en un recipiente estéril con caldo de cultivo una sola colonia de las células bacterianas con los híbridos de genes. Las células se reprodujeron durante la noche en un matraz agitado. Cien, mil y finalmente un millón de copias de la quimera genética contenían cada una la mixtura de material genético de dos organismos completamente diferentes. Se anunciaba así el nacimiento de un nuevo mundo sin más ruido que el mecánico tic-tic-tic de una incubadora bacteriana oscilando a lo largo de la noche.

La nueva música

Cada generación necesita una nueva música.[1]

FRANCIS CRICK

Hoy, la gente hace música con todo.[2]

RICHARD POWERS, *Orfeo*

Mientras Berg, Boyer y Cohen mezclaban y combinaban fragmentos de genes en tubos de ensayo en Stanford y en la UCSF, un avance igualmente fundamental en la genética se producía en un laboratorio de Cambridge, Inglaterra. Para comprender la naturaleza de este descubrimiento, hay que volver al lenguaje formal de los genes. Como cualquier lenguaje, el de la genética está construido con elementos estructurales básicos (alfabeto, vocabulario, sintaxis y gramática). El «alfabeto» de los genes consta de solo cuatro letras, las cuatro bases del ADN (A, C, G y T). El «vocabulario» se compone de códigos de tripletes: tres bases de ADN que se leen juntas codifican un aminoácido en una proteína; ACT codifica treonina, CAT codifica histidina, GGT codifica glicina, y así sucesivamente. Una proteína es una «frase» que un gen codifica usando elementos alfabéticos ensartados en una cadena (ACT-CAT-GGT codifica treonina-histidina-glicina). Y la regulación de los genes crea, como Monod y Jacob habían descubierto, un contexto para que estas palabras y frases tengan un significado. A las secuencias reguladoras adjuntas a un gen —es decir, las señales para activar o desactivar un gen en determinados momentos y en determinadas células— se las puede considerar la gramática interna del genoma.

Pero el alfabeto, la gramática y la sintaxis de la genética existen exclusivamente dentro de las células; los seres humanos no son hablantes nativos de este lenguaje. Para que un biólogo pudiera leer y

257

escribir en el idioma de los genes, hubo que inventar un nuevo conjunto de herramientas. «Escribir» es mezclar y combinar palabras en permutaciones únicas para generar nuevos significados. En Stanford, Berg, Cohen y Boyer empezaron a escribir genes utilizando la clonación de genes, esto es, generando palabras y frases en ADN que nunca habían existido en la naturaleza (un gen bacteriano combinado con un gen viral para formar un nuevo elemento genético). Pero la «lectura» de genes —el desciframiento de la secuencia precisa de bases en un tramo de ADN— era todavía un enorme desafío técnico.

Irónicamente, las características que permiten a una célula leer ADN son las mismas que hacen que sea incomprensible para los humanos, para los químicos en particular. El ADN, como Schrödinger había predicho, era un compuesto químico hecho para desafiar a los químicos, una molécula de contradicciones exquisitas (monótona y, sin embargo, infinitamente variada; repetitiva hasta la exageración y, sin embargo, idiosincrásica como ella sola). Los químicos suelen averiguar la estructura de una molécula rompiéndola en partes cada vez más pequeñas, como piezas de un rompecabezas, para luego reconstruir la estructura a partir de sus constituyentes. Pero el ADN despiezado queda reducido a una maraña de cuatro bases A, C, G y T. No podemos leer un libro con todas sus palabras desordenadas o reducidas a un caos alfabético. En el ADN, como ocurre con las palabras, el significado reside en las secuencias. Si disolvemos el ADN en sus bases constituyentes, se reduce a una sopa alfabética primordial de cuatro letras.

¿Cómo puede un químico determinar la secuencia de un gen? En un laboratorio de Cambridge, Inglaterra, semejante a una cabaña y medio enterrado cerca de los pantanos, el bioquímico Frederick Sanger se había esforzado desde los años sesenta por conseguir la secuenciación de genes. Sanger tenía un interés obsesivo por las estructuras químicas de moléculas biológicas complejas. A comienzos de la década de los cincuenta, había resuelto la secuencia de una proteína —la insulina— utilizando una variante del método convencional de desintegración.[3] La insulina, que en 1921 consiguieron aislar el cirujano de Toronto Frederick Banting y su alumno de medicina Charles Best a partir de decenas de kilos de páncreas de perro molidos, fue la primera gran hazaña de purificación de una proteína (la insulina era una hormona que, inyectada en niños diabéticos, enseguida revertía su hiperglucemia, que podía ser letal).[4] A finales de la década de los veinte, la empresa farmacéutica Eli Lilly producía unos gramos de insulina a partir de inmensas cubas de páncreas de ternera y de cerdo triturados.

Pero, aunque se hicieron varios intentos de especificar la molécula de insulina, esta se resistía tenazmente a su identificación química. Sanger abordó este problema con el rigor metodológico propio de un químico; como cualquiera de su rama sabía, la solución era la disolución. Cada proteína está hecha de una secuencia de aminoácidos que forman una cadena (metionina-histidina-arginina-lisina o glicina-histidina-arginina-lisina, y así sucesivamente). Sanger se dio cuenta de que, para identificar la secuencia de una proteína, tendría que realizar una serie de reacciones de degradación. Separó un aminoácido del extremo de la cadena, le aplicó disolventes e identificó su composición química: metionina. Luego repitió el proceso con el siguiente aminoácido, histidina. La degradación y la identificación se repetían una y otra vez —arginina... lisina...— hasta llegar al final de la proteína. Era como sacar una por una las cuentas de un collar; se invertía el ciclo de construcción de una proteína dentro de una célula. La desintegración pieza a pieza de la insulina revelaría la estructura de su cadena. En 1958, Sanger recibió el Premio Nobel por este descubrimiento histórico.[5]

Entre 1955 y 1962, Sanger utilizó variaciones de este método de desintegración para resolver las secuencias de varias proteínas importantes, pero dejó a un lado el problema de la secuenciación del ADN. Aquellos fueron sus «años de vacas flacas», escribió; vivió a la sombra de su fama. Raras veces publicaba sus trabajos —sumamente detallados— sobre la secuenciación de proteínas, que otros calificaban de magistrales, pero que él no los consideraba lo bastante importantes.[6] En el verano de 1962, Sanger se trasladó a otro laboratorio de Cambridge, en el edificio del Consejo de Investigación Médica (MRC), donde estuvo rodeado de nuevos vecinos, entre ellos Crick, Perutz y Sydney Brenner, todos dados al culto del ADN.[7]

El cambio de laboratorio marcó una transición fundamental en el interés de Sanger. Unos científicos —Crick, Wilkins— nacieron con el ADN. Otros —Watson, Franklin, Brenner— se contagiaron de él. Pero el ADN se apoderó de Fred Sanger.

A mediados de la década de los sesenta, Sanger pasó de las proteínas a los ácidos nucleicos y comenzó a considerar seriamente la secuenciación del ADN. Pero los métodos que tan bien habían funcionado con la insulina —partición, disolución; partición, disolución...— se negaron a hacerlo con el ADN. Las proteínas se hallan químicamente estructuradas de tal manera que los aminoácidos pueden separarse uno tras otro de la cadena, pero con el ADN no valía este procedimiento. Sanger intentó reconfigurar su técnica de degradación, pero los experimentos solo producían un caos químico. Cortado en trozos y disuelto, el ADN transformaba su información genética en un galimatías.

La inspiración le vino inesperadamente a Sanger en el invierno de 1971, y lo hizo en forma de una inversión. Se había pasado décadas aprendiendo a romper moléculas para averiguar su secuencia, pero ¿y si le daba la vuelta a su estrategia e intentaba construir ADN en lugar de romperlo? Para resolver una secuencia de genes, razonó Sanger, había que pensar como un gen. Las células construyen genes sin cesar; cada vez que una célula se divide, hace una copia de cada gen. Si un bioquímico pudiera atarse a la enzima que interviene en la copia de un gen (ADN polimerasa), o montarse en ella para ver cómo hace una copia de ADN e ir colocando etiquetas conforme la enzima añade base tras base —A, C, T, G, C, C, C, etc.—, conocería la secuencia de un gen. Sería como espiar el funcionamiento de una máquina copiadora; podría reconstruir el original a partir de la copia. Una vez más, la imagen especular iluminaría el original (Dorian Gray recreado, parte por parte, a partir de su reflejo pictórico).

En 1971, Sanger empezó a idear una técnica de secuenciación genética que utilizaba la reacción de la polimerasa en la copia de ADN. (En Harvard, Walter Gilbert y Allan Maxam también estaban ideando un sistema para secuenciar ADN, aunque utilizaban reactivos diferentes. Su método también funcionó, pero pronto fue superado por el de Sanger.) Al principio, el método de Sanger era ineficiente y proclive a fallos inexplicables. El problema era, en parte, que la reacción de la copia era demasiado rápida; la polimerasa corría a lo largo de la cadena de ADN añadiendo nucleótidos a una velocidad vertiginosa, y Sanger no podía distinguir los pasos intermedios. En 1975, hizo una modificación ingeniosa: paralizó la reacción de copia con una serie de bases químicamente alteradas —variantes muy ligeras de A, C, G y T— que la ADN polimerasa aún reconocía, pero que dejaban la copia atascada. Cuando la polimerasa se paraba, Sanger podía utilizar la reacción ralentizada para confeccionar el mapa de un gen sirviéndose de sus atascos —una A aquí, una T ahí, una G allí y así sucesivamente— con miles de bases de ADN.

El 24 de febrero de 1977, Sanger utilizó esta técnica para revelar la secuencia completa de un virus —el ΦX174— en un artículo publicado en *Nature*.[8] Con solo 5.386 pares de bases de longitud, phi era un pequeño virus —su genoma completo era más pequeño que algunos de los genes humanos más pequeños—, pero la publicación anunció un avance científico transformador. «La secuencia identifica muchas de las características responsables de la producción de las proteínas de los nueve genes conocidos del organismo», escribió.[9] Sanger había aprendido a leer el lenguaje de los genes.

Las nuevas técnicas de la genética —la secuenciación y la clonación de genes— enseguida revelaron nuevas características de los genes y los genomas. El primero y más sorprendente descubrimiento fue el de una característica única de los genes y virus de animales. En 1977, dos científicos que trabajaban de forma independiente, Richard Roberts y Phillip Sharp, descubrieron que la mayoría de las proteínas animales no venían codificadas en largos tramos continuos de ADN, sino divididas en módulos.[10] En las bacterias, cada gen es un tramo continuo, ininterrumpido, de ADN, cuyo código comienza con el primer triplete (ATG) y continúa formando una serie contigua hasta la señal final de stop. Los genes bacterianos no contienen módulos separados, y no están internamente divididos por espaciadores. Pero en los animales y en los virus de animales, Roberts y Sharp encontraron que un gen solía estar dividido en partes e interrumpido por largos tramos de ADN de relleno.

A modo de analogía usaré, por ejemplo, la palabra «estructura». En las bacterias, el gen está incrustado en el genoma exactamente con este formato, «estructura», sin pausas, rellenos, interposiciones o interrupciones. En el genoma humano, en cambio, la palabra es interrumpida por tramos intermedios de ADN: «es... tru... ct... ur... a».

Los largos tramos de ADN representados por los puntos suspensivos (...) no contienen ninguna información que codifique una proteína. Cuando un gen así interrumpido es utilizado para generar un mensaje —es decir, cuando el ADN es utilizado para construir ARN—, los fragmentos de relleno se eliminan del mensaje de ARN, y las partes se juntan en el ARN con las piezas de relleno retiradas; «es... tru... ct... ur... a» es ahora «estructura». Roberts y Sharp acuñaron más tarde una expresión para este proceso, «empalme de genes» o «empalme de ARN» (ya que las partes del mensaje de ARN del gen eran «empalmadas» para eliminar los fragmentos de relleno).

En un primer momento, esta estructura fragmentada de los genes resultaba desconcertante: ¿por qué en un genoma animal había tramos tan largos de ADN dividiendo los genes en partes y piezas para luego unirlas en un mensaje continuo? Pero la lógica interna de la división de los genes pronto resultó evidente: la división de los genes en módulos permitía a una célula generar sorprendentes combinaciones de mensajes a partir de un solo gen. La palabra «es... tru... ct... ur... a» puede empalmarse de modo que dé lugar, por ejemplo, a «cura» o «cesta», creando así un gran número de mensajes distintos —llamados «isoformas»— a partir de un único gen. Los módulos «g... e... n... om... a» se pueden empalmar para generar «gen», «gea» y «om». Los genes modulares tienen una ventaja evolutiva: los módulos individuales de diferentes genes pueden mezclarse y combinarse para construir tipos de genes completamente nuevos («c... om... e... t... a»). Wally Gilbert, el genetista de Harvard, acuñó un nuevo término para estos módulos; los llamó «exones». Y a los fragmentos de relleno los llamó «intrones».

Los intrones no son una excepción, sino la regla, en los genes humanos. Los intrones humanos son a menudo enormes; incluyen varios cientos de miles de bases de ADN. Y los propios genes están separados unos de otros por largos tramos de ADN intermedio llamados «ADN intergénico». Se piensa que el ADN intergénico y los intrones —espaciadores entre genes y material de relleno dentro de los genes, respectivamente— tienen secuencias que permiten que los genes sean regulados en un contexto. Volviendo a nuestra analogía, estas regiones podrían describirse como largas elipsis desperdigas con ocasionales signos de puntuación. El genoma humano puede, por tanto, visualizarse de la siguiente manera:

Esta ...... es .... la ......(...)... es... truc... tura...... de...... tu ......
gen... om... a;

Las palabras representan genes. Las largas elipsis entre las palabras representan los tramos de ADN intergénicos. Las elipsis más cortas dentro de las palabras (gen... om... a) son intrones. Los paréntesis y los puntos y coma —signos de puntuación— son regiones de ADN que regulan genes.

Las tecnologías gemelas de secuenciación y clonación de genes también rescataron a la genética de un atasco experimental. A finales de la década de los sesenta, la genética se encontraba atrapada en un callejón sin salida. Toda ciencia experimental depende, fundamentalmente, de la capacidad para perturbar adrede un sistema y medir los efectos de esa perturbación. Pero la única manera de alterar genes era crear mutantes —un proceso en esencia aleatorio—, y el único medio de reconocer la alteración, observar cambios en la forma y la función. Se podían irradiar moscas de la fruta con rayos X, como hizo Muller, para obtener moscas sin alas o sin ojos, pero se carecía de los medios para manipular a propósito los genes que controlaban los ojos o las alas, o para entender exactamente cómo el gen de las alas o el de los ojos había cambiado. «El gen —como dijo un científico— era algo inaccesible.»

La inaccesibilidad del gen había sido particularmente frustrante para los mesías de la «nueva biología», James Watson entre ellos. En 1955, dos años después de descubrir la estructura del ADN, Watson se había trasladado al departamento de biología de la Universidad de Harvard, y no tardó en solivantar a algunos de sus profesores más venerados. La biología, tal como él la veía, era una disciplina que se estaban escindiendo. A un lado estaba la vieja guardia, los profesores de historia natural, los taxonomistas, los anatomistas y los ecologistas, todavía ocupados en clasificar animales y hacer descripciones meramente cualitativas de la anatomía y la fisiología de los organismos. Los «nuevos» biólogos, en cambio, estudiaban moléculas y genes. La vieja escuela hablaba de diversidad y variación, y la nueva escuela, de códigos universales, mecanismos comunes y «dogmas centrales».*

* Sobre todo, Darwin y Mendel habían tendido un puente entre la vieja y la nueva biología. Darwin había empezado como un historiador de la naturaleza —recolector de fósiles—, pero luego había alterado radicalmente la disciplina buscando el mecanismo que había detrás de la historia natural. Mendel había empezado como botánico y naturalista, y desvió radicalmente la disciplina cuando se propuso buscar el mecanismo que regía la herencia y la variación. Darwin y Mendel observaron el mundo natural en busca de causas más profundas detrás de su organización.

«Cada generación necesita una nueva música», había dicho Crick, y Watson desdeñaba sin ambages la música antigua. La historia natural —una disciplina en gran parte «descriptiva», como Watson la caracterizó— sería reemplazada por una vigorosa y musculosa ciencia experimental que él mismo había contribuido a crear. Los dinosaurios que estudiaban dinosaurios pronto se extinguirían con motivos más que sobrados. Watson llamaba «coleccionistas de sellos» a los viejos biólogos, burlándose de su obsesión por la recogida y clasificación de especímenes biológicos.*

Pero incluso Watson tuvo que admitir que la imposibilidad de llevar a cabo intervenciones genéticas directas, o de conocer la naturaleza exacta de las alteraciones en los genes, era frustrante para la nueva biología. Si los genes pudieran ser secuenciados y manipulados, un vasto paisaje experimental se abriría de golpe. Mientras ello no fuese posible, los biólogos no podrían hacer más que sondear la función de los genes con la única herramienta de que disponían, la génesis de las mutaciones aleatorias en organismos simples. Un historiador natural podría haber respondido a Watson con otra ofensa igual de hiriente. Si los viejos biólogos eran «coleccionistas de sellos», los nuevos biólogos moleculares eran «cazadores de mutantes».

Entre 1970 y 1980, los cazadores de mutantes se transformaron en manipuladores y descodificadores de genes. Considérese lo siguiente: en 1969, si se encontraba una enfermedad de origen genético en humanos, los científicos no disponían de medios sencillos para comprender la naturaleza de la mutación; no existía un mecanismo para comparar el gen alterado con su forma normal, ni un método obvio para recrear la mutación del gen en un organismo diferente con el fin de estudiar su función. En 1979, ese mismo gen podía ser transferido a bacterias, empalmado en un vector viral, introducido en el genoma de una célula de mamífero, clonado, secuenciado y comparado con la forma normal.

En diciembre de 1980, en reconocimiento de estos avances cruciales en las tecnologías genéticas, se otorgó el Premio Nobel de Química a Fred Sanger, Walter Gilbert y Paul Berg, los lectores y escri-

---

* Watson tomó prestada esta frase memorable de Ernest Rutherford, que, en uno de sus típicos arranques de brusquedad, había afirmado: «Toda ciencia, o es física, o es coleccionismo de sellos».

tores del ADN. Como dijo un periodista científico, «el arsenal de manipulaciones químicas [de genes]» estaba ya completo.[11] «La ingeniería genética —escribió el biólogo Peter Medawar— implica un cambio genético deliberadamente provocado por la manipulación del ADN, el vector de la información hereditaria [...] ¿No es una gran verdad de la tecnología que cualquier cosa en principio posible llegará a hacerse? ¿Alunizar? Sí, sin lugar a dudas. ¿Erradicar la viruela? Será un placer. ¿Compensar deficiencias en el genoma humano? Pues... sí, aunque eso es más difícil y llevará más tiempo. Aún no lo hemos logrado, pero sin duda vamos por el buen camino.»[12]

Las tecnologías para manipular, clonar y secuenciar genes fueron inicialmente inventadas para transferir genes entre bacterias, virus y células de mamíferos (à la Berg, Boyer y Cohen), pero tuvieron una gran repercusión en la biología de los organismos. Aunque los términos «clonación de genes» o «clonación molecular» se acuñaron en un principio para designar la producción de copias idénticas de ADN (es decir, «clones») en bacterias y virus, pronto se convertirían en formas abreviadas de designar todo el abanico de técnicas que permitían a los biólogos extraer genes de organismos, manipular estos genes en tubos de ensayo, producir híbridos de genes y propagarlos en organismos vivos (después de todo, solo se podían clonar genes mediante el uso combinado de todas estas técnicas). «Quien aprenda a manipular los genes experimentalmente —dijo Berg— podrá también aprender a manipular organismos experimentalmente. Y emparejando y combinando la manipulación y la secuenciación de genes, un científico podrá interrogar no solo a la genética, sino a todo el universo de la biología, con una audacia experimental inimaginable en el pasado.»[13]

Los inmunólogos trataban de resolver un enigma fundamental de la inmunología: el mecanismo por el cual las células T (linfocitos) reconocen y matan las células extrañas al organismo. Durante décadas se supo que las células T detectan la presencia de células invasoras y células infectadas por virus gracias a un sensor encontrado en la superficie de la célula T. El sensor, llamado «receptor de las células T», es una proteína producida exclusivamente por las células T. El receptor reconoce proteínas en la superficie de las células extrañas y se une a ellas. Esta unión genera a su vez una señal para matar a las células invasoras, y de ese modo actúa como un mecanismo de defensa del organismo.[14]

Pero ¿cuál era la naturaleza del receptor de las células T? Los bioquímicos habían abordado el problema con su habitual inclinación a la reducción; tenían cubas y más cubas de células T, habían usado jabones y detergentes para disolver los componentes de las células en una espuma celular gris para luego eliminar las membranas y los lípidos, y habían purificado y vuelto a purificar el material hasta reducirlo a partes cada vez más pequeñas hasta, finalmente, cazar la proteína en cuestión. Pero la proteína del receptor, disuelta en algún lugar de esa sopa infernal, seguía mostrándose esquiva.

Un clonador de genes podía abordar el problema de otra manera. Supongamos, por un momento, que la característica distintiva de la proteína del receptor de las células T es que solo se sintetizan en las células T, no en las neuronas, en los ovarios o en las células del hígado. Los genes para este receptor debían estar presentes en cada célula humana —porque las neuronas, las células del hígado y las células T tienen genomas idénticos—, pero el ARN solo se produce en las células T. ¿Cabría comparar el «catálogo de ARN» de dos células diferentes y clonar un gen funcionalmente relevante de ese catálogo? El enfoque del bioquímico gira en torno a la concentración: encontrar la proteína mirando dónde es más probable que se concentre y luego aislarla de la mezcla. El enfoque del genetista, por el contrario, gira en torno a la información: encontrar el gen mediante la búsqueda de diferencias en las «bases de datos» creadas por dos células estrechamente relacionadas y multiplicar el gen en bacterias por medio de la clonación. El bioquímico destila formas; el clonador de genes amplía la información.

En 1970, David Baltimore y Howard Temin, dos virólogos, hicieron un descubrimiento fundamental que permitió este tipo de comparaciones. Cada uno por su cuenta, Baltimore y Temin descubrieron una enzima presente en retrovirus que podría construir ADN a partir de una plantilla de ARN. Llamaron a la enzima «transcriptasa inversa»; «inversa» porque invertía la dirección normal del flujo de información, de ARN a ADN, o del mensaje de un gen al gen mismo, violando así una versión del «dogma central» de Crick (según el cual la información genética solo transita de los genes a los mensajes, y nunca al revés).[15]

Por medio de la transcriptasa inversa, cada ARN de una célula podría ser utilizado como una plantilla para construir su gen correspondiente. Un biólogo podría generar así un catálogo o «biblioteca» de todos los genes «activos» en una célula similar a una biblioteca de libros agrupados por temas.* Habría así una biblioteca de genes para las células T y otra para los glóbulos rojos de la sangre, una biblioteca para las neuronas de la retina y para las células secretoras de insulina del páncreas, y así sucesivamente. Comparando las bibliotecas procedentes de dos células —una célula T y una célula del páncreas, por ejemplo—, un inmunólogo podría pescar los genes activos en una célula y no en otra (por ejemplo, el gen para la insulina o el gen para el receptor de las células T). Una vez identificado, ese gen podría multiplicarse un millón de veces en bacterias. El gen podría ser aislado y secuenciado, podría determinarse la secuencia del ARN y de la proteína, y podrían identificarse sus regiones reguladoras; podría ser mutado e insertado en una célula diferente para descifrar la estructura y la función del gen. En 1984 se utilizó esta técnica para clonar el receptor de la célula T, un hito en la inmunología.[16]

La biología, como un genetista recordó más tarde, fue «liberada por la clonación [...] y el campo entró en erupción con multitud de sorpresas».[17] Genes buscados durante décadas, genes misteriosos, importantes y esquivos para las proteínas de la coagulación de la sangre, para los reguladores del crecimiento, para los anticuerpos y las hormonas, para los transmisores entre nervios, genes para controlar la replicación de otros genes, genes implicados en el cáncer, la diabetes, la depresión y las enfermedades del corazón, pronto pudieron ser identificados y clonados utilizando «bibliotecas» de genes extraídas de fuentes celulares.

Todos los campos de la biología fueron transformados por la tecnología empleada en la clonación y secuenciación de genes. Si la biología experimental era la «nueva música», el gen era su director, su orquesta, su estribillo asonante, su principal instrumento y su partitura.

---

* Estas bibliotecas fueron concebidas y creadas por Tom Maniatis en colaboración con Argiris Efstratiadis y Fotis Kafatos. Maniatis había sido incapaz de trabajar en la clonación de genes en Harvard debido a sus preocupaciones por la seguridad del ADN recombinante. Se había trasladado a Cold Spring Harbor porque Watson lo había invitado a trabajar en paz en la clonación de genes.

Einsteins en la playa

Existe una marea en los asuntos humanos,
que, tomada en pleamar, conduce a la fortuna;
pero, omitida, todo el viaje de la vida
abunda en escollos y desgracias.
En esa pleamar flotamos ahora.

WILLIAM SHAKESPEARE, *Julio César*,
acto IV, escena 3

Creo en el derecho inalienable de todos los científicos
adultos a hacer el mayor ridículo en privado.[1]

SYDNEY BRENNER

En Erice, cerca de la costa occidental de Sicilia, existe una fortaleza normanda del siglo XII que se alza sobre un peñasco de 610 metros de altitud. Vista de lejos, la fortaleza parece haberla creado algún movimiento natural ascendente; sus muros de piedra parecen emerger de la roca como fruto de una metamorfosis. El castillo de Erice, o castillo de Venus, como algunos lo llaman, fue construido donde antes había un templo romano. Se desmontó piedra a piedra la edificación antigua para luego levantar los muros, torreones y torres del castillo. El santuario del templo original despareció hace mucho tiempo, pero se rumorea que estaba dedicado a Venus. La diosa romana de la fertilidad, el sexo y el deseo fue concebida artificialmente de la espuma de los genitales de Urano, dios del cielo, derramada sobre el mar.

En el verano de 1972, pocos meses después de crear las primeras quimeras de ADN en Stanford, Paul Berg viajó a Erice para impartir un seminario científico en el marco de un congreso. Llegó a Palermo por la tarde e hizo un viaje de dos horas en un taxi hasta la costa. La noche cayó rápidamente. Cuando le pidió a un extraño que le indicara la manera de llegar a la ciudad, este hizo unos vagos gestos en dirección a la oscuridad, donde un pequeño punto de luz parpadeaba suspendido en el aire a seiscientos metros de altura.[2]

El congreso dio inicio a la mañana siguiente. El público lo componían unos ochenta hombres y mujeres jóvenes de Europa, en su mayoría estudiantes de posgrado de biología y algunos profesores. Berg dio una conferencia informal —«una sesión de rap», la llamó— en la que presentó sus datos sobre quimeras génicas, ADN recombinante y producción de híbridos de virus y bacterias.

Los estudiantes estaban fascinados. Berg fue asaeteado a preguntas, como ya esperaba, pero la orientación del debate lo dejó sorprendido. En la presentación de Janet Mertz en Cold Spring Harbor en 1971, la mayor preocupación había sido la seguridad: ¿cómo podrían Berg o Mertz garantizar que sus quimeras genéticas no provocarían un caos biológico en los seres humanos? En Sicilia, por el contrario, la discusión derivó rápidamente hacia la política, la cultura y la ética. ¿Qué pasaría con el «fantasma de la ingeniería genética en seres humanos y el control del comportamiento»?, recordó Berg. «¿Y si pudiésemos curar enfermedades genéticas? —preguntaron los estudiantes—. ¿[O] programar el color de los ojos de la gente? ¿O la inteligencia? ¿O la estatura? [...] ¿Cuáles serían las consecuencias para los seres humanos y para la sociedad?»

¿Quién podía asegurar que fuerzas poderosas no se apoderarían de las tecnologías genéticas y las pervertirían, como ya había sucedido en el continente? Era obvio que Berg había avivado un viejo fuego. En Estados Unidos, la perspectiva de la manipulación genética había invocado sobre todo el espectro de futuros peligros biológicos. En Italia —a unos pocos cientos de kilómetros de las ubicaciones de los antiguos campos de exterminio nazis—, eran sobre todo los peligros morales de la genética, más que los riesgos biológicos de los genes, los que dominaban la conversación.

Aquella tarde, un estudiante alemán reunió espontáneamente a un grupo de compañeros para proseguir el debate. Subieron a las murallas del castillo de Venus y se pusieron a contemplar la costa cuando ya oscurecía y abajo las luces de la ciudad parpadeaban. Berg y los estudiantes permanecieron hasta altas horas de la noche en una segunda sesión, bebiendo cerveza y hablando de concepciones naturales y no naturales («el comienzo de una nueva era [...] [sus] posibles riesgos y las perspectivas de la ingeniería genética»).[3]

En enero de 1973, pocos meses después del viaje a Erice, Berg decidió organizar un pequeño congreso en California para tratar de las crecientes preocupaciones que suscitaban las tecnologías de manipulación de genes. El encuentro tuvo lugar en el Centro de Congresos Pacific Groves, sito en Asilomar, un complejo de edificios azotado por el viento junto al océano, cerca de la bahía de Monterrey y a unos setenta kilómetros de Stanford. Asistieron científicos de todas las disciplinas (virólogos, genetistas, bioquímicos y microbiólogos). «Asilomar I», llamó Berg más tarde a aquella reunión, que despertó un enorme interés, pero atrajo pocas recomendaciones.[4] Gran parte del encuentro se centró en cuestiones de bioseguridad. Se discutió acaloradamente el uso del SV40 y otros virus humanos. «En aquel entonces, seguíamos utilizando la boca para absorber por la pipeta los virus y los compuestos químicos», me contó Berg. Marianne Dieckmann, una ayudante de Berg, recordaba que a un estudiante una vez le salpicó accidentalmente un poco de líquido en la boquilla de un cigarrillo (no era raro, por lo demás, tener cigarrillos encendidos en ceniceros esparcidos por el laboratorio). El estudiante se encogió de hombros y continuó fumando con la gotita del virus convirtiéndose en ceniza.

Del Congreso de Asilomar salió un importante libro, *Biohazards in Biological Research*, cuyas conclusiones eran en su mayor parte negativas. Berg resumió así su contenido: «Lo que quedó reflejado en él fue el franco reconocimiento de lo poco que sabíamos».[5]

Las preocupaciones en torno a la clonación de genes se agudizaron en el verano de 1973, cuando, en otro congreso, Boyer y Cohen presentaron sus experimentos con híbridos de genes bacterianos.[6] Mientras, Berg recibía en Stanford, de multitud de investigadores de todo el mundo, un aluvión de peticiones de los reactivos usados en la recombinación génica. Un investigador de Chicago propuso la inserción de genes del altamente patógeno virus del herpes humano en células bacterianas para crear una bacteria intestinal humana cargada con un gen productor de una toxina letal y, aparentemente, poder estudiar la toxicidad de los genes del virus del herpes. (Berg rechazó cortésmente el experimento.) Los genes de resistencia a antibióticos eran habitualmente intercambiados entre las bacterias. Se las mezclaba entre especies y géneros, dando brincos por encima de intervalos de un millón de años de evolución como si casualmente pasaran por finas líneas en la arena. Ante la creciente espiral de incertidumbres, la Academia Nacional de Ciencias le pidió a Berg dirigir un estudio en equipo sobre la recombinación de genes.

El equipo —ocho científicos, entre ellos Berg, Watson, David Baltimore y Norton Zinder— se reunió en el MIT (Boston) una tarde primaveral, aún fría, de abril de 1973. Se puso a trabajar de inmediato, y propuso ideas acerca de posibles mecanismos para controlar y regular la clonación de genes. Baltimore propuso desarrollar «virus, plásmidos y bacterias "seguros", que pudieran dejar "lisiados"» para que no pudieran causar enfermedades.[7] Pero ni siquiera esta medida de seguridad era infalible. ¿Quién podía asegurar que los virus «lisiados» quedarían permanentemente en ese estado? Después de todo, los virus y las bacterias no eran objetos pasivos, inertes. Aun dentro de los laboratorios, estaban vivos, evolucionaban y tendrían algún objetivo. Una mutación, y una bacteria previamente inactivada podría volver a ser virulenta.

Tras debatir durante varias horas, Zinder propuso un plan que parecía casi reaccionario: «Bien, si tuviéramos agallas, pediríamos a todo el mundo que no haga estos experimentos».[8] La propuesta provocó un silencioso malestar alrededor de la mesa. Estaba lejos de ser la solución ideal, aparte de lo poco sincero que parecería que unos científicos pidieran a otros restringir su trabajo científico, aunque al menos se lograría un aplazamiento temporal. «Aunque nos resultaba antipático, pensamos que eso funcionaría», recordó Berg. El equipo redactó una carta formal en la que abogaba por una «moratoria» en ciertas investigaciones sobre ADN recombinante. La declaración sopesaba los riesgos y beneficios de las tecnologías de recombinación genética hasta que se solucionaran los problemas de seguridad. «No todo experimento concebible era peligroso», apuntó Berg, pero «unos sin duda eran más arriesgados que otros». Había en particular tres tipos de procedimientos que implicaban al ADN recombinante que debían ser fuertemente restringidos. «No pongamos genes de toxinas en *E. coli*. No pongamos genes resistentes a medicamentos en *E. coli* y no pongamos genes del cáncer en *E. coli*», aconsejó Berg. Con una moratoria, argumentaron Berg y sus colegas, los científicos tendrían tiempo para considerar las consecuencias de su trabajo.[9] Se propuso celebrar una segunda reunión en 1975 para que los debates se desarrollasen en el seno de un grupo más amplio de científicos.

En 1974, la «carta de Berg» apareció en las revistas *Nature*, *Science* y *Proceedings of the National Academy of Sciences*.[10] La atención de todo el mundo fue inmediata. En Gran Bretaña se formó un comité para considerar los «potenciales beneficios y peligros» del ADN recombinante y la clonación de genes. En Francia, las reacciones a la carta fueron publicadas en *Le Monde*. Aquel invierno se pidió a François Jacob (famoso por la regulación de genes) que reconsiderase la solicitud de una subvención para un programa que proponía la inserción de un gen de músculo humano en un virus. Siguiendo los pasos de Berg, Jacob instó a continuar discutiendo las propuestas hasta dar una respuesta nacional a la tecnología del ADN recombinante. En un encuentro que tuvo lugar en Alemania en 1974, muchos genetistas recomendaron una precaución similar. Imponer fuertes restricciones a los experimentos con ADN recombinante era esencial mientras no se precisaran los riesgos y se formalizaran recomendaciones.

Mientras, la investigación seguía un curso arrollador, derribando barreras biológicas y evolutivas como si fuesen de paja. En Stanford, Boyer, Cohen y sus alumnos injertaron un gen de la resistencia a la penicilina de una bacteria en otras, creando cepas de *E. coli* resistentes a los antibióticos. En principio, cualquier gen podía ser transferido de un organismo a otro. Boyer y Cohen no cejaron en su audacia: «Puede ser útil [...] introducir genes que especifiquen funciones metabólicas o sintéticas originarias en otras clases biológicas, como plantas y animales». Las especies, dijo Boyer jocosamente, «son especiosas».[11]

El día de Año Nuevo de 1974, un investigador que trabajaba con Cohen en Stanford informó de que había insertado un gen de rana en una célula bacteriana.[12] Se había cruzado desconsideradamente otra frontera evolutiva, se había transgredido otro límite. En biología, «ser natural», como Oscar Wilde dijo una vez, estaba resultando ser «simplemente una pose».

Asilomar II —una de las reuniones más inusuales de la historia de la ciencia— fue organizada por Berg, Baltimore y otros tres científicos para febrero de 1975.[13] Una vez más, los genetistas se reunían junto a las dunas de la playa azotadas por el viento para debatir sobre genes, recombinación y aspectos del futuro. Fue una temporada evocadoramente hermosa. Las mariposas monarca emigraban a lo largo de la costa para hacer su visita anual a las praderas de Canadá, y las secuoyas y los pinos de matorral eran repentinamente invadidos por una flotilla de colores rojo, naranja y negro.

Los visitantes humanos llegaron el 24 de febrero (no solo biólogos). Astutamente, Berg y Baltimore habían animado a abogados, periodistas y escritores a unirse al encuentro. Si se iba a hablar del futuro de la manipulación genética, querían escuchar las opiniones no solo de los científicos, sino también de un nutrido grupo de intelectuales. Los accesos, cubiertos de madera, que había alrededor de la sala de conferencias propiciaban las conversaciones discursivas; caminando por aquellos accesos por la arena llana, los biólogos podían intercambiar notas sobre la recombinación, la clonación y la manipulación genética. En cambio, la sala central —un espacio pétreo parecido al interior de una catedral que resplandecía con la luz crepuscular de California— era el epicentro del congreso, donde pronto tendrían lugar los debates más acalorados sobre la clonación de genes.

Berg fue el primero en hablar. Hizo un resumen de los datos y esbozó el alcance del problema. En el contexto de los métodos de investigación para alterar químicamente el ADN, los bioquímicos habían descubierto poco antes una técnica relativamente fácil para mezclar y combinar información genética de diferentes organismos. La tecnología era, como Berg destacó, tan «ridículamente sencilla» que hasta un biólogo aficionado podría producir genes quiméricos en un laboratorio. Estas moléculas híbridas de ADN —ADN recombinante— podrían ser propagadas y multiplicadas (es decir, clonadas) en bacterias para generar millones de copias idénticas. Algunas de estas moléculas podrían transferirse a células de mamíferos. Reconocido el inmenso potencial y los riesgos de esta tecnología, en una reunión preliminar se había sugerido una moratoria de los experimentos. El congreso Asilomar II había sido convocado para deliberar sobre los próximos pasos. Con el paso del tiempo, este segundo encuentro eclipsaría de tal modo al primero en su influencia y alcance que se lo conocería simplemente como el Congreso de Asilomar, o Asilomar sin más.

Las tensiones y la oposición pronto se desataron en la mañana del primer día. La cuestión principal seguía siendo la moratoria autoimpuesta: ¿deberían los científicos restringir sus experimentos con ADN recombinante? Watson estaba en contra; quería total libertad: dejar a los científicos investigar sin cortapisas. Baltimore y Brenner reiteraron su plan de crear portadores de genes «lisiados» para garantizar la seguridad. Otros estaban muy divididos. Las oportunidades científicas eran enormes, argumentaron, y una moratoria podría paralizar el progreso. Un microbiólogo se mostró particularmente indignado por la severidad de las restricciones propuestas: «¡Habéis jodido el grupo de los plásmidos!», acusó al comité.[14] En un momento determinado, Berg amenazó con demandar a Watson por no reconocer debidamente el riesgo que entrañaba el ADN recombinante. Brenner le pidió a un periodista del *Washington Post* que apagara su grabadora durante una sesión especialmente delicada en la que se discutía sobre los riesgos de la clonación de genes; «creo en el derecho inalienable de todos los científicos adultos a hacer el mayor ridículo en privado», dijo. No tardaron en acusarlo de «fascista».[15]

Los cinco miembros del comité organizador —Berg, Baltimore, Brenner, Richard Roblin y el bioquímico Maxine Singer— daban vueltas nerviosamente por la sala al tiempo que el debate subía de tono. «La bronca no cesó —escribió un periodista—. Algunos se ponían tan enfermos que salían a la playa a fumar marihuana.»[16] Berg permaneció sentado en la sala con el ceño fruncido, temiéndose que el congreso terminara sin haber llegado a ninguna conclusión.

Nada se había formalizado la última tarde del congreso, cuando los abogados subieron al estrado. Los cinco letrados allí presentes pidieron hablar de las ramificaciones jurídicas de la clonación y expusieron una visión sombría de los riesgos potenciales; si un solo miembro de un laboratorio resultase infectado por un microbio recombinante, y aunque esa infección produjera los más leves síntomas de una enfermedad, argumentaron, el jefe del laboratorio, el laboratorio y la institución serían legalmente responsables. Universidades enteras serían clausuradas. Los laboratorios quedarían inhabilitados por un tiempo indefinido, piquetes de activistas se colocarían frente a sus puertas y hombres con trajes de astronauta especializados en el manejo de materiales peligrosos los bloquearían. Los Institutos Nacionales de Salud se verían inundados de consultas. Se desataría todo un infierno. El gobierno federal respondería proponiendo regulaciones draconianas, no solo sobre el ADN recombinante, sino en un ámbito más amplio de la investigación biológica. El resultado serían restricciones mucho más fuertes que las que los propios científicos estarían dispuestos a imponerse a sí mismos.

La intervención de los abogados, estratégicamente reservada para el último día de Asilomar II, marcó un punto de inflexión en el congreso. Berg se dio cuenta de que este no debía —no podía— concluir sin recomendaciones formales. Aquella tarde, Baltimore, Berg, Singer, Brenner y Roblin se quedaron hasta altas horas en su cabaña, devorando comida china en envases de cartón, haciendo garabatos en una pizarra y redactando un plan para el futuro. A las cinco y media de la mañana, desaliñados y con cara de sueño, salieron de la casa junto a la playa oliendo a café y a tinta de máquina de escribir, con un documento en la mano. Este comenzaba con el reconocimiento del extraño universo paralelo biológico en que los científicos se habían internado, casi sin darse cuenta, con la clonación de genes. «Las nuevas técnicas, que permiten la combinación de información genética procedente de organismos muy diferentes, nos sitúan en un campo de la biología con muchas incógnitas [...] Es esta ignorancia la que nos ha obligado a concluir que sería aconsejable realizar con una precaución considerable estas investigaciones.»[17]

Para reducir los riesgos, el documento proponía un esquema de cuatro niveles en el que clasificar los potenciales riesgos biológicos de los diversos organismos genéticamente alterados, con instalaciones de aislamiento recomendables para cada nivel (la inserción de un gen cancerígeno en un virus humano, por ejemplo, requeriría el nivel máximo de aislamiento, mientras que la introducción de un gen de rana en una célula bacteriana requeriría un aislamiento mínimo). Como Baltimore y Brenner recalcaron, se proponía el desarrollo de organismos y vectores portadores de genes lisiados para introducirlos en los laboratorios. Por último, se instaba a la revisión continua de los procedimientos de recombinación y de aislamiento, con la posibilidad de relajar o aumentar las restricciones en un futuro cercano.[18]

Cuando, a las ocho y media de la mañana siguiente, comenzó la sesión del último día, a los cinco miembros del comité les preocupaba que la propuesta fuese rechazada. Sorprendentemente, fue aceptada casi por unanimidad.

Después del Congreso de Asilomar, varios historiadores de la ciencia han intentado determinar la importancia de aquel encuentro buscando un momento análogo en la historia de la especialidad. No han encontrado ninguno. El más próximo acaso fuese el de la redacción de un documento similar, la carta de dos páginas que, en agosto de 1939, escribieron Albert Einstein y Leo Szilard para alertar al presidente Roosevelt de la posibilidad alarmante de que se estuviera fabricando una potente arma de guerra. Se había descubierto una «nueva e importante fuente de energía», como escribió Einstein, con la que «podían producirse [...] ingentes cantidades de energía». «Este nuevo fenómeno permitiría también la fabricación de bombas, y es imaginable [...] que se fabriquen bombas de este nuevo tipo, extremadamente potentes. Una sola bomba de este tipo, transportada por un barco y detonada en un puerto, podría muy bien destruir el puerto entero.»[19] La carta de Einstein y Szilard había recibido una respuesta inmediata. Consciente de la urgencia, Roosevelt había formado una comisión científica para estudiar la situación. Unos meses después, esta comisión se convertiría en el Comité Consultivo del Uranio, y en 1942 se transformaría en el Proyecto Manhattan, que culminó con la fabricación de la bomba atómica.

Pero Asilomar era diferente; allí, los científicos se habían alertado a sí mismos de los peligros de su propia tecnología, y habían tratado de regular y limitar su propio trabajo. Históricamente, los científicos rara vez habían intentado imponerse regulaciones. Como en 1962 escribió Alan Waterman, director de la Fundación Nacional de la Ciencia, «la ciencia, en su forma pura, no está interesada en los descubrimientos a que pueda conducir [...] Sus devotos solo están interesados en el descubrimiento de la verdad».[20]

Pero, con el ADN recombinante, arguyó Berg, los científicos ya no podían permitirse el lujo de tener por único objetivo el «descubrimiento de la verdad». La verdad es compleja e incómoda, y requiere una evaluación minuciosa. Las tecnologías extraordinarias exigen una precaución extraordinaria, y difícilmente se podía confiar en el poder político a la hora de evaluar los peligros o las promesas de la clonación de genes (pues el poder político no había sido particularmente prudente en la utilización de las tecnologías genéticas en el pasado, algo que los estudiantes le recordaron expresamente a Berg en Erice). En 1973, menos de dos años antes de Asilomar, Nixon, harto de sus asesores científicos, había desmantelado en venganza la Oficina de Ciencia y Tecnología, sembrando una gran inquietud en la comunidad científica. Impulsivo, autoritario y suspicaz con la ciencia incluso en su época más dorada, el presidente podía imponer en cualquier momento un control arbitrario de la autonomía de los científicos.[21]

Una decisión crucial estaba en juego: los científicos, o bien cedían el control de la clonación de genes a unos reguladores impredecibles, con lo que verían su trabajo arbitrariamente restringido, o bien se encargaban ellos mismos de regular la ciencia. ¿Cómo afrontarían los biólogos los riesgos e incertidumbres del ADN recombinante? Utilizando los métodos que mejor conocían: la recopilación de datos, el examen cuidadoso de los hechos, la evaluación de los riesgos y la toma de decisiones en condiciones de incertidumbre, todo ello sin dejar de debatir entre ellos. «La lección más importante de Asilomar —dijo Berg— fue la demostración de que los científicos eran capaces de gobernarse a sí mismos.» Los científicos acostumbrados a «la investigación sin trabas» aprenderían a refrenarse.[22]

La segunda característica distintiva de Asilomar era la índole de las comunicaciones entre los científicos y el público. La carta de Einstein y Szilard había sido mantenida deliberadamente en secreto; Asilomar, en cambio, optaba por ventilar las preocupaciones en torno a la clonación de genes en el foro más abierto posible al público. Como señaló Berg, «la confianza del público indudablemente aumentó por el hecho de que más del diez por ciento de los participantes procedían de los medios de comunicación. Eran libres de describir, comentar y criticar los debates y las conclusiones [...] Los periodistas allí presentes informaron ampliamente de las deliberaciones, las polémicas, las agrias acusaciones, las opiniones vacilantes y el consenso al que se llegó».[23]

Una última característica de Asilomar merece un comentario aparte, pues se trata de algo que brilló por su ausencia. Si bien los riesgos biológicos de la clonación de genes fueron objeto de amplios debates en el encuentro, prácticamente no se hizo mención de la ética y las dimensiones morales del problema. ¿Qué ocurriría si se llegasen a manipular genes humanos en células humanas? ¿Y si empezara a «escribir» nuevo material en nuestros genes para acabar escribiendo nuestros genomas? Las conversaciones que Berg había iniciado en Sicilia nunca se reanudaron.

Berg reflexionó más tarde sobre esta laguna. «¿Limitaron deliberadamente los organizadores y participantes del Congreso de Asilomar el alcance de las preocupaciones? [...] Otros han criticado el congreso porque no afrontó la cuestión del posible uso indebido de la tecnología del ADN recombinante o los dilemas éticos que se derivarían de la aplicación de la tecnología para hacer pruebas genéticas y [...] desarrollar terapias génicas. No hay que olvidar que estas posibilidades pertenecían todavía a un futuro lejano [...] Así que el orden del día de aquella reunión de tres días de duración tuvo que centrarse en una evaluación de los riesgos [biológicos]. Acordamos que trataríamos los otros problemas cuando se volvieran inminentes y hubiera que considerarlos.»[24] Varios participantes notaron la ausencia de este debate, pero nunca se produjo en el encuentro mismo. Más adelante volveremos sobre este tema.

En la primavera de 1993, viajé a Asilomar con Berg y un grupo de investigadores de Stanford. Yo era entonces un estudiante en el laboratorio de Berg, y aquel era un lugar de retiro anual para el departamento. Dejamos Stanford en una caravana de coches y furgonetas, nos aproximamos a la costa de Santa Cruz y luego nos dirigimos al estrecho cuello de cormorán de la península de Monterrey. Kornberg y Berg iban delante. Yo iba en una furgoneta de alquiler que conducía un estudiante de posgrado, acompañado de una improbable diva de la ópera convertida en bioquímica que trabajaba en la replicación del ADN y que de vez en cuando cantaba fragmentos de Puccini.

El último día de aquel encuentro di un paseo por el pinar con Marianne Dieckmann, asistente de investigación y colaboradora de Berg desde hacía tiempo. Dieckmann me guió en un recorrido poco ortodoxo por Asilomar, señalándome los sitios donde se habían producido los altercados y disputas más feroces. Fue una excursión al escenario de los desacuerdos. Asilomar, me dijo, fue la reunión más convulsa a la que jamás había asistido.

«¿Qué se consiguió con aquellas peleas?», le pregunté. Dieckmann hizo una pausa mirando hacia el mar. La marea había descendido, dejando la playa tallada con las marcas de las olas. Dibujó con el dedo una línea sobre la arena mojada. Más que nada, Asilomar marcó una transición, dijo. La capacidad para manipular genes supuso nada menos que una transformación en la genética. Habíamos aprendido un nuevo idioma, y teníamos que convencernos a nosotros mismos y a todos los demás de que éramos suficientemente responsables para usarlo.

Lo que impulsa a la ciencia es el intento de entender la naturaleza, y lo que impulsa a la tecnología, el intento de manipularla. El ADN recombinante había empujado a la genética del ámbito de la ciencia al ámbito de la tecnología. Los genes ya no eran abstracciones. Podían ser liberados de los genomas de organismos donde habían estado atrapados durante miles de años y transferidos a otras especies, y también podían ser ampliados, purificados, extendidos, acortados, alterados, recombinados, mutados, mezclados, combinados, cortados, pegados y editados; eran infinitamente maleables a la intervención humana. Los genes ya no eran solo los objetos de estudio, sino también los instrumentos de estudio. Hay un momento de iluminación en el desarrollo de un niño cuando este capta la recursividad del lenguaje: cuando se da cuenta de que, al igual que se puede utilizar el pensamiento para generar palabras, las palabras pueden usarse para generar pensamientos. El ADN recombinante había vuelto recursivo el lenguaje de la genética. Durante décadas, los biólogos habían interrogado al gen sobre su naturaleza, pero ahora el gen podía utilizarse para interrogar a la biología. Se había pasado, en suma, de pensar en los genes a pensar en términos de genes.

Asilomar marcó el cruce de estas líneas fundamentales. Fue una celebración, una estimación, una asamblea, una confrontación y una advertencia. Comenzó con un discurso y concluyó con un documento. Fue la ceremonia de graduación de la nueva genética.

«Clonar o morir»

Quien conoce la cuestión, conoce la mitad.[1]

HERB BOYER

Una tecnología suficientemente avanzada es indistinguible de la magia.[2]

ARTHUR C. CLARKE

Stan Cohen y Herb Boyer también habían acudido a Asilomar para debatir sobre el futuro del ADN recombinante. Encontraron la conferencia irritante, y hasta desalentadora. Boyer no podía soportar las luchas intestinas y las ofensas; calificó a los científicos de «interesados», y a la reunión de «pesadilla». Cohen se negó a firmar el acuerdo de Asilomar (aunque, como comisionado de los Institutos Nacionales de Salud, acabaría cumpliéndolo).

Cuando regresaron a sus laboratorios, volvieron sobre un asunto que habían desatendido en medio de la conmoción. En mayo de 1974, el laboratorio de Cohen había publicado el experimento del «príncipe rana», consistente en la transferencia de un gen de rana a una célula bacteriana. Cuando un colega le preguntó cómo había identificado las bacterias que expresaban los genes de rana, Cohen dijo en broma que había besado a las bacterias para ver cuáles se transformaban en un príncipe.

El experimento fue inicialmente un ejercicio académico; solo había interesado a los bioquímicos. (Joshua Lederberg, un biólogo galardonado con el Premio Nobel y colega de Cohen en Stanford, fue uno de los pocos que dijo proféticamente que el experimento «puede cambiar completamente la manera en que la industria farmacéutica produce elementos biológicos como la insulina y los antibióticos».)[3] Sin embargo, poco a poco, los medios de comunicación se dieron cuenta de las posibles consecuencias del estudio. En mayo, el *San Francisco Chronicle* publicó un artículo sobre Cohen en el que se centraba en la posibilidad de que las bacterias modificadas genéticamente pudieran algún día utilizarse como «fábricas» biológicas de medicamentos o productos químicos.[4] Pronto aparecieron en *Newsweek* y en el *New York Times* artículos sobre las tecnologías de clonación de genes. Cohen también recibió un bautismo rápido del lado sórdido del periodismo científico. Tras pasar una tarde hablándole pacientemente a un reportero de un periódico sobre el ADN recombinante y la transferencia de genes a bacterias, a la mañana siguiente leyó un titular histérico: «Bichos creados por el hombre causan estragos en la Tierra».[5]

En la oficina de patentes de la Universidad de Stanford, Niels Reimers, un antiguo ingeniero y hombre espabilado, leyó en medios periodísticos información sobre el trabajo de Cohen y Boyer, cuyas posibilidades le intrigaron. Reimers, más un cazatalentos que un funcionario de patentes, era activo y directo; en lugar de esperar a que los inventores le enseñaran sus inventos, rastreaba por su cuenta la literatura científica para encontrar posibles pistas. Reimers se dirigió a Boyer y Cohen y los instó a presentar una patente conjunta de su trabajo sobre la clonación de genes (Stanford y la Universidad de California en San Francisco, sus instituciones respectivas, también formarían parte de esa patente). Cohen y Boyer se sorprendieron. Mientras hacían sus experimentos, no tenían la menor idea de que las técnicas de ADN recombinante pudieran ser «patentables», ni de que esas técnicas pudieran tener un futuro valor comercial. En el invierno de 1974, aún escépticos, pero dispuestos a seguirle la corriente a Reimers, Cohen y Boyer presentaron una patente de la tecnología del ADN recombinante.[6]

La noticia del patentamiento de la clonación de genes llegó a oídos de los científicos. Kornberg y Berg estaban furiosos. La pretensión de Cohen y Boyer de adquirir «la propiedad comercial de las técnicas de clonación de todos los ADN posibles, en todos los vectores posibles, de todas las maneras posibles y en todos los organismos posibles [es] dudosa, presuntuosa y desmesurada», escribió Berg.[7] La patente privatizaría productos de la investigación biológica pagados con dinero público, argumentaron. A Berg también le preocupaba que las recomendaciones del Congreso de Asilomar no pudieran ser debidamente controladas y cumplidas en empresas privadas. Pero, a juicio de Boyer y Cohen, todo ello era armar mucho ruido por nada. Su «patente» del ADN recombinante no era más que un montón de papeles que seguirían su curso jurídico de una oficina a otra, tal vez con menos valor que la tinta utilizada para imprimirlos.

En el otoño de 1975, con montones de papeles aún en movimiento por los canales jurídicos, Cohen y Boyer separaron sus caminos científicos. Su colaboración había sido inmensamente productiva —juntos habían publicado once artículos históricos en el transcurso de más de cinco años—, pero sus intereses habían empezado a divergir. Cohen se convirtió en consultor de una compañía de California llamada Cetus. Boyer regresó a su laboratorio de San Francisco para concentrarse en sus experimentos con la transferencia de genes a bacterias.

En el invierno de 1975, Robert Swanson, un emprendedor de veintiocho años dedicado a las inversiones de capital riesgo, llamó directamente a Herb Boyer para manifestarle su deseo de entrevistarse con él. Buen conocedor de las revistas de divulgación científica y de las películas de ciencia ficción, Swanson había oído hablar de una nueva tecnología llamada «ADN recombinante». Swanson tenía instinto para la tecnología; aunque apenas sabía nada de biología, presentía que el ADN recombinante provocaría un movimiento tectónico en el campo de los genes y la herencia. Se había hecho con un manoseado libro del Congreso de Asilomar, y con él había confeccionado una lista por orden alfabético de personas importantes que trabajaban en las técnicas de clonación de genes. Empezó por el primero de la lista. «Berg» estaba antes que «Boyer», pero Berg, que no tenía paciencia con los empresarios oportunistas que llamaban directamente a su laboratorio, rechazó a Swanson. Swanson se tragó su orgullo y volvió a la lista. «B»... Boyer era el siguiente. ¿Estaría dispuesto a reunirse con él? Absorto en sus experimentos, Herb Boyer contestó distraídamente la llamada telefónica que una mañana le hizo Swanson. Le ofreció diez minutos de su tiempo un viernes por la tarde.

Swanson fue a entrevistarse con Boyer en enero de 1976. El laboratorio se encontraba en las entrañas mugrientas del Edificio de Ciencias Médicas de la UCSF. Swanson vestía un traje oscuro y corbata. Boyer apareció, entre montones de placas de bacterias e incubadoras medio putrefactas, en pantalones vaqueros y con su chaleco de cuero de marca. Boyer sabía poco de Swanson, tan solo que era un inversor de riesgo interesado en formar una empresa en torno al ADN recombinante. Si Boyer hubiera investigado algo más, habría descubierto que casi la totalidad de las inversiones anteriores de Swanson en empresas incipientes habían sido un fracaso. Swanson estaba sin trabajo, vivía en un apartamento de alquiler compartido en San Francisco, conducía un Datsun desvencijado y comía sándwiches de embutidos tanto para almorzar como para cenar.[8]

Los diez minutos asignados se convirtieron en una entrevista maratoniana. Ambos se encaminaron hacia un bar cercano hablando del ADN recombinante y el futuro de la biología. Swanson propuso fundar una compañía que utilizaría las técnicas de clonación de genes para fabricar medicinas. Boyer estaba fascinado. A su propio hijo le habían diagnosticado un potencial trastorno del crecimiento, y Boyer se ilusionó con la posibilidad de producir hormonas del crecimiento humano, una proteína para el tratamiento de esos defectos del crecimiento. Sabía que él era capaz de producir la hormona en su laboratorio utilizando su método para empalmar genes e insertarlos en células bacterianas, pero que sería inútil; ninguna persona en su sano juicio inyectaría a un hijo ese caldo de bacterias cultivadas dentro de un tubo de ensayo en un laboratorio científico. Para elaborar un producto médico, Boyer necesitaba crear un nuevo tipo de empresa farmacéutica que empleara así los genes.

Tres horas y tres cervezas más tarde, Swanson y Boyer habían llegado a un acuerdo provisional. Estimaron en 500 dólares cada uno los honorarios legales para fundar una empresa de ese tipo. Swanson redactó un plan de seis páginas. Se entrevistó con sus ex jefes de la empresa de capital riesgo Kleiner Perkins para obtener un capital inicial de 500.000 dólares. La empresa echó un rápido vistazo a la propuesta y redujo esa cifra a 100.000. («Esta inversión es altamente especulativa —escribiría más tarde Perkins en tono de disculpa a un regulador de California—, pero nuestro negocio es hacer inversiones de esa índole.»)

Boyer y Swanson tenían todo lo necesario para crear una nueva compañía a excepción de un producto y un nombre. Al menos era obvio desde el principio el primer producto potencial: la insulina. A pesar de los muchos intentos de sintetizarla utilizando diversos métodos alternativos, la insulina todavía se producía a partir de entrañas trituradas de ternera y cerdo, y para obtener un kilo de la hormona se necesitaban más de siete toneladas de páncreas de estos animales (un método poco eficiente, caro y anticuado; casi medieval). Si Boyer y Swanson fueran capaces de producir la insulina como una proteína obtenida de la manipulación genética de células, sería un logro histórico para su nueva empresa. Pero aún había que encontrar un nombre. Boyer rechazó una sugerencia de Swanson, HerBob, que sonaba como un salón de belleza de El Castro. En un momento de inspiración, Boyer sugirió una contracción de «Genetic Engineering Technology», Genentech.[9]

La insulina era la hormona estrella. En 1869, un estudiante de medicina de Berlín, Paul Langerhans, examinaba al microscopio células de páncreas —una frágil hoja de tejido oculta detrás del estómago— cuando descubrió unas diminutas islas de células de aspecto diferente que tachonaban el tejido. Estos archipiélagos celulares serían llamados más tarde «islotes de Langerhans», pero su función seguía siendo un misterio.[10] Dos decenios más tarde, dos cirujanos, Oskar Minkowski y Josef von Mering, extirparon quirúrgicamente el páncreas a un perro para identificar la función del órgano. El perro empezó a sentir una sed insaciable y a orinarse en el suelo.[11]

Mering y Minkowski estaba desconcertados: ¿por qué la eliminación de un órgano abdominal precipitaba tan extraño síndrome? Un hecho de poca monta les dio la pista. Días después, un asistente observó que el laboratorio se había llenado de moscas; estas se arremolinaban alrededor de los charcos de orina, que se habían secado y vuelto pegajosos como la melaza.* Cuando Mering y Minkowski examinaron la orina y la sangre del perro, ambas rebosaban azúcar. El perro se había vuelto diabético. Algún factor sintetizado en el páncreas, pensaron, debía de regular el azúcar en la sangre y su disfunción, causar la diabetes. Más tarde se descubrió que el factor que regula el azúcar es una hormona, una proteína secretada a la sangre por los «islotes celulares» que Langerhans había descubierto. La hormona recibió primero el nombre de «isletina», y luego el de «insulina» (literalmente, «proteína de la isla»).

* Minkowski no lo recordaba, pero otras personas presentes en el laboratorio habían escrito sobre el experimento de la orina con aspecto de melaza.

Tras el descubrimiento de la insulina en el tejido pancreático dio inicio una carrera para aislar la proteína, pero se tardaron dos decenios en lograr extraerla de animales. En 1921, Banting y Best extrajeron unos pocos microgramos de la sustancia contenidos en decenas de kilos de páncreas vacunos. Inyectada en niños diabéticos, la hormona restablecía rápidamente los niveles adecuados de azúcar en la sangre, y la sed y la micción volvían a la normalidad.[12] Pero la hormona era notoriamente difícil de manejar; era insoluble, lábil a ciertas temperaturas, inestable, inconstante, misteriosa. Tres decenios más tarde, en 1953, Fred Sanger dedujo la secuencia de aminoácidos de la insulina. Encontró que la proteína se componía de dos cadenas, una grande y otra más pequeña, cruzadas y unidas por enlaces químicos. Con forma de «U», semejante a una pequeña mano molecular, con dedos apretados y un pulgar oponible, la proteína parecía dedicarse a girar botones y diales que regulaban eficazmente el metabolismo del azúcar en el organismo.[13]

El plan de Boyer para sintetizar la insulina era casi cómicamente simple. Boyer no tenía a mano el gen humano de la insulina, ni lo tenía ningún otro, pero lo construiría desde cero, basándose en la química del ADN, nucleótido por nucleótido, triplete por triplete (ATG, CCC, TCC y así sucesivamente, del primero al último triplete). Crearía el gen de la cadena A y el gen de la cadena B. Insertaría los dos genes en bacterias y los engañaría para que sintetizaran una proteína humana. Aislaría las dos cadenas de proteína y luego las uniría químicamente para obtener la molécula en forma de «U». Era el plan de un niño. Pero Boyer construyó bloque por bloque la molécula más fervientemente buscada en la medicina clínica usando un juego de construcciones de ADN.

Aun así, aunque era un aventurero, le inquietaba la idea de atreverse directamente con la insulina. Quería una prueba más fácil, un pico más fácil, antes de intentar escalar el Everest de las moléculas. Se concentró en otra proteína, la somatostatina, también una hormona, pero de escasas posibilidades comerciales. Su principal ventaja era el tamaño. La insulina constaba de unos desalentadores cincuenta y un aminoácidos, veintiuno en una cadena y treinta en la otra. La somatostatina era una pariente más ligera y más corta, con solo catorce.

Para sintetizar desde el principio el gen de la somatostatina, Boyer reclutó a dos químicos del hospital City of Hope de Los Ángeles,

Keiichi Itakura y Art Riggs, ambos veteranos en la síntesis de ADN.*[14] Swanson se opuso frontalmente a todo el plan. La somatostatina, se temía, acabaría siendo una distracción; quería que Boyer fuese directo a la insulina. Genentech vivía en un espacio prestado y con dinero prestado. Solo arañando un milímetro en la superficie, se veía que la «empresa farmacéutica» no era más que un cubículo alquilado en una planta de oficinas de San Francisco con una ramificación en un laboratorio de microbiología de la UCSF que, a su vez, estaba a punto de subcontratar a dos químicos de otro laboratorio para hacer genes (un esquema Ponzi farmacéutico). Aun así, Boyer convenció a Swanson de que debía dar una oportunidad a la somatostatina. Ambos contrataron a un abogado, Tom Kiley, para negociar los acuerdos entre la UCSF, Genentech y el City of Hope. Kiley nunca había oído hablar de «biología molecular», pero su historial como representante de casos insólitos le hacía sentirse confiado; antes de Genentech, su cliente más famoso había sido Miss Desnudo América.

Hasta el tiempo parecía prestado en Genentech. Boyer y Swanson sabían que dos magos de la genética también se habían sumado a la carrera para producir insulina. En Harvard, Walter Gilbert, el químico del ADN que compartiría el Premio Nobel con Berg y Sanger, dirigía un formidable equipo de científicos dedicados a sintetizar insulina mediante la clonación de genes. Y en la UCSF, muy cerca de donde trabajaba Boyer, otro equipo participaba en la carrera de la clonación de genes. «Creo que casi todo el tiempo [...] casi todos los días teníamos todo esto metido en la cabeza —recordó uno de los colaboradores de Boyer—. Todo el tiempo pensaba: "¿Oiremos el anuncio de que Gilbert lo ha conseguido?".»[15]

En el verano de 1977, trabajando frenéticamente bajo la mirada ansiosa de Boyer, Riggs e Itakura habían reunido todos los reactivos para la síntesis de la somatostatina. Habían creado e insertado los fragmentos de genes en un plásmido bacteriano, y las bacterias transformadas habían sido cultivadas y preparadas para la producción de la proteína. En junio, Boyer y Swanson volaron a Los Ángeles para presenciar el acto final. El equipo se reunió por la mañana en el labora-

---

* Más tarde se sumaron otros colaboradores, entre ellos Richard Scheller, de Caltech. Boyer puso a dos investigadores, Herbert Heyneker y Francisco Bolívar, en el proyecto. El City of Hope añadió otro químico del ADN: Roberto Crea.

torio de Riggs. Se inclinaron para ver como los detectores moleculares verificaban la presencia de somatostatina en las bacterias. Los contadores se encendieron, y luego parpadearon. Silencio. Ni la más leve señal de una proteína funcional.

Swanson quedó desolado. A la mañana siguiente sufrió una indigestión aguda y fue ingresado en urgencias. Mientras, los científicos se reponían con un café y unos dónuts y repasaban el plan del experimento para intentar solventar los problemas. Boyer, que había trabajado con bacterias durante decenios, sabía que los microbios digieren a menudo sus propias proteínas. Tal vez la somatostatina había sido destruida por las bacterias, pues era la última resistencia de un microbio a ser cooptado por los genetistas humanos. La solución, conjeturó, consistiría en añadir otro truco al saco de los trucos: enganchar el gen de la somatostatina a otro gen bacteriano para que juntos produjeran la proteína, y a continuación desprender la somatostatina. Era un cebo genético; las bacterias pensarían que estarían produciendo una proteína bacteriana, pero estarían secretando (secretamente) un gen humano.

Tuvieron que transcurrir otros tres meses para ensamblar el gen-trampa con somatostatina, ahora convertida en caballo de Troya, dentro de otro gen bacteriano. En agosto de 1977, el equipo volvió a reunirse por segunda vez en el laboratorio de Riggs. Swanson observaba nervioso los monitores parpadeantes y apartó un momento la vista. Los detectores asociados a la proteína crepitaban nuevamente al fondo. Así lo recordó Itakura: «Teníamos unas diez, o tal vez quince muestras. Echamos un vistazo a la impresión del radioinmunoensayo, y el informe mostraba claramente que el gen se había expresado». Itakura se volvió hacia Swanson. «Tenemos la somatostatina.»

Los científicos de Genentech no dejaban de celebrar el éxito del experimento de la somatostatina. Una tarde, y tenían una nueva proteína humana; a la mañana siguiente, los científicos se reagruparon para planear el ataque a la insulina. La competencia era feroz, y los rumores abundaban. Al parecer, el equipo de Gilbert había clonado el gen humano original a partir de células humanas, y se preparaba para obtener la proteína en cubetas; o bien los competidores de la UCSF habían sintetizado unos pocos microgramos de proteína, y planeaban inyectar la hormona humana en pacientes. Tal vez la somatostatina había sido una distracción. Swanson y Boyer sospechaban con pesar que habían tomado un camino equivocado y quedado atrás en la carrera de la insulina. Dispéptico incluso en los mejores momentos, Swanson estuvo al borde de otro ataque de ansiedad acompañado de indigestión.

Irónicamente, Asilomar, aquella reunión que Boyer había menospreciado tan ruidosamente, iba a rescatarlos. Como la mayoría de los laboratorios universitarios con fondos federales, el de Gilbert en Harvard estaba obligado a cumplir las restricciones de Asilomar en relación con el ADN recombinante. Las restricciones eran especialmente severas debido a que Gilbert estaba tratando de aislar el gen humano «natural» y clonarlo en células bacterianas. En cambio, Riggs e Itakura fueron por la misma senda que habían tomado con la somatostatina y decidieron utilizar una versión químicamente sintetizada del gen de la insulina, y una vez más lo construyeron desde cero, nucleótido por nucleótido. Un gen sintético —ADN creado como cualquier producto químico— entraba en la zona gris del lenguaje de Asilomar, y estaba relativamente exento. Y Genentech, como empresa con financiación privada, también estaba relativamente eximida de las directrices federales.* La combinación de factores le reportó una importante ventaja a la empresa. Como recordó un empleado, «Gilbert se pasaba muchos días dentro de un compartimento hermético, y tenía que sumergir sus zapatos en formaldehído antes de salir de aquella cámara en la que se veía obligado a llevar a cabo sus experimentos. Fuera, en Genentech, simplemente sintetizábamos ADN y lo introducíamos en bacterias, nada de lo cual requería cumplir con las directrices de los Institutos Nacionales de Salud».[16] En el mundo de la genética posterior a Asilomar, «ser natural» había resultado ser un lastre.

---

* La estrategia de Genentech para sintetizar la insulina también fue fundamental para su exención relativa de los protocolos de Asilomar. En el páncreas humano, la insulina se sintetiza normalmente como una sola proteína contigua, luego se divide en dos piezas y finalmente se produce un estrecho cruzamiento entre ambas. Genentech, en cambio, había optado por sintetizar las dos cadenas de la insulina, A y B, como proteínas separadas para luego unirlas. Como las dos cadenas separadas que se utilizaron en Genentech no eran genes «naturales», la síntesis no estuvo sujeta a la moratoria federal que restringía la creación de ADN recombinante con genes «naturales».

La «oficina» de Genentech —el glorificado cubículo de San Francisco— ya no era adecuada. Swanson recorrió la ciudad en busca de un espacio para el laboratorio de su naciente empresa. En la primavera de 1978, tras buscar por toda la zona de la bahía, encontró el lugar apropiado. Se extendía a lo largo de la falda de una colina ubicada en una zona parduzca abrasada por el sol a pocos kilómetros al sur de San Francisco, y se llamaba Ciudad Industrial, aunque apenas era industrial y poco tenía de ciudad. El laboratorio de Genentech tenía una superficie de 930 metros cuadrados, y ocupaba un almacén sito en el número 460 de Point San Bruno Boulevard, entre silos, vertederos y hangares de transporte aéreo. La mitad trasera del almacén la había ocupado un distribuidor de vídeos pornográficos.[17] «Abrías la puerta trasera de Genentech y veías todos esos vídeos colocados en estantes», escribió uno de los primeros trabajadores reclutados.[18] Boyer contrató a unos pocos científicos más —algunos recién salidos de la escuela de posgrado— y comenzó a instalar el equipamiento. Levantó tabiques para dividir el gran espacio, y creó un laboratorio provisional colgando lona negra de parte del techo. El primer «fermentador» para obtener litros de lodos microbianos —un espléndido tanque de cerveza— llegó aquel mismo año. David Goeddel, el tercer empleado de la compañía, andaba por el local con zapatillas de deporte y una camiseta negra con la leyenda CLONE OR DIE («clonar o morir»).

Pero allí no había ni rastro de insulina humana. Swanson sabía que, en Boston, Gilbert había redoblado sus esfuerzos de guerra (literalmente). Harto de las restricciones al ADN recombinante en Harvard (en las calles de Cambridge, jóvenes manifestantes exhibían pancartas contra la clonación de genes), en Inglaterra Gilbert había conseguido tener acceso a una instalación de alta seguridad relacionada con la guerra biológica y había enviado allí a un equipo formado por sus mejores científicos. Las condiciones en la instalación militar eran absurdamente estrictas. «Había que cambiarse toda la ropa, ducharse antes de entrar, ducharse al salir y tener a mano máscaras antigás por si saltaba la alarma y había que esterilizar todo el laboratorio», recordó Gilbert. El equipo de la UCSF envió a su vez un estudiante a un laboratorio farmacéutico de Estrasburgo, en Francia, con la esperanza de producir la insulina en la muy segura instalación francesa.[19]

El grupo de Gilbert casi lo consiguió. En el verano de 1978, Boyer se enteró de que el equipo de Gilbert estaba a punto de anunciar el aislamiento del gen humano de la insulina.[20] Swanson se preparó para otro ataque, el tercero. Pero, para su inmenso alivio, el gen que Gilbert había clonado no era humano, sino insulina de rata, un contaminante que había entrado de algún modo en el cuidadosamente esterilizado equipo de clonación. La clonación había vuelto fácil cruzar las barreras entre especies, pero esa infracción significaba que un gen de una especie podía contaminar a otra en una reacción bioquímica.

En el estrecho lapso entre el viaje de Gilbert a Inglaterra y la clonación errónea de insulina de rata, Genentech había seguido avanzando. Era toda una fábula; un Goliat académico frente a un David farmacéutico. Poderoso, pesado y con la desventaja del tamaño uno; ligero, ágil y ducho en eludir reglas el otro. En mayo de 1978, el equipo de Genentech había sintetizado las dos cadenas de la insulina en bacterias; en julio, los científicos habían purificado las proteínas de los residuos bacterianos; a principios de agosto, eliminaron las proteínas bacterianas mezcladas y aislaron las dos cadenas, y el 21 del mismo mes, a altas horas de la madrugada, Goeddel unió las cadenas de proteína en un tubo de ensayo, creando así las primeras moléculas de insulina recombinante.[21]

En septiembre de 1978, dos semanas después de que Goeddel la obtuviera en un tubo de ensayo, Genentech solicitó una patente para la insulina. La empresa hubo de enfrentarse desde el principio a una serie de desafíos jurídicos sin precedentes. Desde 1952, la Ley de Patentes de Estados Unidos especificaba que estas podían emitirse en cuatro categorías distintas de invenciones: métodos, máquinas, materiales manufacturados y materias compuestas, las «cuatro M», como solían llamar los abogados a esas categorías. Pero ¿cómo encasillar la insulina en esa lista? Era un «material manufacturado», pero todo cuerpo humano podía fabricarlo sin la ayuda de Genentech. Era un compuesto material, pero también, indiscutiblemente, un producto natural. ¿Por qué patentar la insulina, la proteína o su gen, era diferente de patentar cualquier otra parte del cuerpo humano, por ejemplo la nariz o el colesterol?

El modo en que Genentech abordó este problema fue a la vez ingenioso y contrario a la intuición. En lugar de patentar la insulina como una «materia» o una «manufactura», se propuso audazmente presentar su producto como una variación de un «método». Solicitó patentar un «vehículo de ADN» capaz de transportar un gen a una célula bacteriana para producir una proteína recombinante en un microorganismo. La especificación era tan nueva —nadie había producido nunca una proteína humana recombinante en una célula para uso médico— que la audacia dio sus frutos. El 26 de octubre de 1982, la Oficina de Patentes y Marcas de Estados Unidos concedió una patente a Genentech para utilizar ADN recombinante con el fin de producir una proteína como la insulina, o la somatostatina, en un organismo microbiano.[22] Como escribió un observador, «en la práctica, la patente reivindicaba como una invención [todos] los microorganismos genéticamente modificados».[23] La patente de Genentech pronto se convertiría en una de las más lucrativas y acaloradamente discutidas de la historia de tecnología.

La insulina marcó un hito importante en la industria de la biotecnología, y fue un gran triunfo industrial para Genentech. Pero no fue la medicina en particular la que catapultó la tecnología de la clonación de genes a la vanguardia de la imaginación pública.

En abril de 1982, un bailarín de ballet de San Francisco, Ken Horne, acudió a un dermatólogo quejándose de un cúmulo de síntomas inexplicables. Horne se había sentido débil durante meses y tenía una tos continua. Sufría además ataques de diarrea intratable, y la pérdida de peso le había hundido las mejillas y provocado que los músculos del cuello se destacasen como correas de cuero. Los ganglios linfáticos se le habían hinchado. Se quitó la camisa para mostrar las protuberancias reticuladas de color azul violáceo que sobresalían de su piel y eran como enjambres en unos macabros dibujos animados.

El de Horne no era un caso aislado. Entre mayo y agosto de 1982, con ambas costas abrasadas por una ola de calor, se informó de extraños casos similares en San Francisco, Nueva York y Los Ángeles. En el Centro de Control y Prevención de Enfermedades de Atlanta, se pidió a un técnico que rellenara nueve solicitudes de pentamidina, un antibiótico inusual reservado para el tratamiento de la neumocistosis. Estas peticiones no tenían sentido; la PCP (*Pneumocystis pneumonia* en inglés) era una infección poco común que solía afectar a pacientes con cáncer con el sistema inmunitario seriamente mermado. Pero aquellas solicitudes eran para hombres jóvenes con un buen estado de salud previo, cuyo sistema inmunitario había colapsado repentinamente de un modo catastrófico e inexplicable.

Mientras, a Horne se le diagnosticó un sarcoma de Kaposi, un tumor indoloro de la piel que se encuentra entre hombres de edad avanzada del Mediterráneo. Pero, en el caso de Horne, como en los otros nueve de los que se informó en los siguientes cuatro meses, las lesiones se parecían poco a los tumores de crecimiento lento descritos en la literatura científica como sarcomas de Kaposi. Estos eran cánceres agresivos, fulminantes, que se extendían rápidamente por la piel y los pulmones y que parecían tener predilección por los hombres homosexuales que vivían en Nueva York y en San Francisco. El caso de Horne desconcertó a los médicos especialistas, y como si intentaran unir un rompecabezas a otro rompecabezas dijeron que había desarrollado una neumocistosis y una meningitis. A finales de agosto, un desastre epidemiológico estaba surgiendo de la nada. Al observar la preponderancia de los hombres homosexuales entre los afectados por la enfermedad, los médicos comenzaron a denominarla GRID (*gay-related immune deficiency*). Muchos periódicos la llamaron en tono acusador la «peste gay».[24]

En septiembre resultó evidente la falacia de ese nombre; los síntomas del colapso inmunitario, que incluían la neumocistosis y extrañas variantes de meningitis, habían empezado a brotar en tres pacientes con hemofilia A. La hemofilia, recuérdese, era la enfermedad de los miembros de la realeza inglesa, y la causaba una sola mutación en el gen productor de un factor fundamental en la coagulación de la sangre, el llamado «factor VIII». Durante siglos, los hemofílicos habían vivido con el temor constante de una crisis hemorrágica; un arañazo en la piel podía terminar en un desastre. Pero, a mediados de la década de los setenta, los hemofílicos eran tratados con inyecciones de factor VIII concentrado. Extraída de miles de litros de sangre humana, una sola dosis del factor de coagulación equivalía a un centenar de transfusiones. El paciente con hemofilia típico estaba así expuesto a lo que pudiera contener la sangre mezclada de miles de donantes. La aparición del misterioso colapso inmunitario entre los pacientes con múltiples transfusiones de sangre identificó la causa de la enfermedad:

algún factor de transmisión sanguínea que había contaminado el suministro del factor VIII, posiblemente un nuevo virus. El síndrome pasó a denominarse «síndrome de inmunodeficiencia adquirida» (sida).

En la primavera de 1983, en el contexto de los primeros casos de sida, en Genentech Dave Goeddel comenzó a centrarse en la clonación del gen del factor VIII. Como en el caso de la insulina, la lógica que guió la clonación fue clara al instante: en lugar de extraer el factor de coagulación ausente de litros de sangre humana, ¿por qué no crear la proteína artificialmente mediante la clonación de genes? Si se podía producir usando los métodos de clonación de genes, el factor VIII se hallaría prácticamente libre de contaminantes humanos, y sería más seguro que cualquier proteína obtenida de la sangre. De ese modo se podrían evitar oleadas de infecciones y muertes entre los hemofílicos. Revivía el viejo lema en la camiseta de Goeddel, «clonar o morir».

Goeddel y Boyer no fueron los únicos genetistas que pensaron en la clonación del factor VIII. Como ya ocurrió con la clonación de la insulina, el esfuerzo por lograr este objetivo se convirtió en una carrera, aunque había diferencias entre los competidores. En Cambridge, Massachusetts, un equipo de investigadores de la Universidad de Harvard dirigido por Tom Maniatis y Mark Ptashne también iba tras el gen del factor VIII después de haber formado su propia empresa, el Instituto de Genética (llamado coloquialmente GI). El proyecto para el factor VIII —ambos equipos lo sabían— iba a traspasar los límites de la tecnología de clonación de genes. La somatostatina tenía 14 aminoácidos y la insulina, 51; pero el factor VIII tenía 2.350. La diferencia de tamaño entre la somatostatina y el factor VIII era de 160 veces, casi tan grande como la diferencia en cuanto a distancia entre el primer vuelo circular de Wilbur Wright en Kitty Hawk y la travesía de Lindbergh a través del Atlántico.

Esta diferencia de tamaño no era solo una barrera cuantitativa; para tener éxito, los clonadores del gen tendrían que utilizar las nuevas tecnologías de clonación. Tanto el gen de la somatostatina como el de la insulina habían sido creados de cero uniendo bases de ADN (una A añadida químicamente a la G y la C, y así sucesivamente). Pero el gen del factor VIII era demasiado grande para que pudieran crearlo utilizando la química del ADN. Para aislar el gen del factor VIII, tanto Genentech como GI tendrían que tirar del gen original de las células humanas; desenrollarlo como si sacaran una lombriz de la tierra.

Pero la «lombriz» no saldría fácilmente, o intacta, del genoma. Recordemos que la mayoría de los genes del genoma humano se hallan interrumpidos por tramos de ADN llamados «intrones», que son confusas secuencias de relleno intercaladas en partes de un mensaje. En lugar de la palabra «genoma», el gen real dice «ge.........no......ma». En los genes humanos, los intrones son a menudo enormes, ocupan largos tramos de ADN, lo cual hace prácticamente imposible clonar un gen directamente (el gen que contiene intrones es demasiado largo para caber en un plásmido bacteriano).

Maniatis encontró una solución ingeniosa: había sido pionero en la tecnología para construir genes a partir de plantillas de ARN usando transcriptasa inversa, la enzima que podía construir ADN a partir de ARN. El uso de la transcriptasa inversa volvía mucho más eficiente la clonación de genes. La transcriptasa inversa permitía clonar un gen después de que las secuencias de relleno hubieran sido cortadas del aparato de empalme de la célula. La célula podía hacer todo el trabajo; incluso genes largos y difíciles de manejar interrumpidos por intrones, como el del factor VIII, eran procesados por el aparato de empalme genético de la célula, y de ese modo podían ser clonados a partir de células.

A finales del verano de 1983, usando todas las tecnologías disponibles, ambos equipos habían logrado clonar el gen del factor VIII. Estaban ya en la recta final de una carrera frenética. En diciembre de 1983, yendo aún a la par, ambos grupos anunciaron que habían montado la secuencia completa y habían insertado el gen en un plásmido. El plásmido se introdujo luego en células de ovario de hámster, conocidas por su capacidad para sintetizar grandes cantidades de proteínas. En enero de 1984 empezaron a aparecer las primeras cargas de factor VIII en el fluido usado para el cultivo de tejidos. Y en abril, exactamente dos años después de haberse informado de los primeros casos de sida en Estados Unidos, tanto Genentech como GI anunciaron que habían purificado el factor VIII recombinante en tubos de ensayo, un factor de coagulación de la sangre no contaminado por sangre humana.[25]

En marzo de 1987, Gilbert White, un hematólogo, llevó a cabo el primer ensayo clínico con el factor VIII recombinante derivado de células de hámster en el Centro para la Trombosis de Carolina del Norte. El primer paciente tratado, G. M., fue un hombre de cuarenta y tres años con hemofilia. Mientras las primeras gotas de líquido administrado por vía intravenosa entraban en su sistema circulatorio, White daba vueltas ansioso alrededor de la cama de G. M. pensando en las posibles reacciones al medicamento. Habían transcurrido unos minutos cuando G. M. dejó de hablar. Tenía los ojos cerrados, y la barbilla le descansaba sobre el pecho. «Hábleme», le dijo White. No hubo respuesta. White estaba a punto de emitir una alerta médica cuando G. M. abrió los ojos, imitó a un hámster y estalló en risotadas.

La noticia de aquel éxito se propagó por la desesperada comunidad de los hemofílicos. Los hemofílicos con sida habían sufrido un sinfín de calamidades. A diferencia de los homosexuales, que pronto se organizaron para dar una respuesta coordinada y desafiante a la epidemia —boicoteando saunas y clubes, abogando por el sexo seguro y haciendo campañas a favor del uso de condones—, los hemofílicos habían visto avanzar la sombra de la enfermedad con un horror paralizante; ellos no podían boicotear la sangre. Entre absril de 1984 y marzo de 1985 —hasta que la Agencia de Alimentos y Medicamentos aprobó el primer test para detectar sangre contaminada por el virus—, cada paciente hemofílico ingresado en un hospital se enfrentaba a la terrorífica elección entre desangrarse hasta morir o ser infectado por el fatal virus. Durante este período, la tasa de infecciones entre hemofílicos fue asombrosa; entre los que sufrían la variante más severa de la enfermedad, el 90 por ciento adquirió el VIH a través de sangre contaminada.[26]

El factor VIII recombinante llegó demasiado tarde para salvar las vidas de la mayoría de estos hombres. Casi todos los hemofílicos infectados por el VIH de la población inicial morirían de las complicaciones del sida. Aun así, la producción del factor VIII a partir del gen correspondiente rompió un importante esquema conceptual, aunque estuvo teñida de una peculiar ironía. Los temores de Asilomar se habían invertido por completo. Al final, un germen patógeno «natural» había hecho estragos en ciertas poblaciones, y el extraño artificio de la clonación de genes —insertar genes humanos en bacterias y luego fabricar proteínas en células de hámster— había acabado siendo la manera potencialmente más segura de fabricar un producto médico para uso humano.

Es tentador escribir la historia de la tecnología a través de sus productos: la rueda, el microscopio, el aeroplano, internet. Pero es más esclarecedor escribir la historia de la tecnología a través de sus transiciones: del movimiento lineal al movimiento circular, del espacio visual al espacio subvisual, del movimiento sobre la tierra al movimiento en el aire, de la conectividad física a la conectividad virtual.

La producción de proteínas mediante ADN recombinante fue una de esas transiciones capitales en la historia de la tecnología médica. Para entender las repercusiones de esta transición —del gen a la medicina—, necesitamos entender la historia de los compuestos químicos usados en la medicina. En su misma esencia, un compuesto químico de uso médico —un medicamento— no es más que una molécula que produce un cambio terapéutico en la fisiología humana. Las medicinas pueden ser compuestos químicos simples —el agua usada en el contexto adecuado y en la dosis adecuada es una potente medicina— o complejos, multidimensionales, moléculas con muchas caras. También pueden ser sumamente raras. Aunque son miles los medicamentos de uso común —solo de la aspirina hay decenas de variantes—, el número de reacciones moleculares que provocan es una fracción minúscula del número total de reacciones. De los varios millones de variantes de moléculas biológicas presentes en el cuerpo humano (enzimas, receptores, hormonas, etc.) solo unas 250 —el 0,025 por ciento— son terapéuticamente moduladas por nuestra farmacopea corriente.[27] Si visualizáramos la fisiología humana como una vasta red telefónica global con nodos y redes interactuando entre ellos, nuestra química medicinal corriente toca solo una fracción de una fracción de su complejidad; la química medicinal es un operador de Wichita responsable de unas pocas líneas en un rincón de la red.

La escasez de medicinas tiene ante todo una explicación, la especificidad. Casi cada medicamento actúa con un objetivo, activando o desactivando algo (algo de naturaleza molecular). Para ser eficaz, un medicamento debe actuar sobre una función concreta. Un medicamento que no discrimine esa función no es distinto de un veneno. La mayoría de las moléculas apenas alcanzan este nivel de discriminación, pero las proteínas han sido diseñadas expresamente para cumplir una función. Recordemos que las proteínas son cruciales en el mundo biológico. Ellas son las que activan o desactivan una función; son las operarias, las reguladoras, las porteras, las operadoras de las reacciones dentro de las células. Son los mandos que la mayoría de las medicinas tratan de activar o desactivar.

Las proteínas están diseñadas para ser las medicinas más potentes y discriminadoras del mundo farmacológico. Mas, para hacer una proteína, hace falta un gen, y aquí la tecnología del ADN recombinante proporciona un trampolín idóneo que antes estaba ausente. La clonación de genes humanos ha permitido a los científicos fabricar proteínas, y la síntesis de proteínas ha abierto la posibilidad de intervenir en los millones de reacciones bioquímicas que tienen lugar en el cuerpo humano. Las proteínas han permitido a los químicos intervenir en aspectos antes impenetrables de nuestra fisiología. La utilización del ADN recombinante para producir proteínas marcó una transición no solo entre un gen y un medicamento, sino también entre genes y un nuevo universo de medicamentos.

El 14 de octubre de 1980, Genentech puso a la venta un millón de sus participaciones; en el mercado de acciones figuró provocativamente con el símbolo comercial «GENE».[28] Esta venta inicial figuraría entre los debuts más deslumbrantes de cualquier compañía tecnológica en la historia de Wall Street; en pocas horas, la compañía había obtenido 24 millones de dólares de capital. Por aquel entonces, el gigante farmacéutico Eli Lilly había adquirido la licencia para producir y vender insulina recombinante —llamada Humulin, para distinguirla de la insulina de ternera y cerdo—, y rápidamente amplió su mercado. Las ventas pasaron de 8 millones de dólares en 1983 a 90 millones en 1996 y 700 millones en 1998. Swanson —«un hombre pequeño y robusto de treinta y seis años con mejillas de ardilla», como lo describió la revista *Esquire*— se fue haciendo rico, al igual que Boyer. Un estudiante de posgrado que en el verano de 1977 se había hecho con unas pocas participaciones de escaso valor para contribuir a la clonación del gen de la somatostatina, despertó una mañana y se encontró con que era multimillonario.

En 1982, Genentech empezó a producir hormona del crecimiento humana —HGH—, usada para tratar ciertas formas de enanismo. En 1986, los biólogos de la compañía ya trataban los cánceres de la sangre. En 1987, Genentech fabricó TPA recombinante, un anticoagulante sanguíneo usado para disolver los coágulos que se producen durante un derrame cerebral o un ataque cardíaco. En 1990, se esforzó por crear vacunas a partir de genes recombinantes, empezando por una contra la hepatitis B. En diciembre de 1990, Roche Pharmaceuticals se convirtió en el mayor accionista de Genentech con una inversión de 2.100 millones de dólares. Swanson dejó su puesto de director general, y Boyer el de vicepresidente en 1991.

En el verano de 2001, Genentech inició su expansión física al crear el mayor complejo de investigación biotecnológica del mundo; se trataba de un terreno de muchas hectáreas con edificios acristalados, prados ondulados e investigadores en prácticas jugando al frisbi, prácticamente indistinguible de cualquier campus universitario. En el centro del vasto complejo se encuentra una modesta estatua de bronce de un hombre trajeado que hace gestos sobre una mesa a un científico que viste tejanos acampanados y un chaleco de cuero. El hombre aparece inclinado hacia delante, y el genetista, que parece desconcertado, mira a la lejanía por encima de su hombro.[29]

Desgraciadamente, Swanson no pudo estar presente en la inauguración formal de la estatua que conmemoraba su primer encuentro con Boyer. En 1999, con cincuenta y dos años, se le diagnosticó glioblastoma multiforme (un tumor cerebral). Murió el 6 de diciembre de 1999 en su casa de Hillsborough, a pocos kilómetros del campus de Genentech.

Cuarta parte

«El estudio más propio de la humanidad es el del hombre mismo»

Genética humana
(1970-2005)

Entonces conócete a ti mismo, no imagines un Dios al que investigar; el estudio más propio de la humanidad es el del hombre mismo.[1]

ALEXANDER POPE, *Essay on Man*

¡Qué bella es la humanidad! ¡Ah, gran mundo nuevo que tiene tales gentes!

WILLIAM SHAKESPEARE, *La tempestad*, acto V, escena 1

Las miserias de mi padre

ALBANY: ¿Cómo has conocido las miserias de tu padre?
EDGAR: Asistiéndolas, mi señor.[1]

WILLIAM SHAKESPEARE,
El rey Lear, acto V, escena 3

En la primavera de 2014, mi padre sufrió una caída. Estaba sentado en su mecedora favorita, un feo trasto desequilibrado que había encargado construir a un carpintero de la zona, cuando se le fue hacia atrás y se cayó (el carpintero había ideado un mecanismo para mecerse, pero había olvidado añadir otro para detener la silla). Mi madre lo encontró boca abajo en el porche, con la mano bajo el cuerpo de un modo antinatural, como un ala rota. Tenía el hombro derecho bañado en sangre. No podía quitarle la camisa, así que tomó unas tijeras para cortarla. La herida le hacía gritar de dolor, y la visión de la prenda, antes perfectamente intacta, hecha trizas, le causaba una gran angustia. «Podrías haber intentado salvarla», se quejó mientras lo conducían a urgencias. Era una vieja disputa: su madre, que nunca había tenido cinco camisas para sus cinco hijos, habría encontrado la manera de conservarla. Un hombre podía quedarse fuera de la Partición, pero la Partición no podía salir de un hombre.

Se había hecho un corte en la frente y se había roto el hombro derecho. Mi padre era, como yo, muy mal paciente: impulsivo, receloso, imprudente, inquieto al verse postrado e iluso con su recuperación. Volé a la India para verlo. Cuando llegué a casa desde el aeropuerto, era noche cerrada. Yacía en la cama mirando distraídamente al techo. Parecía haber envejecido de repente. Le pregunté si sabía qué día era.

—Veinticuatro de abril —respondió correctamente.

301

—¿De qué año?

—Mil novecientos cuarenta y seis —dijo, y luego se corrigió, buscando a tientas en la memoria—: ¿Dos mil seis? Era un recuerdo fugaz. Le dije que estábamos en 2014. Mil novecientos cuarenta y seis, le advertí, había sido un año catastrófico, el año en que murió Rajesh.

Mi madre lo cuidó durante los días siguientes hasta que se recuperó. Su lucidez menguaba al tiempo que algo de su memoria a largo plazo regresaba, aunque la memoria a corto plazo todavía estaba bastante afectada. Nos dimos cuenta de que el accidente con la mecedora no fue algo tan simple como parecía. No se había echado hacia atrás, sino que había tratado de levantarse, luego perdió el equilibrio e, incapaz de sostenerse, cayó de bruces. Le pedí que caminara por el cuarto y advertí que su paso era un tanto vacilante y que arrastraba los pies. Había algo robótico y limitado en sus movimientos, como si sus pies fuesen de hierro y el suelo se hubiese vuelto magnético. «Date la vuelta rápidamente», le dije, y casi se cayó.

Por la noche llegó otra humillación; mojaba la cama. Lo encontré en el cuarto de baño, desconcertado y avergonzado, agarrado a su ropa interior. En la Biblia, los descendientes de Cam son malditos porque este ve a su padre, Noé, ebrio y desnudo, con los genitales expuestos, acostado en el campo a la luz del crepúsculo matutino. En la versión moderna de esta historia, uno encuentra a su padre, demente y desnudo, en la penumbra del cuarto de baño y ve claramente la maldición de su propio futuro.

Me enteré de que la incontinencia urinaria era algo que padecía mi padre desde hacía tiempo. Había empezado con la sensación de urgencia —la incapacidad de contener la orina cuando la vejiga estaba medio llena— y había empeorado hasta el punto de mojar la cama. Había hablado del problema con sus médicos, y estos le habían restado importancia, atribuyéndolo vagamente a su próstata hipertrófica. Era cosa de la edad, le dijeron. Tenía ochenta y dos. Los ancianos se caen. Pierden la memoria. Se orinan en la cama.

El diagnóstico definitivo nos llegó con un destello de vergüenza la semana siguiente, después de que le hicieran una resonancia magnética. Los ventrículos del cerebro, que contienen líquido cefalorraquídeo, estaban hinchados y dilatados, y empujaban la masa cerebral hacia los lados. Esta afección se llama «hidrocefalia de presión normal» (NPH). Se cree que es resultado del flujo anormal de líquido en el cerebro, que causa una acumulación en los ventrículos (algo parecido a una «hipertensión del cerebro», explicó el neurólogo). La NPH se caracteriza por una inexplicable tríada clásica de síntomas: inestabilidad de la marcha, incontinencia urinaria y demencia. Mi padre no se había caído por accidente. Se había caído porque estaba enfermo.

Durante los meses siguientes aprendí todo lo que pude sobre su padecimiento. La enfermedad no tiene una causa conocida. Se da en familias. Una variante de la enfermedad está genéticamente ligada al cromosoma X, con una desproporcionada predominancia de los hombres. En unas familias aparece en hombres jóvenes, de veinte o treinta años. En otras, únicamente las personas de edad avanzada se ven afectadas. En unas, el patrón hereditario es claro. En otras, solo de forma ocasional se da la enfermedad. Los casos familiares más tempranos que se han documentado son de niños de cuatro o cinco años. Los pacientes más tardíos tienen entre setenta y ochenta años.

Es bastante probable que sea una enfermedad genética, aunque no «genética» en el mismo sentido que la anemia de células falciformes o la hemofilia. No es un solo gen el que provoca la susceptibilidad a esta extraña enfermedad. Múltiples genes repartidos por múltiples cromosomas especifican la formación de los acueductos del cerebro durante el desarrollo; del mismo modo que múltiples genes, repartidos por múltiples cromosomas, especifican la formación de las alas en la mosca de la fruta. Me enteré de que algunos de estos genes rigen las configuraciones anatómicas de los conductos y vasos de los ventrículos (de modo análogo a como los genes de «formación de patrones» especifican órganos y estructuras en las moscas). Otros genes codifican los canales moleculares que transmiten fluidos entre los compartimentos. Y otros genes codifican proteínas que regulan la absorción de fluidos del cerebro por la sangre o viceversa. Como el cerebro y sus conductos crecen en la cavidad fija del cráneo, los genes que determinan el tamaño y la forma del cráneo también afectan indirectamente a las proporciones de los canales y los conductos.

Las variaciones en cualquiera de estos genes pueden alterar la fisiología de los acueductos y ventrículos, y cambiar por tanto la manera de moverse el fluido a través de los canales. Las influencias ambientales, como el envejecimiento o un traumatismo cerebral, interponen más capas de complejidad. No hay una correspondencia de uno a uno entre un gen y una enfermedad. Incluso si se hereda todo el conjunto de genes que provoca la NPH en una persona, es posible que se necesite un accidente o un desencadenante ambiental para «liberarla» (en el caso de mi padre, lo más probable es que el desencadenante fuera su edad). Si se hereda una combinación particular de genes, por ejemplo, los que especifican una tasa particular de absorción de fluidos y los que especifican un tamaño particular de los acueductos, se tendría un mayor riesgo de padecer la enfermedad. Es un barco délfico de una enfermedad determinada no por un gen, sino por una relación entre genes, y entre genes y factores ambientales.

«¿Cómo transmite un organismo la información necesaria para crear la forma y la función en un embrión?», se había preguntado Aristóteles. La respuesta a esta pregunta tras los estudios a que fueron sometidos organismos modelo, como los guisantes, las moscas de la fruta y el moho del pan, había puesto en marcha la disciplina de la genética moderna. Había dado lugar, en última instancia, a este diagrama enormemente influyente que constituye la base de nuestra comprensión del flujo de información en los sistemas vivos:

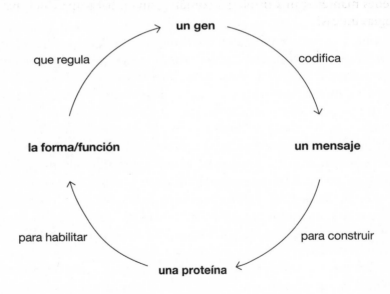

Pero la enfermedad de mi padre ofrece otra perspectiva desde la cual podemos ver de qué manera la información hereditaria influye en la forma, la función y el destino de un organismo. ¿Fue la caída de mi padre una consecuencia de sus genes? Sí y no. Sus genes crearon la propensión a un suceso, más que provocar el suceso en sí. Al fin y al cabo, fue la mecedora la que ocasionó el suceso, pero él se había sentado en la misma mecedora durante casi un decenio sin que nada le ocurriera antes de que la enfermedad precipitara (literalmente) el suceso. ¿Fue casualidad? Sí; ¿quién sabe si ciertas piezas del mueble, movidas en cierto ángulo, están diseñadas para echarse hacia delante? ¿Fue un accidente? Sí, pero su inestabilidad física auguraba una caída.

El reto de la genética, una vez que pasó de los organismos más simples al organismo humano, fue comparar nuevas formas de pensar sobre la naturaleza de la herencia, el flujo de información, la función y el destino. ¿Cómo interactúan los genes con diversos ambientes para mantener la normalidad frente a la enfermedad? ¿Y qué es la normalidad respecto de la enfermedad? ¿De qué manera las variaciones en los genes humanos causan variaciones en la forma y la función? ¿De qué manera múltiples genes influyen en un único acontecer? ¿Cómo puede haber tanta uniformidad entre los seres humanos y, sin embargo, tanta diversidad? ¿Cómo pueden las variantes en los genes mantener una fisiología común y, sin embargo, producir patologías únicas?

El nacimiento de una clínica

Se partió de la premisa de que toda enfermedad humana es genética.[1]

PAUL BERG

En 1962, pocos meses después de que Nirenberg y sus colegas desci-
fraran en Bethesda el «código triplete» del ADN, el *New York Times*
publicó un artículo sobre el explosivo futuro de la genética humana.
Una vez «roto» el código, auguró el *Times*, sería posible someter los
genes humanos a cualquier intervención. «Es seguro que algunas
"bombas" biológicas que no tardarán en estallar tras [la ruptura del
código genético] rivalizarán en consecuencias para el ser humano
hasta con la bomba atómica. Algunas de ellas serán la posibilidad de
determinar la base del pensamiento [...] y el desarrollo de remedios
para afecciones hoy incurables, como el cáncer y muchos trastornos
hereditarios trágicos.»[2]

Pero hubo que perdonar a los escépticos su falta de entusiasmo;
la «bomba» biológica de la genética humana estallaría, por el momento, con un soniquete bastante decepcionante. El asombroso acelerón
de la genética molecular entre 1943 y 1962 —desde el experimento de Avery hasta la resolución de la estructura del ADN y los mecanismos de regulación y reparación de genes— había creado una visión
mecanicista progresivamente detallada del gen. Pero el gen apenas
había tocado el mundo humano. Por un lado, los eugenistas nazis habían infestado de tal modo la Tierra de genética humana que la disciplina había quedado despojada de legitimidad y rigor científicos.
Por otro, los sistemas modélicos más simples —las bacterias, las moscas, los gusanos— habían demostrado ser mucho más manejables que
los seres humanos en los estudios experimentales. Cuando, en 1934,
Thomas Morgan viajó a Estocolmo para recoger el Premio Nobel

por sus contribuciones a la genética, se mostró explícitamente desdeñoso sobre la relevancia médica de su trabajo. «La aportación más importante que la genética ha hecho a la medicina es, en mi opinión, intelectual», escribió.[3] No entendía la palabra «intelectual» como un elogio, sino como un insulto. Según Morgan, era poco probable que la genética tuviera alguna repercusión, siquiera marginal, en la salud humana en un futuro próximo. La idea de que un médico «consultara a sus amigos genetistas», pensaba Morgan, era una fantasía ridícula por su inverosimilitud.

Sin embargo, la entrada, o más bien reentrada, de la genética en el mundo humano fue producto de una necesidad médica. En 1947, Victor McKusick, un joven internista de la Universidad Johns Hopkins de Baltimore, examinó a un paciente adolescente con manchas en los labios y la lengua y múltiples pólipos internos. McKusick estaba intrigado. Otros miembros de la familia mostraban síntomas similares, y en la literatura médica figuraban otros casos familiares de similares características.[4] McKusick describió el caso en el *New England Journal of Medicine*, donde argumentó que el conjunto de síntomas más o menos difusos —manchas en la lengua, pólipos, obstrucción intestinal y cáncer— eran producto de una mutación en un único gen.[5]

Esta patología —luego clasificada como síndrome de Peutz-Jeghers por los primeros médicos que lo describieron— hizo que McKusick se dedicara de por vida al estudio de los vínculos entre la genética y las enfermedades humanas. Comenzó estudiando enfermedades humanas en las que la influencia de los genes era más sencilla y notoria; en que se sabía que un gen era el causante de la enfermedad. Los ejemplos mejor establecidos de este tipo de enfermedades en humanos, aunque eran pocos, no podían caer en el olvido: la hemofilia entre los miembros de la realeza inglesa y la anemia de células falciformes en familias de África y el Caribe. Al exhumar viejos artículos en las bibliotecas médicas de la Hopkins, McKusick descubrió que un médico londinense de comienzos del siglo XX había informado del primer ejemplo de una enfermedad aparentemente causada por una sola mutación genética.

En 1899, Archibald Garrod, un patólogo inglés, había descrito una extraña enfermedad que se daba en ciertas familias y que se manifestaba a los pocos días de un parto. Garrod la había observado por

primera vez en un niño en el Sick Hospital de Londres. Varias horas
después de nacer el niño, sus pañales se volvían negros con una peculiar mancha de la orina. Tras un meticuloso seguimiento de todos estos pacientes y sus familiares, Garrod descubrió que la enfermedad se
daba en familias y persistía en la edad adulta. En los adultos, el sudor
se oscurecía de forma espontánea, con manchas de color marrón oscuro en las camisas. Incluso el cerumen adoptaba un color rojo al
contacto con el aire, como si este lo oxidase.[6]

Garrod supuso que, en estos pacientes, algún factor hereditario se
hallaba alterado. El niño de la orina oscura, pensó Garrod, tenía que
haber nacido con una alteración en una unidad de herencia que había
cambiado alguna función metabólica en las células, con el resultado
de una diferencia en la composición de la orina. «Los fenómenos de
la obesidad y los diversos tonos de cabello, piel y ojos» podrían explicarlos ciertas variaciones en unidades de herencia, las cuales producirían «diversidades químicas» en los cuerpos humanos, escribió Garrod.[7] Su presciencia fue notable. Aunque, en aquel entonces, Bateson
estaba redescubriendo en Inglaterra el concepto de «gen» (casi un decenio antes de acuñarse dicho término), Garrod había visualizado
conceptualmente un gen humano y explicado las variaciones humanas como «diversidades químicas» codificadas por unidades de herencia. Son los genes los que nos hacen humanos, pensaba Garrod, y las
mutaciones las que nos hacen diferentes.

Inspirado por el trabajo de Garrod, McKusick hizo un esfuerzo
sistemático por crear un catálogo de enfermedades genéticas de los
seres humanos, una «enciclopedia de fenotipos, rasgos y trastornos
genéticos». Un cosmos exótico se abría ante él; la lista de enfermedades humanas asociadas a ciertos genes era más larga y extraña de lo
que esperaba. El síndrome de Marfan, originalmente descrito por un
pediatra francés en la década de 1890, se debía a la mutación de un gen
que controla la integridad estructural del esqueleto y de los vasos sanguíneos. Los pacientes eran excesivamente altos, con brazos y dedos
alargados, y tenían propensión a morir de roturas repentinas de la
aorta o de las válvulas del corazón (durante décadas, algunos historiadores médicos afirmaron que Abraham Lincoln tenía una variante no
diagnosticada de este síndrome).[8] Otras familias padecían de osteogénesis imperfecta, una enfermedad causada por la mutación de un gen
del colágeno, que es una proteína que forma y fortalece los huesos.

Los niños con esta enfermedad nacían con huesos frágiles que se rompían como la escayola al menor golpe; podían fracturarse las piernas de forma espontánea o despertar una mañana con decenas de costillas rotas (algo confundido a menudo con el maltrato infantil, por lo que los casos eran derivados a los especialistas médicos tras investigaciones policiales previas). En 1957, McKusick fundó la Clínica Moore en la Universidad Johns Hopkins. La clínica, que llevaba el nombre de Joseph Earle Moore, el médico de Baltimore que había consagrado su carrera a las enfermedades crónicas, se especializó en trastornos hereditarios.

McKusick se convirtió en una enciclopedia andante de conocimientos sobre síndromes de origen genético. Había pacientes que, incapaces de procesar el cloruro, padecían de una descomposición intratable y estaban desnutridos. Y había varones propensos a ataques cardíacos a los veinte años; familias con esquizofrenia, depresión o agresividad; niños nacidos con lo que se conoce como cuello alado, o dedos adicionales, o con un olor permanente a pescado. A mediados de la década de los ochenta, McKusick y sus alumnos habían catalogado 2.239 genes relacionados con enfermedades en seres humanos y 3.700 enfermedades relacionadas con mutaciones genéticas.[9] En la duodécima edición de su libro, publicada en 1998, McKusick había descubierto unas asombrosas 12.000 variantes genéticas relacionadas con rasgos y trastornos, unos leves y otros que ponían la vida en peligro.[10]

Alentados por su taxonomía de enfermedades causadas por un solo gen, o «monogénicas», McKusick y sus alumnos se aventuraron en las enfermedades causadas por la influencia convergente de múltiples genes, o «poligénicas». Las enfermedades poligénicas que encontraron se daban en dos formas. Unas eran causadas por la presencia de cromosomas adicionales. Los niños con síndrome de Down, descrito por primera vez en la década 1860, nacen con una copia extra del cromosoma veintiuno, que contiene trescientos y pico genes ensartados en él.* Múltiples órganos se ven afectados por esta copia extra del cromosoma. Los hombres y mujeres nacidos con este síndrome tienen el puente nasal aplanado, la cara ancha, la barbilla pequeña y los pliegues ocu-

* Este número anormal de cromosomas en el síndrome de Down lo descubrió Jérôme Lejeune en 1958.

lares alterados. Padecen además déficit cognitivo, trastornos a causa de un corazón acelerado, pérdida de audición, infertilidad y un mayor riesgo de cáncer de la sangre; muchos fallecen en la infancia, y solo unos pocos alcanzan la edad adulta. Lo más notable, quizá, de los niños con síndrome de Down es una extraordinaria dulzura, como si al heredar un cromosoma de más hubiesen perdido toda crueldad o malicia (quien tenga alguna duda acerca de que los genotipos puedan influir en el temperamento o la personalidad, bastaría con que conociese a un solo niño con este síndrome para que la duda se disipe).

La última categoría de enfermedades genéticas que McKusick caracterizó fue la de las enfermedades más complejas —poligénicas—, causadas por múltiples genes dispersos por todo el genoma. A diferencia de las dos primeras categorías, pobladas de raros síndromes, estas enfermedades eran más conocidas, extendidas y predominantemente crónicas (diabetes, enfermedad arterial coronaria, hipertensión, esquizofrenia, depresión, esterilidad, obesidad, etc.).

Estas enfermedades eran lo opuesto al paradigma de «un gen, una enfermedad»; el suyo era el de «muchos genes, muchas enfermedades». De la hipertensión, por ejemplo, había miles de variedades bajo la influencia de cientos de genes, en que cada uno producía un efecto aditivo menor en la presión arterial y la integridad vascular. A diferencia de los síndromes de Marfan y de Down, donde una única y potente mutación, o una aberración cromosómica, era necesaria y suficiente para causar la enfermedad, el efecto de cualquier gen concreto en los síndromes poligénicos era más tenue. La dependencia de variables ambientales —la dieta, la edad, el tabaquismo, la nutrición, las exposiciones prenatales— era más fuerte. Los fenotipos eran variables y continuos, y los patrones de herencia, complejos. El componente genético de la enfermedad solo actuaba como un gatillo en un arma con muchos gatillos; necesario, pero no suficiente para causar la enfermedad.

Cuatro ideas importantes se derivaban de la taxonomía que elaboró McKusick de las enfermedades genéticas. En primer lugar, advirtió que las mutaciones en un solo gen pueden tener diversas manifestaciones patológicas en diversos órganos. En el síndrome de Marfan, por ejemplo, una mutación en una proteína estructural con forma de fibra afecta a todos los tejidos conectivos (tendones, cartílagos, huesos y ligamentos). En los pacientes con dicho síndrome se observan anormalidades en las articulaciones y en la columna vertebral. Menos reconocibles pueden ser las manifestaciones cardiovasculares: la misma proteína estructural que es el soporte de tendones y cartílagos también lo es de las grandes arterias y las válvulas del corazón. Las mutaciones en este gen pueden provocar, pues, paros cardíacos mortales y roturas de la aorta. Los pacientes con síndrome de Marfan a menudo mueren en la juventud debido a que el flujo sanguíneo rompe los vasos.

En segundo lugar, también era cierto exactamente lo inverso: sorprendentemente, múltiples genes podían influir en un solo aspecto de la fisiología. La presión arterial, por ejemplo, se regula por medio de una variedad de circuitos genéticos, y las anormalidades en uno o varios de estos circuitos daban por resultado la misma enfermedad, la hipertensión. Es perfectamente correcto decir que la hipertensión es una enfermedad genética, pero también que no hay un gen para la hipertensión. Muchos genes hacen que suba y baje la presión de la sangre en el cuerpo al igual que una maraña de hilos controla los brazos y las piernas de una marioneta. Si cambiamos la longitud de cualquiera de estos hilos, cambia la acción del títere.

La tercera idea de McKusick era la de la «penetrancia» y la «expresividad» de los genes en las enfermedades humanas. Los genetistas de la mosca de la fruta y los biólogos de los gusanos habían descubierto que ciertos genes solo se traducen en fenotipos dependiendo de desencadenantes ambientales o del azar. Un gen que hace que aparezcan facetas en los ojos de la mosca de la fruta, por ejemplo, lo hace en función de la temperatura. Otra variante de un gen cambia la morfología intestinal de un gusano, pero solo lo hace en aproximadamente el 20 por ciento de los gusanos. Aquí, «penetrancia incompleta» significa que, incluso si una mutación estaba presente en el genoma, su capacidad de penetrar en una característica física o morfológica no era completa.

McKusick encontró varios ejemplos de penetrancia incompleta en enfermedades humanas. En algunos trastornos, como la enfermedad de Tay-Sachs, la penetrancia era en gran medida completa; la herencia de la mutación genética prácticamente garantizaba el desarrollo de la enfermedad. Pero, en otras enfermedades humanas, el efecto real de un gen en el trastorno era más complejo. Como veremos más adelante, el hecho de heredar el gen BRCA1 mutante incrementa extraordinariamente el riesgo de cáncer de mama, pero no todas las mujeres con la mutación lo desarrollarán, y las diferentes mutaciones en este gen tienen distintos niveles de penetrancia. La hemofilia, el trastorno de la coagulación, es claramente fruto de una anormalidad genética, pero el grado en que un paciente con hemofilia sufra episodios hemorrágicos varía ampliamente. Hay hemofílicos que sufren hemorragias mensuales potencialmente mortales, mientras que otros rara vez sangran.

La cuarta idea es tan fundamental en esta historia que la comentaré aparte. Al igual que el genetista de las moscas Theodosius Dobzhansky, McKusick pensaba que las mutaciones eran solo variaciones. Esto parece una perogrullada, pero encierra una verdad esencial y profunda. Una mutación, advirtió McKusick, es una entidad estadística, no patológica ni moral. Una mutación no implica enfermedad, ni especifica una ganancia o una pérdida de alguna función. Formalmente, una mutación la define únicamente su desviación de la norma (lo opuesto a «mutante» no es «normal», sino «tipo natural», es decir, el tipo o variante que más comúnmente se da en la naturaleza). Una mutación es, por lo tanto, un concepto estadístico, no uno normativo. Un hombre alto llegado en paracaídas a un país de enanos es un mutante, como lo es un niño rubio nacido en un país de morenos; y ambos son «mutantes» precisamente en el mismo sentido que un niño con el síndrome de Marfan es un mutante entre los no Marfan, es decir, entre los niños «normales».

Por sí mismo, un mutante, o una mutación, no puede proporcionar ninguna información real sobre una enfermedad o trastorno. La definición de la enfermedad se basa, más bien, en las discapacidades específicas causadas por una incongruencia entre la dotación genética de un individuo y su entorno, entre una mutación, las circunstancias de la existencia de una persona y sus objetivos de supervivencia o de superación. No es la mutación lo que en última instancia provoca la enfermedad, sino este desajuste.

El desajuste puede ser grave y debilitante, y en tales casos la enfermedad se traduce en una discapacidad. Un niño con la variante más grave de autismo, que pasa los días balanceándose monótonamente en una esquina, o arañándose la piel y causándose heridas, posee una dotación genética inapropiada que es incompatible con casi cualquier entorno o meta. Pero otro niño con una variante distinta —y más rara— de autismo puede ser funcional en la mayoría de las situaciones, y posiblemente hiperfuncional en algunas de ellas (en una partida de ajedrez, por ejemplo, o en un concurso de memorización). Su enfermedad es situacional; radica a todas luces en la incongruencia entre su genotipo específico y sus circunstancias específicas. Incluso la naturaleza del «desajuste» es mudable; como el ambiente está constantemente sujeto a cambios, la definición de la enfermedad tiene que cambiar con él. En el país de los ciegos, el vidente es rey. Pero inúndese ese país de una luz hiriente, cegadora, y el reino será de los ciegos.

La creencia de McKusick en este paradigma —que dirige la atención a la discapacidad, y no a la anormalidad— se tradujo en los tratamientos que aplicaba a los pacientes en su clínica. Los pacientes con enanismo, por ejemplo, eran tratados por un equipo interdisciplinar de asesores genéticos, neurólogos, cirujanos ortopédicos, enfermeras y psiquiatras instruidos para centrarse en las discapacidades específicas de las personas con baja estatura. Las intervenciones quirúrgicas se reservaban para corregir las deformidades concretas que iban apareciendo. El objetivo no era restablecer la «normalidad», sino la vitalidad, la alegría y la función.

McKusick había redescubierto los principios fundacionales de la genética moderna en el ámbito de la patología humana. En los seres humanos, como en las moscas silvestres, abundaban las variaciones genéticas. También en ellos las variantes genéticas, los ambientes y las interacciones entre genes y ambiente colaboraban para crear fenotipos; solo que, en este caso, el «fenotipo» en cuestión era la enfermedad. También en ellos, algunos genes tenían una penetrancia parcial y una expresividad muy variable. Un gen podía causar muchas enfermedades, y una enfermedad podía ser causada por muchos genes. Y también en los seres humanos, la «aptitud» no podía juzgarse en términos absolutos. Por el contrario, la falta de «aptitud» —la enfermedad, hablando coloquialmente— la definía el desajuste relativo entre un organismo y su ambiente.

«Lo imperfecto es nuestro paraíso», escribió Wallace Stevens.[11] Si la irrupción de la genética en el mundo humano entrañaba una lección, era la siguiente: lo imperfecto no solo era nuestro paraíso; también era, consustancialmente, nuestro mundo mortal. El grado de variación genética humana y la profundidad de su influencia en la patología humana eran inesperadas y sorprendentes. El mundo era vasto y variado. La diversidad genética era nuestro estado natural, no solo en focos aislados en lugares lejanos, sino en todo el mundo que nos rodea. Las poblaciones aparentemente homogéneas eran, de hecho, sorprendentemente heterogéneas. Los mutantes que habíamos visto éramos nosotros mismos.

Tal vez en ninguna otra parte fuesen los «mutantes» más visibles que en ese barómetro de las inquietudes y fantasías estadounidenses que es el cómic. A comienzos de los años sesenta, los mutantes humanos irrumpen incontenibles en este ámbito. En noviembre de 1961, Marvel Comics introdujo *Los cuatro fantásticos*, una serie sobre cuatro astronautas que, atrapados en el interior de una nave espacial como las moscas de la fruta de Hermann Muller en sus botellas, quedan expuestos a la radiación y experimentan mutaciones que les confieren poderes sobrenaturales.[12] El éxito de *Los cuatro fantásticos* impulsó otro cómic aún más famoso, *El hombre araña*, la historia del joven mago de la ciencia Peter Parker, picado por una araña que se ha tragado «una cantidad fantástica de radiactividad».[13] Los genes mutantes de la araña se transmiten al cuerpo de Parker, presumiblemente por transferencia horizontal —una versión humana del experimento de transformación de Avery—, y dotan a Parker de «la agilidad y la fuerza proporcional de un arácnido».

Mientras *El hombre araña* y *Los cuatro fantásticos* introducían entre el público estadounidense el superhéroe mutante, *Los hombres X*, lanzado en septiembre de 1963, llevaba la historia del mutante a su clímax psicológico.[14] La historia de *Los hombres X*, a diferencia de la de sus predecesores, versaba sobre un conflicto entre mutantes y seres humanos normales. Los «normales» sospechaban de los mutantes, y estos, temerosos de la vigilancia y la amenaza de violencia colectiva, se habían encerrado en la Escuela de Jóvenes Dotados diseñada para protegerlos y reformarlos (una Clínica Moore para mutantes de cómic). La característica más notable de *Los hombres X* no era su creciente y variopinta colección de mutantes —un hombre lobo con garras de acero o una mujer capaz de hacer llover a voluntad—, sino la inversión de los papeles de la víctima y el agresor. En el cómic típico de los años cincuenta, los seres humanos huían y se escondían de la temible tiranía de los monstruos. En *Los hombres X*, los mutantes se veían obligados a huir y esconderse de la temible tiranía de la normalidad.

En la primavera de 1966, este interés por la imperfección, la mutación y la normalidad saltó de las páginas de los cómics a una incubadora de sesenta por sesenta centímetros.[15] En Connecticut, dos científicos que trabajaban en la genética del retraso mental, Mark Steele y Roy Breg, aspiraron unos mililitros de fluido con células fetales del saco amniótico de una mujer embarazada. Cultivaron las células fetales en una placa de Petri, tiñeron los cromosomas y luego los analizaron al microscopio.[16]

Ninguna de estas técnicas era novedosa. Las células fetales del amnios ya habían sido examinadas para conocer el sexo (cromosomas XX frente a cromosomas XY) en 1956. A comienzos de la década de 1890 ya se había aspirado líquido amniótico, y la tinción de los cromosomas databa del trabajo original de Boveri con erizos de mar. Pero el avance de la genética humana cambió el estilo de estos procedimientos. Breg y Steele se dieron cuenta de que los síndromes genéticos bien establecidos con anormalidades cromosómicas evidentes —los síndromes de Down, de Klinefelter o de Turner— podrían diagnosticarse *in utero*, y de que el embarazo podría interrumpirse voluntariamente si se detectaban anormalidades cromosómicas fetales. Dos procedimientos médicos bastante sencillos y relativamente seguros —la amniocentesis y el aborto— podrían combinarse en una tecnología que excedería con mucho la suma de las partes.

Sabemos poco de las primeras mujeres que se sometieron a este procedimiento. Lo que consta en los registros más elementales de los casos son historias de madres jóvenes enfrentadas a elecciones terribles y su aflicción, su desconcierto y su decisión final. En abril de 1968, una mujer de veintinueve años, J. G., fue examinada en el New York Downstate Medical Center en Brooklyn. Su familia se había entrecruzado con una variante hereditaria del síndrome de Down. Su abuelo y su madre eran portadores. Seis años antes, al final del embarazo, su madre había abortado una niña con síndrome de Down. En el verano de 1963, nació una segunda niña, esta sana. Dos años después, en la primavera de 1965, dio a luz a un niño. A él le diagnosticaron síndrome de Down, retraso mental y anomalías congénitas graves, como dos oquedades abiertas en el corazón. El niño vivió cinco meses y medio. Gran parte de su breve vida fue un calvario. Tras una serie de heroicos intentos de corregir por medios quirúrgicos sus defectos congénitos, falleció de insuficiencia cardíaca en la unidad de cuidados intensivos.

A los cinco meses de su cuarto embarazo, y con su tremenda historia como telón de fondo, J. G. acudió a su obstetra y le solicitó pruebas prenatales. A principios de abril le efectuaron una amniocentesis que no tuvo éxito. El 29 de abril, con el tercer trimestre acercándose rápidamente, se intentó una segunda amniocentesis. Esta vez, láminas de células fetales crecieron en la incubadora. El análisis cromosómico reveló la presencia de un feto de varón con síndrome de Down.

El 31 de mayo de 1968, la última semana en que el aborto era todavía médicamente admisible, J. G. decidió interrumpir el embarazo. El 2 de junio, se le extrajeron los restos del feto. Presentaban las características cardinales del síndrome de Down.[17] La madre «resistió la intervención sin complicaciones», decía el informe del caso, y se le dio el alta dos días después. Nada más se sabe de la madre o de su familia. El primer «aborto terapéutico» realizado tras una prueba genética pasaba a la historia envuelto en el secreto, la angustia y la aflicción.

En el verano de 1973, un inesperado torbellino de fuerzas abrió las compuertas de las pruebas prenatales y del aborto. En septiembre de 1969, Norma McCorvey, una estrella de los carnavales de veintiún años que vivía en Texas, quedó embarazada de su tercer hijo. Sin dinero, a menudo sin hogar y sin trabajo, se propuso poner fin a un embarazo no deseado, pero no halló una clínica donde someterse al procedimiento legal con garantías sanitarias.[18] El único lugar que encontró fue, como más tarde revelaría, una clínica cerrada en un edificio abandonado, «con instrumentos sucios esparcidos por la habitación y [...] sangre seca en el suelo».[19]

En 1970, dos abogados presentaron su caso contra el estado de Texas argumentando que McCorvey tenía todo el derecho a abortar. El demandado nominal era Henry Wade, el fiscal del distrito de Dallas. Con vistas a los procedimientos jurídicos, McCorvey había cambiado su nombre por un seudónimo anodino, Jane Roe. En 1970, el caso *Roe contra Wade* saltó de los tribunales de Texas al Tribunal Supremo de Estados Unidos.

El Tribunal Supremo escuchó los argumentos orales del caso *Roe contra Wade* entre 1971 y 1972. En enero de 1973, tomó una decisión histórica: falló en favor de McCorvey. Expresando la opinión de la mayoría, Henry Blackmun, el juez del Tribunal Supremo, decretó que los estados ya no podían considerar ilegales los abortos. El derecho de una mujer a la privacidad, escribió Blackmun, era «lo bastante amplio como para incluir [su] decisión de interrumpir o no su embarazo».[20]

Sin embargo, el «derecho de la mujer a la privacidad» no era absoluto. En un intento acrobático de contrarrestar los derechos de la mujer embarazada frente a la «condición de persona» en desarrollo del feto, el tribunal consideró que el estado no podía limitar los abortos durante el primer trimestre del embarazo, pero que, como el feto madura, su condición de persona debía ser progresivamente protegida por el estado y que los abortos podían restringirse. La división del embarazo en trimestres era un invento biológicamente arbitrario, pero jurídicamente necesario. Como escribió el jurista Alexander Bickel: «El interés del individuo [es decir, de la madre] prevalece sobre el interés de la sociedad en los primeros tres meses, y, sujeto únicamente a las regulaciones sanitarias, también en el segundo trimestre; pero en el tercero prevalece la sociedad».[21]

La victoria de Roe tuvo una repercusión inmediata en la medicina. Puede que el dictamen hubiera entregado el control reproductivo a las mujeres, pero también había entregado gran parte del control del genoma fetal a la medicina.[22] Antes de la decisión del tribunal, las pruebas genéticas prenatales se encontraban en un limbo de indeterminación; se permitía la amniocentesis, pero la situación jurídica del aborto era desconocida. Sin embargo, con el aborto en el primer y segundo trimestres legalizado y la primacía del juicio médico reconocida, las pruebas genéticas iban a difundirse ampliamente en las clínicas y hospitales de toda la nación. Los genes humanos se habían vuelto «justiciables».

Los efectos de las pruebas generalizadas y del aborto pronto se hicieron patentes. En algunos estados, la incidencia del síndrome de

Down cayó entre un 20 y un 40 por ciento entre 1971 y 1977.[23] En 1978 hubo entre las mujeres de alto riesgo de la ciudad de Nueva York más embarazos interrumpidos que llevados adelante.* A mediados de la década de los setenta, casi un centenar de anomalías cromosómicas y veintitrés enfermedades metabólicas eran detectables mediante pruebas genéticas *in utero*, incluidos los síndromes de Turner y de Klinefelter y las enfermedades de Tay-Sachs y Gaucher.[24] «Pequeño reparo tras pequeño reparo», la medicina fue allanando el camino «entre los riesgos de varios cientos de enfermedades genéticas conocidas», escribió un genetista. «El diagnóstico genético —dijo un historiador— se convirtió en una industria médica.» «El aborto selectivo de fetos afectados» se había transformado en «la principal intervención de la medicina genómica».[25]

Estimulada por su capacidad de intervenir en los genes humanos, la medicina genética entró en un período de tal excitación que hasta podría empezar a reescribir su propio pasado. En 1973, unos meses después de *Roe contra Wade*, McKusick publicó una nueva edición de su libro de texto sobre genética médica.[26] En un capítulo sobre la «detección prenatal de enfermedades hereditarias», el pediatra Joseph Dancis afirmaba:

> En los últimos años ha cundido entre los médicos y el público en general la sensación de que hemos de asegurar no solo el nacimiento de un bebé, sino el de uno que no sea una carga para la sociedad, para sus padres o para sí mismo. El «derecho a nacer» está siendo matizado por otro derecho, el de tener una posibilidad razonable de una vida feliz y útil. Este cambio de actitud lo demuestra, entre otras cosas, el movimiento generalizado por la reforma o incluso la abolición de la ley del aborto.[27]

Dancis, con cierto tacto pero hábilmente, había invertido la historia. Tal como lo formulaba, el movimiento abortista no habría ampliado las fronteras de la genética humana al propugnar que los médicos eliminaran los fetos con trastornos genéticos. Por el contrario,

---

* También en el resto del mundo, la legalización del aborto abrió las compuertas a las pruebas prenatales. En 1967, una ley aprobada por el Parlamento legalizó el aborto en Gran Bretaña, y las tasas de pruebas prenatales e interrupciones de embarazos aumentaron drásticamente en los años setenta.

la genética humana habría tirado del renuente carro del movimiento abortista, cambiando de «actitud» respecto al tratamiento de devastadoras enfermedades congénitas y suavizando así su postura contraria al aborto. En principio, continuaba Dancis, cualquier enfermedad con un vínculo genético lo bastante fuerte podría ser detectada mediante pruebas prenatales para luego practicar el aborto selectivo. El «derecho a nacer» podría ser reformulado como derecho a nacer con el tipo de genes correcto.

En junio de 1969, una mujer llamada Hetty Park dio a luz a una hija con enfermedad poliquística renal infantil. Nacida con malformaciones renales, la niña murió cinco horas después del nacimiento. Desolados, Park y su marido buscaron el consejo de un obstetra de Long Island, Herbert Chessin. Suponiendo, de forma incorrecta, que la enfermedad de la niña no era genética (de hecho, la poliquistosis renal infantil, al igual que la fibrosis quística, es causada por dos copias de genes mutados heredados de los padres), Chessin tranquilizó a los padres y los envió a casa. En opinión del obstetra, la probabilidad de que Hetty Park y su marido tuvieran otro hijo con la misma enfermedad era insignificante, si no nula. En 1970, siguiendo el consejo de Chessin, Hetty concibió de nuevo y dio a luz a otra hija. Por desgracia, Laura Park también nació con la enfermedad poliquística renal. Tras múltiples hospitalizaciones, falleció de las complicaciones de la insuficiencia renal a los dos años y medio.

En 1979, cuando opiniones como la de Joseph Dancis empezaron a menudear en la literatura médica y divulgativa, los Park demandaron a Herbert Chessin, argumentando que les había dado un consejo médico incorrecto. Si hubieran tenido conocimiento de las susceptibilidades genéticas de su hija, adujeron, habrían optado por no concebir a Laura. Su hija había sido víctima de una estimación errónea de normalidad. Tal vez lo más extraordinario del caso fuera la descripción de los daños. En las batallas jurídicas tradicionales relacionadas con errores médicos, el acusado (por lo general el médico) lo era de haber causado la muerte de alguien por negligencia. Los Park argumentaron que Chessin, su obstetra, era culpable de esta misma falta, de «haber causado una muerte por negligencia». En un fallo histórico, el tribunal estuvo de acuerdo con los Park. «Los padres potenciales tienen derecho a optar por no tener un hijo cuando es posible establecer razonablemente que este saldrá deforme», opinó el juez.[28] Un comentarista señaló: «El tribunal afirmó que el derecho de un hijo a nacer libre de anomalías [genéticas] es un derecho fundamental».[29]

«Interferir, interferir, interferir»

> Tras miles de años en los que todo el mundo engendraba hijos en feliz ignorancia de los riesgos que corrían, quizá tengamos que empezar a actuar con la responsabilidad que nos impone la previsión genética [...] Nunca antes habíamos tenido que concebir así la medicina.[1]
>
> GERALD LEACH,
> «Breeding Better People» (1970)

> Ningún recién nacido debería ser declarado humano hasta haber superado ciertas pruebas que aclarasen su dotación genética.[2]
>
> FRANCIS CRICK

Joseph Dancis no solo estaba reescribiendo el pasado; también anunciaba el futuro. Incluso un lector poco atento de tan extraordinaria afirmación —que cada padre tenía el deber de procrear hijos «que no fuesen una carga para la sociedad», o que el derecho a nacer sin «anomalías genéticas» era un derecho fundamental— habría percibido en ella el vagido de un renacimiento. Era la eugenesia reencarnada, si bien más amable, a finales de la segunda mitad del siglo XX. «Interferir, interferir, interferir», había exigido el eugenista británico Sidney Webb en 1910. Poco más de seis decenios después, la legalización del aborto y el avance de la ciencia del análisis genético proporcionaron el primer marco formal para un nuevo tipo de «interferencia» genética en seres humanos; una nueva forma de eugenesia.

Esta, como sus defensores se apresuraron a señalar, no era la eugenesia nazi de nuestros abuelos. A diferencia de la eugenesia estadounidense de los años veinte, o de la más virulenta de la Europa de

321

los años treinta, no había esterilizaciones forzosas, ni confinamientos obligatorios, ni exterminio en cámaras de gas. No se enviaba a las mujeres a campos de aislamiento en Virginia. No se recurría a jueces escogidos *ad hoc* para clasificar a hombres y mujeres en «imbéciles», «tarados» e idiotas»; ni el número exacto de cromosomas era una cuestión de gusto personal. Las pruebas genéticas que constituían la base de la selección del feto eran, insistían sus defensores, objetivas, estandarizadas y científicamente rigurosas. La correlación entre la prueba y el desarrollo del síndrome médico correspondiente era casi absoluta; todos los niños nacidos con una copia extra del cromosoma veintiuno, o sin una copia del cromosoma X, por ejemplo, manifestaban al menos algunas de las características cardinales de los síndromes de Down y de Turner respectivamente. Y lo más importante: la prueba prenatal y el aborto selectivo se llevaban a cabo sin un mandato estatal, sin directriz centralizada alguna y con plena libertad de elección. Una mujer podía elegir someterse o no a una prueba, conocer o no los resultados y optar por interrumpir o no su embarazo, incluso después de dar positivo en una anomalía fetal. Era la eugenesia renacida en una forma benévola. Sus paladines la llamaron «neoeugenesia» o «neogénica» (*newgenics*).

Una diferencia fundamental entre la neogénica y la vieja eugenesia era el uso de los genes como unidades de selección. Para Galton y para eugenistas estadounidenses como Priddy, y también para los eugenistas nazis, el único mecanismo para asegurar la selección genética era la selección de atributos físicos y mentales, esto es, de fenotipos. Pero estos atributos son complejos, y su relación con los genes sencillamente no puede ser establecida. La «inteligencia», por ejemplo, quizá tenga un componente genético, pero resulta mucho más evidente que es resultado de los genes, los ambientes, las interacciones entre genes y ambiente, los factores desencadenantes, las contingencias y las oportunidades. Seleccionar la «inteligencia», por lo tanto, no puede garantizar que los genes asociados a ella sean seleccionados, al igual que seleccionar la «riqueza» no asegura la selección de una propensión a acumular riquezas.

A diferencia del método de Galton y Priddy, el avance más importante de la neogénica, insistían sus defensores, era que los científicos ya no seleccionaban fenotipos como subrogados de los determinantes genéticos subyacentes. Los genetistas tenían ahora la oportunidad de seleccionar directamente los genes, mediante el examen de la composición genética de un feto.

Para sus muchos entusiastas, la neoeugenesia había abandonado el aspecto amenazante de su pasado, y ahora emergía de nuevo de una crisálida científica. Su ámbito de aplicación se extendió aún más a mediados de la década de los setenta. Las pruebas prenatales y el aborto selectivo habían permitido una forma privada de «eugenesia negativa», un medio de selección contra ciertos trastornos genéticos. Pero, junto con ella, existía el deseo de promover una forma, igualmente expansiva, de *laissez-faire* eugenésico: la «eugenesia positiva», un medio de selección de atributos genéticos favorables. Así la describió el genetista Robert Sinsheimer: «La vieja eugenesia se limitaba a la expansión numérica de lo mejor de nuestro patrimonio genético. La nueva eugenesia permitirá, en principio, la conversión de todos los no aptos en individuos del más alto nivel genético».[3]

En 1980, Robert Graham, un empresario millonario que había inventado unas gafas de sol inastillables, fundó en California un banco de esperma que preservaría el de los hombres del «más elevado nivel intelectual» para inseminar solamente a mujeres sanas e inteligentes. Llamado Depósito de Selección Germinal, el banco buscó esperma de premios Nobel de todo el mundo.[4] El físico William Shockley, inventor del transistor de silicio, fue uno de los pocos científicos que aceptaron donar semen.[5] Como cabía suponer, el propio Graham confesó que también su esperma estaba en el banco bajo el pretexto de que, como el comité de Estocolmo acabaría reconociendo, él era un «futuro premio Nobel», un genio en espera de reconocimiento. A pesar de sus desbocadas fantasías, la utopía criogénica de Graham no fue del gusto del público. Durante el decenio siguiente, solo quince niños nacerían con el esperma guardado en aquel banco. Los logros a largo plazo de la mayoría de ellos siguen siendo desconocidos, aunque ninguno, hasta el momento, parece haber obtenido el Premio Nobel.

Aunque el «banco de genios» de Graham fue ridiculizado y acabó por ser clausurado, esta temprana defensa de la «selección germinal», es decir, de la libertad de los individuos para escoger los determinantes genéticos de su descendencia, fue saludada por varios científicos. Un banco de esperma de genios genéticos seleccionados era obviamente una idea en bruto, mas, por otra parte, se consideraba que la selección de «genes de genios» era un proyecto perfectamente sostenible en un futuro.

Pero ¿cómo habría que seleccionar espermatozoides (u óvulos) que fuesen portadores de genotipos especialmente distinguidos? ¿Se podría introducir nuevo material genético en el genoma humano? Aunque los contornos precisos de la tecnología que permitiera la eugenesia positiva eran todavía desconocidos, varios científicos consideraban que a esta posibilidad se oponía un mero obstáculo tecnológico que sería superado en un futuro próximo. El genetista Hermann Muller, los biólogos evolutivos Ernst Mayr y Julian Huxley, y el biólogo poblacional James Crow figuraban entre los defensores más ruidosos de la eugenesia positiva. Hasta el nacimiento de la eugenesia, el único mecanismo para seleccionar los genotipos humanos beneficiosos había sido la selección natural, regida por la lógica brutal de Malthus y Darwin: la lucha por la supervivencia y la lenta y tediosa propagación de supervivientes. La selección natural, escribió Crow, era «cruel, torpe e ineficiente». En cambio, la selección y manipulación artificiales de los genes podrían basarse en «la salud, la inteligencia o la felicidad».[6] Científicos, intelectuales, escritores y filósofos se sumaron al movimiento. Francis Crick apoyó incondicionalmente la neoeugenesia, y también lo hizo James Watson. James Shannon, director de los Institutos Nacionales de Salud, dijo ante el Congreso que los exámenes genéticos de seguridad no solo eran una «obligación moral de la profesión médica, sino también una seria responsabilidad social».[7]

Conforme la neogénica adquiría cada vez más importancia nacional e internacional, sus fundadores intentaron valientemente disociar el nuevo movimiento de su feo pasado, particularmente de las sombras hitlerianas de la eugenesia nazi. La eugenesia alemana había caído en el abismo del horror nazi, argumentaron los neoeugenistas, debido a dos errores capitales, el analfabetismo científico y su ilegitimidad política. Se había utilizado una ciencia deleznable para apuntalar un Estado indeseable, y el Estado indeseable había fomentado la ciencia deleznable. La neoeugenesia sortearía estos escollos manteniéndose permanentemente adherida a dos valores, el rigor científico y la elección.

El rigor científico garantizaría que las perversidades de la eugenesia nazi no contaminasen la neoeugenesia. Los genotipos se evaluarían de un modo objetivo, sin interferencias ni mandatos del Estado, conforme a criterios estrictamente científicos. Y la elección se mantendría en cada paso, garantizando que opciones eugenésicas como las pruebas prenatales y el aborto fueran escogidas con total libertad.

Sin embargo, para sus críticos, la neogénica estaba plagada de algunos de los defectos fundamentales que habían vuelto maldita la eugenesia. La crítica más resonante de la neoeugenesia partió, como era de esperar, de la misma disciplina que le había dado vida, la genética humana. McKusick y sus colegas fueron viendo con claridad meridiana que las interacciones entre los genes humanos y las enfermedades eran mucho más complejas de lo que la neogénica había imaginado. El síndrome de Down y el enanismo eran casos bien instructivos. Para el primero, en que la anormalidad cromosómica era distinta y fácilmente identificable, y en que el vínculo entre el defecto genético y los síntomas médicos era muy predecible, las pruebas prenatales y el aborto podrían justificarse. Pero incluso en el síndrome de Down, como en el enanismo, las variaciones entre pacientes con la misma mutación eran sorprendentes. La mayoría de los hombres y mujeres con síndrome de Down tenían problemas de desarrollo y padecían serias discapacidades físicas y cognitivas. Pero era innegable que los había altamente funcionales, capaces de llevar vidas independientes y con necesidades de asistencia mínimas. Incluso un cromosoma de más —un importante defecto genético en las células humanas— podía no ser un determinante único de una discapacidad; inscrito en el contexto de otros genes, su efecto podía ser modificado por *inputs* ambientales y por el genoma en su conjunto. La enfermedad genética y la salud genética no eran países vecinos discretos; más bien, eran reinos continuos delimitados por tenues lindes, a menudo permeables.

La situación se volvía aún más compleja con las enfermedades poligénicas (la esquizofrenia y el autismo, por ejemplo). Aunque se sabía que en la esquizofrenia había un claro componente genético, los primeros estudios indicaban que en este padecimiento estaban involucrados múltiples genes de múltiples cromosomas. ¿Cómo podría la selección negativa eliminar todos esos determinantes independientes? ¿Y si algunas de las variantes genéticas que causaban trastornos mentales en ciertos contextos genéticos o ambientales fueran las mismas que producían una mayor capacidad en otros contextos? Irónicamente, William Shockley —el más destacado de los donantes al banco de genios de Graham— padecía un cuadro de paranoia, agresividad y aislamiento social que, según varios biógrafos, podía deberse a una forma de autismo de alta funcionalidad. ¿Y si, al escudriñar el banco de Graham en el futuro, se observara que los «especímenes» seleccionados poseían los mismos genes que, en situaciones alternativas, fuesen identificados como causantes de enfermedades? (O viceversa: ¿y si las variantes de genes «causantes de enfermedades» fuesen también las propias del genio?)

McKusick estaba, por su parte, convencido de que el «sobredeterminismo» en genética, y su aplicación indiscriminada a la selección humana, daría pie a la creación de lo que llamó complejo «genético-comercial». «Cerca del final de su mandato, el presidente Eisenhower advirtió de los peligros del complejo militar-industrial —dijo McKusick—. Es oportuno advertir del riesgo potencial del complejo genético-comercial. La creciente disponibilidad de pruebas de calidad genética presumiblemente buena o pobre podría inducir al sector comercial y al publicitario de la avenida Madison a ejercer una presión sutil, o no tan sutil, sobre las parejas para que hagan juicios de valor al elegir sus gametos con fines reproductivos.»[8]

En 1976, las preocupaciones de McKusick todavía parecían en gran medida teóricas. A pesar de que la lista de enfermedades humanas influidas por genes había crecido de manera exponencial, la mayor parte de los genes reales estaban aún por identificar. Las tecnologías de clonación y secuenciación de genes, ambas inventadas a finales de los años setenta, hacían concebible que esos genes pudieran ser perfectamente identificados en seres humanos, lo cual permitiría hacer pruebas diagnósticas predictivas. Pero el genoma humano tiene tres mil millones de pares de bases, y la mutación de un gen ligada a una enfermedad típica podría ser fruto de la alteración de un solo par de bases en el genoma. La clonación y secuenciación de todos los genes del genoma para encontrar la mutación eran inconcebibles. Para hallar un gen ligado a una enfermedad, este tendría que ser de alguna manera detectado o localizado en una parte más pequeña del genoma. Pero justamente esto era lo que la tecnología no podía hacer; aunque los genes causantes de enfermedades parecían ser abundantes, no había una manera fácil de encontrarlos en la vasta extensión del genoma humano. Como dijo un genetista, la genética humana se hallaba atascada en su último intento de «buscar una aguja en un pajar».[9]

Pero, en 1978, un encuentro casual ofrecería una solución a la búsqueda de agujas en aquel pajar, permitiendo a los genetistas localizar y clonar genes asociados a enfermedades humanas. El encuentro y el posterior descubrimiento marcarían otro punto de inflexión en el estudio del genoma humano.

Un poblado de bailarines y un atlas de pecas

Alabado sea Dios por las cosas moteadas.[1]

GERARD MANLEY HOPKINS, «Pied Beauty»

De repente nos encontramos con dos mujeres, madre
e hija, ambas altas, delgadas, casi cadavéricas, y ambas,
encorvadas, se contorsionaban y hacían muecas.[2]

GEORGE HUNTINGTON

En 1978, dos genetistas, David Botstein, del MIT, y Ron Davis, de
Stanford, viajaron a Salt Lake City para formar parte de un comité de
revisión de graduados de la Universidad de Utah. La reunión tuvo
lugar en Alta, en las cumbres de los montes Wasatch, a pocos kilómetros de la ciudad.[3] Botstein y Davis se sentaron a tomar notas durante
las presentaciones, pero una charla llamó particularmente la atención
de ambos. Un estudiante de posgrado, Kerry Kravitz, y su tutor, Mark
Skolnick, fueron describiendo meticulosamente la herencia de un
gen que causa la hemocromatosis, una enfermedad hereditaria. Conocida por los médicos desde la Antigüedad, la hemocromatosis es
producto de una mutación en un gen que regula la absorción del hierro en el intestino. Los pacientes con hemocromatosis absorben enormes cantidades de hierro y, con el paso del tiempo, su cuerpo termina
sofocado por depósitos de hierro. El hígado se asfixia en hierro, y el
páncreas deja de funcionar. La piel adquiere un color bronce, y luego
gris ceniciento. Órgano tras órgano, el cuerpo se metaliza, como el
del hombre de hojalata de *El mago de Oz*, y finalmente la degeneración de los tejidos ocasiona fallos en los órganos y la muerte.

El problema que Kravitz y Skolnick habían decidido resolver
era el de una importante brecha conceptual existente en la genética.

A mediados de la década de los setenta, se habían identificado miles de enfermedades genéticas, entre ellas la hemocromatosis, la hemofilia y la anemia de células falciformes. Pero descubrir la naturaleza genética de una enfermedad no era lo mismo que identificar el gen causante de dicha enfermedad. El patrón de herencia de la hemocromatosis, por ejemplo, indica claramente que un solo gen ocasiona la enfermedad, y que su mutación es recesiva; es decir, que son necesarias dos copias defectuosas del gen (una de cada progenitor) para causar la enfermedad. Pero el patrón de herencia no especifica cuál es y qué hace el gen de la hemocromatosis.

Kravitz y Skolnick propusieron una solución ingeniosa para identificar el gen de la hemocromatosis. El primer paso para encontrar un gen es rastrearlo en una zona cromosómica particular; una vez localizado físicamente el gen en dicha zona, pueden utilizarse las técnicas de clonación estándar para aislarlo, secuenciarlo y comprobar su función. Para localizar el gen de la hemocromatosis, a Kravitz y Skolnick se les ocurrió utilizar una propiedad que todos los genes poseen, que es la de estar vinculados entre sí en cromosomas.

Consideremos el siguiente experimento mental. Digamos que el gen de la hemocromatosis se encuentra en el cromosoma siete y que el gen que determina la textura del cabello —lacio, rizado u ondulado— es su vecino inmediato en el mismo cromosoma. Ahora supongamos que, en algún momento lejano de la historia evolutiva, el gen defectuoso de la hemocromatosis apareció en un hombre de cabello rizado. Cada vez que este gen ancestral pasaba de padres a hijos, el gen del cabello rizado viajaba con él; ambos van unidos en el mismo cromosoma, y como los cromosomas rara vez se astillan, las dos variantes van inevitablemente asociadas. La asociación puede no ser patente en una sola generación, pero a lo largo de multitud de ellas empieza a surgir un patrón estadístico: los niños de pelo rizado de una familia tienden a padecer hemocromatosis.

Kravitz y Skolnick le sacaron partido a esta lógica. Efectuaron un estudio en mormones de Utah con árboles genealógicos de múltiples ramas, y descubrieron que el gen de la hemocromatosis estaba genéticamente vinculado a un gen de respuesta inmunitaria del que existen cientos de variantes.[4] En primer lugar, localizaron el gen de respuesta inmunitaria en el cromosoma seis, por lo que el de la hemocromatosis tenía que hallarse en ese cromosoma.

Los lectores atentos podrían objetar que el ejemplo anterior es capcioso; el gen de la hemocromatosis estaba convenientemente vinculado a un rasgo fácilmente identificable, altamente variante en el mismo cromosoma. Pero, ciertamente, tales rasgos eran raros y fugaces. Que el gen que interesaba a Skolnick se encontrase justo al lado de otro gen que codificaba una proteína de respuesta inmunitaria que existía en muchas variantes fácilmente detectables, era sin duda una aberración afortunada. Para conseguir este tipo de localización con cualquier otro gen, ¿no tendría que estar el genoma humano lleno de cadenas de postes indicadores variables fácilmente identificables, de señales convenientemente situadas a cada kilómetro de cromosoma?

Pero Botstein sabía que podrían existir tales señales. Durante siglos de evolución, el genoma humano ha divergido lo suficiente como para crear miles de pequeñas variaciones en la secuencia de ADN. Estas variantes se llaman «polimorfismos» («muchas formas»), y son exactamente iguales a los alelos o variantes, excepto en que no tienen por qué ser en sí mismas genes; pueden existir en los largos tramos de ADN entre genes o intrones.

Podemos imaginar estas variantes como versiones moleculares del color de los ojos o de la piel, presentes en miles de formas variadas en la población humana. Una familia podría tener un ACAAGTCC en un lugar determinado de un cromosoma, mientras que otra puede tener un AGAAGTCC en esa misma ubicación (una diferencia de un par de bases).[5] A diferencia del color del pelo o de la respuesta inmunitaria, estas variantes son invisibles al ojo humano. Las variaciones no tienen por qué producir un cambio en el fenotipo, o incluso alterar una función de un gen. No es posible distinguirlas a través de rasgos biológicos o físicos estándar, pero pueden discernirse mediante sutiles técnicas moleculares. Una enzima que corta ADN y reconoce ACAAG, pero no AGAAG, por ejemplo, podría discriminar una variante de la secuencia y no la otra.

---

* En 1978, otros dos investigadores, Y. Wai Kan y Andree Dozy, habían encontrado un polimorfismo de ADN cerca del gen de las células falciformes, y lo utilizaron para seguir en pacientes la herencia del gen de las células falciformes. A finales de los años setenta, Maynard Olson y unos colegas suyos también describieron métodos de localización de genes que utilizaban los polimorfismos.

Cuando, en la década de los setenta, Botstein y Davis descubrieron por vez primera polimorfismos de ADN en genomas de levaduras y bacterias, no sabían qué hacer con ellos. Al mismo tiempo también habían identificado algunos de estos polimorfismos dispersos en genomas humanos, pero todavía se desconocían la extensión y la localización de estas variaciones en los seres humanos.[6] El poeta Louis MacNeice escribió una vez sobre «la embriaguez de las cosas que varían».[7] La idea de pequeñas variaciones moleculares salpicando al azar el genoma —como pecas en un cuerpo— acaso provocara cierto placer en un genetista así embriagado, pero era difícil imaginar cuál podría ser la utilidad de esta información. Tal vez el fenómeno fuera perfectamente hermoso y perfectamente inútil; un mapa de las pecas.

No obstante, mientras escuchaba a Kravitz aquella mañana en Utah, a Botstein se le ocurrió una idea apasionante: si existieran dichas señales genéticas variantes en el genoma humano, la vinculación de un rasgo genético a una de tales variantes permitiría asignar a cualquier gen una localización cromosómica aproximada. Un mapa de pecas genéticas no era en absoluto inútil; ese mapa podría ser desplegado para precisar la anatomía básica de los genes. Los polimorfismos actuarían como un sistema GPS interno para el genoma; podría identificarse la ubicación de un gen a partir de su asociación, o vinculación, a una de esas variantes. A la hora del almuerzo, Botstein estaba exultante. Skolnick se había pasado más de un decenio buscando el marcador de la respuesta inmunitaria para localizar el gen de la hemocromatosis. «Podemos encontrarte marcadores [...] marcadores repartidos por todo el genoma», le dijo Skolnick.[8]

Botstein se había dado cuenta de que la verdadera clave para localizar genes humanos no era buscar el gen, sino buscar determinados seres humanos. Si se pudiese encontrar una familia lo suficientemente grande que fuese portadora de un rasgo genético —cualquier rasgo—, y ese rasgo pudiese ser correlacionado con alguno de los marcadores variantes distribuidos por el genoma, la localización de genes sería una tarea fácil. Si todos los miembros de una familia afectada por la fibrosis quística inevitablemente «coheredaban» alguna variante de marcador de ADN, llamémosla variante X, situada en el extremo del cromosoma siete, el gen de la fibrosis quística tenía que hallarse cerca de esta ubicación.

En 1980, Botstein, Davis, Skolnick y Ray White, un especialista en genética humana, publicaron su idea sobre la localización de genes en el *American Journal of Human Genetics*. «Describimos aquí una nueva base para la confección de un mapa genético del genoma humano», escribió Botstein.[9] Era un estudio extraño ubicado en las páginas centrales de una revista relativamente oscura y adornado con datos estadísticos y ecuaciones matemáticas que recuerda al artículo clásico de Mendel.

Llevó algún tiempo comprender las implicaciones de esta idea. Como he dicho más arriba, las ideas fundamentales de la genética constituyeron siempre transiciones: de los rasgos estadísticos a las unidades heredables; de los genes al ADN. Botstein también operó una transición conceptual fundamental, entre los genes humanos como características biológicas heredadas y sus mapas físicos en los cromosomas.

En 1978, una psicóloga llamada Nancy Wexler se enteró de la propuesta de Botstein de confeccionar un mapa genético cuando mantenía correspondencia con Ray White y David Housman, el genetista del MIT. Tenía una razón de peso para interesarse por aquella propuesta. En el verano de 1968, cuando Wexler tenía veintidós años, su madre, Leonore Wexler, fue reprendida por un policía porque cruzaba de forma errática una calle de Los Ángeles. Leonore había sufrido brotes de depresión inexplicables, pero nunca la habían considerado físicamente enferma. Dos de los hermanos de Leonore, Paul y Seymour, que habían sido miembros de una banda de swing en Nueva York, fueron diagnosticados en los años cincuenta de un síndrome genético poco común llamado «enfermedad de Huntington». Otro hermano, Jessie, un dependiente de comercio al que le gustaba hacer trucos de magia, había visto como los dedos le bailaban incontrolablemente durante sus exhibiciones. También a él le diagnosticaron la misma enfermedad. Su padre, Abraham Sabin, había fallecido de la enfermedad de Huntington en 1929. Y un neurólogo al que Leonore acudió también le diagnosticó la enfermedad de Huntington en mayo de 1968.

La enfermedad, que lleva el nombre del médico de Long Island que la describió por primera vez en la década de 1870, recibió el nombre de «corea de Huntington» (de *chorea*, palabra griega que significa «baile»). Se trataba, naturalmente, de lo opuesto a un baile en el sentido habitual; es una caricatura patológica, la desdichada manifestación de una función cerebral desregulada. Por lo general, los pacientes que heredan el gen dominante de la enfermedad de Huntington —una sola copia es suficiente para ocasionarla— se encuentran neurológicamente intactos durante los primeros tres o cuatro decenios de su vida. Pueden manifestar cambios de humor ocasionales o señales sutiles de aislamiento social. Entonces aparecen pequeñas contracciones nerviosas apenas discernibles. Les cuesta asir objetos. Copas y relojes de bolsillo se deslizan entre sus dedos, y los movimientos vienen acompañados de sacudidas y espasmos. Finalmente comienza el «baile» involuntario, como si la música la hiciera sonar el diablo. Manos y piernas se mueven solas, describiendo movimientos interrumpidos por sacudidas rítmicas como en el *staccato* («es como ver un espectáculo de marionetas gigantes [...] manejadas por un titiritero invisible»).[10] La etapa tardía de la enfermedad se caracteriza por un profundo deterioro cognitivo y la pérdida casi completa de la función motora. Los pacientes mueren de desnutrición, demencia e infecciones, pero «bailando» hasta el final.

Parte del horrendo desenlace lo constituye la aparición tardía de la enfermedad. Quienes son portadores del gen no descubren su destino hasta los treinta o cuarenta años; es decir, cuando ya han tenido hijos. Así persiste la enfermedad en poblaciones humanas. Puesto que cada paciente con la enfermedad de Huntington tiene una copia normal y otra mutante del gen, todos sus hijos tienen un 50 por ciento de probabilidades de padecerla. Su vida es así una «sombría ruleta,[11] un juego de espera del momento en que puedan iniciarse los síntomas», como lo caracterizó Nancy Wexler.[12] Un paciente describió así el terror de vivir en ese limbo: «No conozco el punto donde termina la zona gris y me aguarda un destino mucho más oscuro [...] Es un terrible juego de espera en que uno se pregunta por el momento en que aparecerá y el efecto posterior».[13]

Milton Wexler, el padre de Nancy, que era psicólogo clínico en Los Ángeles, dio a sus dos hijas la noticia del diagnóstico de su madre en 1968. Nancy y Alice todavía estaban asintomáticas, pero cada una tenía un 50 por ciento de probabilidades de resultar afectada sin necesidad de la prueba genética de la enfermedad.[14] «Cada una de vosotras tiene una probabilidad de uno entre dos de sufrir la enfermedad —les dijo Milton Wexler a sus hijas—. Y si la tenéis, vuestros hijos también tendrán una probabilidad de uno entre dos de padecerla.»[15]

«Estábamos las dos pendientes una de la otra y llorábamos —recordó Nancy Wexler—. La pasividad de la espera de que esto ocurriera y me matara era insoportable.»

Aquel año, Milton Wexler puso en marcha una fundación sin ánimo de lucro llamada Fundación para las Enfermedades Hereditarias, dedicada a financiar la investigación del corea de Huntington y otras enfermedades hereditarias raras.[16] Encontrar el gen de la dolencia, pensó Wexler, sería el primer paso hacia el diagnóstico y futuros tratamientos y curas. Daría a sus hijas la oportunidad de predecir y planificar su vida con la enfermedad.

Mientras, Leonore Wexler fue descendiendo al abismo de la enfermedad. Empezó a balbucir incontrolablemente. «Los zapatos nuevos empezaban a estropearse en el momento mismo en que se los ponía —recordó su hija—. En una residencia de ancianos, se sentaba en una silla en el estrecho espacio que había entre la cama y la pared. No importaba dónde estuviera la silla; la fuerza de sus continuos movimientos la iba aproximando a la pared, hasta que la cabeza comenzaba a golpeársele contra ella [...] Tratábamos de mantenerla con un peso elevado; por alguna razón desconocida, las personas con enfermedad de Huntington se encuentran mejor cuando pesan mucho, aunque el constante movimiento las hace adelgazar [...] Una vez se comió medio kilo de delicias turcas en media hora con una sonrisa traviesa. Pero nunca ganaba peso. Yo sí subí de peso. Comía para acompañarla; comía para no llorar.»[17]

Leonore murió el 14 de mayo de 1978, día de la Madre.[18] Diecisiete meses después, en octubre de 1979, Nancy Wexler, de la Fundación para las Enfermedades Hereditarias, David Housman, Ray White y David Botstein organizaron un taller en el Instituto Nacional de Salud con el fin de hallar la mejor estrategia para localizar el gen.[19] El método de localización de Botstein era todavía en gran parte teórico; hasta entonces no había conseguido localizar ningún gen humano, y la probabilidad de utilizar su método para hallar el de Huntington era remota. La técnica de Botstein se basaba fundamentalmente en la asociación entre una enfermedad y unos marcadores; cuantos más pacientes, más claro sería el vínculo y más precisa la localización del gen. El corea de Huntington, con solo unos pocos miles de pacientes repartidos por todo Estados Unidos, parecía lo menos indicado para aplicar la técnica de localización de genes.

Pero la mente de Nancy Wexler no podía deshacerse de la imagen de los mapas genéticos. Pocos años antes, Milton Wexler había oído hablar a un neurólogo venezolano de dos pueblos vecinos, Barranquitas y Lagunetas, situados a orillas del lago de Maracaibo, en Venezuela, con una prevalencia sorprendente de la enfermedad de Huntington. En una borrosa película casera en blanco y negro filmada por el neurólogo, Milton Wexler había visto más de una docena de aldeanos vagando por las calles con las extremidades temblándoles sin control. Había decenas de pacientes de Huntington en aquel pueblo. Si la técnica de Botstein tenía alguna oportunidad de ser aplicada, pensó Nancy Wexler, tenía que acceder a los genomas de aquella población venezolana. Era en Barranquitas, a varios miles de kilómetros de Los Ángeles, donde con mayores probabilidades podría encontrarse el gen de la enfermedad de su familia.

En julio de 1979, Wexler viajó a Venezuela para cazar el gen de la enfermedad de Huntington. «Pocas veces en mi vida he estado tan seguro de que había algo que debía hacer, de que no podía quedarme sentado», escribió Wexler.[20]

A primera vista, un visitante de Barranquitas no habría notado nada especial en sus habitantes. Un hombre caminando por una calle polvorienta, seguido de un grupo de niños sin camisa. Una mujer delgada, de pelo oscuro y con un vestido florido que sale de un cobertizo con techo de hojalata y se dirige al mercado. Dos hombres sentados el uno frente al otro conversando y jugando a las cartas.[21]

La impresión inicial de normalidad cambia rápidamente. Hay algo en el modo de caminar del hombre que no parece nada natural. A los pocos pasos, su cuerpo comienza a hacer movimientos bruscos, entrecortados, mientras la mano traza arcos sinuosos en el aire. Se contrae y se lanza hacia los lados, y luego se corrige. De vez en cuando, los músculos faciales se le contorsionan y frunce el ceño. Las manos de la mujer también se tuercen y retuercen, trazando semicírculos en el aire. Se la ve demacrada y babea. Sufre demencia progresiva.

Uno de los dos hombres que conversan estira el brazo violentamente, y la charla prosigue como si nada hubiera sucedido.

Cuando, en la década de los cincuenta, el neurólogo venezolano Américo Negrette llegó por primera vez a Barranquitas creyó que había entrado en un pueblo de alcohólicos. Pronto se dio cuenta de que estaba equivocado; todos los hombres y mujeres con demencia, tics faciales, pérdida de masa muscular y movimientos incontrolados tenían un síndrome neurológico hereditario, la enfermedad de Huntington.[22] Mientras que en Estados Unidos este síndrome es raro —solo uno de cada diez mil individuos lo padecen—, en algunas partes de Barranquitas, y cerca de Lagunetas, por el contrario, más de uno de cada veinte hombres y mujeres sufría la enfermedad.[23]

Nancy Wexler aterrizó en Maracaibo en julio de 1979. Contrató a un grupo de ocho trabajadores locales, se aventuró en los barrios a orillas del lago y comenzó a documentar las genealogías de hombres y mujeres afectados y no afectados (aunque formada como psicóloga clínica, Wexler se había convertido en una de las principales expertas en coreas y enfermedades neurodegenerativas). «En aquel sitio era imposible llevar a cabo una investigación», recordó su asistente. Improvisó una clínica ambulatoria para que los neurólogos pudieran identificar a los pacientes, caracterizar la enfermedad y proporcionar información y apoyo terapéutico. Wexler estaba particularmente interesada en encontrar hombres y mujeres con dos copias del gen mutado de la enfermedad de Huntington, es decir, «homocigóticos».[24] Para encontrar a esas personas, necesitaba una familia en que ambos progenitores estuvieran afectados. Una mañana, un pescador local le dio una pista crucial: conocía un poblado lacustre de chabolas situado a dos horas de allí en el que vivían muchas familias afectadas por «el mal». ¿Se aventuraría Wexler a desplazarse hasta allí a través de las ciénagas?

Estaba decidida. Al día siguiente, Wexler y dos asistentes partieron en una barca hacia el «pueblo del agua», un poblado sobre pilotes. El calor era sofocante. Remaron durante horas por las aguas estancadas y, cuando seguían la curva que daba acceso al lugar, divisaron a una mujer con vestido marrón estampado sentada con las piernas cruzadas en un porche. La llegada de la embarcación sorprendió a la mujer. Se levantó para entrar en la casa y, a mitad de camino, fue de pronto sacudida por los movimientos coreicos característicos de la enfermedad de Huntington. En otro continente, Wexler se había encontrado cara a cara con aquella danza tan dolorosamente reconocible. «Fue una impresión de total extrañeza y total familiaridad —recordó—. Me sentía a la vez unida y distante. Estaba abrumada.»[25]

Momentos después, cuando Wexler remó hasta el corazón del pueblo, encontró a una pareja tumbada en dos hamacas. Ambos sufrían sacudidas y bailaban. Tenían catorce hijos. Conforme Wexler recopilaba información sobre sus descendientes y los hijos de estos, el linaje documentado crecía rápidamente. En pocos meses había confeccionado una lista que incluía cientos de hombres, mujeres y niños con la enfermedad de Huntington. Durante los meses siguientes, Wexler volvió a visitar aquellos poblados dispersos con un equipo de enfermeras y médicos capacitados para recoger muestra tras muestra de sangre, y recabaron diligentemente datos para elaborar un árbol genealógico de aquellas familias venezolanas.[26] Enviaron la sangre al laboratorio de James Gusella en el Hospital General de Massachusetts, de Boston, y a Michael Conneally, un genetista de poblaciones de la Universidad de Indiana.

En Boston, Gusella aisló el ADN de las células de la sangre y lo cortó con numerosas enzimas en busca de una variante que pudiera estar genéticamente vinculada a la enfermedad de Huntington. El grupo de Conneally analizó los datos para cuantificar el nexo estadístico entre las variantes de ADN y la enfermedad. El equipo tripartito esperaba avanzar lenta y laboriosamente —tuvo que cribar miles de variantes polimórficas—, pero pronto se llevó una sorpresa. En 1983, apenas tres años después de llegar la sangre, el equipo de Gusella dio con una pieza única de ADN variante que se encontraba en un tramo del cromosoma cuatro y que estaba claramente asociado con la enfermedad. Pero, además, el grupo de Gusella había recogido sangre de un grupo estadounidense mucho más pequeño con la enfermedad de Huntington, y también en él la enfermedad parecía estar débilmente vinculada a un señalizador de ADN localizado en el cromosoma cuatro. Con dos familias independientes que demostraban una asociación tan clara, pocas dudas podía haber de la existencia de un vínculo genético.[27]

En agosto de 1983, Wexler, Gusella y Conneally publicaron un artículo en *Nature* en el que aseguraban haber localizado definitivamente el gen de la enfermedad de Huntington en una zona distante del cromosoma cuatro, 4p16.3.[28] Se trataba de una extraña región del genoma, en buena parte baldía, con unos pocos genes desconocidos. Para el equipo de genetistas fue como el súbito encallamiento de un barco en una cabeza de playa abandonada, sin puntos de referencia conocidos a la vista.

Asignar a un gen una localización cromosómica mediante un análisis de sus vínculos es como aplicar un zoom desde el espacio exterior al equivalente genético de una gran zona metropolitana; se tiene una idea muy clara de la ubicación del gen, pero todavía queda un largo camino hasta identificar el gen en sí mismo. Se obtiene un mapa genético más detallado mediante la identificación de marcadores de vínculos, estrechando así, de forma progresiva, el cerco en torno a la posición de un gen por trozos más pequeños de cromosoma. Aparecen entonces distritos y subdistritos, barrios y bloques.

Los pasos finales son increíblemente laboriosos. La parte del cromosoma donde se halla el gen presuntamente culpable se divide y subdivide en partes más pequeñas. Cada una de estas se aísla de las células humanas y se inserta en cromosomas de levaduras o de bacterias para obtener millones de copias, es decir, para clonarla. Estas piezas clonadas son secuenciadas y analizadas, y los fragmentos secuenciados son escaneados para determinar si contienen un posible gen. El proceso se repite y se ajusta cada vez más; cada fragmento es secuenciado y nuevamente escaneado hasta que una pieza del gen candidato es identificada en un único fragmento de ADN. La última prueba consiste en secuenciar el gen tanto en individuos sanos como en pacientes afectados por la enfermedad hereditaria para confirmar que el fragmento está alterado en estos últimos. Es como ir de casa en casa para identificar a un culpable.

Una desapacible mañana de febrero de 1993, James Gusella recibió un correo electrónico de su colega de posdoctorado con una sola palabra, «bingo». Con ella indicaba que había alcanzado un objetivo. Desde 1983, cuando se localizó el gen de la enfermedad de Huntington en el cromosoma cuatro, un equipo internacional formado por seis investigadores principales y cincuenta y ocho científicos (organizados, sostenidos y financiados por la Fundación para las Enfermedades Hereditarias) se había esforzado década tras década por dar caza al gen en ese cromosoma. Había ensayado todo tipo de atajos para aislar el gen. Ninguno había funcionado. El inicial golpe de suerte había quedado en el olvido. Frustrado, había recurrido al lento y tedioso procedimiento de examinar gen por gen. En 1992, se había ido aproximando a uno que inicialmente llamó IT15 («transcripción interesante 15»). Más tarde lo llamaría «huntingtin».

Se descubrió que el gen IT15 codificaba una proteína enorme, un mastodonte bioquímico que contenía 3.144 aminoácidos, más grande que casi cualquier otra proteína del cuerpo humano (la insulina tiene 51). Aquella mañana de febrero, la colega posdoctoral de Gusella había secuenciado el gen IT15 en una población de control normal y en pacientes con la enfermedad de Huntington. Mientras contaba las bandas en el gel de secuenciación, halló una diferencia bien patente entre los pacientes y sus familiares no afectados. Se había encontrado el gen candidato.[29]

Wexler estaba a punto de emprender otro viaje a Venezuela para recoger muestras cuando Gusella la llamó. La emoción la abrumaba. No podía dejar de llorar. «Lo tenemos, lo tenemos —le dijo a un entrevistador—. Ha sido un largo viaje envuelto en la oscuridad.»[30]

La proteína «huntingtina» se encuentra en las neuronas y en el tejido testicular. En los ratones es imprescindible para el desarrollo del cerebro. La mutación que causa la enfermedad es aún más misteriosa. La secuencia del gen normal contiene una secuencia muy repetitiva, CAGCAGCAGCAG..., un sonsonete molecular que se prolonga en diecisiete de esas repeticiones por término medio (algunos individuos tienen diez, mientras que otros pueden tener hasta treinta y cinco). La mutación encontrada en pacientes de Huntington es peculiar. La anemia falciforme se debe a la alteración de un solo aminoácido en la proteína. En la enfermedad de Huntington, la mutación no es una alteración de un aminoácido o dos, sino un aumento en el número de repeticiones, desde menos de treinta y cinco del gen normal hasta más de cuarenta en el mutante. El aumento del número de repeticiones alarga la proteína huntingtina. Se cree que, cuanto más larga es la proteína, esta se agrega en trozos a las neuronas, y estos trozos se acumulan en rollos que se enredan dentro de las células y pueden causar su muerte o disfunción.

El origen de este extraño «tartamudeo» molecular —la alteración de una secuencia repetida— sigue siendo un misterio. Podría ser un error en la copia del gen. Tal vez la enzima de replicación del ADN añada CAG adicionales a los tramos repetitivos, como un niño que escribe una «s» de más en la palabra «Mississippi». Una característica notable en la herencia de la enfermedad de Huntington es un fenómeno llamado «anticipación»; en las familias con la enfermedad de Huntington, el número de repeticiones aumenta a lo largo de las generaciones, lo que da lugar a cincuenta o sesenta repeticiones en el gen (el niño, después de haber escrito mal «Mississippi» una vez, sigue añadiendo más eses). Conforme aumentan las repeticiones, la enfermedad se agrava y aparece más pronto, afectando a los miembros más jóvenes. En Venezuela, incluso niños de doce años se hallan hoy afectados, y en algunos existen cadenas de entre setenta y ochenta repeticiones.[31]

La técnica de localización de genes de Davis y Botstein, basada en las posiciones físicas dentro de los cromosomas —más tarde llamada «clonación posicional»—, dio un giro a la genética humana. En 1989, se utilizó esta técnica para identificar un gen que causa la fibrosis quística (FQ), una enfermedad devastadora que afecta a los pulmones, el páncreas, los conductos biliares y el intestino. A diferencia de la mutación que causa la enfermedad de Huntington, que es rara en la mayoría de las poblaciones (excepto en el grupo de pacientes venezolanos), la variante mutada de la FQ es común; una de cada veinticinco personas de ascendencia europea es portadora de la mutación. Los humanos con una sola copia del gen mutante son en gran medida asintomáticos. Si dos portadores asintomáticos conciben un hijo, habrá una probabilidad de uno entre cuatro de que nazca con ambos genes mutantes. Las consecuencias de heredar dos copias mutantes del gen de la FQ pueden ser funestas. Algunas de las mutaciones tienen casi un ciento por ciento de penetrancia. Hasta los años ochenta, la esperanza de vida de un nacido con los dos alelos mutantes era de veinte años.

Durante siglos se había sospechado que la FQ tenía algo que ver con la sal y las secreciones. En 1857, un almanaque suizo con canciones y juegos infantiles hablaba de la salud de un niño cuya «frente dejaba un sabor salado en quien lo besaba».[32] Se sabía que los niños con la enfermedad secretaban cantidades tan enormes de sal a través de las glándulas sudoríparas que sus ropas empapadas de sudor corroían como el agua de mar el alambre del que colgaban para que se secasen. Las secreciones de los pulmones eran tan viscosas que la acumulación de flemas obstruía las vías respiratorias. Ello podía criar bacterias y provocar neumonías frecuentes, y estas eran las causas más comunes de muerte entre los afectados. La suya era una vida horrible —un cuerpo que se ahogaba en sus propias secreciones— que a menudo culminaba en una muerte espantosa. En 1595, un profesor de anatomía de Leiden escribió lo siguiente sobre la muerte de una niña: «En el interior del pericardio, el corazón flotaba en un líquido venenoso de color verde mar. La muerte la había causado el páncreas, que se hallaba extrañamente hinchado [...] La niña estaba muy delgada, consumida por una fiebre héctica; una fiebre fluctuante, pero persistente».[33] Es prácticamente seguro que estaba describiendo un caso de FQ.

En 1985, Lap-Chee Tsui, un especialista en genética humana que trabajaba en Toronto, encontró un «marcador anónimo», una de las variantes de ADN de Botstein a lo largo del genoma, que estaba relacionado con el gen mutante de la FQ. El marcador fue localizado rápidamente en el cromosoma siete, pero el gen de la FQ aún se hallaba perdido en algún lugar de la selva genética de ese cromosoma.[34] Tsui comenzó a buscar el gen de la FQ mediante el cercamiento progresivo de la región que pudiera contenerlo. Francis Collins, un especialista en genética humana de la Universidad de Michigan, y Jack Riordan, también de Toronto, se unieron a la caza. Collins había hecho una ingeniosa modificación de la técnica estándar empleada en la caza de genes. En la búsqueda de genes, normalmente se «caminaba» a lo largo de un cromosoma; se clonaba un pequeño fragmento y luego el siguiente, trechos contiguos y en parte superpuestos uno al otro. Era algo tan meticuloso y laborioso como subir por una cuerda colocando un puño directamente sobre el otro. El método de Collins permitía moverse arriba y abajo por el cromosoma con un alcance considerablemente mayor. Lo llamó el método de los «saltos» por el cromosoma.

En la primavera de 1989, Collins, Tsui y Riordan habían utilizado el método de los saltos para estrechar el cerco a algunos candidatos del cromosoma siete.[35] La siguiente tarea era secuenciar los genes, confirmar su identidad y definir la mutación que afecta a la función del gen de la FQ. Una noche lluviosa de finales del verano, Tsui y Collins asistían a un taller de rastreo de genes en Bethesda y no le quitaban el ojo a un aparato de fax, pues estaban a la espera de recibir noticias sobre la secuencia del gen de un investigador de posdoctorado del laboratorio de Collins. Cuando el aparato empezó a escupir hojas de papel con marañas de secuencias, ATGCCGGTC..., Collins vio como se materializaba la revelación; solo un gen aparecía persistentemente mutado en ambas copias en los niños afectados, mientras que sus padres, no afectados, tenían una sola copia de la mutación.

El gen de la FQ codifica una molécula que canaliza la sal a través de las membranas celulares. La mutación más común es una deleción de tres bases de ADN que se traduce en la supresión o desaparición de un único aminoácido de la proteína (en el lenguaje de los genes, tres bases de ADN codifican un único aminoácido). Esta deleción crea una proteína disfuncional que es incapaz de transportar el ion cloruro —componente del cloruro sódico, es decir, de la sal común— a través de las membranas. El cuerpo no puede volver a absorber la sal del sudor, y el resultado es el característico sudor salado. Tampoco puede concentrar sal y agua en los intestinos, y de ahí los síntomas abdominales.*

* La alta prevalencia del gen mutante de la FQ en poblaciones europeas ha desconcertado a los genetistas durante décadas. Si la FQ es una enfermedad tan letal, ¿por qué la selección evolutiva no se deshizo del gen? Estudios recientes han propuesto una teoría provocativa: el gen mutante de la FQ puede suponer una ventaja selectiva en la infección de cólera. El cólera causa en los humanos una fuerte diarrea intratable que viene acompañada de una gran pérdida de sal y agua; esta pérdida puede conducir a la deshidratación, el desarreglo metabólico y la muerte. Los humanos con una sola copia del gen mutante de la FQ tienen una posibilidad ligeramente menor de perder sal y agua a través de las membranas, y de ese modo se hallan hasta cierto punto protegidos de las complicaciones más devastadoras del cólera (esto puede demostrarse en ratones genéticamente modificados). También aquí, una mutación en un gen puede tener un efecto dual y circunstancial, muy beneficioso en una sola copia y letal en dos copias. Los humanos con una copia del gen mutante de la FQ pudieron así haber sobrevivido a las epidemias de cólera en Europa.

La clonación del gen de la FQ fue un logro histórico de los genetistas. Al cabo de unos meses, ya se disponía de una prueba diagnóstica del alelo mutante. A comienzos de los años noventa podía detectarse la mutación en sus portadores, y la enfermedad podía diagnosticarse *in utero* de forma rutinaria, lo cual permitía a los padres considerar el aborto de los fetos afectados o monitorizar en los niños las manifestaciones tempranas de la enfermedad. Las «parejas de portadores» —en las que ambos padres poseían al menos una copia del gen mutante— podían optar por no concebir un hijo o la adopción. Durante la última década, la combinación de la detección en los padres y el diagnóstico fetal ha reducido entre un 30 y un 40 por ciento la prevalencia de niños nacidos con FQ en las poblaciones en que la frecuencia del alelo mutante es más alta.[36] En 1993, un hospital de Nueva York puso en marcha un ambicioso programa para detectar en judíos askenazíes tres enfermedades genéticas: la fibrosis quística y las enfermedades de Gaucher y de Tay-Sachs (las mutaciones en estos genes tienen mayor prevalencia en la población askenazí). Los padres podían elegir libremente ser examinados para luego hacer el diagnóstico prenatal mediante la amniocentesis e interrumpir un embarazo si el feto estaba afectado. Desde la puesta en marcha del programa, ni un solo bebé con alguna de estas enfermedades genéticas ha nacido en ese hospital.[37]

Es importante conceptualizar la transformación que experimentó la genética entre 1971, el año en que Berg y Jackson crearon la primera molécula de ADN recombinante, y 1993, el año en que se consiguió aislar el gen de la enfermedad de Huntington. Aunque, a finales de la década de los cincuenta, al ADN se lo consideró la «molécula maestra» de la genética, no se contaba entonces con ninguna técnica para secuenciarlo, sintetizarlo, alterarlo o manipularlo. Aparte de unas pocas excepciones notables, la base genética de las enfermedades humanas era en gran parte desconocida. Solo de unas pocas enfermedades

---

Cuando dos de estos individuos procreaban, la probabilidad de tener un hijo con dos mutantes era de uno entre cuatro —es decir, un hijo con FQ—, pero la ventaja selectiva era lo bastante grande como para mantener el gen mutante de la FQ en la población.

humanas —la anemia de células falciformes, la talasemia y la hemofilia B— se habían identificado definitivamente los genes causantes. Las únicas intervenciones genéticas clínicamente practicables eran la amniocentesis y el aborto. La insulina y los factores de coagulación se obtenían de órganos de cerdo y de sangre humana; no se había obtenido ningún medicamento por medio de la ingeniería genética. Ningún gen humano se había expresado artificialmente fuera de una célula humana. La posibilidad de cambiar el genoma de un organismo mediante la introducción de genes extraños, o mediante la mutación deliberada de sus genes nativos, estaba fuera del alcance de cualquier tecnología. La palabra «biotecnología» no existía en el *Oxford Dictionary*.

Dos decenios después, la transformación experimentada por el paisaje de la genética era notable; toda clase de genes humanos se habían localizado, aislado, secuenciado, sintetizado, clonado, recombinado, introducido en células bacterianas, transferido a genomas víricos y utilizado para crear medicamentos. Como escribió la física e historiadora Evelyn Fox Keller, una vez que «los biólogos moleculares [descubrieron] técnicas mediante las cuales ellos mismos podían manipular el [ADN] [...] surgió un *know-how* tecnológico que alteraría decisivamente nuestra idea histórica de la inmutabilidad de la "naturaleza"».

»Si tradicionalmente se había pensado que la "naturaleza" escribe el destino y la "crianza" introduce la libertad, en aquel momento los papeles parecían haberse invertido [...] Llegaríamos a controlar más fácilmente la primera [es decir, los genes] que el segundo [es decir, el ambiente] no simplemente como un objetivo a largo plazo, sino como una perspectiva inmediata».[38]

En 1969, en vísperas de la década de la revelación, el genetista Robert Sinsheimer escribió un ensayo sobre el futuro. La capacidad de sintetizar, secuenciar y manipular los genes abriría «un nuevo horizonte en la historia del hombre».[39]

«Acaso algunos sonrían y piensen que esto no es sino una nueva versión del viejo sueño de perfeccionar al hombre. Es eso, pero también algo más. Los viejos sueños del perfeccionamiento cultural del hombre siempre se vieron coartados por imperfecciones y limitaciones inherentes, heredadas [...] Ahora vislumbramos otra ruta: la posibilidad de aligerar y perfeccionar conscientemente, y mucho más allá de nuestra visión actual, este notable producto de dos mil millones de años de evolución.»[40]

Otros científicos que previeron esta revolución biológica se habían mostrado menos optimistas al respecto. Como en 1923 escribió el genetista J. B. S. Haldane, una vez que se tenga el poder de controlar los genes, «no habrá creencias, valores ni instituciones que estén seguros».[41]

«Disponer del genoma»

¡Vamos a cazar! ¡Vamos a cazar!
Atraparemos un zorro y lo meteremos en una caja,
pero luego lo dejaremos ir.

Rima infantil del siglo XVIII

Nuestra capacidad de leer esta secuencia de nuestro
genoma tiene todos los ingredientes de una paradoja
filosófica. ¿Puede un ser inteligente comprender las
instrucciones para hacerse a sí mismo?[1]

JOHN SULSTON

Los estudiosos de la construcción naval del Renacimiento han debatido con frecuencia sobre la naturaleza de la tecnología que estimuló el crecimiento explosivo de la navegación transoceánica a finales del siglo XV y durante el XVI, que condujo en última instancia al descubrimiento del Nuevo Mundo. ¿Se trató de la capacidad para construir barcos más grandes —galeones, carracas y carabelas—, como opinan unos, o de la invención de nuevas tecnologías de navegación, como un astrolabio mejorado, la brújula y los primeros sextantes?

También en la historia de la ciencia y la tecnología, los avances parecen darse de dos maneras fundamentales. Hay cambios de escala, en que el avance es básicamente resultado de un cambio de tamaño o de escala (el cohete enviado a la Luna, como observó un famoso ingeniero, solo era un inmenso reactor apuntado verticalmente al satélite de la Tierra). Y hay cambios conceptuales, en los que el avance es fruto de la aparición de un nuevo concepto o idea radical. Pero, en verdad, los dos modos no se excluyen, sino que se refuerzan mutuamente. Los cambios de escala permiten cambios conceptuales, y los nuevos conceptos demandan nuevas escalas. El microscopio abrió la puerta a un mundo subvisual. Mostró las células y los orgánulos intracelulares, con lo que planteó interrogantes sobre la anatomía y fisiología interior de una célula que requerían microscopios aún más potentes para entender las estructuras y funciones de estos compartimentos subcelulares.

Entre mediados de la década de los setenta y mediados de la de los ochenta, la genética conoció muchos cambios conceptuales —la clonación, localización y división de genes, la ingeniería genética y nuevos modos de regular los genes—, pero no cambios radicales de escala. Durante ese decenio se aislaron, secuenciaron y clonaron cientos de genes escogidos por sus características funcionales, pero no existió ningún catálogo exhaustivo de todos los genes de un organismo celular. En principio, la tecnología para secuenciar el genoma completo de un organismo estaba ya inventada, pero la magnitud del esfuerzo requerido había disuadido a los científicos. En 1977, cuando Fred Sanger secuenció el genoma del virus phiX, con 5.386 bases de ADN, este número representaba el límite de la capacidad de secuenciar genes.[2] El genoma humano contiene 3.095.677.412 pares de bases, lo cual constituye una escala 574.000 superior.[3]

El beneficio potencial de un gran esfuerzo en la secuenciación de genes lo puso especialmente de relieve el aislamiento de genes asociados a enfermedades humanas. A pesar de las noticias que a principios de los años noventa aparecían en la prensa generalista sobre la localización e identificación de genes humanos especialmente importantes, los genetistas —y los pacientes— manifestaban en privado su preocupación por la ineficacia y la laboriosidad del proceso. En el caso de la enfermedad de Huntington, se tardaron al menos veinticinco años en pasar de un paciente (la madre de Nancy Wexler) al gen causante (121 años si se tiene en cuenta la historia entera de la enfermedad de Huntington). Las formas hereditarias del cáncer de mama se conocían desde la Antigüedad, pero el gen más comúnmente asociado a él, el BRCA1, no fue identificado hasta 1994.[4] Incluso con las nuevas tecnologías, como la del salto cromosómico, utilizada para aislar el gen de la fibrosis quística, la búsqueda y localización de genes era lenta y frustrante.[5] «No faltaban personas excepcionalmente inteligentes que fuesen capaces de encontrar genes humanos —dijo John Sulston, el biólogo de los gusanos—, sino que se estaba perdiendo el tiempo teorizando sobre los bits de secuencia que serían necesarios.»[6] El método de ir gen por gen, se temía Sulston, llegaría a un punto muerto.

James Watson se hizo eco de esta frustración por el ritmo al que iba la genética del «gen único». «Sin embargo, aun con las inmensas posibilidades que ofrecen las metodologías del ADN recombinante —argumentó—, el aislamiento de los genes implicados en la mayoría de las enfermedades parecía que todavía no estaba, a mediados de la década de los ochenta, al alcance de la capacidad humana.»[7] Lo que Watson buscaba era la secuencia de todo el genoma humano, de sus tres mil millones de pares de bases, empezando por el primer nucleótido y terminando por el último. En esa secuencia total se encontrarían cada gen humano conocido, con todo su código genético, todas las secuencias reguladoras, cada intrón y exón, todos los largos tramos de ADN entre genes y todos los segmentos codificadores de proteínas. La secuencia serviría de mapa donde situar los genes que se descubrieran en el futuro; si, por ejemplo, un genetista encontraba un nuevo gen que aumentara el riesgo de cáncer de mama, podría averiguar su ubicación exacta y su secuencia dentro de la secuencia maestra del genoma humano. Y esta secuencia maestra sería también el mapa «normal» donde comparar los genes anormales, es decir, las mutaciones, con los normales; al comparar el gen asociado al cáncer de mama en mujeres afectadas y no afectadas, el genetista podría reconocer la mutación causante de la enfermedad.

El impulso para secuenciar todo el genoma humano provino de otra parte. El método de un solo gen para cada caso funcionó a la perfección con las enfermedades «monogenéticas», como la fibrosis quística y la enfermedad de Huntington, pero las enfermedades humanas más comunes no se deben a mutaciones de un solo gen. No son tanto enfermedades genéticas como genómicas; múltiples genes, diseminados de manera difusa por todo el genoma humano, determinan el riesgo de la enfermedad. Estas enfermedades no se pueden explicar por la acción de un solo gen. Solo pueden entenderse, diagnosticarse o predecirse si se comprenden las interrelaciones entre varios genes independientes.

La enfermedad genómica arquetípica es el cáncer. Que se trata de una enfermedad genética se sabe desde hace más de un siglo; en 1872, Hilário de Gouvêa, un oftalmólogo brasileño, describió una familia en la que una rara forma de cáncer ocular llamada retinoblastoma recorrió trágicamente múltiples generaciones. Las familias comparten sin duda mucho más que genes (malos hábitos, una alimentación perjudicial, neurosis, obsesiones, ambientes y comportamientos), pero el patrón familiar de la enfermedad sugería una causa genética. De Gouvêa sugirió que la causa de aquellos raros tumores oculares era un «factor hereditario».[8] Al otro lado del océano, siete años antes, un desconocido monje botánico llamado Mendel había publicado un artículo sobre factores hereditarios en los guisantes, pero De Gouvêa nada supo del artículo de Mendel, ni existía la palabra «gen».

A finales de la década de 1970, un siglo después de De Gouvêa, los científicos empezaron a converger en la incómoda constatación de que los cánceres los originan células normales que han sufrido mutaciones en los genes que controlan su crecimiento.* En las células normales, estos genes actúan como potentes reguladores del crecimiento; de ahí que, cuando se produce una herida en la piel, después de haber curado se detenga la curación y la herida no se transforme en un tumor (o, en el idioma de la genética: los genes les dicen a las células de la herida cuándo deben crecer y cuándo dejar de hacerlo). Los genetistas se dieron cuenta de que, en las células cancerosas, este proceso era de algún modo trastocado. Los genes que lo iniciaban estaban activos y los que lo detenían, inutilizados; los genes que modificaban el metabolismo y la identidad de una célula estaban dañados, y el resultado era una célula que no sabía cómo parar de crecer.

---

* El tortuoso periplo intelectual, con sus pistas falsas, arduos avances e inspirados atajos, que finalmente reveló que la causa del cáncer era la corrupción endógena de genes humanos, merece un libro aparte.

En la década de los setenta, la teoría imperante de la carcinogénesis era que todos o la mayoría de los cánceres los causaban virus. Experimentos pioneros llevados a cabo por varios científicos, entre ellos Harold Varmus y J. Michael Bishop, de la UCSF, revelaron sorprendentemente que estos virus por lo general causaban cáncer porque alteraban unos genes celulares que llamaron «protooncogenes». Las vulnerabilidades, en suma, ya estaban presentes en el genoma humano. El cáncer surge cuando estos genes han mutado, desencadenando con ello el crecimiento desregulado.

Que el cáncer fuese el resultado de semejantes alteraciones en dichos procesos genéticos endógenos —una «distorsión de nuestra normalidad», como lo caracterizó el biólogo del cáncer Harold Varmus— era algo sumamente inquietante; durante décadas, los científicos habían esperado descubrir que algún germen patógeno, como un virus o una bacteria, fuera la causa universal del cáncer, y que ese germen pudiera ser eliminado con una vacuna o alguna terapia antimicrobiana. La íntima relación entre los genes del cáncer y los genes normales lanzó un desafío al corazón mismo de la biología del cáncer: ¿cómo podría restablecerse el estado de «apagado» o «encendido» de los genes para que el crecimiento normal no se viera alterado? Este era, y sigue siendo, el objetivo esencial, la perenne fantasía y la gran incógnita de la terapia contra el cáncer.

Las células normales pueden sufrir estas mutaciones causantes del cáncer a través de cuatro mecanismos. Las mutaciones pueden provocarlas agresiones ambientales, como el humo del tabaco, la luz ultravioleta o los rayos X (agentes que atacan al ADN y cambian su estructura química), y pueden ser también consecuencia de errores espontáneos durante la división celular (cada vez que el ADN se replica en una célula, hay una probabilidad menor de que se produzca un error en el proceso de copia, de que una A se transforme en T, G o C, por ejemplo). Los genes mutantes del cáncer pueden ser heredados de los padres y causar síndromes de cáncer hereditario, como el retinoblastoma y el cáncer de mama frecuentes en familias, o bien pueden introducirse en las células a través de los virus, que son los portadores e intercambiadores «profesionales» de genes en el mundo microbiano. En los cuatro casos, el resultado es el mismo proceso patológico: la activación o inactivación inapropiadas de las vías genéticas que controlan el crecimiento, con la consecuencia de una división celular con el carácter maligno, desregulado, típico del cáncer.

Que una de las enfermedades más elementales de la historia de la humanidad surja de la corrupción de los dos procesos más elementales de la biología no es una coincidencia; el cáncer sigue la lógica de la evolución y de la herencia, es una convergencia patológica de Mendel y Darwin. Las células cancerosas son fruto de la mutación, la supervivencia, la selección natural y el crecimiento, y transmiten las instrucciones para el crecimiento maligno de células hijas a través de sus genes. Como los biólogos advirtieron a comienzos de la década de los ochenta, el cáncer era un «nuevo» tipo de enfermedad genética, resultado de la herencia, la evolución, el medio ambiente y el azar, todo mezclado.

Pero ¿cuántos de esos genes estaban involucrados en un cáncer humano típico? ¿Un gen por cáncer? ¿Una docena? ¿Un centenar? A finales de la década de los noventa, en la Universidad Johns Hopkins, un especialista en genética del cáncer llamado Bert Vogelstein decidió confeccionar un catálogo exhaustivo con casi todos los genes involucrados en los cánceres humanos. Vogelstein ya había descubierto que estos surgen de un proceso de acumulación etapa por etapa de decenas de mutaciones en una célula. Gen a gen, una célula se encamina hacia el cáncer sufriendo una, dos, cuatro y luego docenas de mutaciones que alteran su fisiología, del crecimiento controlado al crecimiento desregulado.[9]

Para los genetistas del cáncer, estos datos indicaban claramente que la idea de un gen por cada caso era insuficiente para comprender, diagnosticar o tratar el cáncer. Una característica fundamental de la enfermedad era su enorme diversidad genética; dos clases de cáncer de mama, extirpados al mismo tiempo de los dos pechos de la misma mujer, pueden pertenecer a espectros de mutaciones muy dispares (y, por ende, comportarse de manera diferente, progresar de modo diferente y responder a quimioterapias diferentes). Para entender el cáncer, los biólogos necesitaban revisar todo el genoma de una célula cancerosa.

Si la secuenciación de genomas con cáncer, no solo de genes particulares, era necesaria para entender la fisiología y la diversidad de tipos de cáncer, era más que evidente que primero había que completar la secuencia del genoma normal. El genoma humano era la contraparte normal del genoma con cáncer. Una mutación genética solo puede ser descrita en el contexto de esa contraparte normal o «natural». Sin esa base de normalidad, había pocas esperanzas de que pudiera desentrañarse la biología fundamental del cáncer.

Al igual que en el cáncer, en las enfermedades mentales hereditarias también parecían estar involucrados decenas de genes. La esquizofrenia en particular atrajo poderosamente la atención a escala nacional en 1984, cuando James Huberty, un hombre que padecía alucinaciones paranoides, entró una tarde de julio en un McDonald's de San Diego y asesinó a veintiuna personas.[10] El día anterior a la matanza, Huberty, desesperado, había dejado un mensaje telefónico a la recepcionista de una clínica mental pidiendo ayuda y luego esperó durante horas junto al teléfono. El aparato no sonó. La recepcionista había entendido mal su nombre —«Shouberty»— y no había anotado su número. A la mañana siguiente, todavía en un estado de arrebato paranoide, salió de su casa con un arma semiautomática cargada envuelta en una manta de cuadros tras decirle a su hija que salía «a cazar humanos».

La tragedia de Huberty se produjo siete meses después de publicarse un extenso estudio de la Academia Nacional de Ciencias (ANC) que ofrecía datos que vinculaban de un modo concluyente la esquizofrenia con anomalías genéticas. Utilizando el método de los gemelos, del que Galton fue pionero en la década de 1890, y al que los genetistas nazis recurrieron en la de 1940, el estudio de la ANC encontró que, entre gemelos idénticos, existía un llamativo 30-40 por ciento de concordancia en la esquizofrenia.[11] Un estudio anterior, publicado en 1982 por el genetista Irving Gottesman, había descubierto una correlación aún más llamativa, de entre un 40 y un 60 por ciento, en gemelos idénticos. Si a uno se le diagnosticaba esquizofrenia, la probabilidad de que el otro gemelo desarrollase la enfermedad era cincuenta veces mayor que el riesgo de esquizofrenia entre la población general.[12] En gemelos idénticos con el tipo más grave de esquizofrenia, Gottesman había encontrado una tasa de concordancia de entre un 75 y un 90 por ciento;[13] casi todos los gemelos con una de las variantes más graves de la esquizofrenia tenían un doble con la misma enfermedad. Este alto grado de concordancia entre gemelos idénticos indicaba una poderosa influencia genética en la esquizofrenia. Además, tanto el estudio de la ANC como el de Gottesman revelaron que la tasa de concordancia descendía bruscamente (a alrededor del 10 por ciento) en gemelos no idénticos.

Para un genetista, esta pauta de herencia ofrece importantes pistas sobre las influencias genéticas subyacentes en una enfermedad. Supongamos que la causa de la esquizofrenia es una única mutación dominante y altamente penetrante en un gen. Si un gemelo idéntico hereda el gen mutante, el otro heredará invariablemente ese gen. En ambos se manifestará la enfermedad, y la concordancia entre los gemelos se aproximará seguramente al ciento por ciento. Los mellizos y los hermanos heredarán ese gen, por término medio, la mitad de las veces, y la concordancia entre ellos descenderá al 50 por ciento.

Por el contrario, supongamos ahora que la esquizofrenia no es una enfermedad, sino una familia de enfermedades. Imaginemos que el aparato cognitivo del cerebro es un complejo motor mecánico compuesto de un eje central, una caja de cambios principal y decenas de pistones y juntas de menor tamaño encargados de regular y ajustar su actividad. Si el eje principal se rompe y la caja de cambios se estropea, entonces todo el «motor de la cognición» deja de funcionar. Es algo análogo a la variedad más grave de esquizofrenia; una combinación de unas pocas mutaciones muy penetrantes en los genes que controlan la comunicación y el desarrollo neuronales puede hacer que el eje y los engranajes dejen de funcionar, causando graves déficits en la cognición. Como los gemelos idénticos heredan genomas idénticos, inevitablemente heredarán las mutaciones en los genes del eje y la caja de cambios. Y, como las mutaciones son muy penetrantes, la concordancia entre gemelos idénticos se aproximará al ciento por ciento.

Imaginemos, no obstante, que el motor de la cognición quizá tampoco funcione correctamente si varias de las partes más pequeñas, como las juntas, las bujías y los pistones, no funcionan bien. En este caso, el motor no estaría estropeado por completo; se oirían ruidos y jadeos, y su disfunción sería más circunstancial (empeoraría en invierno). Esta es una analogía de la variante más leve de la esquizofrenia. En ella, el mal funcionamiento se debe a una combinación de mutaciones, cada una con baja penetrancia, en los genes de las juntas, los pistones y las bujías, que ejercen un control más sutil en el mecanismo general de la cognición.

También en este caso los gemelos idénticos que poseen genomas idénticos heredarán, digamos, las cinco variantes de los genes, pero, como su penetrancia es incompleta y los factores desencadenantes son más circunstanciales, la concordancia entre gemelos idénticos podría descender al 30-50 por ciento. Los mellizos y los hermanos, en cambio, compartirán solo unas pocas de estas variantes genéticas. Las leyes de Mendel garantizan que las cinco variantes raras veces las heredarán *in toto* dos hermanos. La concordancia entre mellizos y hermanos descenderá aún más, quedándose en el 5-10 por ciento. Este patrón de herencia se observa más comúnmente en la esquizofrenia. Que entre los gemelos idénticos haya solamente un 50 por ciento de concordancia —es decir, que si uno de ellos se ve afectado, el otro se verá afectado solo en el 50 por ciento de los casos— demuestra claramente que existen otros factores desencadenantes (ambientales o accidentales) que llevan la predisposición a un extremo. Sin embargo, cuando un niño con un progenitor esquizofrénico es adoptado por una familia sin esquizofrenia, tiene todavía un riesgo de un 15-20 por ciento de desarrollar la enfermedad —aproximadamente veinte veces más alto que entre la población general—, lo que demuestra que las influencias genéticas pueden ser poderosas y autónomas a pesar de las enormes variaciones ambientales. Estos patrones indican claramente que la esquizofrenia es una enfermedad compleja, poligénica, en la que están involucrados multitud de variantes y genes, así como el potencial ambiental o los desencadenantes accidentales. Como ocurre en el cáncer y en otras enfermedades poligénicas, es poco probable que el método de ir gen por gen logre desentrañar la fisiología de la esquizofrenia.

Las inquietudes populares que despiertan los genes, las enfermedades mentales y el crimen se avivaron aún más con la publicación en el verano de 1985 de *Crime and Human Nature. The Definitive Study of the Causes of Crime*, un libro incendiario cuyos autores eran el politólogo James Q. Wilson y el biólogo del comportamiento Richard Herrnstein.[14] Wilson y Herrnstein argumentaban que ciertas formas de enfermedad mental —sobre todo la esquizofrenia, y especialmente en su forma violenta, disruptiva— eran muy frecuentes entre los delincuentes, probablemente por su constitución genética, que a su vez probablemente sería la causa del comportamiento delictivo. Y en las adicciones y la violencia también habría notables componentes genéticos. La hipótesis se apoderó de la imaginación popular. En la criminología académica de la posguerra habían dominado las teorías «ambientalistas» de la delincuencia, según las cuales los delincuentes eran producto de las malas influencias («malas compañías, barrios malos, sitios de mala nota»).[15] Wilson y Herrnstein reconocían estos factores, pero añadían un cuarto factor más controvertido, los «genes malos». Afirmaban que no era la tierra la que estaba contaminada, sino la semilla. *Crime and Human Nature* provocó un fenómeno mediático importante; veinte grandes medios de comunicación —el *New York Times, Newsweek* y *Science* entre ellos— reseñaron o publicitaron el libro. *Time* reforzó su mensaje principal en un titular: «Los delincuentes, ¿nacen, no se hacen?». *Newsweek* fue más directo: «Los delincuentes nacen y se hacen».

El libro de Wilson y Herrnstein recibió un aluvión de críticas. Incluso defensores acérrimos de la teoría genética de la esquizofrenia tuvieron que admitir que la etiología de la enfermedad era en gran parte desconocida, que las influencias desempeñaban un papel más importante como desencadenantes (de ahí el 50 por ciento —no el ciento por ciento— de concordancia entre gemelos idénticos) y que la gran mayoría de los esquizofrénicos vivían entre las aterradoras sombras de su enfermedad, pero no tenían en absoluto antecedentes criminales.

Mas, para un público tan sumamente preocupado por la violencia y la delincuencia como el de los años ochenta, la idea de que el genoma humano podría contener las respuestas no solo a enfermedades médicas, sino a males sociales como las desviaciones, el alcoholismo, la violencia, la corrupción moral, la perversión o las adicciones, era demasiado seductora. En una entrevista concedida al *Baltimore Sun*, un neurocirujano se preguntó si la «propensión al crimen» (como la de Huberty) podría identificarse, someterse a cuarentena y tratarse antes de que el individuo pudiera cometer un crimen (es decir, trazando los perfiles genéticos de los criminales en potencia). Un genetista y psiquiatra hizo el siguiente comentario sobre la repercusión que la identificación de tales genes podría tener en el discurso público en torno a la delincuencia, la responsabilidad y el castigo: «La relación [con la genética] es bastante clara [...] Seríamos unos ingenuos si no creyésemos que un aspecto [del tratamiento de la delincuencia] tendrá que ser el biológico».

En contraste con este monumental telón de fondo de alharacas y expectativas, las primeras conversaciones en que se planteó la secuenciación del genoma humano fueron notablemente desalentadoras. En el verano de 1984, Charles DeLisi, un administrador científico del Departamento de Energía, organizó una reunión de expertos para evaluar la viabilidad técnica de la secuenciación del genoma humano. Desde principios de los años ochenta, los investigadores del Departamento de Energía habían estado investigando los efectos de la radiación en los genes humanos. Los bombardeos de Hiroshima y Nagasaki de 1945 habían rociado a cientos de miles de ciudadanos japoneses con diversas dosis de radiación, entre ellos doce mil niños supervivientes. Estos contaban ya entre cuarenta y cincuenta y tantos años. Interesaba saber cuántas mutaciones se habían producido en ellos, en qué genes y durante cuánto tiempo. Como las mutaciones inducidas por la radiación probablemente se hallarían distribuidas al azar por todo el genoma, de nada serviría una búsqueda gen por gen. En diciembre de 1984 se convocó otro encuentro de científicos para evaluar si podría utilizarse la secuenciación de todo el genoma para detectar alteraciones genéticas en los niños expuestos a la radiación. El congreso se celebró en Alta, en el estado de Utah, el mismo pueblo de montaña donde Botstein y Davis había concebido la idea de localizar genes humanos mediante la vinculación genética y los polimorfismos.[16]

A primera vista, el encuentro de Alta fue un fracaso espectacular. Los científicos convinieron en que la tecnología de secuenciación disponible a mediados de la década de los ochenta no estaba en modo alguno cerca de poder localizar mutaciones en un genoma humano. Pero también fue una plataforma fundamental para dar un empujón a las conversaciones sobre la secuenciación genética completa. Le siguió una serie de reuniones sobre la secuenciación del genoma que tuvieron lugar en Santa Cruz en mayo de 1985 y en Santa Fe en marzo de 1986. A finales del verano de este último año, James Watson convocó la que quizá fuese la más decisiva en Cold Spring Harbor, y la tituló provocativamente «La biología molecular del *Homo sapiens*». Como ocurrió en Asilomar, la serenidad del campus —en una plácida bahía de aguas cristalinas, con colinas que se adentraban en ellas— contrastó con la vehemencia de las discusiones.

En aquella reunión se presentaron una serie de nuevos estudios que enseguida hicieron que la secuenciación del genoma pareciera estar al alcance de la tecnología. El avance técnico posiblemente más importante llegó de la mano de Kary Mullis, un bioquímico que estudiaba la replicación de genes.[17] Para secuenciar genes, era fundamental tener suficiente material con ADN. Se puede cultivar una sola célula bacteriana hasta obtener cientos de millones de células, proporcionando así abundantes cantidades de ADN bacteriano para su secuenciación. Pero es difícil cultivar cientos de millones de células humanas. Mullis había descubierto un ingenioso atajo. Hizo una copia de un gen humano en un tubo de ensayo utilizando ADN polimerasa, luego procedió a hacer copias de la copia, y a continuación copió las múltiples copias en decenas de ciclos. Cada ciclo de copia multiplicaba el ADN, aumentando de modo exponencial la producción de un gen. La técnica acabó llamándose «reacción en cadena de la polimerasa», o PCR, y sería fundamental para el Proyecto Genoma Humano.

Eric Lander, un matemático convertido en biólogo, habló al público asistente sobre los nuevos métodos matemáticos para encontrar genes relacionados con enfermedades complejas o multigénicas, y Leroy Hood, del Caltech, describió una máquina semiautomatizada que podría aumentar entre diez y veinte veces la velocidad de secuenciación en el método de Sanger.

Anteriormente, Walter Gilbert, el pionero de la secuenciación de ADN, había hecho en el borde de una servilleta un cálculo de los costes y el personal necesario. Para secuenciar los tres mil millones de pares de bases del ADN humano, estimó Gilbert, habría que emplear a unas cincuenta mil personas durante un año, y su trabajo costaría alrededor de 3.000 millones de dólares, un dólar por base.[18] Cuando Gilbert, con su garbo característico, se encaminó a grandes zancadas hacia la pizarra para anotar el número, dio inicio un intenso debate entre el público. El «número de Gilbert» —que luego resultaría ser asombrosamente preciso— había reducido el proyecto del genoma a realidades tangibles. Pero, visto en perspectiva, el coste no era excesivamente grande; en su apogeo, el programa Apolo había empleado a casi cuatrocientas mil personas, con un coste total de alrededor de 100.000 millones de dólares. Si Gilbert tenía razón, podría secuenciarse el genoma humano por menos de la trigésima parte de lo que había costado llegar a la Luna. Más tarde, Sydney Brenner comentaría en broma que, al final, la secuenciación del genoma humano no se vería limitada por su coste o por la tecnología empleada, sino solo por la monotonía del trabajo. Tal vez, especuló, la secuenciación del genoma tendría que repartirse como un castigo entre los delincuentes y convictos (un millón de bases por robo, dos millones por homicidio y diez millones por asesinato).

Cuando ya empezaba a anochecer en la bahía, Watson habló con varios científicos sobre la crisis personal por la que estaba atravesando. El 27 de mayo, la víspera del congreso, su hijo Rufus, de quince años, se había escapado de un centro psiquiátrico en White Plains. Más tarde lo encontraron vagando por el bosque cerca de las vías del tren, y allí lo recogieron y lo devolvieron al centro. Unos meses antes, Rufus había intentado romper una ventana de uno de los edificios del World Trade Center con la intención de saltar al vacío. Le habían diagnosticado una esquizofrenia. Para Watson, que creía firmemente en la base genética de la enfermedad, el Proyecto Genoma Humano había entrado en su casa, literalmente. No existía ningún modelo animal para la esquizofrenia, ni polimorfismos claramente vinculados, que permitieran a los genetistas encontrar los genes pertinentes. «La única manera de darle a Rufus una vida era entender por qué estaba enfermo. Y la única manera de entenderlo era disponer del genoma.»[19]

Pero ¿de qué genoma «disponer»? Algunos científicos, Sulston entre ellos, propugnaban un enfoque gradual: empezar con organismos simples, como la levadura del pan, el gusano o la mosca, y luego ascender por la escalera de la complejidad y del tamaño hasta el genoma humano. Otros, como Watson, querían saltar directamente al genoma humano. Tras un prolongado debate interno, los científicos llegaron a un acuerdo. Comenzarían por la secuenciación de los genomas de organismos simples, como los gusanos y las moscas. Estos proyectos llevarían los nombres de sus respectivos organismos —el Proyecto Genoma del Gusano o el Proyecto Genoma de la Mosca de la Fruta—, e irían perfeccionando la tecnología usada en la secuenciación de genes. La secuenciación de los genes humanos continuaría en paralelo. Las lecciones aprendidas de los genomas simples se aplicarían al mucho más grande y complejo genoma humano. Esta gran empresa, la secuenciación de todo el genoma humano, recibiría el nombre de Proyecto Genoma Humano.

Los Institutos Nacionales de Salud y el Departamento de Energía, por su parte, pugnaban por controlar el Proyecto Genoma Humano. En 1989, después de varias audiencias en el Congreso, se llegó a un segundo acuerdo; los Institutos Nacionales de Salud actuarían como el «organismo principal» del proyecto, y el Departamento de Energía contribuiría con recursos y se encargaría de la gestión estratégica. Se eligió a Watson como director. Pronto se sumarían al esfuerzo organismos internacionales en calidad de colaboradores: el Consejo de Investigación Médica del Reino Unido y el Wellcome Trust. Con el paso del tiempo, se unirían también al Proyecto Genoma Humano científicos franceses, japoneses, chinos y alemanes.[20]

En enero de 1989, un consejo asesor integrado por doce miembros se reunió en una sala de conferencias del edificio 31, situado en la esquina más alejada del campus de los Institutos Nacionales de Salud de Bethesda. Presidía el consejo Norton Zinder, el genetista que había contribuido a redactar la moratoria de Asilomar.[21] «Hoy comenzamos —anunció Zinder—. Iniciamos un estudio interminable de biología humana. Cualquiera que sea su resultado, será una aventura, una empresa inestimable. Y cuando terminemos, alguien se sentará aquí y dirá: "Ha llegado la hora".»[22]

El 28 de enero de 1983, la víspera del lanzamiento del Proyecto Genoma Humano, Carrie Buck murió en un asilo de ancianos de Waynesboro, Pennsylvania. Tenía setenta y seis años.[23] Su nacimiento y su defunción habían enmarcado casi un siglo del gen. Su generación había sido testigo de la resurrección científica de la genética, su enérgica irrupción en el discurso público, su perversión en la ingeniería social y la eugenesia, su emergencia en la posguerra como tema central de la «nueva» biología, su repercusión en la fisiología y la patología humanas, su extraordinario poder explicativo en nuestra comprensión de las enfermedades y su inevitable intersección con cuestiones relativas al destino, la identidad y la elección personal. Buck había sido una de las primeras víctimas de los malentendidos de una nueva y poderosa ciencia, y había visto como esa ciencia cambiaba nuestra concepción de la medicina, la cultura y la sociedad.

¿Qué había sido de su «imbecilidad genética»? En 1930, tres años después de la esterilización ordenada por el Tribunal Supremo, Carrie Buck fue sacada de la Colonia del Estado de Virginia y enviada a trabajar con una familia del condado de Bland, también en Virginia. La única hija de Carrie Buck, Vivian Dobbs —la niña que había sido examinada por un tribunal y declarada «imbécil»—, murió de ente-rocolitis en 1932.[24] Durante los ocho años y pico de su vida, Vivian había rendido razonablemente bien en la escuela. En el Grado 1B, por ejemplo, obtuvo una A y una B en conducta y ortografía, respectiva-mente, y una C en matemáticas, una asignatura que siempre le había costado. En abril de 1931 figuró en el cuadro de honor. Las anotacio-nes en sus cuadernos de calificaciones sugieren que era una niña ale-gre, agradable y desenvuelta cuyo rendimiento no era mejor ni peor que el de cualquier otro escolar. Nada en la vida de Vivian indica ni por asomo una propensión heredada a la enfermedad mental o la im-becilidad, el diagnóstico que había sellado el destino de Carrie Buck en el tribunal.

Los geógrafos

> Geógrafos que en mapas africanos
> con cuadros de salvajes llenan vanos,
> y meten en desiertas soledades
> elefantes a falta de ciudades.[1]

JONATHAN SWIFT, «On Poetry»

> Cada vez más, el Proyecto Genoma Humano, supuestamente una de las iniciativas más nobles de la humanidad, se asemeja a un combate de lucha libre en el barro.[2]

JUSTIN GILLIS (2000)

Cabe decir que la primera sorpresa para el Proyecto Genoma Humano nada tuvo que ver con los genes. En 1989, cuando Watson, Zinder y sus colegas se disponían a lanzarlo, Craig Venter, un neurobiólogo poco conocido de los Institutos Nacionales de Salud, propuso un atajo para la secuenciación del genoma.[3]

Combativo, resuelto y beligerante, estudiante no muy aplicado y con notas regulares, adicto al surf y la navegación y ex soldado en la guerra de Vietnam, Venter tenía la particularidad de lanzarse de cabeza a proyectos desconocidos. Había estudiado neurobiología y se había pasado gran parte de su carrera científica estudiando la adrenalina. A mediados de la década de los ochenta, mientras trabajaba en los Institutos Nacionales de Salud, Venter se había interesado por la secuenciación de los genes expresados en el cerebro humano. En 1986 oyó hablar de la máquina de secuenciación rápida de Leroy Hood y se apresuró a comprar la primera versión para su laboratorio.[4] Cuando esta llegó, dijo que era «mi futuro en una caja». Tenía las hábiles manos de un ingeniero y el amor de un bioquímico a las soluciones muy mezcladas. En unos meses, Venter se convirtió en un experto en la secuenciación rápida del genoma usando el secuenciador semiautomático.[5]

La estrategia de secuenciación de Venter se basaba en una simplificación radical. El genoma humano contiene genes, por supuesto, pero en la mayor parte del genoma no hay. Los enormes tramos de ADN entre genes, llamados «ADN intergénico», son lo más parecido a las largas autovías entre las ciudades canadienses. Y como Phil Sharp y Richard Roberts habían demostrado, un gen se halla dividido en segmentos, con largos espaciadores denominados «intrones» interpuestos entre los segmentos codificadores de proteínas.

El ADN intergénico y los intrones —espaciadores entre genes y material de relleno dentro de los genes— no codifican ninguna información sobre las proteínas.* Algunos de estos tramos contienen información para regular y coordinar la expresión de los genes en el espacio y en el tiempo; codifican el «encendido» y «apagado» de los interruptores anejos a los genes. Otros tramos no codifican ninguna función conocida. La estructura del genoma humano puede compararse, pues, con una frase como

esta ...... es la ...... estr... uc...... tura ...,,,... de... tu ... (... gen... oma...)...,

donde las palabras corresponden a los genes y los puntos suspensivos, a los espaciadores y al material de relleno, y los ocasionales signos de puntuación demarcan las secuencias reguladoras de los genes.

El primer atajo de Venter consistió en ignorar los espaciadores y el material de relleno del genoma humano. Si los intrones y el ADN in-

---

* Tramos de ADN asociados a un gen y llamados «promotores» pueden compararse a interruptores «de encendido» para ese gen. Estas secuencias codifican la información sobre cuándo y dónde activar un gen (así, la hemoglobina es activada solamente en los glóbulos rojos). En cambio, otros tramos de ADN codifican información sobre cuándo y dónde desactivar un gen, comportándose como interruptores «de apagado» (así, los genes de la digestión de la lactosa están desactivados en una célula bacteriana a no ser que la lactosa sea su principal nutriente). Cabe destacar que el sistema de interruptores de genes, descubierto por primera vez en las bacterias, se conserva en todo el mundo biológico.

tergénico no contienen información sobre proteínas, razonó, ¿por qué no centrarse en las partes «activas», las que codifican proteínas? Y, sumando atajo tras atajo, propuso que incluso estas partes activas podrían evaluarse aún más rápidamente si solo se secuenciasen fragmentos de genes. Convencido de que este método del gen fragmentado funcionaría, Venter había empezado a secuenciar cientos de estos fragmentos de genes del tejido cerebral.

Por continuar con nuestra analogía entre los genomas y las frases, era como si Venter hubiese decidido encontrar trozos de palabras en una frase —«estruc», «tu» y «geno»— del genoma humano. Puede que, con este método, no conociera el contenido de la frase entera, y lo sabía, pero podría deducir lo suficiente de los fragmentos para conocer los elementos esenciales de los genes humanos.

Watson se quedó horrorizado. La estrategia del «fragmento de gen» de Venter era sin duda más rápida y económica, pero, para muchos genetistas, era también desordenada e incompleta, pues solo proporcionaba una información fragmentaria sobre el genoma.* Un acontecimiento inusitado agudizó el conflicto. En el verano de 1991, cuando el grupo de Venter empezó a trabajar a destajo para obtener las secuencias de fragmentos de genes humanos del cerebro, la oficina de transferencia de tecnología de los Institutos Nacionales de Salud contactó con Venter para hablar sobre las patentes de los nuevos fragmentos de genes. Para Watson, esta discordancia era embarazosa; al parecer, un brazo de los Institutos estaba solicitando los derechos exclusivos a la misma información que otro brazo trataba de descubrir y hacer de libre acceso.[6]

Pero ¿qué lógica tenía patentar genes (o, en el caso de Venter, fragmentos «activos» de genes)? Recordemos que, en Stanford, Boyer y Cohen habían patentado un método para «recombinar» piezas de ADN y crear quimeras genéticas. Genentech había patentado un proceso para expresar proteínas como la insulina en bacterias. En 1984, Amgen había solicitado la patente para el aislamiento de la eritropo-

---

* La estrategia de secuenciación de porciones del genoma codificadoras de proteínas y codificadoras de ARN que Venter adoptó resultaría finalmente un recurso inestimable para los genetistas. El método de Venter reveló partes del genoma que eran «activas», lo cual permitió a los genetistas incidir en esas partes activas en la totalidad del genoma.

yetina, la hormona que estimula la producción de sangre, utilizando ADN recombinante, pero incluso esa patente, interpretada correctamente, consistía en un sistema de producción y aislamiento de una proteína específica con una función específica.[7] Nadie jamás había patentado un gen, o una pieza de información genética, porque sí. ¿No era un gen una parte del cuerpo humano como cualquier otra, como la nariz o el brazo izquierdo, y por lo tanto algo fundamentalmente no patentable? ¿O era el descubrimiento de la nueva información genética algo tan novedoso como para que el descubridor pudiera aspirar a ser su propietario a través de una patente? Sulston se opuso firmemente a la idea de patentar genes. «Las patentes existen (o al menos eso creía) para proteger los inventos —escribió—. La búsqueda de [fragmentos de genes] no es ningún invento. ¿Cómo va a ser patentable?»[8] «Es una sucia y directa apropiación de tierras», escribió despectivamente uno de los investigadores.[9]

La controversia en torno a las patentes de genes de Venter se agudizó aún más porque los fragmentos de genes se estaban secuenciando al azar, sin adscribir función alguna a la mayoría de los genes. Como el método de Venter a menudo solo permitía secuenciar fragmentos incompletos, la información era inevitablemente confusa. A veces, los fragmentos eran lo bastante largos como para poder deducir la función de un gen, pero lo más frecuente era la imposibilidad de adscribir a estos fragmentos una función real y efectiva. «¿Alguien podría patentar un elefante describiendo la cola? ¿O patentarlo describiendo tres partes discontinuas de la cola?», argumentó Eric Lander.[10] En una audiencia del Congreso sobre el proyecto del genoma, Watson estalló; «casi cualquier mono» podría generar tales fragmentos, argumentó. Walter Bodmer, el genetista inglés, advirtió de que, si los estadounidenses concedían patentes a los fragmentos de genes de Venter, los británicos empezarían a rivalizar con ellos otorgando sus propias patentes. En cuestión de semanas, el genoma se habría balcanizado, dividido en mil colonias territoriales bajo dominio estadounidense, británico y alemán.[11]

El 10 de junio de 1992, harto de estas disputas interminables, Venter dejó los Institutos Nacionales de Salud para crear su propio instituto privado de secuenciación genética. La organización recibió al principio el nombre de Institute for Genome Research (Instituto para la Investigación del Genoma), pero Venter, prudente, descubrió un fallo en él: el acrónimo, IGOR, arrastraba una desafortunada asociación con un aterrador mayordomo bizco aprendiz de Frankenstein. Venter lo cambió por The Institute for Genomic Research (Instituto de Investigación Genómica) o TIGR.[12]

Sobre el papel —o, al menos, en la literatura científica— el TIGR fue un gran éxito. Venter colaboró con lumbreras como Bert Vogelstein y Ken Kinzler para descubrir nuevos genes asociados al cáncer, y algo aún más importante: forzó los límites tecnológicos de la secuenciación genómica. Particularmente sensible a los juicios de sus críticos, también era particularmente receptivo a ellos; en 1993, amplió su trabajo de secuenciación de los fragmentos de genes a los genes enteros y a los genomas. Trabajando con un nuevo aliado, Hamilton Smith, bacteriólogo y premio Nobel, Venter decidió secuenciar el genoma completo del *Haemophilus influenzae*, un bacilo que causa neumonías letales.[13]

La estrategia de Venter era una ampliación del método de los fragmentos de genes que había utilizado con los genes del cerebro, pero con un giro importante. Esta vez rompería el genoma bacteriano en un millón de trozos usando un dispositivo parecido a una escopeta. Luego secuenciaría al azar cientos de miles de fragmentos, y a continuación procedería a ensamblar sus segmentos coincidentes para resolver así el genoma entero. Por volver a nuestra analogía, imaginemos que tratamos de formar una palabra empleando los siguientes fragmentos: «estru», «uctu», «uctura», «estructu» y «uctura». Un ordenador puede utilizar los segmentos coincidentes para formar la palabra completa, «estructura».

La solución depende de la presencia de las secuencias coincidentes; si no hay una coincidencia, o se omite alguna parte de la palabra, es imposible formar la palabra correcta. Pero Venter confiaba en que podría utilizar este método para desmenuzar y volver a ensamblar la mayor parte del genoma. Era la estrategia de Humpty Dumpty; todos los hombres del rey resolverían el rompecabezas juntando las piezas dispersas. La técnica, llamada secuenciación de «escopeta», la había utilizado Fred Sanger, el inventor de la secuenciación de genes, en los años ochenta, pero la acometida de Venter contra el genoma del *Haemophilus* era la aplicación más ambiciosa de este método en toda su historia.

Venter y Smith pusieron en marcha el proyecto del *Haemophilus* en el invierno de 1993 y lo completaron en julio de 1995. «El [artículo] final requirió cuarenta borradores —escribiría luego Venter—. Sabíamos que sería histórico, y yo me esforzaba por que quedase perfecto.»[14]

Era una maravilla; la genetista de Stanford Lucy Shapiro recordaba que los miembros de su laboratorio se habían quedado toda la noche leyendo el genoma del *Haemophilus*, «emocionados con lo que fue el primer vistazo al contenido genómico entero de una especie viva». Había genes para generar energía, para crear las proteínas de la cubierta, para fabricar proteínas, para regular la nutrición y para esquivar el sistema inmunitario. El propio Sanger escribió a Venter calificando el trabajo de «magnífico».[15]

Mientras Venter continuaba secuenciando genomas bacterianos en el TIGR, el Proyecto Genoma Humano fue experimentando drásticos cambios internos. En 1993, tras una serie de disputas con el presidente de los Institutos Nacionales de Salud, Watson dimitió como director del proyecto. Fue rápidamente reemplazado por Francis Collins, el genetista de Michigan conocido por haber clonado el gen de la fibrosis quística en 1989.

Si el Proyecto Genoma no hubiera nombrado a Collins en 1993, habría sido necesario encontrar a alguien como él; era un hombre casi preternaturalmente capacitado para responder a los peculiares desafíos del proyecto. Cristiano devoto oriundo de Virginia, hábil comunicador y administrador y un científico de primera categoría, Collins era comedido, cauteloso y diplomático; a diferencia del pequeño y animoso velero que era Venter, constantemente zarandeado por los vientos, Collins era un crucero transoceánico que apenas registraba las agitaciones que se producían a su alrededor. En 1995, cuando el TIGR se lanzó a la secuenciación del genoma del *Haemophilus*, el Proyecto Genoma estaba centrando sus esfuerzos en el perfeccionamiento de las tecnologías básicas para la secuenciación de genes. A diferencia de la estrategia del TIGR, que consistía en triturar el genoma, secuenciar al azar y recomponer *post hoc* los datos, el Proyecto Genoma había elegido un método más ordenado, ensamblar y organizar los fragmentos genómicos en un mapa físico («¿cuál es el que sigue a este?»), confirmar la identidad y la coincidencia de los clones, y luego secuenciar los clones por su orden.

Para los primeros adalides del Proyecto Genoma Humano, este ensamblaje clon por clon era la única estrategia con algún sentido. Lander, un matemático convertido en biólogo y luego en secuenciador de genes, cuya oposición a la secuenciación de escopeta casi podría caracterizarse como una repulsión estética, aprobaba la idea de la secuenciación del genoma completo pieza a pieza, como si se tratase de resolver un problema de álgebra. Le preocupaba que la estrategia de Venter dejara inevitablemente baches en el genoma. «¿Qué pasaría si tomásemos una palabra, la partiésemos y tratásemos de reconstruirla a partir de sus fragmentos? —se preguntó Lander—. Esto podría funcionar si pudiéramos encontrar cada trozo de la palabra, o si cada trozo coincidiera con otro. Pero ¿y si faltasen algunas letras de la palabra?»[16] La palabra que podríamos formar con los alfabetos disponibles podría tener justamente el significado opuesto al de la verdadera; ¿y si encontrásemos solo las letras «f...r...í...o» en «calorífico»?

Los defensores de un Proyecto Genoma público también temían la falsa satisfacción que pudiera producir un genoma a medio terminar; si los secuenciadores de genes dejaran incompleto el 10 por ciento del genoma, la secuencia nunca estaría entera. «El verdadero desafío del Proyecto Genoma Humano no era comenzar la secuencia, sino terminarla [...] Si se dejaran agujeros en el genoma, pero se tuviera la impresión de haber concluido, nadie tendría la paciencia necesaria para completar la secuencia. Los científicos aplaudirían, se sacudirían las manos, se darían palmadas en la espalda y harían otras cosas. Pero el proyecto no dejaría de ser un proyecto», dijo más tarde Lander.[17]

El método de ir clon por clon requería más dinero, mayores inversiones en infraestructuras y el único factor que parecía haber desaparecido entre los investigadores del genoma, la paciencia. Lander había reunido en el MIT un formidable equipo de jóvenes científicos (matemáticos, químicos, ingenieros y un grupo de *hackers* informáticos atiborrados de cafeína). Phil Green, un matemático de la Universidad de Washington, creaba laboriosamente algoritmos para ir abriendo lenta y metódicamente caminos en el interior del genoma. El equipo británico, financiado por el Wellcome Trust, iba creando sus propias plataformas para el análisis y el ensamblaje. Y en todo el mundo había más de una docena de grupos dedicados a reunir y conectar los datos.

En mayo de 1998, el incansable Venter viró de nuevo bruscamente a barlovento. Aunque los trabajos de secuenciación de escopeta en el TIGR habían sido un éxito innegable, a Venter le seguía exasperando la estructura organizativa del instituto. El TIGR había sido creado como un extraño híbrido; era un instituto sin ánimo de lucro dentro de una empresa al uso llamada Human Genome Sciences (HGS).[18] Venter encontraba ridículo este sistema de muñecas rusas. Discutía sin cesar con sus jefes. Finalmente, decidió cortar sus lazos con el TIGR y creó una nueva compañía dedicada enteramente a la secuenciación del genoma humano. Venter llamó a esta nueva compañía Celera, una contracción de *accelerate*.

Una semana antes de celebrarse un congreso que sería crucial sobre el Proyecto Genoma Humano en Cold Spring Harbor, Venter se reunió con Collins entre dos vuelos en la Sala de la Alfombra Roja del aeropuerto Dulles. Venter anunció sin más que Celera estaba a punto de dar un empuje sin precedentes a la secuenciación del genoma humano utilizando el método de la escopeta. Había adquirido doscientas de las máquinas de secuenciación más sofisticadas, y se preparaba para ponerlas a funcionar a pleno rendimiento para concluir la secuenciación en un tiempo récord. Venter estaba decidido a poner gran parte de la información a disposición del todo el mundo como un recurso público, pero con una cláusula amenazante: Celera intentaría patentar los trescientos genes más importantes que pudieran emplearse en la producción de fármacos para tratar enfermedades como el cáncer de mama, la esquizofrenia y la diabetes. Era un programa ambicioso. Celera esperaba tener ensamblado todo el genoma humano para el año 2001, antes de cumplirse el plazo de cuatro años fijado para la financiación pública del Proyecto Genoma Humano. Se levantó bruscamente y tomó el siguiente vuelo a California.

Esto llevó al Wellcome Trust a doblar su financiación del proyecto público. En Estados Unidos, el Congreso abrió el grifo de los fondos federales y subvencionó con 60 millones de dólares los trabajos de secuenciación de siete centros del país. Maynard Olson y Robert Waterston actuaron como líderes y coordinadores estratégicos del proyecto público, y dieron consejos clave para continuar el ensamblaje sistemático del genoma. Dejarse ganar por una empresa privada sería una vergüenza monumental para el Proyecto Genoma. Cuando se tuvo noticia de la inminente rivalidad entre el proyecto público y el privado, crecieron las especulaciones en los diarios. El 12 de mayo de 1998, el *Washington Post* anunció: «Empresa privada se propone ganar al gobierno en la confección del mapa genético».[19]

En diciembre de 1998, el Proyecto Genoma del Gusano se alzó con una victoria decisiva. Desde el centro de secuenciación genética de Hinxton, cerca de Cambridge (Inglaterra), John Sulston, Robert Waterston y otros investigadores que trabajaban en el genoma revelaron que el genoma del gusano (*C. elegans*) había sido completamente secuenciado usando el método de ir gen por gen propugnado por los defensores del Proyecto Genoma Humano.[20]

Si, en 1995, el genoma del *Haemophilus* casi hizo caer de rodillas a unos genetistas sorprendidos y maravillados, el genoma del gusano —la primera secuencia completa de un organismo multicelular— exigía una genuflexión. Los gusanos son mucho más complejos que el *Haemophilus*, y mucho más similares a los humanos. Tienen boca, intestinos, músculos, un sistema nervioso y hasta un rudimentario cerebro. Poseen tacto, sienten y se mueven. Se apartan de los estímulos nocivos. Socializan entre ellos. Tal vez sientan algo parecido a la ansiedad cuando se quedan sin alimento, y quizá una fugaz alegría cuando se aparean.

Se descubrió que el *C. elegans* tenía 18.891 genes.* El 36 por

---

* La estimación del número de genes en cualquier organismo es compleja y requiere algunos supuestos fundamentales sobre la naturaleza y la estructura de un gen. Antes de conseguirse la secuenciación de un genoma entero, los genes eran identificados por su función. Sin embargo, la secuenciación completa no considera la función de un gen; es como la identificación de todas las palabras y letras de una enciclopedia sin referencia alguna a lo que cualquiera de ellas significa. El número de genes se calcula examinando la secuencia del genoma e identificando tramos de la secuencia de ADN que parecen genes, es decir, que contienen algunas secuencias reguladoras que codifican una secuencia de ARN o se asemejan a otros genes encontrados en otros organismos. Pero, a medida que aprendamos más sobre las estructuras y funciones de los genes, esta cifra habrá de cambiar. En la actualidad se cree que los gusanos tienen unos 19.500 genes, pero la cifra se irá modificando a medida que sepamos más acerca de los genes.

ciento de las proteínas codificadas eran similares a las proteínas que se encuentran en los seres humanos. El resto, aproximadamente diez mil, no tenían similitudes conocidas con genes humanos conocidos; estos diez mil genes, o eran exclusivos de los gusanos, o —algo mucho más probable— eran un sólido indicio de lo poco que los humanos sabían de los genes humanos (más adelante podría muy bien descubrirse que muchos de estos genes se encuentran también, con formas equivalentes, en los seres humanos). Era notable que solo el 10 por ciento de los genes codificados fueran similares a genes encontrados en bacterias. El 90 por ciento del genoma del nematodo estaba dedicado a las singulares complejidades de la estructura del organismo, demostrando una vez más el gran estallido de innovación evolutiva que había formado criaturas multicelulares a partir de ancestros unicelulares hace muchos millones de años.

Como en los genes humanos, un solo gen del gusano podía tener múltiples funciones. Uno llamado ceh-13, por ejemplo, organiza la ubicación de las células en el sistema nervioso en desarrollo, les permite migrar a las partes anteriores de la anatomía del gusano y asegura que la vulva de este se forme de la manera apropiada. Y, a la inversa, una única «función» podían especificarlas múltiples genes; la formación de una boca en los gusanos requiere la función coordinada de múltiples genes.[21]

El descubrimiento de diez mil nuevas proteínas con más de diez mil nuevas funciones habría justificado con creces la novedad del proyecto, pero la característica más sorprendente del genoma del gusano no radicaba en los genes que codifican proteínas, sino en el número de genes que crean mensajes de ARN pero ninguna proteína. Estos genes —llamados «no codificantes», porque no codifican proteínas— se hallaban dispersos por todo el genoma, pero agrupados en ciertos cromosomas. Había cientos de ellos, tal vez miles. Algunos genes no codificantes cumplían una función conocida; el ribosoma, la máquina intracelular gigante que hace proteínas, contenía moléculas especializadas de ARN que colaboraban en la fabricación de proteínas. Finalmente se descubrió que otros genes no codificantes de hecho codificaban pequeñas unidades de ARN —llamadas «micro-ARN»— que regulaban los genes con una especificidad increíble. No obstante, muchos de estos genes eran misteriosos y poco definidos. No eran materia oscura, pero sí materia sombra, del genoma, visible para los genetistas pero con una función o significación desconocidas.

Entonces, ¿qué es un gen? Cuando Mendel descubrió el «gen» en 1865, solo podía conocerlo como un fenómeno abstracto: un determinante discreto, transmitido intacto generación tras generación, que especificaba una sola propiedad visible o fenotipo, como el color de la flor o la textura de las semillas de los guisantes. Morgan y Muller profundizaron aún más y demostraron que los genes eran estructuras físicas —materiales— encerradas en los cromosomas. Avery avanzó en esta comprensión de los genes al identificar la forma química de este material; la información genética se encontraba en el ADN. Watson, Crick, Wilkins y Franklin descubrieron su estructura molecular de doble hélice con dos cadenas complementarias emparejadas.

En los años treinta, Beadle y Tatum desentrañaron el mecanismo de acción de los genes cuando descubrieron que la manera de «funcionar» de un gen consistía en especificar la estructura de una proteína. Brenner y Jacob identificaron un mensajero intermediario —una copia de ARN— requerido para la traducción de la información genética en una proteína. Monod y Jacob ampliaron la concepción dinámica de los genes al demostrar que estos pueden ser activados y desactivados aumentando o disminuyendo este mensaje de ARN mediante interruptores reguladores anejos a cada gen.

La secuenciación completa del genoma del gusano amplió y modificó estos avances en la comprensión del gen. Un gen especifica una función en un organismo, sí, pero un solo gen puede especificar más de una función. No tiene por qué dar instrucciones para construir una proteína; puede ser utilizado para codificar solo ARN, y no proteínas. Y no tiene por qué ser una pieza continua de ADN; puede estar dividido en partes. Además, tiene secuencias reguladoras anejas, pero estas secuencias no tienen por qué ser adyacentes a él.

La secuenciación completa del genoma había abierto la puerta a un universo inexplorado en la biología de organismos. Como si fuese una enciclopedia infinitamente recursiva —en que la entrada correspondiente a la palabra «enciclopedia» necesitara actualizarse constantemente—, la secuenciación de un genoma había cambiado nuestra concepción de los genes y, por ende, del propio genoma.

El genoma del *C. elegans* —publicado en diciembre de 1998, con el aplauso general del mundo científico, en un número especial de la revista *Science*,[22] cuya portada mostraba una imagen del nematodo subcentimétrico— fue una poderosa reivindicación del Proyecto Genoma Humano. Unos meses después del comunicado sobre el genoma del gusano, Lander transmitía una noticia estimulante: el Proyecto Genoma Humano había secuenciado una cuarta parte del genoma humano. En un oscuro, seco y abovedado almacén de una zona industrial cercana a Kendall Square, en Cambridge, Massachusetts, 125 máquinas secuenciadoras semiautomáticas con forma de enormes cajas grises leían unas doscientas letras de ADN cada segundo (el virus que Sanger había tardado tres años en secuenciar habría sido secuenciado en veinticinco segundos).* La secuencia de todo un cromosoma humano —el cromosoma veintidós— había sido totalmente ensamblada y se hallaba a la espera de su confirmación final. En octubre de 1999, el proyecto alcanzaría una cifra memorable, el par de bases que hacía el número mil millones (un G-C, como se vio después), del total de tres mil millones.[23]

Pero Celera no tenía la intención de quedarse atrás en esta carrera. Bien provista de fondos de inversores privados, había duplicado su producción de secuencias de genes. El 17 de septiembre de 1999, apenas nueve meses después de la publicación del genoma del gusano, Celera inauguró un gran congreso sobre el genoma en el hotel Fontainebleau de Miami con un contragolpe estratégico: había secuenciado el genoma de la *Drosophila melanogaster*, la mosca de la fruta.[24] Trabajando con el genetista de la mosca de la fruta, Gerry Rubin, y un equipo de genetistas de Berkeley y de Europa, el equipo de Venter había ensamblado el genoma de la mosca en el tiempo récord de once meses, más rápidamente que cualquier otro proyecto anterior de secuenciación genética. Cuando Venter, Rubin y Mark Adams su-

---

* Mike Hunkapiller era el nombre del principal impulsor de un avance tecnológico fundamental en la secuenciación de genomas: las máquinas semiautomáticas de secuenciación, capaces de secuenciar rápidamente miles de bases de ADN.

bieron al estrado, se hizo evidente aquel avance; en los nueve decenios transcurridos desde que Thomas Morgan comenzara su trabajo con las moscas de la fruta, los genetistas habían identificado alrededor de 2.500 genes. El borrador de secuencia de Celera contenía los 2.500 genes conocidos más los 10.500 nuevos genes que, de una tacada, habían añadido. En el silencioso y reverencial minuto que siguió a las intervenciones, Venter no dudó en lanzar otra estocada a sus competidores: «Ah, además hemos empezado a secuenciar ADN humano, y parece que [los obstáculos técnicos] no serán un problema tan grande como lo fueron con la mosca».

En marzo de 2000, la revista *Science* publicó la secuencia con el genoma de la mosca de la fruta en otro número especial, esta vez mostrando en la portada un grabado de 1934 con un macho y una hembra de mosca de la fruta.[25] Hasta los críticos más estridentes de la secuenciación de escopeta se mostraron más comedidos ante la calidad y profundidad de los datos. La estrategia de la escopeta de Celera había dejado algunas lagunas importantes en la secuencia, pero había partes esenciales del genoma de la mosca que estaban completas. Las comparaciones entre los genes del ser humano, del gusano y de la mosca revelaron varios patrones sugestivos. De los 289 genes humanos conocidos por estar involucrados en una enfermedad,[26] 177 —más del 60 por ciento— tenían un homólogo en la mosca.[27] No había en ella genes de la anemia de células falciformes o de la hemofilia —las moscas no tienen glóbulos rojos ni se forman coágulos en ellas—, pero sí estaban presentes genes, o equivalentes muy próximos, involucrados en el cáncer de colon, el cáncer de mama, la enfermedad de Tay-Sachs, la distrofia muscular, la fibrosis quística, la enfermedad de Alzheimer, la enfermedad de Parkinson y la diabetes. Aunque separados por seis patas, dos alas y varios millones de años de evolución, las moscas y los seres humanos compartían las principales vías y redes genéticas. Como escribió William Blake en 1794, la diminuta mosca resultaba ser «un hombre como yo».[28]

La característica más desconcertante del genoma de la mosca era también una cuestión de tamaño. O, más exactamente, era la revelación más notoria de que el tamaño no importa. Contradiciendo las expectativas de los biólogos de la mosca más experimentados, se descubrió que esta tenía exactamente 13.601 genes, 5.000 menos que un gusano. Pocas veces se ha utilizado menos para construir más; solo

13.000 genes eran capaces de crear un organismo que se empareja, envejece, se emborracha, tiene descendencia, experimenta dolor, tiene olfato, vista, gusto y tacto, y comparte nuestro insaciable deseo de fruta madura en verano. «La lección es que la patente complejidad [de las moscas] no se alcanza con un gran número de genes —dijo Rubin—. Es probable que el genoma humano [...] sea una versión ampliada del de una mosca [...] La evolución de los complejos atributos adicionales es esencialmente organizativa, cuestión de nuevas interacciones derivadas de la segregación espacial y temporal de componentes bastante similares.»[29]

Como señala Richard Dawkins, «es probable que en todos los animales haya un repertorio relativamente similar de proteínas que necesiten "agenciarse" en algún momento particular...». La diferencia entre un organismo más complejo y otro más sencillo, «entre un humano y un gusano nematodo, no es que el primero tenga mayor número de esas piezas fundamentales del aparato, sino que puede llamarlas a la acción en secuencias más complejas y en un rango de espacios más complejo».[30] No se trataba, una vez más, del tamaño de la barca, sino de la manera de ensamblar los tablones. El genoma de la mosca era su propio barco délfico.

En mayo de 2000, con Celera y el Proyecto Genoma Humano a la par en la carrera hacia la secuenciación del genoma humano, Venter recibió una llamada telefónica de su amigo Ari Patrinos, del Departamento de Energía. Patrinos se había puesto en contacto con Francis Collins para pedirle que se pasara una noche por su casa a tomar una copa con él. ¿Se vendría también Venter? No habría asistentes, ni asesores, ni periodistas, ni tampoco inversores o financieros. La conversación sería totalmente privada, y las conclusiones serían estrictamente confidenciales.

La llamada de Patrinos a Venter había sido planeada durante varias semanas. Se habían filtrado noticias sobre la carrera entre el Proyecto Genoma Humano y Celera a través de canales políticos, y esas noticias habían llegado a la Casa Blanca. El presidente Clinton, con su olfato infalible para las relaciones públicas, se dio cuenta de que las noticias sobre aquella competición podrían resultar embarazosas para el gobierno, sobre todo si Celera era la primera en anunciar la victoria. Clinton había enviado a sus asistentes una escueta nota con dos palabras al margen: «¡Arreglen esto!».[31] Patrinos era el «arreglador».

Una semana más tarde, Venter y Collins se reunieron en una sala de recreo situada en el sótano de la casa de Patrinos en Georgetown. La frialdad inicial del encuentro era comprensible. Patrinos esperó a que el ambiente fuese propicio para exponer con delicadeza el motivo de la reunión: ¿accederían Collins y Venter a anunciar conjuntamente la secuenciación del genoma humano?

Ambos estaban mentalmente preparados para recibir el ofrecimiento. Venter reflexionó sobre esa posibilidad y accedió, aunque con algunas advertencias. Estuvo de acuerdo en organizar una ceremonia conjunta en la Casa Blanca para celebrar la consecución de la secuencia y en la publicación de dos artículos en *Science*. No hubo compromisos sobre el orden cronológico. Como un periodista escribiría más tarde, fue «un empate cuidadosamente acordado».

Aquel primer encuentro en el cuarto del sótano de Ari Patrinos sería el inicio de una serie de reuniones privadas entre los tres. Durante las tres semanas siguientes, Collins y Venter escenificaron cuidadosamente los aspectos generales del anuncio; el presidente Clinton inauguraría el evento, seguido de Tony Blair y de sendas intervenciones de Collins y Venter. Celera y el Proyecto Genoma Humano serían declarados ambos vencedores de la carrera para secuenciar el genoma humano. La Casa Blanca fue inmediatamente informada de la posibilidad del anuncio, y actuó con rapidez para fijar una fecha. Venter y Collins se reunieron con sus respectivos grupos y acordaron que fuera el 26 de junio de 2000.[32]

A las 10.19 del 26 de junio, Venter, Collins y el presidente se reunieron en la Casa Blanca para mostrar el «primer mapa» del genoma humano a un nutrido grupo de científicos, periodistas y dignatarios extranjeros. (En realidad, ni Celera ni el Proyecto Genoma habían completado la secuenciación, pero ambos grupos habían decidido continuar con el anuncio como un gesto simbólico; mientras la Casa Blanca mostraba el supuesto «primer mapa» del genoma, los científicos de Celera y del Proyecto Genoma todavía se escribían frenéticamente por medio de sus terminales para conformar juntos la secuencia como un todo coherente.) Tony Blair se unió al encuentro desde

Londres vía satélite. Norton Zinder, Richard Roberts, Eric Lander y Ham Smith se hallaban entre el público junto a James Watson, que vestía un llamativo traje blanco.[33]

Clinton, que fue el primero en hablar, comparó el mapa del genoma humano con el del continente trazado por Lewis y Clark: «Hace casi dos siglos, en esta sala y en esta planta, Thomas Jefferson y un ayudante de confianza desplegaron un magnífico mapa, un mapa que Jefferson tenía el deseo, acompañado de rezos, de ver algún día de su vida [...] Era un mapa que definió los contornos y amplió para siempre las fronteras de nuestro continente y de nuestra imaginación. Hoy, el mundo se une a nosotros aquí, en la Sala Oriental, para contemplar uno más importante aún. Estamos aquí para celebrar la finalización del primer mapa de todo el genoma humano. Sin lugar a dudas, este es el mapa más importante, más maravilloso, que jamás haya creado la humanidad».[34]

Venter, el último en hablar, no pudo resistirse a recordar que aquel «mapa» también se había logrado gracias a una expedición privada paralela organizada por un solitario explorador: «Hoy, a las doce y treinta, en una rueda de prensa conjunta con el proyecto público, Celera Genomics describirá el primer ensamblaje del código genético de todo el genoma humano con el método de la escopeta [...] El método utilizado por Celera ha determinado el código genético de cinco individuos. Hemos secuenciado el genoma de tres mujeres y dos hombres que se han identificado como hispano, asiático, caucásico y afroamericano».*

Como tantas treguas, el frágil armisticio entre Venter y Collins apenas sobrevivió a su tortuoso nacimiento. El conflicto derivaba en parte de viejas disputas. Aunque el estado de sus patentes era todavía incierto, Celera había decidido obtener beneficios económicos de su proyecto de secuenciación mediante la venta de suscripciones a su base de datos a investigadores académicos y compañías farmacéuticas (estas últimas, había razonado astutamente Venter, podrían querer conocer

---

* En la secuencia descrita por el grupo de Venter estaban representados hombres y mujeres de cada grupo, pero no se había completado la secuencia de ninguno de estos individuos.

secuencias de genes para descubrir nuevos medicamentos, especialmente los dirigidos a determinadas proteínas). Pero Venter también quería publicar la secuencia del genoma humano de Celera en alguna revista científica importante —*Science*, por ejemplo—, lo cual requería que la empresa depositara sus secuencias en un archivo público (un científico no puede publicar un artículo para el público en general si considera que sus datos esenciales son secretos). Con motivo hicieron Watson, Lander y Collins una mordaz crítica del propósito de Celera de ir a horcajadas entre los mundos comercial y académico. «Mi mayor logro —le dijo Venter a un entrevistador— fue conseguir que ambos mundos me odiaran.»[35]

Mientras tanto, el Proyecto Genoma se esforzaba por superar ciertos obstáculos técnicos. Tras haber secuenciado grandes partes del genoma humano utilizando el método de proceder gen por gen, el proyecto se hallaba en una coyuntura crítica; tenía que ensamblar las piezas para completar el rompecabezas. Pero esa tarea —aparentemente modesta en el plano teórico— planteaba un problema computacional abrumador. Faltaban aún partes sustanciales de la secuencia. No todas las partes del genoma eran susceptibles de clonación y secuenciación, y el ensamblaje de segmentos no adyacentes era mucho más complejo de lo inicialmente previsto, como resolver un rompecabezas algunas de cuyas piezas hubieran desaparecido en los recovecos de los muebles. Lander reclutó otro equipo de científicos para que lo ayudaran. Lo componían David Haussler, un especialista en computación de la Universidad de California en Santa Cruz, y James Kent, un antiguo discípulo suyo de cuarenta años, ex programador convertido en biólogo molecular. En un rapto de inspiración, Haussler convenció a la universidad de que adquiriera un centenar de ordenadores personales para que Kent pudiera escribir y ejecutar decenas de miles de líneas de código en paralelo, castigándose las muñecas por las noches para poder empezar a programar por las mañanas.[36]

También en Celera estaba resultando frustrante el problema del ensamblaje del genoma. En ciertas partes del genoma humano abundan extrañas secuencias repetitivas, «equivalentes a una gran extensión de cielo azul en un rompecabezas», según una comparación de Venter. Los científicos computacionales encargados de ensamblar el genoma trabajaban semana tras semana para ordenar fragmentos de genes, pero aún faltaba la secuencia completa.

En el invierno de 2000, ambos proyectos se acercaban a su culminación, pero las comunicaciones entre los grupos, encrespadas aun en los mejores momentos, se habían interrumpido. Venter acusó al Proyecto Genoma de «vengarse de Celera», y Lander escribió a los editores de *Science* para protestar por la estrategia comercial de Celera, consistente en vender su banco de datos a suscriptores y restringir el acceso público a partes del mismo, y al mismo tiempo publicar otras partes seleccionadas de los datos en una revista; Celera quería «conseguir su genoma, y también venderlo». «En la historia de la literatura científica desde el siglo XVII —se quejó Lander—, la divulgación de datos se ha relacionado con el anuncio de un descubrimiento. Esta es la base de la ciencia moderna. En tiempos premodernos, se podía decir:"He encontrado la respuesta", o "he convertido el plomo en oro", pregonar ese descubrimiento y luego negarse a mostrar los resultados. Pero el eje de las revistas científicas profesionales es la divulgación y el crédito.»[37] Pero lo peor fue que Collins y Lander acusaron a Celera de utilizar la secuencia publicada por el Proyecto Genoma Humano como un «andamio» para ensamblar su propio genoma; es decir, de plagio molecular (Venter replicó que la idea era ridícula; Celera había descifrado todos los demás genomas sin la ayuda de tales «andamios»). De resultas de sus particulares aparatos, llegó a decir Lander, los datos de Celera no eran más que una «ensalada genómica».[38]

Cuando Celera estaba a punto de concluir el borrador final de su artículo, los científicos instaron frenéticamente a la compañía a depositar sus resultados en el archivo público de secuencias, llamado GenBank. Finalmente, Venter accedió a proporcionar acceso libre a los investigadores académicos, pero con algunas importantes restricciones. Insatisfechos con el acuerdo, Sulston, Lander y Collins optaron por enviar su artículo a una revista rival, *Nature*.

Los días 15 y 16 de febrero de 2001, el consorcio para el Proyecto Genoma Humano y Celera publicaron sus artículos en *Nature* y *Science* respectivamente. Ambos eran estudios enormes que casi ocupaban por entero las dos revistas (con sus sesenta y seis mil palabras, el artículo del Proyecto Genoma Humano fue el estudio más extenso publicado en la historia de *Nature*). Todo gran artículo científico es una conversación con su propia historia, y los párrafos iniciales del artículo de *Nature* fueron escritos con plena conciencia de la hora de la verdad:

El descubrimiento de las leyes de la herencia de Mendel en las primeras semanas del siglo xx desató una búsqueda científica de cuanto pudiera aclarar la naturaleza y el contenido de la información genética, una búsqueda que ha impulsado la biología de los últimos cien años. El progreso científico acaecido [desde entonces] pasó de forma natural por cuatro fases principales, que corresponden aproximadamente a los cuatro cuartos del siglo.

En la primera se establecieron las bases celulares de la herencia, los cromosomas. En la segunda se definieron las bases moleculares de la herencia, la doble hélice de ADN. En la tercera se desveló la base de información de la herencia [es decir, el código genético] con el descubrimiento del mecanismo biológico que permite a las células leer la información contenida en los genes y con la invención de las tecnologías del ADN recombinante, que, aplicadas a la clonación y secuenciación, permiten a los científicos hacer lo mismo.

La secuenciación del genoma humano, afirmaba el proyecto, marcó el comienzo de la «cuarta fase» de la genética, esto es, la era de la «genómica» (el desvelamiento de genomas enteros de organismos, incluido el de los seres humanos). Hay un viejo enigma filosófico encerrado en la pregunta de si una máquina inteligente podría descifrar su propio manual de instrucciones. En el caso de los seres humanos, el manual ya ha sido completado. Otra cosa es descifrarlo, leerlo y comprenderlo.

El libro del hombre
(en veintitrés tomos)[1]

¿El hombre no es más que eso? Examinémoslo bien.

WILLIAM SHAKESPEARE, *El rey Lear*,
acto III, escena 4

Detrás de las montañas hay más montañas.

Proverbio haitiano

• Tiene 3.088.286.401 letras de ADN (más o menos; según una estimación reciente, son 3.200 millones de letras).

• Publicado como un libro con caracteres de tamaño normal, contendría solo cuatro letras (... AGCTTGCAG... etc.) y ocuparía más de un millón y medio de páginas inescrutables (sesenta y seis veces el tamaño de la *Encyclopaedia Britannica*).

• Se divide en veintitrés pares de cromosomas —cuarenta y seis en total— presentes en la mayoría de las células del cuerpo. Los monos, entre ellos los gorilas, los chimpancés y los orangutanes, tienen veinticuatro pares. En algún momento de la evolución de los homínidos, dos cromosomas de tamaño medio de algún simio ancestral se fusionaron para formar uno solo. El genoma humano se separó cordialmente del genoma de un mono hace varios millones de años, adquiriendo con el paso del tiempo nuevas mutaciones y variaciones. Perdimos un cromosoma pero ganamos un pulgar.

• Codifica un total aproximado de 20.687 genes; tan solo 1.796 más que los gusanos, pero 12.000 menos que el maíz y 25.000 menos que el arroz y el trigo. La diferencia entre los humanos y los cereales del desayuno no radica en el número de genes, sino en la sofisticación de las redes de genes. No se trata de lo que se tiene, sino del uso que se le da.

• Es muy inventivo. Extrae complejidad de la simplicidad. Orquesta la activación o represión de determinados genes solo en ciertas células y en ciertos momentos, creando contextos y compañeros únicos para cada gen en el espacio y en el tiempo; de ese modo produce una variación funcional casi infinita partiendo de su limitado repertorio. Y mezcla y une módulos de genes —llamados «exones»— dentro de genes concretos para extraer aún más diversidad combinatoria de su repertorio de genes. Parece que estas dos estrategias —regular y empalmar genes— se utilizan más ampliamente en el genoma humano que en los de la mayoría de los organismos. Más que en la enormidad del número de genes, la diversidad de tipos de genes o la originalidad de la función de estos últimos, el secreto de nuestra complejidad reside en el ingenio de nuestro genoma.

• Es dinámico. En algunas células reestructura su propia secuencia para crear nuevas variantes de sí mismo. Las células del sistema inmunitario secretan «anticuerpos», proteínas semejantes a misiles diseñadas para adherirse a los gérmenes patógenos invasores. Pero, como estos gérmenes están en constante evolución, los anticuerpos también deben ser capaces de cambiar; un patógeno en evolución exige un huésped en evolución. El genoma lleva a cabo esta contraevolución reestructurando sus elementos genéticos, gracias a lo cual logra una asombrosa diversidad («es... tru... c... t... ura» y «g... en... oma» pueden reorganizarse para formar una palabra completamente nueva, «c... ome... ta»). Los genes remodelados producen la diversidad de anticuerpos. En estas células, cada genoma es capaz de dar lugar a otro totalmente diferente.

• Algunas de sus partes poseen una belleza sorprendente. En una vasta extensión del cromosoma once, por ejemplo, hay toda una avenida dedicada enteramente al sentido del olfato. Aquí, un grupo de 155 genes estrechamente relacionados codifican una serie de receptores de proteínas que son expertos sensores olfativos. Cada receptor se une a una estructura química única, como una llave a una cerradura, y produce en el cerebro una sensación olfativa distinta (hierbabuena, limón, alcaravea, jazmín, vainilla, jengibre, pimienta). Una sofisticada forma de regulación de los genes asegura que se elija solo un gen receptor de olores de este grupo y que se exprese en una sola neurona olfativa en la nariz, permitiéndonos así distinguir miles de olores.

• Curiosamente, los genes solo representan una porción minúscula. Una enorme proporción —un desconcertante 98 por ciento— no está reservada a genes como tales, sino a larguísimos tramos de ADN intercalados entre los genes (ADN intergénico) o situados dentro de ellos (intrones). Estos largos tramos no codifican ARN ni proteínas; existen en el genoma bien porque regulan la expresión de genes, bien por razones que aún no comprendemos, o bien por ninguna razón en absoluto (es decir, son ADN «basura»). Si el genoma fuese una línea extendida sobre el océano Atlántico entre Norteamérica y Europa, los genes serían manchas ocasionales de tierra dispersas a lo largo de ella, oscuros borrones sobre el agua. Y, puestas todas ellas juntas, estas manchas no tendrían una longitud mayor que la isla más grande de las Galápagos o que una línea de tren que atravesara la ciudad de Tokio.

• Hay en él historia incrustada. Aloja fragmentos peculiares del ADN —algunos provenientes de antiguos virus— que en un pasado lejano quedaron intercalados en el genoma y que han permanecido pasivamente en él durante milenios. Algunos de estos fragmentos fueron en tiempos capaces de «saltar» entre genes y organismos, pero ahora permanecen en gran medida inactivos y silenciados. Cual viajantes de comercio retirados, se hallan permanentemente atados a nuestro genoma sin poder moverse o salir de él. Estos fragmentos son mucho más comunes que los genes, lo cual es otra de las peculiaridades más notables de nuestro genoma: buena parte del genoma humano no es exactamente humano.

• Hay en él elementos repetidos que aparecen con frecuencia. Una molesta y misteriosa secuencia de trescientos pares de bases llamada Alu aparece y reaparece millones de veces, pero se desconoce su origen, su función y su importancia.

• Hay en él enormes «familias de genes» —genes que se asemejan y cumplen funciones similares— que a menudo se unen en grupos. Doscientos genes estrechamente relacionados entre sí, agrupados en archipiélagos en ciertos cromosomas, codifican miembros de la familia «Hox», muchos de los cuales desempeñan papeles fundamentales en la determinación del destino, la identidad y la estructura, los segmentos y los órganos del embrión.

• Contiene miles de «pseudogenes», genes que una vez fueron funcionales pero que ahora no lo son; es decir, que no dan origen a proteínas o ARN. Los cadáveres de estos genes inactivados se hallan dispersos a lo largo de él como fósiles en una playa.

• Tiene suficiente capacidad de variación para hacer a cada uno de nosotros distinto, pero la consistencia suficiente para que cada miembro de nuestra especie sea profundamente diferente de los chimpancés o los bonobos, cuyos genomas son en un 96 por ciento idénticos al nuestro.

• Su primer gen, en el cromosoma uno, codifica una proteína que siente los olores en la nariz (¡una vez más, esos genes olfativos tan abundantes!). Su último gen, en el cromosoma X, codifica una proteína que modula la interacción entre las células del sistema inmunitario. («Primer» y «último» son asignaciones arbitrarias; el primer cromosoma fue etiquetado así porque es el más largo.)

• Los extremos de sus cromosomas los marcan los llamados «telómeros». Como las pequeñas piezas de plástico colocadas en los extremos de los cordones de los zapatos, estas secuencias de ADN están diseñadas para impedir que los cromosomas se deshilachen y degeneren.

• Aunque entendemos por completo el código genético —es decir, cómo se utiliza la información presente en un solo gen para construir una proteína— no entendemos prácticamente nada del código genómico; es decir, de cómo múltiples genes dispersos por todo el genoma humano coordinan la expresión de los genes en el espacio y en el tiempo para construir, mantener y reparar un organismo humano.

El código genético es simple; el ADN se utiliza para construir el ARN, y este para construir una proteína. Un triplete de bases en el ADN especifica un aminoácido de la proteína. El código genómico es complejo; anexas a un gen hay secuencias de ADN portadoras de información sobre cuándo y dónde ha de expresarse el gen. No sabemos por qué ciertos genes se encuentran en determinadas ubicaciones geográficas del genoma, y cómo las extensiones de ADN que se hallan entre los genes regulan y coordinan la fisiología de los genes. Hay códigos más allá de códigos, como montañas más allá de montañas.

• Imprime y borra en sí mismo marcas químicas en respuesta a alteraciones de su entorno; de ese modo codifica una forma de «memoria» celular (diremos más cosas sobre este tema).

• Es inescrutable, vulnerable, resistente, adaptable, repetitivo y único.

• Está preparado para evolucionar. Está plagado de restos de su pasado.

• Está diseñado para sobrevivir.

• Se nos parece.

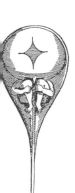

Este homúnculo encerrado en un espermatozoide humano es un dibujo de Nicolaas Hartsoeker, y data de 1694. Como muchos otros biólogos de su época, Hartsoeker creía en la teoría del «espermismo», según la cual la información esencial para crear un feto es transmitida por esta forma humana en miniatura alojada dentro del espermatozoide.

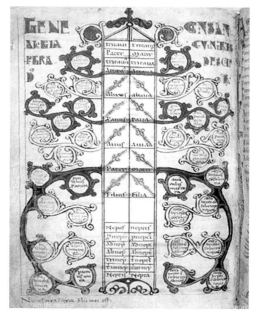

En la Europa medieval era frecuente confeccionar «árboles de linaje», en los que figuraban los antepasados y los descendientes de familias nobles. Estos árboles se utilizaban para reclamar títulos nobiliarios y derechos de propiedad, y también para buscar acuerdos matrimoniales entre familias (en parte, con el fin de controlar los casos de matrimonios consanguíneos entre primos). La palabra «gene» («gen») (*arriba, a la izquierda*) se usaba con el significado de «genealogía» o «descendencia». La connotación moderna de «gen» como unidad de información hereditaria se impuso siglos más tarde, en 1909.

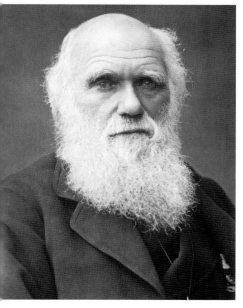

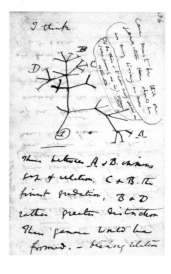

Charles Darwin y su dibujo del «árbol de la vida», en el que mostraba cómo los diferentes organismos eran derivaciones de un organismo ancestral común. Obsérvese la duda que encierra la expresión «I think» («creo» o «me parece») encima del diagrama. La teoría darwiniana de la evolución por medio de la variación y la selección natural requería una teoría de la herencia transmitida por genes. Los lectores atentos de la teoría advirtieron que la evolución solo podía producirse si existían partículas de herencia indivisibles, pero mudables, que transmitieran información. Como Darwin nunca leyó el artículo de Gregor Mendel, no encontró en toda su vida una formulación adecuada de esa teoría.

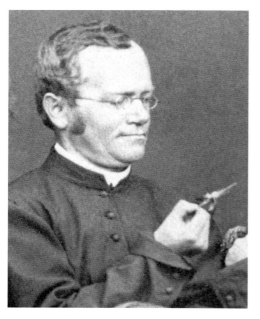

Gregor Mendel con una flor, seguramente del guisante, en el jardín del monasterio de Brno (hoy en la República Checa). Los experimentos pioneros que Mendel realizó en las décadas de 1850 y 1860 identificaron partículas indivisibles portadoras de información hereditaria. El artículo de Mendel (1865) fue ignorado casi por completo durante cuatro décadas. Luego transformaría la ciencia de la biología.

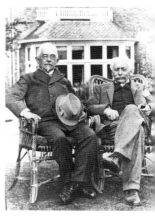

El «redescubrimiento» del trabajo de Mendel por William Bateson (*derecha*) en 1900 le llevó a creer firmemente en la existencia de los genes. En 1905, Bateson acuñó el término «genética» para designar el estudio de la herencia. Wilhelm Johannsen (*izquierda*) acuñó el término «gen» para designar cualquier unidad de herencia. Johannsen visitó a Bateson en su casa de Cambridge, Inglaterra; ambos serían estrechos colaboradores y firmes defensores de la teoría de los genes.

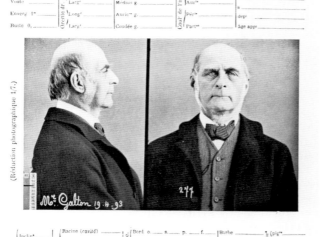

Francis Galton, aged 71, photographed as a criminal on his visit to Bertillon's Criminal Identification Laboratory in Paris, 1893.

Francis Galton —matemático, biólogo y estadístico— se incluyó a sí mismo en una de sus «cartas antropológicas», en cada una de las cuales tabulaba la estatura, el peso, los rasgos faciales y otras características de una persona. Galton se opuso a la teoría mendeliana de los genes. También creía que la reproducción selectiva de seres humanos con los «mejores» rasgos acabaría creando una raza humana mejorada. La «eugenesia», término acuñado por Galton para designar la ciencia de la emancipación humana mediante la manipulación de la herencia, pronto se convertiría en una forma macabra de control social y político.

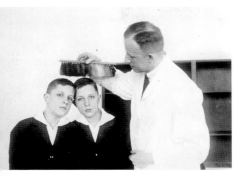

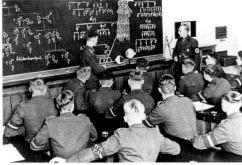

[l]a doctrina nazi de la «higiene racial» dio pie a un gran esfuerzo, amparado por el Estado, por «limpiar» [la] raza humana mediante la esterilización, el confinamiento y el asesinato. Se estudiaron gemelos para probar [el] poder de la herencia, y hombres, mujeres y niños fueron exterminados porque se creía que poseían genes [de]fectuosos. La eugenesia nazi provocó también el exterminio de judíos, gitanos, disidentes y homosexuales. [A]quí, científicos nazis miden unos gemelos y efectúan una demostración de historiales familiares para reclutas.

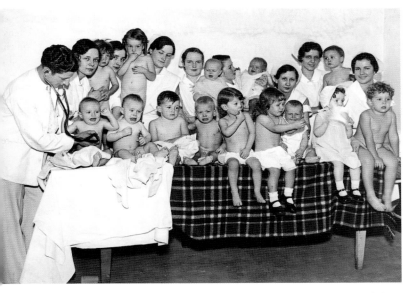

[E]n los años veinte se celebraron en Estados Unidos concursos para elegir a los mejores bebés. [M]édicos examinaban a los niños (todos blancos) para seleccionar los mejores rasgos [g]enéticos. Esto provocó un apoyo pasivo a la eugenesia al exhibir a los bebés más sanos [c]omo productos de la selección genética.

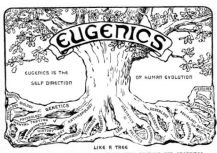

[«Á]rbol eugenésico» estadounidense que aboga [p]or la «autodirección de la evolución humana». [L]a medicina, la cirugía, la antropología y la genealogía [s]on las «raíces» del árbol. La ciencia de la eugenesia [e]speraba poder seleccionar, mediante estos [p]rincipios fundacionales, a los seres humanos más [a]ptos y sanos.

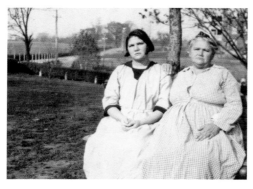

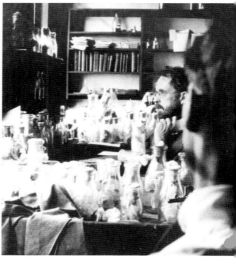

En los años veinte, Carrie Buck y su madre, Emma Buck, fueron enviadas a la Colonia del Estado de Virginia para Epilépticos y Débiles Mentales, donde se esterilizaba rutinariamente a mujeres clasificadas como «imbéciles». La fotografía, tomada con el pretexto de captar un encuentro informal entre madre e hija, fue utilizada como prueba de la semejanza entre Carrie y Emma, y así demostrar su «imbecilidad hereditaria».

En la Universidad de Columbia, y más tarde en el Caltech, Thomas Morgan utilizó, en los años veinte y treinta, moscas de la fruta para demostrar que los genes estaban físicamente vinculados entre sí. Sobre esta base sostuvo proféticamente que una sola molécula con forma de cadena era la portadora de la información genética. Los vínculos entre genes serían utilizados al fin para confeccionar mapas genéticos humanos, los cuales serían el fundamento del Proyecto Genoma Humano. En la fotografía, Morgan en su cuarto de las moscas del Caltech, rodeado de las botellas de leche que, una vez vacías, utilizó para criar las moscas y sus larvas.

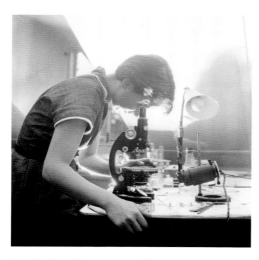

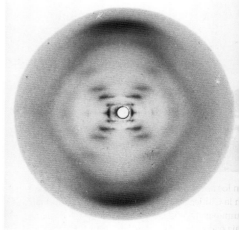

Rosalind Franklin examina en los años cincuenta una muestra microscópica en el King's College londinense. Franklin utilizó la cristalografía de rayos X para fotografiar y estudiar la estructura del ADN. La fotografía 51 fue la más clara de las que Franklin obtuvo de un cristal de ADN. La instantánea sugiere una estructura de doble hélice, aunque en ella no se observan claramente las orientaciones precisas de las bases A, C, T y G.

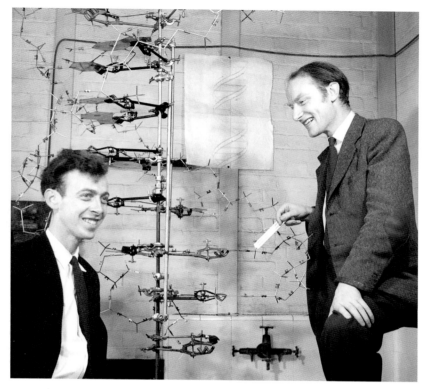

En Cambridge, James Watson y Francis Crick muestran en 1953 su modelo de doble hélice del ADN. Watson y Crick resolvieron su estructura al comprobar que la base A de una hebra estaba emparejada con la base T de la otra hebra, y la base G con la base C.

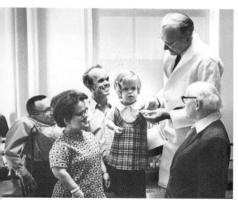

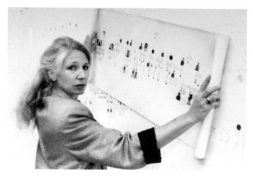

n los años cincuenta, Victor McKusick confeccionó la Clínica Moore un gran catálogo de mutaciones manas. Descubrió que un fenotipo —estatura ja o «enanismo»— podían causarlo mutaciones varios genes dispares. Y a la inversa, que diversos notipos podían ser producto de mutaciones en un lo gen.

A la madre y las tías de Nancy Wexler se les diagnosticó la enfermedad de Huntington, una afección neurodegenerativa que provoca sacudidas y movimientos sinuosos involuntarios. El diagnóstico la incitó a buscar el gen causante de la enfermedad. Wexler encontró un grupo de enfermos de Huntington en Venezuela, todos ellos probablemente descendientes de una única persona con esta dolencia. La enfermedad de Huntington fue una de las primeras cuya vinculación con un único gen quedó demostrada mediante los modernos métodos de localización de genes.

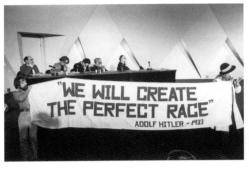

Protesta estudiantil contra un congreso de genética en los años setenta. Las nuevas tecnologías de secuenciación y clonación de genes y del ADN recombinante acrecentaron la preocupación por el posible uso de nuevas formas de eugenesia para crear una «raza perfecta». La relación que guardaban con la eugenesia nazi no se había pasado por alto.

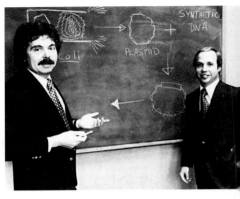

En 1976, Herb Boyer (*izquierda*) y Robert Swanson (*derecha*) fundaron Genentech para producir medicamentos utilizando genes. El dibujo de la pizarra esquematiza la producción de insulina mediante la tecnología del ADN recombinante. Las primeras proteínas fueron producidas en enormes incubadoras de bacterias vigiladas por Swanson.

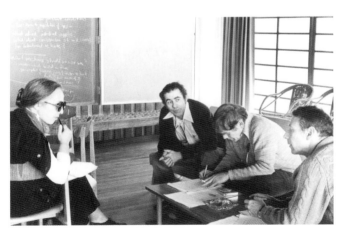

Paul Berg habla con Maxine Singer en el Congreso de Asilomar de 1975, mientras Sydney Brenner toma notas sobre una mesa. Tras el descubrimiento de las tecnologías para crear híbridos genéticos entre genes (ADN recombinante) y producir millones de copias de dichos híbridos en células bacterianas (clonación de genes), Berg y otros propusieron una «moratoria» para ciertos trabajos basados en el ADN recombinante hasta que los riesgos fuesen adecuadamente evaluados.

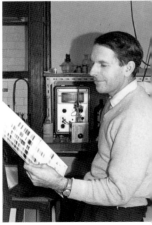

Frederick Sanger examina una secuenciación de ADN en gel. Sanger inventó una técnica para secuenciar ADN (es decir, obtener la serie precisa de letras —A, C, T y G— en una secuencia de genes) que revolucionó nuestra comprensión de los genes y preparó el camino al Proyecto Genoma Humano.

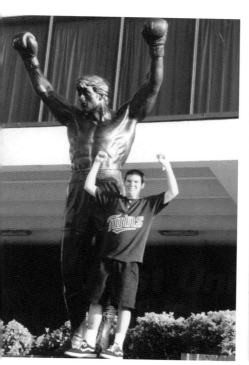

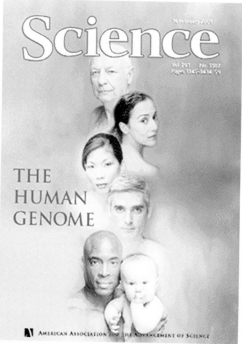

sse Gelsinger posa en Filadelfia pocos meses antes e su muerte en 1999. Gelsinger fue uno de los rimeros pacientes tratados con terapia génica. e diseñó un virus para liberar en su hígado la rma correcta de un gen que había mutado, pero na enérgica respuesta de su sistema inmunitario al rus provocó un fallo en este órgano que acabó con vida. La «muerte biotecnológica» de Gelsinger rovocó en toda la nación una oleada de exigencias mayor seguridad en los ensayos de terapia génica.

Cubierta de la revista *Science* que anuncia en febrero de 2001 el borrador de la secuenciación del genoma humano.

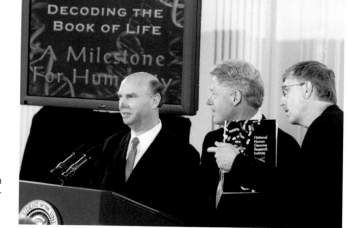

aig Venter, el presidente Bill nton y Francis Collins izquierda a derecha) anuncian 26 de junio de 2000 el borrador la secuenciación del genoma mano en la Casa Blanca.

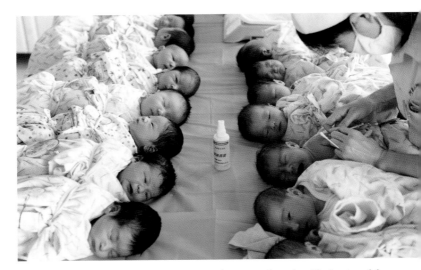

Aun sin técnicas sutiles para alterar genomas humanos, la evaluación *in utero* del genoma ha causado grandes efectos disgénicos. En partes de China e India, el uso de la amniocentesis para saber el género y el aborto selectivo de fetos femeninos han desequilibrado la proporción entre los sexos hasta valores de 0,8 para el sexo femenino y de 1 para el masculino, y han causado alteraciones sin precedentes de las estructuras poblacionales y familiares.

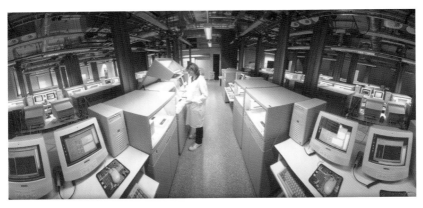

Máquinas de secuenciación más rápidas y exactas (encerradas en contenedores grises) y conectadas a superordenadores que analizan y registran información genética, pueden hoy secuenciar en unos meses genomas humanos. También pueden emplearse variantes de esta técnica para secuenciar el genoma de un embrión multicelular o un feto, haciendo posible el diagnóstico genético preimplantacional y el diagnóstico *in utero* de futuras enfermedades.

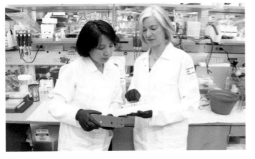

Jennifer Doudna (*derecha*), bióloga e investigadora del ARN en Berkeley, figura entre los científicos que trabajan en un sistema para liberar adrede mutaciones específicas en genes. En principio, este sistema puede emplearse para «editar» el genoma humano, aunque la tecnología todavía debe ser perfeccionada y evaluada en interés de la seguridad y la fidelidad. Si lograse introducir deliberadamente modificaciones genéticas en espermatozoides, óvulos o células madre embrionarias, esta tecnología supondría la posibilidad de generar seres humanos con genes alterados.

QUINTA PARTE

A través del espejo

La genética de la identidad y la «normalidad» (2001-2015)

¡Qué bonito sería que pudiéramos entrar en la Casa del Espejo! ¡Estoy segura de que ha de haber la mar de cosas hermosas!

LEWIS CARROLL,
Alicia en el País de las Maravillas[1]

«Por lo tanto, somos lo mismo»[1]

Tiene que haber una nueva votación. Esto no es justo.

¿Qué tengo yo en común con los judíos? No tengo
nada en común conmigo mismo.

Franz Kafka[3]

La medicina, observó en una ocasión el sociólogo Everett Hughes
con ironía, ve el mundo invertido, como reflejado en un espejo. La
enfermedad se utiliza para definir la salud. La anormalidad marca los
límites de la normalidad. La desviación establece los límites de la conformidad. Esta «escritura invertida», especular, puede dar lugar a una
visión muy perversa del cuerpo humano. Así, un traumatólogo piensa en los huesos como sitios donde se producen fracturas, y en la imaginación de un neurólogo, el cerebro es un lugar donde se pierde la
memoria. Una vieja historia, probablemente apócrifa, cuenta que un
cirujano de Boston que perdió la memoria solo podía recordar a sus
amigos por los nombres de las diversas operaciones a que los había
sometido.[4]

Como ha observado el escritor sobre temas científicos Matt
Ridley, a lo largo de gran parte de la historia de la biología humana
también los genes sufrían esta inversión especular cuando eran identificados por la anormalidad o la enfermedad que causaban a consecuencia de una mutación. De ahí el gen de la fibrosis quística, el gen
del mal de Huntington, el gen BRCA1 como el causante del cáncer
de mama, etc. Para un biólogo, esta nomenclatura es absurda; la función del gen BRCA1 no es causar el cáncer de mama cuando ha su-

frido una mutación, sino reparar el ADN cuando es normal. La única función del «benigno» gen BRCA1, conocido como el «gen del cáncer de mama», es asegurar que el ADN sea reparado cuando ha sufrido un daño. Los cientos de millones de mujeres sin antecedentes familiares de cáncer de mama heredan esta variante benigna del gen BRCA1. La variante o alelo mutado —llamémoslo m-BRCA1— causa un cambio en la estructura de la proteína del BRCA1 que la hace incapaz de reparar ADN dañado; de ahí que las mutaciones que causan cáncer aparezcan en el genoma cuando el BRCA1 no funciona.

El gen llamado «sin alas», de la mosca de la fruta, codifica una proteína cuya función no es hacer que los insectos carezcan de alas, sino codificar instrucciones para que se les formen. Llamar a un gen «el de la fribrosis quística» (o «FQ») es, como apunta Ridley, «tan absurdo como definir los órganos del cuerpo en función de las enfermedades que pueden padecer: el hígado como el que padece cirrosis, el corazón como el que sufre ataques cardíacos y el cerebro como el órgano de las apoplejías».[5]

El Proyecto Genoma Humano permitió a los genetistas enderezar esta visión invertida. El catálogo completo de cada gen normal del genoma humano y los instrumentos creados para elaborar este catálogo hicieron posible, en principio, la visión frontal, no especularmente invertida, de la genética; ya no era necesario emplear la patología para definir los límites de la fisiología normal. En 1988, un documento del Consejo Nacional de Investigación sobre el Proyecto Genoma Humano hizo un importante pronóstico sobre el futuro de la investigación genómica: «En la secuencia del ADN se hallan codificados determinantes fundamentales de capacidades mentales —aprendizaje, lenguaje y memoria— esenciales en la cultura humana. También se encuentran codificadas las mutaciones y variaciones que causan un aumento de la susceptibilidad a múltiples enfermedades que producen grandes sufrimientos a los seres humanos».[6]

Los lectores atentos habrán reparado en dos afirmaciones que revelan dos ambiciones de la nueva ciencia. Tradicionalmente, la genética humana se había centrado sobre todo en la patología, en las «enfermedades que producen grandes sufrimientos a los seres humanos». Pero, provista de los nuevos métodos y herramientas, la genética también podía vagar libremente para explorar aspectos de la biología humana que hasta entonces parecían impenetrables. La genética había pasado del territorio de la patología al de la normalidad. La nueva ciencia se usaba para clarificar la historia, el lenguaje, la memoria, la cultura, la sexualidad, la identidad y la raza. En sus fantasías más ambiciosas, se imaginaba como la ciencia de la normalidad; la de la salud, la identidad, el destino.

El cambio de trayectoria de la genética también marcó un cambio en la historia del gen. Hasta entonces, el principio organizador de nuestra historia había sido histórico; la transición del gen al Proyecto Genoma siguió una cronología relativamente lineal de saltos y descubrimientos conceptuales. Pero, a medida que la genética humana trasladaba su mirada de la patología a la normalidad, un enfoque estrictamente cronológico ya no podía abarcar las diversas dimensiones de su investigación. La disciplina se desplazó hacia un enfoque más temático y se organizó en torno a campos de investigación distintos, aunque en parte superpuestos, de la biología humana: la genética de la raza, el género, la sexualidad, la inteligencia, el carácter y la personalidad.

El dominio ampliado del gen nos permitía conocer mucho mejor la influencia de los genes en nuestras vidas. Pero el intento de relacionar la normalidad humana con los genes obligaría a la ciencia de la genética a afrontar algunos de los interrogantes científicos y morales más complejos de su historia.

Para entender lo que los genes nos dicen de los seres humanos, podríamos empezar tratando de descifrar lo que nos dicen acerca de los orígenes de los seres humanos. A mediados del siglo XIX, antes del advenimiento de la genética humana, antropólogos, biólogos y lingüistas discutían acaloradamente sobre la cuestión del origen humano. En 1854, un naturalista de origen suizo llamado Louis Agassiz fue el más ardiente defensor de una teoría llamada «poligenismo», según la cual las tres principales razas humanas —blancos, asiáticos y negros, como le gustaba clasificarlos— habrían tenido un origen independiente en linajes ancestrales que se hallaban separados desde hacía varios millones de años.

Agassiz fue, casi sin disputa, el más distinguido racista de la historia de la ciencia; «racista» tanto en el sentido original de la palabra

—es decir, creía en las diferencias esenciales entre las razas humanas— como en un sentido funcional —es decir, creía en la superioridad fundamental de unas razas sobre otras—. Le horrorizaba y repelía la idea de compartir un ancestro común con los africanos; de ahí que sostuviera que cada raza tenía sus propios antepasados y que había aparecido independientemente y se había desperdigado también de forma independiente en el espacio y el tiempo. (El nombre «Adán», sugirió, provendría de la palabra hebrea para referirse a «alguien que se ruboriza», porque solo un hombre blanco puede ruborizarse. Tuvo que haber muchos Adanes, concluyó Agassiz —que se ruborizaban y que no se ruborizaban—, uno por cada raza.)

En 1859, la teoría de los múltiples orígenes de Agassiz fue puesta en entredicho tras la publicación de *El origen de las especies* de Darwin. Aunque la obra esquivaba deliberadamente la cuestión del origen humano, la idea darwiniana de la evolución por medio de la selección natural era a todas luces incompatible con la de la ascendencia por separado de todas las razas humanas: si los pinzones y las tortugas tenían un ancestro común, ¿por qué los seres humanos iban a ser diferentes?

Este duelo académico se desarrolló de una forma casi cómicamente unilateral. Agassiz, un profesor de Harvard provisto de grandes patillas, era uno de los naturalistas más eminentes del mundo, mientras que Darwin, un dudoso clérigo convertido en naturalista autodidacta del «otro» Cambridge, aún era prácticamente desconocido fuera de Inglaterra. Aunque era capaz de reconocer una confrontación que podía ser fatal cuando la veía, Agassiz escribió una ardiente refutación del libro de Darwin. «Si el señor Darwin o sus seguidores aportaran un solo hecho que demostrase que los individuos cambian en el transcurso del tiempo hasta acabar dando lugar a especies [...] la cosa también cambiaría», tronó.[7]

Pero hasta Agassiz tuvo que reconocer que su teoría de los antepasados independientes de razas independientes corría el riesgo de ser cuestionada, no por un «solo hecho», sino por multitud de ellos. En 1848, obreros de una cantera de piedra caliza ubicada en el valle del Neander, en Alemania, habían desenterrado accidentalmente una peculiar calavera que se asemejaba a la de un humano, pero que también mostraba diferencias sustanciales, como un cráneo más grande, un mentón hundido, potentes articulaciones maxilares y prominentes arcos superciliares. Inicialmente se creyó que el cráneo era un resto de algún monstruo que habría sufrido un accidente —un loco atrapado en una cueva—, pero durante las décadas siguientes, barrancos y cuevas dispersas por toda Europa y Asia vomitaron gran cantidad de cráneos y huesos similares. La reconstrucción hueso por hueso de estos especímenes sugería que se trataba de una especie con una constitución fuerte y cejas prominentes que caminaba en posición erecta sobre unas piernas algo arqueadas; un luchador intratable con el ceño siempre fruncido. El homínido recibió el nombre de la localidad donde fue hallado por primera vez, «neandertal».[8]

Inicialmente, muchos científicos creían que los neandertales constituían una forma ancestral de los humanos modernos, un eslabón en la cadena de vínculos perdidos entre los humanos y los simios. En 1922, por ejemplo, un artículo publicado en *Popular Science Monthly* consideraba al neandertal el representante de «los primeros tiempos de la evolución del hombre».[9] Acompañaba al texto una imagen hoy familiar de la evolución humana, con monos semejantes a los gibones transformándose en gorilas y estos en neandertales, ya en posición erecta, hasta llegar a los humanos. Pero, en los años setenta y ochenta, la hipótesis del neandertal como ancestro del hombre fue desacreditada y reemplazada por la teoría mucho más extraña de que los primeros hombres modernos coexistieron con los neandertales. Los dibujos de la «cadena de la evolución» fueron revisados para mostrar que los gibones, los gorilas, los neandertales y los humanos modernos no representaban etapas progresivas de la evolución humana, sino que todos procedían de un ancestro común. Nuevos datos antropológicos indicaban que los humanos modernos —entonces llamados «cromañones»— habían llegado a los hábitats de los neandertales hacía alrededor de cuarenta y cinco mil años, muy probablemente en oleadas migratorias a partes de Europa donde vivían los segundos. Ahora sabemos que los neandertales se extinguieron hace cuarenta mil años, tras haber convivido con los primeros humanos modernos durante unos cinco mil.

Los cromañones son ciertamente nuestros antepasados más cercanos; poseían un cráneo más pequeño, un rostro aplanado, arcos ciliares menos prominentes y una mandíbula más fina, como los humanos contemporáneos (el término políticamente correcto para designar a los cromañones anatómicamente correctos es «primer humano moderno europeo», *European Early Modern Human*). Estos primeros humanos modernos se mezclaron con los neandertales, al menos en algunas partes de Europa, y es probable que compitieran con ellos por los recursos, los alimentos y el espacio. Los neandertales eran nuestros vecinos y rivales. Hay pruebas de que nos cruzamos con ellos y de que, al competir por los alimentos y otros recursos, pudimos contribuir a su extinción. Los queríamos, pero acabamos con ellos.

Sin embargo, la distinción entre neandertales y humanos nos devuelve, cerrando el círculo, a nuestras preguntas iniciales: ¿qué edad tienen los seres humanos?; ¿de dónde venimos? En la década de 1980, un bioquímico de la Universidad de California en Berkeley llamado Allan Wilson empezó a utilizar herramientas genéticas para responder a estas preguntas.[*][10] El experimento de Wilson partía de una idea bastante sencilla. Imaginemos que nos llevan a una fiesta de Navidad. No sabemos quiénes son el anfitrión y los invitados. Un centenar de hombres, mujeres y niños se arremolinan allí y beben ponche, y, de repente, comienza un juego; nos piden ordenar a la gente por familias, parentescos y ascendencia. No podemos preguntar nombres ni edades. Es como si nos vendasen los ojos; no nos permiten construir árboles genealógicos basándonos en semejanzas faciales o en gestos.

Para un genetista, este es un problema soluble. En primer lugar, el genetista reconoce la existencia de cientos de variaciones naturales —mutaciones— dispersas por cada genoma. Cuanto más cercano es el parentesco entre individuos, más próximo es el espectro de sus variantes o mutaciones compartidas (los gemelos idénticos comparten el genoma completo; padres y madres contribuyen, por término medio, a la mitad de sus hijos, y así sucesivamente). Si estas variantes pueden ser secuenciadas e identificadas en cada individuo, el linaje puede

---

* Wilson tomó su idea fundamental de dos gigantes de la bioquímica, Linus Pauling y Émile Zuckerkandl, que habían propuesto una manera completamente nueva de concebir el genoma: no solo como un compendio de información para construir un organismo individual, sino también como un compendio de información para la historia evolutiva de un organismo, un «reloj molecular». El biólogo evolutivo japonés Motoo Kimura también desarrolló esta teoría.

ser resuelto enseguida; el parentesco es una función de las mutacio-nes. Así como individuos emparentados comparten rasgos faciales, o el color de la piel, o la estatura, las variaciones son más comúnmente compartidas en el seno de las familias que fuera de ellas (pues se com-parten los rasgos faciales y la estatura porque los individuos compar-ten las variaciones genéticas).

¿Y si también se le pide al genetista que encuentre a la familia con el mayor número de generaciones allí presentes sin saber las eda-des de ninguna de las personas que hay en la fiesta? Supongamos que una familia está representada por un bisabuelo, un abuelo, un padre y un hijo; cuatro generaciones estarán presentes. Otra familia también tiene cuatro asistentes: un padre y sus trillizos idénticos, que represen-tan solo a dos generaciones. ¿Podremos identificar entre la multitud a la familia con el mayor número de generaciones sin ningún conoci-miento previo de los rostros o los nombres? Simplemente contando el número de miembros de una familia no podremos; el padre y sus trillizos, y el bisabuelo y sus descendientes multigeneracionales, tie-nen cada uno el mismo número de familiares, cuatro.

Los genes y las mutaciones ofrecen una solución inteligente. Como las mutaciones se acumulan a lo largo de las generaciones, es decir, en el tiempo intergeneracional, la familia con la mayor diversi-dad de variaciones en genes será la que tiene más generaciones. Los trillizos tienen exactamente el mismo genoma; su diversidad genética es mínima. El par que forman el bisabuelo y el bisnieto, por el con-trario, tienen genomas emparentados, pero las diferencias entre estos no podrían ser mayores. La evolución es un metrónomo que hace tictac conforme se suceden las mutaciones. La diversidad genética actúa como un «reloj molecular», y las variaciones pueden organizar relaciones de linaje. El tiempo intergeneracional entre dos miem-bros de una familia es proporcional al grado de diversidad genética entre ellos.

Wilson se dio cuenta de que esta técnica podría aplicarse no solo a una familia, sino a toda una población de organismos. Las varia-ciones en los genes podrían utilizarse para crear un mapa de paren-tescos y la diversidad genética, para establecer la antigüedad de po-blaciones perteneciente a una especie; una tribu que tiene una gran diversidad genética es más antigua que otra con escasa o ninguna di-versidad.

Wilson casi había resuelto el problema del cálculo de la edad de cualquier especie basándose en la información genómica, pero había un fallo técnico. Si la variación genética se producía solamente por mutación, en el método de Wilson no habría posibilidad de fallo alguno. Pero el bioquímico sabía que de los genes existen dos copias en la mayoría de las células humanas y que pueden «intercambiarse» entre los pares de cromosomas, generando variación y diversidad de una forma alternativa. Esta forma de generar variación desbarataba inevitablemente el estudio de Wilson. Para construir un linaje genético ideal, advirtió Wilson, se necesitaba un segmento de genes humanos que fuera intrínsecamente resistente a la redistribución y el intercambio; un rincón solitario y vulnerable del genoma donde los cambios solo pudieran producirse mediante la acumulación de mutaciones, permitiendo a ese segmento genómico actuar como el reloj molecular perfecto.

Pero ¿dónde encontrar un tramo tan vulnerable? La solución de Wilson fue ingeniosa. Los genes humanos se almacenan en los cromosomas del núcleo celular, pero con una excepción. Cada célula posee una estructura subcelular llamada «mitocondria» que sirve para producir energía. Las mitocondrias tienen su propio minigenoma de solo treinta y siete genes, que es la seismilésima parte del número de genes presentes en los cromosomas humanos. (Algunos científicos sostienen que las mitocondrias tienen su origen en algunas bacterias antiguas que invadieron organismos unicelulares. Estas bacterias sellaron una alianza simbiótica con esos organismos; ellas les proporcionaban energía, pero a cambio de utilizar el medio celular del organismo para su nutrición, su metabolismo y su autodefensa. Los genes alojados en las mitocondrias serían restos de esta antigua relación simbiótica; de hecho, los genes mitocondriales humanos parecen más genes bacterianos que genes humanos.)[11]

El genoma mitocondrial rara vez se recombina y está presente en una sola copia. Las mutaciones en los genes mitocondriales se transmiten intactas a lo largo de las generaciones, y con el paso del tiempo se acumulan sin intercambios, lo que convierte al genoma mitocondrial en un cronometrador genético ideal. Wilson se dio cuenta de que este método para calcular edades era enteramente autónomo e independiente de cualquier tendencia; no guardaba la menor relación con los registros fósiles, los linajes lingüísticos, los estratos geológicos, los mapas geográficos y los estudios antropológicos. Los seres humanos vivos portamos en los genomas la historia evolutiva de la especie. Es como si llevásemos permanentemente en la cartera una foto de cada uno de nuestros antepasados.

Entre 1985 y 1995, Wilson y sus estudiantes aprendieron a aplicar estas técnicas a las muestras humanas (Wilson falleció de leucemia en 1991, pero sus discípulos continuaron su labor). Los resultados de estos estudios fueron sorprendentes por tres razones. En primer lugar, cuando Wilson midió la diversidad general del genoma mitocondrial humano, se encontró con que esta era sorprendentemente pequeña, menor que los genomas correspondientes de los chimpancés. En otras palabras: que los seres humanos modernos son sustancialmente más jóvenes y más homogéneos que los chimpancés (cada chimpancé podrá ser, a los ojos humanos, como todos los demás chimpancés, pero, comparados con estos, los humanos son mucho más parecidos).[12] Se estimó que la edad de los seres humanos era de unos doscientos mil años, un parpadeo, un solo tictac, en la escala de la evolución.

¿De dónde provienen los primeros humanos modernos? En 1991, Wilson pudo utilizar su método para reconstruir la relación entre los linajes de varias poblaciones de todo el mundo y calcular la edad relativa de cualquiera de ellas utilizando la diversidad genética como reloj molecular. Conforme las tecnologías de secuenciación y anotación de genes evolucionaban, los genetistas fueron mejorando este análisis; ampliaron su alcance más allá de las variaciones mitocondriales y estudiaron a miles de individuos pertenecientes a cientos de poblaciones de todo el planeta.[13]

En noviembre de 2008, un estudio pionero dirigido por Luigi Cavalli-Sforza, Marcus Feldman y Richard Myers, de la Universidad de Stanford, caracterizó 642.690 variantes genéticas en 938 individuos procedentes de 51 subpoblaciones de todo el mundo.[14] Este estudio arrojó el segundo resultado sorprendente sobre los orígenes humanos: los humanos modernos aparecieron exclusivamente en una franja, más bien estrecha, de algún lugar del África subsahariana hace cien mil o doscientos mil años. Luego emigraron al norte y al este, y poblaron Oriente Próximo, Europa, Asia y las dos Américas. «Cuanto más nos alejamos de África, menos variaciones encontramos —escribió Feldman—.[15] Este patrón concuerda con la teoría de que los primeros humanos modernos se extendieron paulatinamente por el mundo después de salir de África hace menos de cien mil años. A medida que cada pequeño grupo partía en busca de nuevas regiones, se llevaba solamente una muestra de la diversidad genética de la población que constituyeron sus padres.»

Las poblaciones humanas más antiguas —con sus genomas salpicados de diversas variaciones antiguas— son las tribus san de Sudáfrica, Namibia y Botsuana, y los pigmeos mbuti, que viven en las profundidades del bosque de Ituri, en el Congo.[16] Y los humanos más «jóvenes» son los nativos de Norteamérica, que salieron de Europa y cruzaron a la península de Seward, en Alaska, a través del canal helado del estrecho de Bering hace entre quince mil y treinta mil años.[17] Esta teoría del origen y la migración de los antiguos humanos, corroborada por muestras fósiles, datos geológicos, herramientas halladas en excavaciones arqueológicas y patrones lingüísticos, ha sido generalmente aceptada por la mayoría de los genetistas. Se la denomina «teoría de la salida de África» (*Out of Africa Theory*) o «modelo de la reciente salida de África» (*Recent Out of Africa Model*)[18] (la palabra «reciente» hace referencia a la evolución, sorprendentemente moderna, de los humanos modernos, y su acrónimo, ROAM («vagabundeo»), es un emotivo recuerdo del antiguo impulso itinerante que parece brotar directamente de nuestros genomas). La tercera conclusión importante de estos estudios requiere cierta base conceptual. Consideremos la génesis de un embrión unicelular producto de la fecundación de un óvulo por un espermatozoide. El material genético de este embrión tiene dos fuentes, los genes paternos (del esperma) y los genes maternos (del óvulo). Pero el material celular del embrión proviene exclusivamente del óvulo; el espermatozoide no es más que un vehículo ansioso de entregar el ADN masculino, un genoma equipado con una cola hiperactiva.

Aparte de las proteínas, los ribosomas, los nutrientes y las membranas, el óvulo también provee al embrión de unas estructuras especializadas llamadas «mitocondrias». Las mitocondrias son centros productores de energía dentro de la célula; son tan anatómicamente discretas y están tan especializadas en su función que los biólogos celulares las llaman «orgánulos», es decir, miniórganos residentes en las células. Recordemos que las mitocondrias tienen un pequeño genoma independiente en su interior (no en el núcleo de la célula, donde se encuentran los veintitrés pares de cromosomas, así como los alrededor de 21.000 genes humanos).

El origen exclusivamente femenino de todas las mitocondrias en un embrión tiene una consecuencia importante. Todos los seres humanos —hombres y mujeres— heredan sus mitocondrias de sus madres, que a su vez las heredaron de sus madres, y así sucesivamente, en una línea femenina ininterrumpida que se extiende indefinidamente en el pasado. (Una mujer también lleva en sus células los genomas mitocondriales de todos sus futuros descendientes; irónicamente, en caso de existir algo como el «homúnculo», su origen sería exclusivamente femenino; ¿técnicamente un «femúnculo»?)

Imaginemos ahora una antigua tribu con doscientas mujeres, cada una de las cuales tiene un solo retoño. Si este es una hija, la mujer pasará sus mitocondrias a la siguiente generación y, a través de la hija de su hija, a la tercera generación. Pero si tiene un hijo en vez de una hija, el linaje mitocondrial de la mujer entra en un callejón sin salida genético y se extingue (como los espermatozoides no pasan sus mitocondrias al embrión, los hijos no pueden transmitir sus genomas mitocondriales a sus descendientes). En el transcurso de la evolución de la tribu, decenas de miles de tales linajes mitocondriales podrán acabar en estos callejones sin salida y desaparecer. He aquí el quid de la cuestión: si la población fundadora de una especie es lo bastante pequeña y ha transcurrido el tiempo suficiente, el número de linajes maternos supervivientes se reducirá, e irá menguando hasta que solo queden unos pocos. Si la mitad de las doscientas mujeres de nuestra tribu tienen solo hijos varones, entonces cien linajes mitocondriales se estrellarán contra el muro acristalado de la herencia solo masculina y desaparecerán en la siguiente generación. La otra se encontrará con el callejón sin salida de los hijos varones de la segunda generación, y así sucesivamente. Al cabo de varias generaciones, todos los descendientes de la tribu, hombres y mujeres, habrán reducido su ascendencia mitocondrial a unas pocas mujeres.

En los humanos modernos, ese número se reduce a uno; cada uno de nosotros puede rastrear su linaje mitocondrial hasta terminar en una sola hembra humana que existió en África hace unos doscientos mil años. Ella es la madre común de nuestra especie. No sabemos qué aspecto tenía, pero sus parientes modernos más cercanos son las mujeres de la tribu san de Botsuana o Namibia.

Encuentro muy cautivadora la idea de una madre fundadora. En la genética humana, se la conoce con un bonito nombre, la Eva mitocondrial.

En el verano de 1994, cuando era un estudiante de posgrado interesado en el origen genético del sistema inmunitario, viajé por el valle del Rift, de Kenia a Zimbabue, y crucé la cuenca del río Zambeze hasta las llanuras de Sudáfrica. Era el viaje evolutivo de los seres humanos realizado a la inversa. La última estación del viaje era una árida meseta de Sudáfrica más o menos equidistante de Namibia y Botsuana, donde habían vivido algunas de las tribus san. Era un lugar desolado, una planicie de aspecto lunar, seca y decapitada por alguna fuerza geofísica vengativa que se elevaba sobre las llanuras. Por entonces, una sucesión de robos y extravíos habían reducido mis pertenencias a prácticamente nada: cuatro pares de bóxers, que a menudo remangaba y llevaba a modo de pantalones cortos, una caja de barritas energéticas y agua mineral. Desnudos nacemos, dice la Biblia. Yo casi lo estaba allí.

Con un poco de imaginación, podemos reconstruir la historia de los humanos tomando esa meseta azotada por el viento como punto de partida. El reloj empieza a correr hace cien mil años, cuando un grupo de los primeros humanos modernos comienza a habitar ese lugar o algún otro próximo a él (los genetistas evolutivos Brenna Henn, Marcus Feldman y Sarah Tishkoff han identificado el origen de la migración humana más al oeste, cerca de la costa de Namibia). No sabemos prácticamente nada acerca de la cultura y las costumbres de esta antigua tribu. No dejó restos materiales —ni herramientas, ni pinturas, ni señales de haber habitado en cavernas— excepto el más profundo de todos: sus genes, unidos indisolublemente a los nuestros.

La población era bastante pequeña, minúscula incluso para lo habitual hoy en día: entre seis mil y diez mil individuos. La estimación más chocante la sitúa en unos setecientos, el mismo número de personas que habitan un bloque de viviendas de una ciudad o un pueblo. La Eva mitocondrial pudo haber vivido entre ellos; habría tenido al menos una hija y al menos una nieta. No sabemos cuándo, ni por qué, estos individuos dejaron de cruzarse con otros homínidos, pero sabemos que empezaron a cruzarse entre ellos con relativa exclusividad hace unos doscientos mil años. («Las relaciones sexuales comenzaron

—como escribió una vez el poeta Philip Larkin— en mil novecientos sesenta y tres.»[19] Llevaba un retraso de alrededor de doscientos mil años.) Quizá vivieran aislados debido a los cambios climáticos o confinados por barreras geográficas. O tal vez estuvieran enamorados del lugar.

Más adelante se desplazaron al oeste, como los jóvenes a menudo hacen, y luego viajaron al norte.* Ascendieron por la gran fractura del valle del Rift o se internaron en los húmedos bosques de la cuenca del Congo, donde hoy viven los mbuti y los bantúes.

La historia no está tan definida desde el punto de vista geográfico ni es tan clara como parece. Se sabe que algunas poblaciones de primitivos humanos modernos migraron al Sáhara —entonces una región exuberante, atravesada por lagos alargados y ríos— y se agruparon en núcleos de la zona habitados por humanoides, con los que coexistieron e incluso se cruzaron, tal vez produciendo retrocruzamientos evolutivos. El paleoantropólogo Christopher Stringer ha escrito a este respecto: «En relación con los humanos modernos, esto significa que [...] algunos de ellos tienen más genes arcaicos que otros. Parece que esto es así, lo cual nos hace volver a preguntarnos: ¿qué es un ser humano moderno? Algunos de los temas de investigación más fascinantes de los próximos uno o dos años serán sobre el ADN que algunos de nosotros hemos recibido de los neandertales [...] Los científicos examinarán este ADN y se preguntarán si es funcional. ¿Tiene alguna influencia real en los cuerpos de esas personas? ¿Afecta al cerebro, la anatomía, la fisiología, etc.?».[20]

Pero la larga marcha continuó. Hace unos setenta y cinco mil años, un grupo de humanos llegó al nordeste de Etiopía o de Egipto, allí donde el mar Rojo se encoge en un angosto canal entre África y la península Arábiga. Nadie se aventuró en el océano. No sabemos qué es lo que movió a esos hombres y mujeres a lanzarse al agua, o cómo cruzaron el estrecho (el mar era entonces menos profundo, y algunos geólogos se han preguntado si habría cadenas de islas arenosas

---

* Si el lugar de origen de este grupo se encontraba en el sudoeste de África, como algunos estudios recientes sugieren, estos humanos primitivos se dirigieron en su mayor parte hacia el este y hacia el norte.

a lo largo de él que permitieron a nuestros antepasados encaminarse en dirección a Asia o Europa). Hace unos setenta mil años, un volcán entró en erupción en Toba, Indonesia, vomitando al cielo suficiente ceniza oscura como para iniciar un invierno que duró decenios y que podría haber precipitado una búsqueda desesperada de nuevos recursos en nuevas tierras.

Otros han sugerido que en diversos momentos de la primitiva historia humana pudo haber múltiples dispersiones provocadas por catástrofes menores. Una teoría dominante plantea que al menos hubo dos cruces independientes. El primero se produjo hace 130.000 años. Los migrantes llegaron a Oriente Próximo y luego «vagaron» por Asia, bordearon las costas hasta la India y luego se dirigieron en abanico hacia el sur hasta alcanzar Birmania, Malasia e Indonesia. El segundo cruce fue más reciente. Hace unos sesenta mil años, los migrantes se dirigieron al norte hasta llegar a Europa, donde se encontraron con los neandertales. Cualquiera que fuera su ruta, la península Arábiga fue su punto de partida. Este fue el verdadero «crisol» del genoma humano.[21]

Lo que podemos dar por seguro es que cada cruce peligroso de un mar dejó muy pocos supervivientes, tal vez no más de seiscientos individuos. Los europeos, los asiáticos, los australianos y los americanos son los descendientes de quienes lograron pasar por aquellos cuellos de botella, y este hecho histórico también ha dejado su impronta en nuestros genomas. Desde el punto de vista genético, casi todos los que salimos de África en busca de nuevas tierras y nuevos aires estamos más estrechamente unidos de lo que antes imaginábamos. Estábamos en el mismo barco; éramos hermanos.

¿Qué nos dice esto acerca de la raza y los genes? Mucho. En primer lugar, nos recuerda que la clasificación racial de los seres humanos se basa en un concepto muy limitado. El politólogo Wallace Sayre solía decir en tono de broma que las disputas académicas suelen ser las más violentas porque las apuestas son demasiado bajas. Por una lógica similar, tal vez nuestros debates cada vez más estridentes sobre la raza debieron comenzar con el reconocimiento de que el grado real de variación genómica humana es sorprendentemente bajo, inferior al de muchas otras especies (menor, recordemos, que el de los chimpancés). Dada la escasa duración de nuestra presencia en la Tierra como especie, somos mucho más parecidos que diferentes. Una consecuencia lógica de la flor de nuestra juventud es que ni siquiera hemos tenido tiempo de probar la manzana envenenada.

Sin embargo, incluso una especie joven tiene historia. Una de las cualidades más destacables de la genómica es su capacidad para organizar en clases y subclases incluso genomas estrechamente relacionados. Si vamos a la caza de características y grupos diferenciables, encontraremos en verdad características y grupos que diferenciar. Examinadas cuidadosamente, las variaciones del genoma humano se agruparán en regiones y continentes y en las divisiones raciales tradicionales. Cada genoma lleva la marca de su ascendencia. Estudiando las características genéticas de un individuo se puede establecer con notable exactitud su origen en un determinado continente, nacionalidad, Estado y hasta tribu. Esto es, sin duda, la apoteosis de las pequeñas diferencias, pero si esto es lo que entendemos por «raza», entonces tal concepto no solo ha sobrevivido a la era de la genómica, sino que se ha ampliado.

Pero el problema de la discriminación racial no es la inferencia de la raza de una persona a partir de sus características genéticas. Es todo lo contrario: es la inferencia de las características de una persona a partir de su raza. La pregunta aquí pertinente no es: dados el color de la piel, las características del cabello o el lenguaje de un individuo, ¿podemos inferir algo acerca de su ascendencia u origen? Esa es una pregunta de orden biológico, sobre el linaje, la taxonomía, la geografía racial o la diferenciación biológica. Por supuesto que podemos hacer esa inferencia, y la genómica la ha perfeccionado al máximo. Podemos escanear cualquier genoma individual y obtener datos muy específicos sobre la ascendencia de una persona o su lugar de origen. Pero la cuestión, mucho más controvertida, es la inversa: dada una identidad racial —africana o asiática, por ejemplo—, ¿podemos inferir algo acerca de las características de un individuo, no solo el color de su piel o su cabello, sino también otras características más complejas, como su inteligencia, sus hábitos y sus aptitudes personales? Los genes pueden ciertamente decirnos algo acerca de la raza, pero ¿puede la raza decirnos algo sobre los genes?

Para responder a esta pregunta, tenemos que averiguar cómo se distribuye la variación genética en las diversas categorías raciales.

¿Hay más diversidad dentro de las razas o entre ellas? Saber que alguien es de origen africano y no europeo, por ejemplo, ¿nos permite afinar nuestro conocimiento de sus rasgos genéticos, o sus características personales, físicas o intelectuales, de alguna manera significativa? ¿O hay tanta variabilidad dentro de las poblaciones de africanos y europeos que la diversidad intrarracial domina la comparación y, por lo tanto, hace discutibles las categorías de «africano» o «europeo»?

Ahora tenemos respuestas precisas y cuantitativas a estas preguntas. Varios estudios han intentado cuantificar el grado de diversidad genética del genoma humano. Las estimaciones más recientes indican que la mayor proporción de diversidad genética (entre el 85 y el 90 por ciento) se produce dentro de las llamadas «razas» (es decir, en los asiáticos o los africanos) y solo una proporción menor (el 7 por ciento) entre grupos raciales (el genetista Richard Lewontin ya había estimado una distribución similar en 1972).[22] Es cierto que algunos genes varían considerablemente entre grupos raciales o étnicos —la anemia de las células falciformes es una enfermedad afrocaribeña e india, y la enfermedad de Tay-Sachs es mucho más frecuente entre los judíos askenazíes—, pero, en su mayor parte, la diversidad genética dentro de cualquier grupo racial domina sobre la diversidad entre grupos raciales, y no marginalmente, sino en una proporción enorme. Este grado de variabilidad intrarracial hace de la «raza» un pobre sucedáneo de casi cualquier característica; en un sentido genético, un hombre africano de Nigeria es tan «diferente» de otro de Namibia que no tiene mucho sentido encerrarlos en la misma categoría.

En cuestiones de raza y genética, el genoma tiene una dirección única. Se puede recurrir a él para predecir de dónde vienen X o Y. Pero, sabiendo de dónde proceden A o B, poco se puede predecir sobre el genoma de la persona. En otras palabras: cada genoma lleva la firma de la ascendencia de un individuo, pero la ascendencia racial de un individuo poco predice sobre su genoma. Podemos secuenciar el ADN de un afroamericano y concluir que sus antepasados vivieron en Sierra Leona o Nigeria. Pero si tenemos un hombre cuyos bisabuelos vivían en Nigeria o Sierra Leona, poco podemos decir de las características de este hombre en particular. El genetista vuelve a casa contento; el racista, con las manos vacías.

Como Marcus Feldman y Richard Lewontin señalaron, «la clasificación racial pierde cualquier interés biológico general. En la especie humana, la clasificación racial de los individuos no tiene ninguna implicación general en la diferenciación genética».[23] En su monumental estudio sobre la genética humana, la migración y la raza, publicado en 1994, el genetista de Stanford Luigi Cavalli-Sforza caracterizó el tema de la clasificación racial como un «ejercicio fútil» arbitrado por la cultura más que por la diferenciación genética. «El nivel en que detenemos nuestra clasificación es completamente arbitrario [...] Podemos identificar "grupos" de poblaciones [...] [pero] como todos los niveles de agrupación determinan una partición diferente [...] no hay ninguna razón biológica para preferir uno en particular.» Y continúa: «La explicación evolutiva es sencilla. Existe una gran variación genética en las poblaciones, incluso en las pequeñas. Esta variación se ha acumulado durante largos períodos de tiempo, porque la mayoría [de las variaciones genéticas] son anteriores a la separación de los continentes, y tal vez incluso al origen de la especie hace menos de medio millón de años [...] Por lo tanto, ha transcurrido muy poco tiempo para que se acumulen divergencias sustanciales».[24]

Cavalli-Sforza hizo esta extraordinaria afirmación pensando en el pasado; era una mesurada réplica científica a Agassiz y a Galton, a los eugenistas estadounidenses del siglo XIX y a los genetistas nazis del XX. La genética liberó el espectro del racismo científico en el siglo XIX. La genómica, por suerte, lo ha introducido de nuevo en su botella. O como Aibee, la sirvienta afroamericana, le dice claramente a Mae Mobley en *Criadas y señoras*: «Por lo tanto, somos lo mismo. Solo que de un color diferente».[25]

En 1994, el mismo año en que Luigi Cavalli-Sforza publicó su exhaustiva revisión del emparejamiento entre raza y genética,[26] un libro muy diferente sobre la raza y los genes conmocionó y llenó de preocupación a los estadounidenses. Sus autores eran el psicólogo del comportamiento Richard Herrnstein y el politólogo Charles Murray, y se titulaba *The Bell Curve*.[27] Era, como lo describió *The Times*, «un tratado incendiario sobre la clase, la raza y la inteligencia».[28] *The Bell Curve* daba una idea de la facilidad con que el lenguaje de los genes y la raza puede ser distorsionado, y de cómo esas distorsiones pueden persistir en toda una cultura obsesionada con la herencia y la raza.

Herrnstein era ya un veterano de la provocación pública; su libro de 1985 *Crime and Human Nature*[29] había desatado otra tormenta al afirmar que las características innatas, como la personalidad y el carácter, guardaban relación con el comportamiento delictivo. Un decenio más tarde, *The Bell Curve* contenía una serie de afirmaciones aún más incendiarias. Murray y Herrnstein sostenían que la inteligencia era también algo innato —es decir, en gran medida genético—, y que estaba desigualmente repartida entre las razas. Los blancos y asiáticos poseían un CI más alto por término medio, y los africanos y afroamericanos, uno más bajo. Esta diferencia de «capacidad intelectual», afirmaban Murray y Herrnstein, era en gran medida la causa del bajo rendimiento crónico de los afroamericanos en los ámbitos social y económico. Los afroamericanos se estaban quedando atrás en Estados Unidos, no por deficiencias sistemáticas en los contratos sociales, sino por carencias sistemáticas de su constitución mental.

Para entender *The Bell Curve*, tenemos que empezar definiendo «inteligencia». Como era de esperar, Murray y Herrnstein eligieron una definición estrecha, que nos remite a la biometría y la eugenesia del siglo XIX. Galton y sus discípulos, recordemos, estaban obsesionados con la medición de la inteligencia. Entre 1890 y 1910, en Europa y América se confeccionaron decenas de tests con los que se pretendía medir la inteligencia de una manera cuantitativa y no sesgada. En 1904, Charles Spearman, un estadístico británico, señaló una característica importante de estos tests: las personas que lo hacían bien, tendían por lo general a hacer bien otro test. Spearman planteó la hipótesis de que existía esta correlación positiva porque todos los tests medían indirectamente algún misterioso factor común. Este factor no era, según Spearman, un conocimiento en sí mismo, sino la capacidad de adquirir y manipular conocimiento abstracto. Spearman lo llamó «inteligencia general», y lo simbolizó con la letra «g».[30]

A principios del siglo XX, «g» había encendido la imaginación del público. Empezó cautivando a los primeros eugenistas. En 1916, el psicólogo de Stanford Lewis Terman, un entusiasta defensor del movimiento eugenésico estadounidense, creó un test estandarizado para hacer una rápida evaluación cuantitativa de la inteligencia general con la esperanza de utilizarlo para seleccionar a los individuos más inteligentes con fines eugenésicos. Cuando advirtió que las mediciones variaban con la edad durante el desarrollo infantil, Terman estableció una nueva métrica para cuantificar la inteligencia específica de la edad. Si la «edad mental» de un sujeto era la misma que su edad física, su «cociente intelectual» o CI era exactamente cien; si dicha edad mental iba a la zaga de la edad física, el cociente intelectual era de menos de cien, y si estaba mentalmente más avanzado, su CI era superior a cien.[31]

La cuantificación de la inteligencia también resultó particularmente favorecida por las exigencias de las dos guerras mundiales, durante las cuales hubo que asignar a los reclutas tareas que en tiempo de guerra requerían diversas habilidades que unas rápidas evaluaciones cuantitativas podían reconocer. Cuando los veteranos regresaron a la vida civil después de ambas guerras, encontraron sus vidas dominadas por las pruebas de inteligencia. A principios de los años cuarenta, estas pruebas habían sido aceptadas y eran parte inseparable de la cultura estadounidense. Se utilizaban tests de inteligencia para clasificar a los solicitantes de empleo, ubicar a los niños en las escuelas y reclutar agentes para el servicio secreto. En la década de los cincuenta, era común que los estadounidenses hicieran constar su cociente intelectual en los currículos, presentaran los resultados de una prueba en una solicitud de empleo y hasta eligieran a sus cónyuges siguiendo ese criterio. En los concursos de «mejores bebés», las criaturas mostraban prendidas con alfileres sus puntuaciones de CI (aunque la forma de medir el CI de un niño de dos años era un misterio).

Estos avatares retóricos e históricos del concepto de «inteligencia» merecen ser destacados, y volveremos sobre ellos unos párrafos más adelante. La inteligencia general (g) empezó siendo una correlación estadística entre las pruebas a que eran sometidos individuos particulares en circunstancias particulares. Luego se transformó en la noción de «inteligencia general» al cruzarse con una hipótesis sobre la adquisición del conocimiento humano, y se codificó como «CI» para atender las demandas particulares de la guerra. En un sentido cultural, la definición de g era un fenómeno exquisitamente autorreforzador; los que la poseían, quedaban ungidos como «inteligentes», y con su marbete de calidad tenían todos los incentivos del mundo para propagar su definición. El biólogo evolutivo Richard Dawkins definió un meme como una unidad cultural que se propaga a través de las sociedades, donde muta, se replica y es seleccionado. Podríamos imaginar *g* como una de estas unidades que se autopropagan. Podríamos incluso llamarla la «*g* egoísta».

Se necesita contracultura para contrarrestar la cultura, y tal vez fuera sencillamente inevitable que los arrolladores movimientos políticos que se extendieron por Estados Unidos en los años sesenta y setenta sacudieran hasta los cimientos las nociones de «inteligencia general» y de «cociente intelectual». A medida que el movimiento por los derechos civiles y el feminismo ponían de relieve las desigualdades políticas y sociales crónicas del país, se hacía evidente que las características biológicas y psicológicas no eran solo innatas, sino que podían estar profundamente influenciadas por el contexto y el ambiente. El dogma de una sola forma de inteligencia también fue cuestionado por ciertas evidencias científicas. Psicólogos evolutivos como Louis Thurstone (en los años cincuenta) y Howard Gardner (a finales de los setenta) habían sostenido que la «inteligencia general» era una manera bastante torpe de agrupar muchas formas de inteligencia en gran medida específicas de un contexto y bastante sutiles, como la inteligencia visoespacial, la inteligencia matemática o la inteligencia verbal.[32] En vista de estos datos, un genetista podría haber concluido que *g* —la medición de una hipotética cualidad inventada para servir a un determinado contexto— acaso sea un rasgo que apenas merece la pena vincular a los genes, pero esto no logró disuadir a Murray y Herrnstein. Basándose en gran medida en un artículo anterior del psicólogo Arthur Jensen, intentaron demostrar que *g* era hereditaria, que variaba entre grupos étnicos y —lo más destacable— que la disparidad racial se debía a diferencias genéticas innatas entre blancos y afroamericanos.[33]

¿Es *g* heredable? En cierto sentido, sí. En los años cincuenta, una serie de informes sugerían un fuerte componente genético.[34] De estos estudios, los realizados con gemelos eran los más concluyentes. Cuando, a principios de la década, los psicólogos hicieron pruebas a gemelos idénticos criados juntos —es decir, con genes y ambientes compartidos—, encontraron un sorprendente grado de concordancia en su CI, con una correlación de 0,86.* Cuando, a finales de la década de

---

* Estimaciones más recientes han fijado la correlación entre gemelos idénticos en 0,6-0,7. Cuando, en las décadas siguientes, varios psicólogos, entre ellos Leon

los ochenta, se hicieron estudios con gemelos idénticos que habían sido separados al nacer y criados por separado, la correlación descendió a 0,74; aun así un número sorprendente.

Pero la heredabilidad de un rasgo, por notable que sea, podría atribuirse a múltiples genes, que ocasionarían cada uno de ellos un efecto relativamente menor. Si eso ocurriera, los gemelos idénticos mostrarían notables correlaciones en g, pero los padres y los hijos serían mucho menos concordantes. El CI seguía este patrón. La correlación entre los padres y los hijos que vivían juntos, por ejemplo, se reducía a 0,42. Con los padres y los hijos separados, la correlación se quedaba en 0,22. Lo que estaba midiendo el test del CI era un factor heredable, pero uno influido por muchos genes y posiblemente modificado en alto grado por el ambiente (en parte naturaleza y en parte crianza).

La conclusión más lógica ante estos hechos es que, si bien alguna combinación de genes y entornos puede influir notablemente en g, esta combinación rara vez pasa intacta de padres a hijos. Las leyes de Mendel prácticamente garantizan que la particular permutación de genes se disolverá en cada generación. Y las interacciones ambientales son tan difíciles de registrar y predecir que no pueden reproducirse en el tiempo. En resumen, la inteligencia es heredable (es decir, la influencia de los genes es clara), pero no exactamente hereditaria (es decir, no transmisible intacta de una generación a la siguiente).

Si Murray y Herrnstein hubieran llegado a estas conclusiones, habrían publicado un libro más realista, y menos controvertido, sobre la herencia de la inteligencia. Pero la pieza central de *The Bell Curve* no es la heredabilidad del CI, sino su distribución racial. Murray y Herrnstein empezaban la obra comentando 156 estudios independientes que habían comparado cocientes intelectuales entre distintas razas. Tomados en conjunto, estos estudios habían hallado un CI medio de 100 en el caso de los blancos (por definición, el CI medio de la población tiene que ser 100) y de 85 en el caso de los afroamericanos, una diferencia de 15 puntos. Murray y Herrnstein intentaron, con cierta valentía, indagar en la posibilidad de que las pruebas estu-

---

Kamin, volvieron a examinar los datos de los años cincuenta, descubrieron que las metodologías utilizadas resultaban sospechosas y cuestionaron aquellas estimaciones iniciales.

vieran sesgadas en contra de los afroamericanos. Solo consideraron las efectuadas después de 1960 a personas que no fuesen del sur con la esperanza de reducir sesgos endémicos, pero la diferencia de 15 puntos persistía.[35]

¿Puede la diferencia en las puntuaciones de negros y blancos ser fruto del estatus socioeconómico? Que los niños pobres de cualquier raza obtienen peores resultados en los tests era algo conocido desde hacía décadas. De todas las hipótesis sobre la diferencia de cociente intelectual entre razas, esta era, con mucho, la más verosímil; gran parte de la diferencia entre blancos y negros podía deberse a la sobrerrepresentación de los niños afroamericanos pobres. En los años noventa, el psicólogo Eric Turkheimer obtuvo una notable confirmación de esta teoría al demostrar que los genes desempeñan un papel bastante menor como determinantes del CI en circunstancias de pobreza severa. Si en un niño se juntan la pobreza, el hambre y la enfermedad, estas variables dominan la influencia sobre el CI. Los genes que controlan el CI solo se tornan relevantes en ausencia de estas limitaciones.[36]

Es fácil demostrar un efecto análogo en un laboratorio; si se cultivan dos variedades de una planta —una alta y otra baja— en circunstancias de escasez de nutrientes, ambas crecen poco sin que el impulso genético intrínseco se haga patente. Pero, cuando los nutrientes no son escasos, la planta alta alcanza todo su esplendor. Que la influencia de los genes o la del ambiente —la naturaleza o la crianza— se vuelva dominante depende del contexto. Cuando las condiciones ambientales son precarias, ejercen una influencia desproporcionada. Cuando tales condiciones desaparecen, la influencia de los genes aumenta.*

Los efectos de la pobreza y la privación ofrecían una causa perfectamente razonable de la diferencia general en el CI de blancos y negros, pero Murray y Herrnstein siguieron indagando. Encontraron que, ni siquiera introduciendo correcciones relativas a la situación socioeconómica, no se conseguía eliminar totalmente la diferencia de puntuación entre blancos y negros. Si trazamos una curva del CI

---

* Difícilmente se encontrará un argumento genético más convincente a favor de la igualdad. Es imposible establecer el potencial genético de cualquier ser humano sin igualar primero los ambientes.

de los blancos y los afroamericanos aumentando el estatus socioeconómico, los CI aumentan en ambos casos, como se esperaba. Los niños de padres más ricos obtienen mejores resultados que los de padres más pobres, lo mismo en las poblaciones blancas que en las afroamericanas. Sin embargo, la diferencia de puntuaciones entre razas persiste. Y, paradójicamente, la diferencia aumenta a medida que lo hace el nivel socioeconómico de unos y otros. La divergencia en las puntuaciones de CI entre los blancos ricos y los afroamericanos ricos es aún más pronunciada; lejos de reducirse, la brecha se ensancha en los niveles más altos de ingresos.

Ríos de tinta se han vertido en libros, revistas, publicaciones científicas y periódicos analizando, repitiendo las pruebas y desacreditando estos resultados. Por ejemplo, en un enérgico artículo que escribió para el *New Yorker*, el biólogo evolucionista Stephen Jay Gould sostenía que el efecto era demasiado suave, y las variaciones en los tests demasiado grandes, para sacar conclusiones estadísticas sobre la diferencia.[37] El historiador de Harvard Orlando Patterson, en un artículo astutamente titulado «Por quién se curva la campana», recordaba a los lectores que los inveterados legados de la esclavitud, el racismo y la intolerancia habían aumentado de manera tan drástica las brechas culturales entre blancos y afroamericanos que los atributos biológicos de las dos razas no podían compararse de un modo significativo.[38] De hecho, el psicólogo social Claude Steele demostró que cuando se pide a los estudiantes negros que se sometan a un test de inteligencia con el pretexto de que se trata de probar un nuevo lápiz electrónico, o una nueva forma de puntuación, lo realizan bien. Pero, si se les dice que van a someterse a un test de «inteligencia», sus puntuaciones se hunden. Con estas variaciones, lo que realmente se mide no es la inteligencia, sino una aptitud para realizar tests, la autoestima o simplemente el ego o la ansiedad. En una sociedad donde los hombres y las mujeres de color sufren una discriminación sistemática, omnipresente e insidiosa, semejante propensión podría cuando menos autorreforzarse; los niños negros obtienen peores resultados en los tests porque se les ha dicho que son peores en ellos, lo cual hace que los hagan mal y fomenta la idea de que son menos inteligentes (*ad infinitum*).[39]

Pero el mayor defecto de *The Bell Curve* se deriva de algo mucho más simple, de un hecho registrado que, sin llamar la atención, se halla oculto en un párrafo prácticamente sepultado en las ochocientas páginas del libro.[40] Si tomamos a afroamericanos y blancos con puntuaciones del CI idénticas, pongamos 105, y medimos sus resultados en varios subtests, los niños negros a menudo obtienen mejor puntuación en ciertos apartados (memoria a corto y largo plazo, por ejemplo), mientras que los blancos a menudo obtienen mejores resultados en otros apartados (cambios visuoespaciales y perceptuales). En otras palabras, el diseño de un test de inteligencia afecta a la forma en que los diferentes grupos raciales y sus variantes genéticas realizan el test; si alteramos los pesos y contrapesos dentro de un mismo test, alteramos también la medida de la inteligencia.

La evidencia más concluyente de este sesgo se encuentra en un estudio casi olvidado que realizaron Sandra Scarr y Richard Weinberg en 1976. Scarr estudió a niños transraciales —niños negros adoptados por padres blancos— y encontró que tenían un CI medio de 106, tan alto por lo menos como el de los niños blancos. Tras analizar cuidadosamente los controles realizados, Scarr llegó a la conclusión de que lo que mejoraba no era la «inteligencia», sino los resultados en ciertas subpruebas de inteligencia.[41]

No podemos desatender este hecho argumentando que el diseño usual del test de inteligencia tiene que ser correcto porque predice la forma de actuar en el mundo real. Y es cierto que la predice, pero eso es así porque el concepto de «cociente intelectual» es poderosamente autorreforzador: mide una cualidad impregnada de una significación y un valor enormes con tendencia a propagarse. El círculo de su lógica es perfectamente cerrado e impenetrable. Sin embargo, la configuración real de esta prueba es relativamente arbitraria. No despojamos a la palabra «inteligencia» de todo sentido si desplazamos el punto de equilibrio de un test —de la percepción visuoespacial a la memoria a corto plazo, por ejemplo—, pero modificamos la discrepancia entre los CI de los blancos y los negros. Y ahí radica el problema. El punto más delicado de la noción de *g* es que pretende reflejar una cualidad biológica que puede medirse y es heredable, cuando en realidad se halla fuertemente determinada por ciertas prioridades culturales. Simplificando un tanto la cuestión, podemos decir que se trata de algo muy peligroso: un meme disfrazado de gen.

Si la historia de la genética médica encierra una lección, es la de que hay que recelar precisamente de estas idas y venidas entre la biología y la cultura. Los seres humanos sabemos ahora que somos muy similares genéticamente, pero con la suficiente variación entre nosotros como para constituir una diversidad real. O, para ser más exactos, que nos inclinamos cultural o biológicamente a magnificar variaciones, aunque sean menores dentro de la gran estructura que es el genoma. Posiblemente, los tests expresamente diseñados para captar diferencias en ciertas capacidades registren variaciones en esas capacidades y estas variaciones se den en ramas raciales. Pero puntuarlas en un test de «inteligencia», sobre todo cuando el marcador que muestra esas puntuaciones solo es sensible a la configuración de un test, es insultar a la cualidad misma que trata de medir.

Los genes no nos pueden decir cómo categorizar o comprender la diversidad humana; eso nos lo pueden indicar los ambientes, las culturas, la geografía o la historia. Nuestro lenguaje chirría cuando intenta captar este deslizamiento. Cuando una variación genética es estadísticamente la más común la llamamos «normal», una palabra que implica no una representación estadísticamente superior, sino alguna superioridad cualitativa o incluso moral (El diccionario Merriam-Webster registra no menos de ocho acepciones del vocablo, entre ellas la de «natural» y la de «mental y físicamente sano»). Cuando la variación es rara se dice que es «mutante», una palabra que implica no solo una excepción estadística, sino inferioridad cualitativa o incluso repugnancia moral.

Y así sucesivamente, inyectando discriminación lingüística en la variación genética, mezclando biología y deseo. Cuando una variante de un gen reduce la adaptación de un organismo a un entorno particular —un hombre sin cabello en la Antártida—, llamamos al fenómeno «enfermedad» o «tara genética». Cuando la misma variante favorece la adaptación a un entorno diferente, decimos que el organismo está «genéticamente adaptado». La síntesis de la biología evolutiva y la genética nos recuerda que estos juicios no tienen sentido; «adaptación» o «enfermedad» son palabras que aluden a la adaptación de un genotipo particular a un entorno particular; si se altera el medio ambiente, las palabras pueden incluso invertir su significado. «Cuando nadie leía —afirma la psicóloga Alison Gopnik—, la dislexia no era un problema. Cuando la mayoría de los humanos tenían que cazar, una variación genética menor en su capacidad para centrar la atención apenas era un problema, y hasta pudo haber sido una ventaja [permitía al cazador centrarse simultáneamente en múltiples objetivos, por ejemplo]. Cuando la mayoría de la gente tiene que aprobar los cursos de secundaria, la misma variación puede llegar a ser un padecimiento que altera la vida.»[42]

El deseo de categorizar a los seres humanos por ramas raciales y el afán de superponerles atributos como la inteligencia (o la criminalidad, o la creatividad, o la violencia) ilustran un aspecto general de la relación entre genética y categorización. Como la novela inglesa o como los rostros, por ejemplo, el genoma humano puede agruparse o dividirse de mil maneras diferentes. Pero dividir o agrupar, categorizar o sintetizar son opciones. Cuando una determinada característica biológica heredable, como una enfermedad genética (por ejemplo, la anemia de las células falciformes), causa una preocupación cada vez mayor, examinar el genoma para identificar el *locus* de esa característica tiene pleno sentido. Cuanto más concisa sea la definición de la característica o el rasgo heredable, mayor será la probabilidad de encontrarle un *locus* genético a ese rasgo y de que dicho rasgo quede aislado en alguna subpoblación humana (los judíos askenazíes en el caso de la enfermedad de Tay-Sachs, o los afrocaribeños en el de la anemia de las células falciformes). Hay una razón por la que correr un maratón, por ejemplo, se está convirtiendo en un deporte genético: los corredores de Kenia y Etiopía, países ubicados en una estrecha cuña oriental de su continente, dominan la carrera no solo merced a sus dotes y los entrenamientos, sino también porque el maratón es una prueba concisamente definida para una determinada forma de resistencia extrema. Los genes que permiten tener esta resistencia (por ejemplo, ciertas combinaciones de variantes genéticas que producen determinadas características anatómicas, fisiológicas y metabólicas) serán seleccionados de forma natural.

Por el contrario, cuanto más ampliamos la definición de una característica o rasgo (por ejemplo, la inteligencia o el carácter), menos probable es que el rasgo se correlacione con genes concretos (y, por extensión, con razas, tribus o subpoblaciones). La inteligencia y el carácter no son carreras de fondo; no hay criterios fijos para el éxito, ni líneas de salida y de llegada (y correr de costado o hacia atrás podría asegurar la victoria).

La concisión o la amplitud de la definición de una función es, de hecho, una cuestión de identidad; es decir, tiene que ver con nuestra manera de definir, categorizar y entender a los humanos (a nosotros mismos) en un sentido cultural, social y político. El elemento fundamental ausente en nuestros difusos debates sobre el modo de definir la de raza es, pues, una discusión sobre la definición de «identidad».

La primera derivada de la identidad

Durante varios decenios, la antropología ha participado en la desconstrucción general de la «identidad» como objeto estable de investigación académica. La idea de que las personas van modelando su identidad a través de sus acciones de orden social y, por tanto, de que su identidad no es una esencia fija, lleva a la investigación actual fundamentalmente por la senda del género y la sexualidad. La idea de que la identidad colectiva surge de la lucha y el compromiso sociales subyace en los estudios contemporáneos sobre raza, etnicidad y nacionalismo.[1]

PAUL BRODWIN, «Genetics, Identity, and the
Anthropology of Essentialism»

Me parece que eres mi espejo, no mi hermano.

WILLIAM SHAKESPEARE,
La comedia de los errores, acto V, escena 1

El 6 de octubre de 1942, cinco años antes de que la familia de mi padre abandonase Barisal, mi madre nació dos veces en Delhi. Bulu, su gemela idéntica, fue la primera en venir al mundo, tranquila y hermosa. Mi madre, Tulu, nació varios minutos después, retorciéndose y llorando hasta desgañitarse. Por suerte, la comadrona sabía de niños lo suficiente para tener en cuenta que los más apacibles son a menudo los más perjudicados; la gemela tranquila, al borde del desfallecimiento, se hallaba muy desnutrida y hubo que envolverla en mantas, pero revivió. Los primeros días de vida de mi tía estuvieron marcados por su endeblez. No podía succionar el pecho, o al menos eso se contaba (puede que no fuese cierto), y en la Delhi de los años cuarenta no había biberones, por lo que la alimentaron a través de una cinta de algodón mojada en leche, y luego con una concha de cauri con forma de cuchara. Se contrató a una enfermera para que la atendiese. Cuando la leche materna empezó a faltar a los siete meses, destetaron enseguida a mi madre para que su hermana tomara los últimos restos. Ambas fueron así, desde el principio, experimentos vivos del campo de la genética, completamente idénticas en naturaleza y completamente distintas en crianza.

Mi madre, la más «joven» de las dos por unos pocos minutos, era muy alborotadora. Tenía un carácter inestable y voluble. Era despreocupada y audaz, rápida a la hora de aprender y propensa a cometer errores. Bulu era huraña. Tenía una mente más ágil, un habla más clara y un ingenio más agudo. Tulu era sociable. Hacía amigos con facilidad. Era inmune a los insultos. Bulu era reservada y comedida, más silenciosa y más frágil. A Tulu le gustaban el teatro y el baile. Bulu era poeta, escritora, soñadora.

Pero los contrastes no hacían más que acentuar las similitudes entre las dos gemelas. Las semejanzas entre Tulu y Bulu eran de admirar; tenían la misma piel pecosa, la misma cara ovalada con pómulos altos, nada comunes entre los bengalíes, y la misma ligera inclinación hacia abajo de las comisuras de los párpados (el truco que los pintores italianos utilizaban en sus vírgenes, del que parece emanar una misteriosa empatía). Compartían un lenguaje interior, algo frecuente entre los gemelos. Decían frases chistosas que solo ellas entendían.

Con el paso de los años, sus vidas se distanciaron. Tulu se casó con mi padre en 1965 (se había trasladado a Delhi tres años antes). Fue un matrimonio de conveniencia, y también arriesgado. Mi padre era un inmigrante sin un céntimo en una ciudad nueva para él, con una madre dominante y un hermano medio loco que vivía en la casa familiar. Para los parientes bengalíes occidentales de mi madre, demasiado refinados, la familia de mi padre era la personificación de la rusticidad de los bengalíes orientales; cuando los hermanos se sentaban a comer, formaban montículos con el arroz y abrían en ellos boquetes volcánicos para la salsa, cual trasunto del hambre nunca saciada de sus días en el pueblo en forma de cráteres sobre sus platos. En comparación, el matrimonio de Bulu parecía tener un futuro mucho más seguro. En 1966 estaba prometida con un joven abogado, el hijo mayor de un clan bien situado de Calcuta. En 1967 se casó con él y se fue a vivir al barrio de su familia, a una mansión decrépita del sur de la ciudad, con un jardín ya asfixiado por los yerbajos.

Cuando yo nací, en 1970, la suerte de las dos hermanas había empezado a tomar rumbos inesperados. A finales de los años sesenta, Calcuta inició su imparable descenso a los infiernos. Su economía se desmoronaba, su endeble infraestructura se hundía bajo el peso de oleadas de inmigrantes. Frecuentemente estallaban reyertas políticas intestinas, que obligaban a cerrar calles y comercios durante semanas. Mientras la ciudad se convulsionaba en ciclos de violencia y apatía, la nueva familia de Bulu iba perdiendo sus ahorros para mantenerse a flote. Su marido aparentaba conservar el empleo; salía de casa todas las mañanas con el maletín de rigor y una fiambrera con el almuerzo. Pero ¿quién necesitaba un abogado en una ciudad sin ley? La familia terminó vendiendo su destartalada casa, con su gran porche y su patio interior, y se mudó a un modesto piso de dos habitaciones situado a pocos kilómetros de la vivienda que había dado alojamiento a mi abuela en su primera noche en Calcuta.

El destino de mi padre, por el contrario, reflejaba el de su ciudad adoptiva. Delhi, la capital, era la hija sobrealimentada de la India. Reafirmada por las aspiraciones de la nación a construir una megalópolis, cebada con ayudas y subvenciones, ampliaba sus carreteras y expandía su economía. Mi padre fue ascendiendo dentro de una empresa multinacional japonesa, lo que le permitió pasar rápidamente de la clase baja a la media alta. Nuestro barrio, antaño rodeado de espinares invadidos por perros y cabras salvajes, pronto se transformó en una de las más prósperas bolsas inmobiliarias de la ciudad. Pasábamos las vacaciones en Europa. Aprendimos a comer con palillos y nadábamos en piscinas de hoteles durante los veranos. Cuando los monzones alcanzaban Calcuta, los montículos de basura de las calles obstruían los sumideros y convertían la ciudad en un gran pantano infestado. Todos los años, las aguas estancadas formaban una charca plagada de mosquitos ante la casa de Bulu. Ella la llamaba su «piscina particular».

Había algo en estas palabras —una ligereza— que era sintomático. Cualquiera hubiera imaginado que los caprichos de la fortuna recondujeron a Tulu y Bulu por sendas radicalmente diferentes. Pero no fue así; con el paso de los años, su parecido físico se había ido difuminando hasta desaparecer, pero algo inefable en ellas —un porte, un carácter— las hacía muy similares, e incluso acentuaba esa semejanza. A pesar de que la brecha económica entre las dos hermanas se agrandaba, compartían un optimismo sobre el mundo, una curiosidad, un sentido del humor y una ecuanimidad que lindaban con la nobleza, pero sin cabida para el orgullo. Cuando viajábamos al extranjero, mi madre traía a casa una colección de recuerdos para Bulu: un juguete de madera de Bélgica, chicles con sabor a frutas de Estados Unidos, pero que no olían a ningún fruto terrenal, o un joyero de cristal de Suiza. Mi tía se leía las guías de viaje de los países que habíamos visitado. «Yo también he estado allí», decía mientras guardaba los recuerdos en una caja de cristal, sin deje alguno de melancolía en su voz.

No existe palabra o frase en el idioma inglés para ese momento en la conciencia de un hijo en que empieza a entender a su madre, ya no superficialmente, sino con la consumada claridad con que se entiende a sí mismo. Mi experiencia de ese momento inmerso en las profundidades de mi infancia era perfectamente dual: al comprender a mi madre, también aprendía a entender a su hermana gemela. Sabía con luminosa certeza cuándo se iba a reír, qué le hacía sentirse desairada, qué la animaba o dónde residían sus simpatías o afinidades. Ver el mundo con los ojos de mi madre me permitía verlo también con los de su hermana gemela, aunque, quizá, con cristales de colores ligeramente diferentes.

Empecé a notar que aquello en lo que mi madre y mi tía coincidían no era la personalidad, sino su tendencia; su primera derivada, por usar un término matemático. En el cálculo, la primera derivada de un punto no es su posición en el espacio, sino su tendencia a cambiar de posición; no el lugar donde un objeto está, sino cómo se mueve en el espacio y el tiempo. Esta cualidad compartida, incomprensible para algunos, y sin embargo evidente para un niño de cuatro años, era un vínculo duradero entre mi madre y su hermana gemela. Tulu y Bulu ya no eran reconociblemente idénticas, pero compartían la primera derivada de la identidad.

Alguien que dude de que los genes pueden especificar la identidad, bien podría ser un visitante de otro planeta que no se ha percatado de que en los seres humanos hay dos variantes fundamentales, la masculina y la femenina. Críticos culturales, teóricos extravagantes, fotógrafos de moda y Lady Gaga nos han recordado que estas categorías no son precisamente tan fundamentales como podría parecer, y que en sus zonas fronterizas merodean con frecuencia inquietantes ambigüedades. Pero hay tres hechos esenciales que no admiten disputa: que los hombres y las mujeres son anatómica y fisiológicamente diferentes; que estas diferencias anatómicas y fisiológicas vienen especificadas por los genes, y que dichas diferencias, con las construcciones culturales y sociales del yo a ellas interpuestas, ejercen una poderosa influencia sobre la especificación de nuestra identidad como individuos.

Que los genes tienen algo que ver con la determinación del sexo, el género y la identidad de género es una idea relativamente nueva en nuestra historia. La distinción entre estas tres palabras es relevante en este asunto. Por «sexo» entiendo los aspectos anatómicos y fisiológicos de los cuerpos masculino y femenino. Con «género» me refiero a una idea más compleja, los roles psíquicos, sociales y culturales que una persona asume. Y con «identidad de género» me refiero al sentimiento que de sí misma tiene una persona (el sentirse mujer o varón, o ni lo uno ni lo otro, o algo intermedio).

Durante milenios, la base de las diferencias anatómicas entre hombres y mujeres —el «dimorfismo anatómico» de los sexos— fue algo casi incomprensible. En el 200 d.C., Galeno, el anatomista más influyente del mundo antiguo, efectuó disecciones muy minuciosas para demostrar que los órganos reproductores masculinos y femeninos eran análogos, siendo los primeros externos y los segundos internos. Los ovarios, razonó Galeno, eran como testículos interiores retenidos dentro del cuerpo femenino, porque las mujeres y las hembras en general carecían del «calor vital» capaz de extruir los órganos. «Extráiganse los [órganos] de la mujer y compárense con los del hombre, y se comprobará que son lo mismo», escribió. Los discípulos y seguidores de Galeno llevaron esta analogía, literalmente, al absurdo, al razonar que el útero era el escroto alojado en el interior y que las trompas de Falopio eran las vesículas seminales alargadas y ensanchadas. Esta teoría quedó inmortalizada en unos versos nemotécnicos medievales para estudiantes de medicina:

Aunque de sexos diferentes
son en realidad lo mismo,
porque los más rigurosos doctos nos enseñan
que las mujeres son hombres vueltos hacia dentro.

Pero ¿qué era lo que hacía dar la vuelta a los hombres «hacia fuera» y a las mujeres «hacia dentro» como si fuesen calcetines? Siglos antes de Galeno, el filósofo griego Anaxágoras, que escribió sus textos hacia el año 400 a. C., afirmó que el género, como la tasación de inmuebles en Nueva York, lo determinaba enteramente su ubicación. Al igual que Pitágoras, Anaxágoras creía que el esperma masculino contenía la esencia de la herencia, mientras que el esperma femenino solo «daba forma» en el útero al esperma masculino para producir el feto. La herencia del género también seguía este patrón. El semen producido en el testículo izquierdo daba origen a los hijos varones, mientras que el producido en el testículo derecho daba origen a las hembras. La especificación del género continuaba en el útero, donde se desarrollaba el código espacial de izquierda y derecha materializado durante la eyaculación. El feto masculino era depositado, con exquisita especificidad, en la trompa derecha del útero, y el femenino se desarrollaba en la trompa izquierda.

Es fácil reírse de la teoría de Anaxágoras por anacrónica y estrambótica. Su peculiar insistencia en las posiciones izquierda y derecha, como si el género lo determinase una norma como la que establece la ubicación de los cubiertos, sin duda pertenece a otra era. Sin embargo, la teoría fue revolucionaria para su época, ya que supuso dos avances cruciales. En primer lugar, se propuso que la determinación del género era esencialmente aleatoria, porque se vio la necesidad de una causa aleatoria (el esperma producido en el testículo izquierdo o en el derecho) para explicarlo. Y, en segundo lugar, se razonó que, una vez materializado el acto original aleatorio, este debía seguir su curso y consolidarse para engendrar un individuo del género correspondiente. El plan de desarrollo del feto era fundamental. El esperma del lado derecho encontraba su camino hacia el lado derecho del útero, donde se formaría un feto masculino, y el esperma del lado izquierdo iría al lado izquierdo del útero, donde se desarrollaría un feto femenino. La determinación del género era una reacción en cadena desatada en un solo paso, pero luego especificada por la ubicación del feto conforme al reconocido dimorfismo entre los hombres y las mujeres.

Y en esto se quedó, en gran parte, la determinación del sexo durante siglos. Las teorías abundaron, pero conceptualmente eran variaciones de la idea de Anaxágoras de que la determinación del sexo es un acto esencialmente aleatorio, luego consolidado en el entorno del óvulo o el feto. «El sexo no se hereda», escribió un genetista en 1900.[2] Incluso Thomas Morgan, acaso el defensor más destacado de la función de los genes en el desarrollo, sostenía que el sexo no podían determinarlo los genes. En 1903, Morgan escribió que el sexo probablemente lo determinaran múltiples factores ambientales en vez de un solo factor genético: «En lo tocante al sexo, el óvulo parece hallarse en una especie de equilibrio, y las condiciones a las que está expuesto [...] pueden determinar a qué sexo dará lugar. Puede que sea inútil tratar de descubrir una única influencia decisiva en toda clase de óvulos».[3]

En el invierno de 1903, el mismo año en que Morgan publicó su informal desestimación de una teoría genética de la determinación sexual, Nettie Stevens, una estudiante de posgrado, realizó un estudio que transformaría este campo. Stevens, hija de un carpintero, nació en Vermont en 1861. Hizo los cursos para ejercer la profesión de maestra de escuela, pero, a comienzos de la década de 1890, había ahorrado suficiente dinero con su trabajo de tutora para matricularse en la Universidad de Stanford en California. En 1900 decidió asistir a los cursos de posgrado de biología, una elección inusual para una mujer de su tiempo, pero aún más inusual era que su elección tenía por finalidad realizar trabajos de campo en el parque zoológico de la lejana ciudad de Nápoles, donde Theodor Boveri había recogido sus huevos de erizo. Aprendió italiano para poder hablar con los pescadores de la zona que le traían huevos de erizo de las proximidades de la costa. Aprendió de Boveri a teñir los huevos para identificar los cromosomas, esos extraños filamentos que, teñidos de azul, destacaban en las células.

Boveri había demostrado que las células con cromosomas alterados no podían desarrollarse normalmente, y que, por tanto, las instrucciones hereditarias para el desarrollo debían encontrarse dentro de los cromosomas. Pero ¿podría hallarse también en los cromosomas el determinante genético del sexo? En 1903, Stevens eligió un sencillo organismo —el gusano común de la harina— para investigar la correlación entre la composición cromosómica de un gusano y su sexo. Utilizando el método de tinción de cromosomas de Boveri en gusanos machos y hembras, Stevens halló la respuesta bajo el microscopio; una variación en un solo cromosoma se correlacionaba siempre con el sexo del gusano. Los gusanos de la harina tienen veinte cromosomas en total, diez pares (la mayoría de los animales tienen cromosomas pareados; los seres humanos, veintitrés pares). Las células de los gusanos hembra poseían invariablemente diez pares emparejados. En las células de los gusanos machos, en cambio, había un par de cromosomas dispares (una pequeña mancha de forma nudosa y un cromosoma más grande). Stevens pensó que la presencia del pequeño cromosoma era suficiente para determinar el sexo. Lo llamó «cromosoma sexual».[4]

Para Stevens, esto sugería una teoría bastante sencilla de la determinación del sexo. Las gónadas masculinas producían dos clases de espermatozoides; unos portaban el cromosoma masculino con forma de nudo y otros, los cromosomas femeninos de tamaño normal, ambos tipos aproximadamente en la misma proporción. Cuando el espermatozoide portador del cromosoma masculino —es decir, el espermatozoide «macho»— fecundaba un óvulo, el embrión era masculino. Cuando el «espermatozoide hembra» fecundaba un óvulo, el resultado era un embrión femenino.

El trabajo de Stevens fue corroborado por el de su estrecho colaborador, el biólogo celular Edmund Wilson, que simplificó la terminología de Stevens llamando «cromosoma Y» al masculino y «cromosoma X» al femenino. En términos de cromosomas, las células masculinas eran XY y las femeninas, XX. El óvulo contendría un único cromosoma X, razonó Wilson. Cuando un espermatozoide portador de un cromosoma Y fecunda un óvulo, la combinación resultante es XY, la cual determina el sexo masculino. Y cuando un espermatozoide portador de un cromosoma X se encuentra con un óvulo, la combinación resultante es XX, que determina el sexo femenino. No era, pues, la posición de los testículos a la derecha o a la izquierda lo que determinaba el sexo, sino un proceso igualmente aleatorio; esto es, la naturaleza de la carga genética del primer espermatozoide que alcanza y fecunda el óvulo.

El sistema XY descubierto por Stevens y Wilson tenía un corolario importante: si el cromosoma Y contenía toda la información para determinar la masculinidad, ese cromosoma tendría que ser portador de los genes necesarios para crear un embrión masculino. Al principio, los genetistas esperaban encontrar en el cromosoma Y docenas de genes determinantes del sexo masculino, porque el sexo implica una exigente coordinación anatómica de múltiples características anatómicas, fisiológicas y psicológicas, y era difícil imaginar que un solo gen fuese capaz de definir tan diversas funciones por sí solo. Sin embargo, los investigadores más meticulosos de la genética sabían que el cromosoma Y era un lugar inhóspito para los genes. A diferencia de cualquier otro cromosoma, el Y es «impar»; es decir, no tiene cromosoma hermano ni copia que lo duplique, con lo que cada gen suyo tiene que valerse por sí mismo. Una mutación en cualquier otro cromosoma puede ser reparada mediante una copia del gen intacto del otro cromosoma. Pero un gen del cromosoma Y no se puede arreglar, reparar o recopiar; no tiene copia de seguridad ni guía alguna (aunque existe un sistema interno, único y exclusivo, para reparar genes). Cuando el cromosoma Y es afectado por mutaciones, carece de todo mecanismo para recuperar información. Está repleto, así pues, de los impactos y marcas que en él ha dejado la historia. Es el punto más vulnerable del genoma humano.

Como consecuencia de ese constante bombardeo genético, hace millones de años el cromosoma Y humano comenzó a deshacerse de información. Genes que eran verdaderamente valiosos para la supervivencia probablemente acabarían en otras partes del genoma donde podrían ser almacenados de forma segura, y genes con un valor limitado quedaron obsoletos y fueron retirados o reemplazados, permaneciendo solo los más esenciales. A medida que se perdía información, el cromosoma Y se encogía, recortado pieza a pieza por el amargo ciclo de mutación y pérdida de genes. Que el Y sea el más pequeño de todos los cromosomas no es una casualidad; es una víctima clara de la obsolescencia programada (en 2014, se descubrió que unos pocos pero muy importantes genes puede que residan permanentemente en el cromosoma Y).

En términos genéticos, esto constituye una peculiar paradoja. Es poco probable que el sexo, uno de los rasgos humanos más complejos, pueda ser codificado por múltiples genes. Por el contrario, un solo gen, enterrado precariamente en el cromosoma Y, debe ser el regulador maestro de la masculinidad.* Los lectores varones de

* Con esta grave responsabilidad a cuestas, es un milagro que el sistema XY de determinación del sexo haya existido desde el principio. ¿Por qué los mamíferos desarrollaron un mecanismo de determinación del sexo cargado de tan serios inconvenientes? ¿Por qué, habiendo tantos lugares donde hacerlo, llevar el gen determinante del sexo en un cromosoma hostil, no pareado, en el que es más probable que se vea afectado por mutaciones?

Para responder a la pregunta, tenemos que dar un paso atrás y formular una pregunta más fundamental: ¿para qué se inventó la reproducción sexual? ¿Por qué, como Darwin se preguntó, «producir nuevos seres por la unión de dos elementos sexuales en lugar de un proceso de partenogénesis»?

La mayoría de los biólogos evolucionistas están de acuerdo en que el sexo fue creado para permitir un rápido intercambio genético. Quizá no exista manera más rápida de mezclar los genes de dos organismos que mezclar sus óvulos y su esperma. E incluso la génesis de los óvulos y los espermatozoides hace que los genes se remuevan a través de la recombinación genética. El gran intercambio de genes durante la reproducción sexual aumenta la variación, y esta, a su vez, aumenta la capacidad adaptativa y la supervivencia de un organismo en un entorno en constante cambio. La expresión «reproducción sexual» no es, por tanto, nada apropiada. El propósito evolutivo del sexo no es la «reproducción»; los organismos pueden hacer copias —reproducciones— superiores de sí mismos sin necesidad del sexo. El sexo fue inventado por la razón opuesta, para permitir la recombinación.

Pero «reproducción sexual» y «determinación del sexo» no son lo mismo. Aun reconociendo las muchas ventajas de la reproducción sexual, todavía podríamos preguntarnos por qué la mayoría de los mamíferos utilizan el sistema XY para la determinación del sexo. ¿Por qué, en definitiva, la Y? No lo sabemos. El sistema XY de determinación del sexo lo inventó claramente la evolución hace varios millones de años. En aves, reptiles y algunos insectos, el sistema se invierte; la hembra tiene dos cromosomas diferentes, mientras que el macho tiene dos cromosomas idénticos. Sin embargo, en otros animales, como algunos reptiles y peces, el género lo determina la temperatura del huevo o el tamaño de un organismo en relación con el de sus competidores. Se piensa que estos sistemas de determinación del sexo son anteriores al sistema XY de los mamíferos. Pero la razón de que el sistema XY se asentara en los mamíferos —y todavía esté en uso— sigue siendo un misterio. La existencia de dos sexos tiene algunas ventajas evidentes; los machos y las hembras pueden desempeñar funciones especializadas y papeles diferentes en la cría. Aun así, tener dos sexos no requiere necesariamente un cromosoma Y. Tal vez la evolución encontrara en él una rápida y chapucera solución a la determinación del sexo, confinando el gen determinante del sexo masculino, un gen poderoso, en un cromosoma aparte para garantizar que la masculinidad fuera una solución viable. Ciertos genetistas

ese último párrafo deben tomar nota, porque apenas lo ha hecho alguno.

A comienzos de la década de 1980, un joven genetista londinense llamado Peter Goodfellow empezó a buscar el gen determinante del sexo en el cromosoma Y. Gran aficionado al fútbol, desaliñado, delgado, nervudo, con un inconfundible acento del dialecto oriental y una vestimenta de estética romántica-punk,[5] Goodfellow se propuso utilizar los métodos de localización de genes de los que fueron pioneros Botstein y Davis para limitar la búsqueda a una pequeña región del cromosoma Y. Pero ¿cómo se podría localizar un gen «normal» sin la existencia de un fenotipo variante o una enfermedad asociada? Los genes de la fibrosis quística y de la enfermedad de Huntington habían sido hallados en sus cromosomas buscando el nexo entre el gen causante de cada una de estas enfermedades y sus señalizadores en el genoma. En ambos casos, los hermanos afectados, portadores del gen, también lo eran del señalizador, mientras que los hermanos no afectados no lo eran. Con todo, ¿dónde podría Goodfellow encontrar una familia humana con una variante de género —un tercer sexo— genéticamente transmitida a unos hermanos, que serían portadores, pero no a otros?

De hecho, estas personas existían, aunque su identificación fue una tarea mucho más complicada de lo previsto. En 1955, Gerald Swyer, un endocrinólogo inglés que investigaba la infertilidad femenina, había descubierto un raro síndrome que hacía a quienes lo padecían biológicamente mujeres, pero cromosómicamente varones. Las «mujeres» nacidas con el «síndrome de Swyer» eran anatómica y fisiológicamente femeninas durante la infancia, pero no alcanzaban la madurez sexual femenina al comienzo de la edad adulta.[6] Cuando los genetistas examinaron sus células, descubrieron que estas «mujeres» tenían cromosomas XY en todas ellas. Cada célula era cromosómica-

---

creen que el cromosoma Y podría continuar reduciéndose, mientras que otros defienden que tal reducción es limitada, y que siempre mantendrá el gen SRY y otros imprescindibles.

mente masculina, pero la persona formada con estas células era anatómica, fisiológica y psicológicamente femenina. La «mujer» con el síndrome de Swyer nacía con el patrón cromosómico masculino (es decir, los cromosomas XY) en todas sus células, pero de alguna manera había fallado la expresión de la «masculinidad» en su cuerpo.

La causa más probable del síndrome de Swyer era que el gen regulador maestro que especifica la masculinidad hubiera sido inactivado por alguna mutación, con el resultado de un individuo femenino. En el MIT, un equipo dirigido por el genetista David Page había recurrido a estas mujeres con el sexo genéticamente invertido para localizar el gen determinante de la masculinidad en alguna zona relativamente acotada del cromosoma Y. El siguiente paso fue el más laborioso: la criba gen por gen hasta encontrar al candidato exacto entre docenas de genes presentes en esa ubicación general. Goodfellow iba haciendo progresos lentos pero constantes cuando recibió noticias desalentadoras. En el verano de 1989 se enteró de que Page había dado con el gen determinante del sexo masculino. Page lo llamó el «gen ZFY» por su presencia en el cromosoma Y.[7]

Inicialmente, el gen ZFY parecía el candidato perfecto; se encontraba en la región derecha del cromosoma Y, y su secuencia de ADN indicaba que podría actuar como un interruptor maestro de docenas de otros genes. Pero cuando Goodfellow lo examinó con atención, vio que algo no encajaba: al secuenciar el gen ZFY en mujeres con síndrome de Swyer, resultó que este era completamente normal. No había en él mutación alguna que explicara la interrupción de la señal para el sexo masculino en estas mujeres.

Con el ZFY descartado, Goodfellow volvió a su búsqueda. El gen de la masculinidad tenía que estar en la región identificada por el equipo de Page; habían estado cerca de localizarlo, pero no lo lograron. En 1989, rebuscando en las inmediaciones del gen ZFY, Goodfellow encontró otro candidato prometedor, un gen pequeño, anodino, apretado, sin intrones: el gen SRY.[8] Al principio parecía el candidato perfecto. La proteína normal del SRY se hallaba abundantemente expresada en los testículos, como uno esperaría de un gen determinante del sexo masculino. Otros animales, incluidos los marsupiales, también poseían variantes del gen en sus cromosomas, y, por lo tanto, solo los machos lo heredaban. La prueba más contundente de que el gen SRY era el correcto se halló al analizar poblaciones humanas; indiscutiblemente, el gen había mutado en las mujeres con el síndrome de Swyer, y no en sus hermanos no afectados.

Pero Goodfellow realizó un último experimento para «ganar el caso», para obtener la más irrebatible de las pruebas. Si el gen SRY era el determinante singular de la «masculinidad», ¿qué ocurriría si activara a la fuerza el gen en hembras de animales? ¿Se convertirían forzosamente en machos? Cuando Goodfellow insertó una copia extra del gen SRY en hembras de ratones, sus crías nacieron con cromosomas XX en cada célula (es decir, genéticamente hembras), tal como esperaba. Sin embargo, las crías eran anatómicamente machos, con pene y testículos, montaban a las hembras y su comportamiento tenía todas las características de los ratones machos.[9] Accionando un único interruptor genético, Goodfellow había cambiado el sexo de un organismo y producido el síndrome de Swyer al revés.

¿Es entonces todo el sexo asunto de un único gen? Casi. Las mujeres con síndrome de Swyer tienen cromosomas masculinos en cada célula del cuerpo, pero con el gen determinante de la masculinidad inactivado por una mutación, el cromosoma Y es literalmente castrado (no en un sentido peyorativo, sino en un sentido puramente biológico). La presencia del cromosoma Y en las células de las mujeres con síndrome de Swyer perturba algunos aspectos del desarrollo anatómico femenino. En particular, los senos no se forman adecuadamente y la función ovárica es anormal, con el resultado de unos niveles bajos de estrógenos. Sin embargo, estas mujeres no sienten absolutamente ninguna disyunción en su fisiología. La mayoría de las características de la anatomía femenina se forman con total normalidad; la vulva y la vagina están intactas, y el tracto urinario se combina con ellas como lo describiría un libro de texto. Sorprendentemente, incluso la identidad de género de las mujeres con síndrome de Swyer es inequívoca; un solo gen se apagó y «se convirtieron» en mujeres. Aunque los estrógenos son, sin duda, necesarios para el desarrollo de las características sexuales secundarias y para reforzar algunos aspectos anatómicos de la feminidad adulta, las mujeres con el síndrome de Swyer no suelen padecer confusión alguna sobre el género o la identidad de género. Como escribió una mujer: «Me identifico plenamente con los roles del género femenino. Siempre me he considerado femenina al cien por cien [...] jugué durante una temporada al fútbol en un equipo de chicos —tengo un hermano gemelo, y no nos parecemos en nada—, pero era sin duda alguna una chica en un equipo de chicos. No encajaba bien en él; sugerí que llamáramos a nuestro equipo "Las Mariposas"».[10]

Las mujeres con el síndrome de Swyer no son «mujeres atrapadas en cuerpos de hombres», sino mujeres atrapadas en cuerpos de mujeres que son cromosómicamente varones (con la excepción de un solo gen). Una mutación en un único gen, el gen SRY, crea un cuerpo (en gran parte) femenino, y, lo más esencial, un yo totalmente femenino. Es algo tan sencillo, tan claro, tan binario como inclinarse sobre la mesita de noche y darle al interruptor de encendido o apagado.

Si los genes determinan la anatomía sexual de manera tan unilateral, entonces, ¿cómo afectan los genes a la identidad de género? En la mañana del 5 de mayo de 2004, David Reimer, un hombre de treinta y ocho años de Winnipeg, entró en el aparcamiento de un supermercado y se suicidó con una escopeta de cañones recortados. Nacido en 1965 como Bruce Reimer —cromosómica y genéticamente masculino—, David había sido víctima de un chapucero intento de circuncisión por parte de un cirujano inepto, que le dejó el pene gravemente dañado en la primera infancia. La cirugía reconstructiva era inviable, y los padres de Bruce lo llevaron a la consulta de John Money, un psiquiatra de la Universidad Johns Hopkins internacionalmente conocido por su interés en el género y el comportamiento sexual. Money evaluó al niño y, pensando en un experimento, propuso a los padres de Bruce castrar a su hijo y criarlo como una niña. Ansiosos por darle a su hijo una vida «normal», los padres se rindieron. Le cambiaron el nombre por el Brenda.[11]

El experimento de Money con David Reimer —para el que nunca pidió ni obtuvo el permiso de la universidad o del hospital— fue un intento de probar una teoría muy de moda en los círculos académicos en los años sesenta. En aquella época, la idea de que la identidad de género no era innata, sino un elaborado producto de los roles sociales y del mimetismo cultural («usted es como actúa; la educación puede superar a la naturaleza»), estaba en pleno auge, y Money era uno de sus defensores más fervientes y escuchados. Se consideraba el Henry Higgins de la transformación sexual, y defendía la «reasignación sexual» y la reorientación de la identidad sexual por medio de la terapia conductual y hormonal, un proceso de decenios de duración que él había inventado y que permitiría a sus sujetos experimentales afrontar con optimismo sus identidades cambiadas. Siguiendo los consejos de Money, «Brenda» iba vestida y era tratada como una niña. Su cabello era largo. Le regalaron muñecas y una máquina de coser de juguete. Sus profesores y amigos nunca supieron nada del cambio.[12]

Brenda tenía un hermano gemelo idéntico llamado Brian que fue criado como un niño. Como parte del estudio, durante su infancia Brenda y Brian acudieron a intervalos frecuentes a la clínica de Money en Baltimore. Cuando se acercaba la pubertad, Money prescribió suplementos de estrógenos para feminizar a Brenda, y programó la construcción quirúrgica de una vagina artificial para completar su transformación anatómica en una mujer. Money publicó sin cesar artículos muy citados que promocionaban el extraordinario éxito de la reasignación sexual. Brenda se adaptaba con total serenidad a su nueva identidad, afirmaba. Su gemelo, Brian, era un muchacho «rudo y alborotador», mientras que Brenda era una «niña activa», y entraría en su etapa de mujer casi sin obstáculos, aseguró Money. «La identidad de género está al nacer lo suficientemente incompleta e indiferenciada como para permitir asignar con éxito el sexo femenino a un varón genético.»[13]

Era algo que estaba muy lejos de la verdad. A los cuatro años, Brenda tomó unas tijeras e hizo trizas el vestido rosa y blanco que le habían obligado a llevar. Se enfurecía cuando le pedían moverse o hablar como una niña. Encorsetada en una identidad que le parecía falsa y discordante, se sentía inquieta, deprimida, confusa, angustiada y a menudo crispada. En las notificaciones escolares, Brenda era descrita como una «marimacho», con carácter «dominante» y «abundante energía física». Rehusaba jugar con muñecas y prefería los juguetes de su hermano (la única vez que jugó con su máquina de coser fue cuando sacó a hurtadillas un destornillador de la caja de herramientas de su padre, cogió la máquina y la desmontó meticulosamente tornillo a tornillo). Lo que más confundía a sus compañeras de clase era que iba sin necesidad de obligarla al servicio de las niñas, pero prefería orinar de pie y con las piernas separadas.

Catorce años después, Brenda puso fin a aquella farsa. Rechazó la operación vaginal, dejó de tomar los estrógenos, se sometió a una mastectomía bilateral para que le extirparan el tejido mamario y comenzó a inyectarse testosterona para volver a ser un varón. Se cambió el nombre por el de David y se casó con una mujer en 1990, pero la relación fue tormentosa desde el comienzo. Bruce/Brenda/David, el chico que se convirtió en chica y luego nuevamente en chico, continuó sufriendo ataques de ansiedad y de ira que lo abocaban a la negación y la depresión. Perdió el trabajo. Su matrimonio fracasó. Y en 2004, después de una fuerte discusión con su mujer, David se quitó la vida.

El caso de David Reimer no fue el único. En los años setenta y ochenta hubo otros casos de reasignación sexual —el intento de convertir niños cromosómicamente varones en niñas por medios psicológicos y sociales—, todos problemáticos y penosos. En algunos de ellos, la disforia de género no era tan aguda como la de David, pero en la edad adulta eran frecuentes entre los nuevos hombres/mujeres los estados de ansiedad, insatisfacción, disforia y desorientación. Un caso particularmente revelador fue el de una mujer llamada C. que consultó a un psiquiatra en Rochester, Minnesota. Vestida con una blusa de flores y volantes y una chaqueta de cuero —«mi estética de cuero y encajes», como ella lo describió—, C. no tenía problemas con algunos aspectos de su dualidad, pero sí para conciliar su «idea fundamentalmente femenina de sí misma».[14] Nacida y criada como una niña en los años cuarenta, C. recordaba su comportamiento masculino en la escuela. Nunca se había imaginado físicamente como un varón, pero siempre se sentía como tal («me siento como si tuviera el cerebro de un hombre»).[15] A los veintitantos años se casó con un hombre y vivió con él hasta que un *ménage à trois* en el que participó una mujer despertó en ella sus fantasías con mujeres. Su marido se casó con la otra mujer, y C. lo dejó y tuvo una serie de relaciones lesbianas. Oscilaba entre períodos de serenidad y depresión. Se unió a una iglesia y descubrió una comunidad religiosa que la aceptaba, salvo un pastor que arremetía contra su homosexualidad y que le recomendaba alguna terapia para «convertirla».

A los cuarenta y ocho años, abrumada por la culpa y el miedo, buscó tratamiento psiquiátrico. Durante el examen médico se decidió hacer un análisis cromosómico de sus células. Supo entonces que estas tenían el par de cromosomas XY. Desde el punto de vista genético, C. era un hombre. Más tarde descubrió que él/ella había nacido con genitales ambiguos, subdesarrollados, aunque cromosómicamente masculinos. Su madre estuvo de acuerdo en que se sometiera a una cirugía reconstructiva para transformarla en una mujer. Su reasignación sexual había comenzado cuando contaba seis meses de edad, y en la pubertad le habían administrado hormonas con el pretexto de curarla de un «desequilibrio hormonal». A lo largo de la infancia y la adolescencia, C. no tuvo ni sombra de duda sobre su género.

El caso de C. ilustra la importancia de reflexionar cuidadosamente sobre la relación entre el género y la genética. A diferencia de David Reimer, a C. no le confundían los roles sexuales, que ella asumía; vestía ropa femenina en público, formaba parte de un matrimonio heterosexual (al menos por un tiempo) y actuaba conforme a las normas culturales y sociales adecuadas para una mujer de cuarenta y ocho años. Pero, a pesar de su sentimiento de culpa por su sexualidad, aspectos esenciales de su identidad —la afinidad, la fantasía, el deseo y el impulso sexual— seguían siendo propiamente masculinos. C. había sido capaz de aprender muchas de las características básicas de su género adquirido a través de su comportamiento social mimético, pero no podía desterrar los impulsos psicosexuales de su genética.

En 2005, un equipo de investigadores de la Universidad de Columbia validó estos informes de casos personales en un estudio longitudinal de «varones genéticos» —es decir, de niños nacidos con los cromosomas XY— a los que al nacer se les había atribuido el género femenino, por lo común debido al inadecuado desarrollo anatómico de los genitales.[16] Algunos casos no eran tan angustiosos como el de David Reimer o el de C., pero un número abrumador de varones a los que se asignaron roles del género femenino habían experimentado una disforia de género entre moderada y severa durante la infancia. Muchos de ellos habían sufrido ansiedad, depresión y confusión, y muchos habían vuelto voluntariamente al sexo masculino en la adolescencia o en la edad adulta. Lo más notable era que entre los «varones genéticos» nacidos con genitales ambiguos y criados como niños, no como niñas, no se había dado un solo caso de disforia de género o de cambio de género en la edad adulta.

Estos informes de casos concretos acabaron invalidando la suposición, que todavía prevalecía inconmovible en algunos círculos, de que la identidad de género puede ser creada o programada enteramente, o al menos en buena medida, a través de la formación, la sugestión, el comportamiento reforzado, los usos sociales o las influencias culturales. Hoy está claro que los genes son mucho más influyentes que casi cualquier otra fuerza en la conformación de la identidad sexual y la identidad de género (si bien, en ciertas circunstancias, algunos atributos de género pueden adquirirse mediante una reprogramación cultural, social y hormonal). Dado que incluso las hormonas son, en última instancia, «genéticas» —es decir, productos directos o indirectos de los genes—, empieza a considerarse imposible reprogramar el género mediante una terapia puramente conductual y un refuerzo cultural. De hecho, existe ya un creciente consenso médico sobre la necesidad de atribuir, salvo muy raras excepciones, a los niños su sexo cromosómico (es decir, genético) con independencia de las variaciones y diferencias anatómicas (con la opción de cambiar si más adelante es lo que se desea). Hasta el momento, ninguno de estos niños ha optado por cambiar el sexo que los genes le han asignado.

¿Cómo podemos conciliar esta idea de un solo interruptor genético que domina una de las dicotomías más profundas de la identidad humana con el hecho de que la identidad de género en el mundo real aparezca en un espectro continuo? Prácticamente todas las culturas han reconocido que el género no se divide en dos mitades inconfundibles, en blanco y negro, sino en incontables tonalidades de gris. Hasta Otto Weininger, el filósofo austríaco célebre por su misoginia, se preguntó si «realmente todas las mujeres y todos los hombres están nítidamente diferenciados. Hay formas de transición entre los metales y los no metales; entre las combinaciones químicas y las simples mezclas; entre los animales y las plantas; entre las plantas fanerógamas y las criptógamas; entre los mamíferos y las aves [...] Puede en adelante darse por sentada la improbabilidad de encontrar en la naturaleza una diferencia clara entre todo lo que es masculino y todo lo que es femenino».[17]

Pero, en términos genéticos, no hay ninguna contradicción; los interruptores maestros y las organizaciones jerárquicas de los genes son perfectamente compatibles con curvas continuas del comportamiento, la identidad y la fisiología. El gen SRY indudablemente controla la determinación del sexo con un interruptor de encendido y apagado. Si se conecta el SRY, un animal será anatómica y fisiológicamente macho. Si se desconecta, el animal se volverá anatómica y fisiológicamente hembra.

Sin embargo, para posibilitar aspectos más profundos de la determinación del género y de la identidad sexual, el SRY debe actuar sobre docenas de interruptores, conectándolos o desconectándolos, activando unos genes y reprimiendo otros, como en una carrera de relevos en que un testigo pasa de mano en mano. Estos genes integran a su vez *inputs* del yo y del ambiente —de las hormonas, los comportamientos, las situaciones, los usos sociales, los roles culturales y los recuerdos— para definir el género. Lo que llamamos «género» es así una elaborada cascada genética y procesual, con el SRY en la cima de la jerarquía y los modificadores, integradores, instigadores e intérpretes debajo. Esta cascada genético-procesual especifica la identidad de género. Por volver a una analogía anterior, los genes son líneas de una receta que especifica el género. El gen SRY es la primera línea de la receta: «Llenar cuatro tazas de harina». Si no se dispone de lo principal, la harina, no habrá manera de hacer nada parecido a un pastel. Pero infinitas variaciones en abanico de esa primera línea permitirán elaborar desde la crujiente *baguette* de una panadería francesa hasta los pasteles de huevo de Chinatown.

La existencia de una identidad transgénero constituye una prueba decisiva de esta cascada genoprocesual. En un sentido anatómico y fisiológico, la identidad sexual es bastante binaria; un solo gen regula la identidad sexual, lo que da lugar al sorprendente dimorfismo anatómico y fisiológico que observamos entre hombres y mujeres. Pero el género y la identidad de género están lejos de ser binarios. Imaginemos un gen —llamémoslo TGY— que determina cómo el cerebro responde al gen SRY (o a alguna hormona o señal masculina). Un niño podría heredar una variante genética del TGY que sea altamente resistente a la acción del SRY en el cerebro, lo cual daría por resultado un cuerpo anatómicamente masculino pero un cerebro que no lee o interpreta esa señal masculina. Ese cerebro podría reconocerse como psicológicamente femenino; podría considerarse ajeno a los conceptos de hombre y mujer, o imaginar que pertenece a un tercer género.

Estos hombres (o mujeres) tienen algo parecido a un síndrome de

Swyer de la identidad; su género cromosómico y anatómico es masculino (o femenino), pero su estado cromosómico/anatómico no genera en sus cerebros una señal congruente con él. En las ratas en particular, un síndrome de este tipo puede causarlo el cambio de un solo gen en los cerebros de embriones femeninos o la exposición de los embriones a un fármaco que bloquea la señalización de «lo femenino» en el cerebro. En los ratones, las hembras modificadas con este gen alterado, o tratadas con ese fármaco, tienen todas las características anatómicas y fisiológicas del sexo femenino, pero su comportamiento es más propio de los machos, y hasta intentan montar hembras; estos animales podrán ser anatómicamente hembras, pero su comportamiento es más propio de los machos.[18]

La organización jerárquica de esta cascada genética ilustra un importante principio tocante a la relación entre los genes y los ambientes en general. El incesante debate se caldea: ¿la naturaleza o la crianza; los genes o el ambiente? La batalla se ha prolongado tanto tiempo, y ha habido tanta polémica, que las dos partes han capitulado. La identidad, se dice ahora, está determinada por la naturaleza y la crianza, los genes y el ambiente, los factores intrínsecos y los extrínsecos. Pero eso es también una necedad; un armisticio entre tontos. Si los genes que rigen la identidad de género se hallan jerárquicamente organizados —empezando por el SRY, que está en la cúspide, y continuando por los miles de riachuelos de información que fluyen bajo él—, entonces el predominio de la naturaleza o el de la crianza no es algo absoluto, sino que depende en gran medida del nivel de organización que intentemos dilucidar.

En la cima de la cascada, la naturaleza funciona con resolución y unilateralidad. Allí arriba, el género es algo muy simple (un solo gen maestro se enciende y se apaga). Si aprendiésemos a accionar ese interruptor por medios genéticos, o empleando un fármaco capaz de controlar la producción de hombres o mujeres, estos adquirirían una identidad masculina o femenina (e incluso gran parte de la anatomía correspondiente) del todo intacta. En la parte inferior de la cascada, por el contrario, el enfoque puramente genético falla; no permite comprender de una manera particularmente sofisticada el género o la identidad. Aquí abajo, en los llanos estuarios donde se entrecruza la información, la historia, la sociedad y la cultura chocan y se intersectan con la genética cual mareas. Algunas olas se anulan entre sí, mientras que otras se refuerzan. Ninguna fuerza es particularmente potente, pero su efecto combinado produce un paisaje singular y ondulado que llamamos «identidad personal».

El último kilómetro

Como a los perros que duermen, a los gemelos desconocidos es mejor dejarlos solos.

WILLIAM WRIGHT, *Born That Way*[1]

El que la identidad del *sexo* sea innata o adquirida en uno de cada dos
mil niños nacidos con genitales ambiguos no suele suscitar debates a
escala nacional sobre la herencia, la preferencia, la perversidad y la
elección. El que la identidad sex*ual* —la elección y la preferencia de
parejas sexuales— sea innata, los suscita, y mucho. Durante un tiempo, en los años cincuenta y sesenta, parecía que esta polémica había
sido zanjada definitivamente. La teoría dominante entre los psiquiatras era que la preferencia sexual —es decir, la «heterosexualidad» o la
«homosexualidad»— era adquirida, no innata. Se caracterizó a la homosexualidad como una forma de ansiedad neurótica producto de
una frustración. «Muchos psicoanalistas contemporáneos coinciden
en que los homosexuales permanentes, como todos los pervertidos,
son neuróticos», escribía el psiquiatra Sándor Lorand en 1956.[2] «El
verdadero enemigo del homosexual —escribió otro psiquiatra a finales de la década de los sesenta— no es tanto su perversión como su
desconocimiento de la posibilidad de recibir ayuda, además de su ma-
soquismo psíquico, que le hace rehuir el tratamiento.»[3]

En 1962, Irving Bieber, un destacado psiquiatra de Nueva York,
conocido por sus intentos de convertir a los hombres homosexuales a
la heterosexualidad, publicó un libro muy influyente, *Homosexualidad.
Un estudio psicoanalítico*. Bieber proponía que la causa de la homosexualidad masculina era una dinámica distorsionada en el seno de la
familia: la combinación fatal de una madre asfixiante que a menudo
siente hacia su hijo «un apego que raya en lo [sexualmente] íntimo»,

cuando no se muestra abiertamente seductora, y de un padre indiferente, distante o «emocionalmente hostil».[4] Los hijos respondían a estas presiones con una conducta neurótica, autodestructiva e incapacitante («un homosexual es una persona cuya función heterosexual se halla paralizada, como las piernas de una víctima de la polio», afirmó Bieber en 1973).[5] Más adelante, en algunos de estos jóvenes se manifestaría un deseo subconsciente de identificarse con la madre y castrar al padre como la opción de adoptar un estilo de vida que se salga de la norma. La «víctima de la polio» sexual adopta una forma de ser patológica, argumentaba Bieber, del mismo modo que las víctimas de la polio adoptan una forma de caminar patológica. A finales de la década de los ochenta, la idea de que la homosexualidad consiste en la elección de un estilo de vida desviado se había esclerotizado en dogma; un dogma que en 1992 llevó a Dan Quayle, el entonces vicepresidente de Estados Unidos, a afirmar alegremente que «la homosexualidad es más una elección» que una condición biológica [...] Una elección equivocada».[6]

En julio de 1993, el descubrimiento del llamado «gen gay» suscitó uno de los debates públicos más intensos sobre los genes, la identidad y la elección que ha conocido la historia de la genética.[7] El descubrimiento ilustraba el poder del gen para influir en la opinión pública e invertir casi en su totalidad los términos del debate. En la revista *People* (que no era precisamente una publicación que preconizara ningún cambio social radical), la columnista Carol Sarler escribió en el número de octubre: «¿Qué diríamos de la mujer que optara por el aborto en vez de criar un hijo bondadoso y encantador que, cuando creciera, podría —y digo solo "podría"— amar a otro muchacho bondadoso y encantador? Diríamos que es un monstruo encorvado y disfuncional que, si fuera obligada a tener el hijo, convertiría la vida de ese hijo en un infierno. Diríamos que ningún niño debe ser forzado a tener por madre a alguien como ella».[8]

La frase «muchacho bondadoso y encantador» —elegida para describir a un hijo con una propensión innata, y no las preferencias de un adulto pervertido— ilustraba la inversión del debate. Una vez que se había involucrado a los genes en el desarrollo de la preferencia sexual, el hijo gay se transformaba al instante en un hijo normal. Sus odiosos enemigos eran los monstruos anormales.

Fue el aburrimiento, más que el activismo, lo que motivó la búsqueda del gen gay. Dean Hamer, un investigador del Instituto Nacional del Cáncer, no buscaba la controversia. Ni siquiera se buscaba a sí mismo. Aunque declaradamente gay, nunca se había sentido particularmente intrigado por la genética de cualquier forma de identidad sexual o de otra índole. Había pasado gran parte de su vida confortablemente instalado en un «laboratorio, por regla general tranquilo, del gobierno de Estados Unidos [...] repleto del suelo al techo de frascos y matraces», y dedicado al estudio de la regulación del gen de la llamada «metalotioneína» —o MT—, que usan las células para responder a la toxicidad de los metales pesados, como el cobre y el zinc.

En el verano de 1991, Hamer voló a Oxford para presentar un seminario científico sobre la regulación de genes. Fue una intervención normal y bien recibida sobre su labor como investigador, pero cuando se dio paso al turno de preguntas, se encontró con la forma más desoladora de *déjà vu*; las preguntas parecían exactamente las mismas que aquellas a las que dio pie otra charla suya de hacía un decenio. Cuando el siguiente orador, un competidor de otro laboratorio, presentó datos que confirmaban y ampliaban el trabajo de Hamer, se sintió aún más aburrido y deprimido. «Me di cuenta de que, aunque me propusiera continuar con esta investigación por otros diez años, lo mejor que podía esperar era construir una réplica tridimensional de nuestro pequeño modelo [genético]. No parecía gran cosa como meta de una vida.»

En una pausa entre las sesiones, Hamer salió de allí aturdido y sin saber qué pensar. Se detuvo en Blackwell, la cavernosa librería de High Street, y bajó a sus espacios concéntricos para curiosear entre los libros de biología. Se compró dos. El primero era *El origen del hombre. La selección natural y la sexual*, de Darwin. Publicado en 1871, la obra de Darwin provocó una tormentosa controversia por afirmar que el hombre descendía de un simio ancestral (en *El origen de las especies*, había soslayado la cuestión de la descendencia, pero en *El origen del hombre* la abordó directamente).

El origen del hombre es entre los biólogos lo que *Guerra y paz* entre los estudiantes de literatura; casi todos los biólogos afirman haber leído el libro, o parecen conocer lo esencial de su contenido, pero la verdad es que pocos lo han hojeado siquiera. Hamer tampoco lo había hecho. Para su sorpresa, se encontró con que Darwin había dedicado una parte sustancial de la obra al sexo, la elección de parejas sexuales y la influencia de esta elección en las conductas dominantes y la organización social. Darwin había visto claramente que la herencia tenía un poderoso efecto en la conducta sexual. Sin embargo, los determinantes genéticos de la conducta y de las preferencias sexuales —«la causa final de la sexualidad», decía Darwin— habían sido un misterio para él.

Pero la idea de que la conducta sexual, o cualquier otra conducta, estaba relacionada con los genes había pasado de moda. El segundo libro, *No está en los genes. Racismo, genética e ideología*, de Richard Lewontin, proponía algo diferente.[9] Publicado en 1984, Lewontin había lanzado un ataque contra la idea de que gran parte de la naturaleza humana se halla biológicamente determinada. Elementos del comportamiento humano que se consideran genéticamente determinados son con frecuencia, argumentaba Lewontin, construcciones arbitrarias, y a menudo manipuladoras, de la cultura y la sociedad para reforzar las estructuras de poder. «No hay ninguna prueba aceptable de que la homosexualidad tenga una base genética [...] Esto es pura invención», escribió Lewontin.[10] Darwin estaba en lo cierto respecto a la evolución de los organismos, sostenía, pero no en lo tocante a la evolución de la identidad humana.

¿Cuál de estas dos teorías era la correcta? La orientación sexual le parecía a Hamer demasiado fundamental para ser una pura construcción cultural. «¿Por qué Lewontin, un genetista formidable, estaba tan resuelto a no creer que el comportamiento podría heredarse? —se preguntó Hamer—. ¿Acaso no podía refutar la genética de la conducta en el laboratorio y escribió una diatriba política contra ella? Tal vez haya aquí espacio para la ciencia real.» Hamer se propuso llevar a cabo una investigación a fondo sobre la genética de la conducta sexual. Volvió a su laboratorio para comenzar su estudio, pero había poco que aprender del pasado. Cuando Hamer accedió a un banco de datos de todas las revistas científicas publicadas desde 1966 en busca de artículos sobre «homosexualidad» y «genes», encontró catorce. Sobre el gen de la metalotioneína, en cambio, contó 654.

Pero Hamer halló algunas pistas sugerentes, aunque semienterradas, en la literatura científica. En la década de los ochenta, un profesor de psicología llamado J. Michael Bailey había intentado estudiar la genética de la orientación sexual mediante un experimento con gemelos.[11] La metodología de Bailey era la clásica; si la orientación sexual se heredaba en parte, entonces debía existir una mayor proporción de gemelos idénticos que fueran ambos homosexuales en comparación con los mellizos. Mediante la inserción estratégica de anuncios en revistas y periódicos para homosexuales, Bailey había reclutado 110 pares de gemelos del sexo masculino en los que al menos uno de ellos era homosexual. (Si esto parece difícil hoy en día, imagínese realizar este experimento en 1978, cuando eran pocos los hombres que salían públicamente del armario y en algunos estados el sexo gay era tan punible como un crimen.)

Cuando Bailey buscó la concordancia de la homosexualidad entre gemelos, los resultados fueron sorprendentes. De los cincuenta y seis pares de gemelos idénticos, ambos eran gais en el 52 por ciento de los casos,* y de los cincuenta y cuatro pares de gemelos no idénticos, el 22 por ciento eran homosexuales; un porcentaje más bajo que entre los gemelos idénticos, pero significativamente superior al 10 por ciento que se estima que se da entre la población general. (Años después, Bailey conocería casos tan interesantes como el siguiente. En 1971, dos gemelos canadienses fueron separados a las pocas semanas de nacer. Uno fue adoptado por una próspera familia estadounidense y el otro, criado en Canadá por su madre biológica en circunstancias muy diferentes. Los hermanos, que parecían prácticamente idénticos, no sabían que tenían un hermano gemelo hasta que se conocieron accidentalmente en un bar gay de Canadá.)[12]

Bailey descubrió que la homosexualidad masculina no era solo cuestión de genes. Influencias como la familia, los amigos, el colegio, las creencias religiosas y la estructura social podían sin duda modificar el comportamiento sexual, hasta el punto de que los casos de un ge-

---

* Un ambiente intrauterino compartido o determinadas exposiciones durante la gestación podrían explicar en parte esta concordancia, pero el hecho de que los gemelos no idénticos compartan ambientes y, sin embargo, haya entre ellos una concordancia menor en comparación con la de los gemelos idénticos, es un argumento en contra de estas teorías. El argumento genético se ve asimismo reforzado por el hecho de que los hermanos homosexuales también muestren una mayor tasa de concordancia que en la población general (aunque menor que en los gemelos idénticos). Futuros estudios podrían revelar una combinación de factores genéticos y ambientales en la determinación de la preferencia sexual, pero es harto probable que los genes sigan siendo factores importantes.

melo idéntico identificado como gay y el otro como heterosexual representaban el 48 por ciento. Quizá fueran necesarios factores externos o internos para producir patrones distintos de comportamiento sexual. Sin lugar a dudas, las omnipresentes y represivas actitudes de origen cultural que rodeaban a la homosexualidad eran lo suficientemente poderosas como para influir en la elección de una identidad «heterosexual» en uno de los gemelos y no la opuesta. Pero los estudios con gemelos proporcionaban pruebas irrefutables de que los genes influían en la homosexualidad más que, por ejemplo, en la propensión a la diabetes del tipo 1 (la tasa de concordancia entre gemelos es solo del 30 por ciento), y casi tanto como en la estatura (una concordancia de alrededor del 55 por ciento).

Bailey había introducido un profundo cambio en los debates en torno a la identidad sexual, alejándolos de la retórica de la «elección» y la «preferencia personal» de los años sesenta y acercándolos a la biología, la genética y la herencia. Si no entendemos las variaciones en la estatura, en el desarrollo de la dislexia o en la diabetes del tipo 1 como opciones, entonces no podemos entender la identidad sexual como una opción.

Pero ¿se trataba de un gen o de varios? ¿Y cuál era o eran? ¿Dónde se encontraba? Para identificar el «gen gay», Hamer necesitaba realizar un estudio mucho más extenso, preferiblemente uno que incluyera a familias en las cuales la orientación sexual pudiera rastrearse a lo largo de múltiples generaciones. Para financiar un estudio de este tipo, Hamer necesitaba una nueva subvención, pero ¿dónde podría un investigador federal que estudiaba la regulación de la metalotioneína obtener dinero para cazar un gen que influye en la sexualidad humana?

A principios de 1991, dos hechos le facilitaron la caza a Hamer. El primero fue el anuncio del Proyecto Genoma Humano. A pesar de que la secuencia precisa del genoma humano no se conocería hasta pasado un decenio, la cartografía de los tan fundamentales señalizadores genéticos a lo largo del genoma humano volvía mucho más fácil la caza de cualquier gen. El plan de Hamer —buscar genes relacionados con la homosexualidad— habría sido metodológicamente inviable en los años ochenta. Una década más tarde, con los marcadores genéticos encadenados como las luces de una marquesina a lo largo de la mayoría de los cromosomas, ello estaba, al menos conceptualmente, a su alcance.

El segundo hecho fue el sida. La enfermedad había diezmado la comunidad gay a finales de los años ochenta, y los Institutos Nacionales de Salud, espoleados por activistas y pacientes, a menudo por medio de la desobediencia civil y las protestas de militantes, habían destinado finalmente cientos de millones de dólares a la investigación del sida. El genio táctico de Hamer le llevó a realizar un estudio relacionado con dicha enfermedad para dar caza al gen gay. Sabía que el sarcoma de Kaposi, un tumor indoloro antes raro, había sido encontrado con una frecuencia sorprendentemente alta entre los hombres homosexuales con sida. Tal vez, razonó Hamer, los factores de riesgo para desarrollar el sarcoma de Kaposi estuvieran relacionados con la homosexualidad, y, de ser así, la búsqueda de los genes de uno podría conducir a la identificación de los genes de la otra. La teoría estaba de todo punto equivocada; más tarde se descubrió que el sarcoma de Kaposi lo producía un virus de transmisión sexual principalmente en individuos inmunodeprimidos, lo que explicaba su presencia en los enfermos de sida. Pero era tácticamente brillante; en 1991, los Institutos Nacionales de Salud concedieron a Hamer 75.000 dólares para su nuevo protocolo, un estudio destinado a encontrar genes relacionados con la homosexualidad.

El protocolo #92-C-0078 fue puesto en práctica en el otoño de 1991, y en 1992 Hamer había reclutado para su estudio a 114 hombres homosexuales.[13] Hamer planeó utilizar a aquel grupo para confeccionar elaborados árboles genealógicos con los que determinar si su orientación sexual se daba en sus familias, describir el patrón de su herencia y localizar el gen. Pero Hamer sabía que la localización del gen gay sería mucho más fácil si pudiera encontrar pares de hermanos no gemelos de los que se supiera que ambos eran homosexuales. Los gemelos comparten los mismos genes, pero los no gemelos comparten solo algunas secciones de sus genomas. Si Hamer encontraba hermanos no gemelos que fueran homosexuales, hallaría las subsecciones del genoma que ambos comparten, y ello le permitiría aislar el gen gay. Además de los árboles genealógicos, necesitaba muestras de genes de tales hermanos. Su presupuesto le permitió traerlos a Washington y pagarles 45 dólares por un fin de semana. Los hermanos, a menudo separados, se reunían allí. Hamer les extraía un tubo de sangre.

Al finalizar el verano de 1992, Hamer había recogido información de cerca de mil miembros de familias y confeccionado árboles genealógicos de cada uno de los 114 varones homosexuales. En junio pudo apreciar los primeros datos en su ordenador. Casi al instante sintió el tirón gratificante de su validación; como en el estudio de Bailey, en el de Hamer los hermanos mostraban una mayor concordancia en la orientación sexual: un 20 por ciento, casi el doble que entre la población general, que era de un 10 por ciento. El estudio había arrojado datos reales, pero la satisfacción pronto se enfrió. Cuando Hamer examinó atentamente las cifras, no pudo encontrar otra revelación. Fuera de la concordancia entre hermanos homosexuales, no veía ningún patrón o tendencia especial.

Hamer se sentía desolado. Intentó ordenar los números en grupos y subgrupos, pero fue en vano. Estaba a punto de deshacerse de las pilas de árboles genealógicos acumulados cuando se topó con un patrón, un detalle tan sutil que solo el ojo humano podía apreciar. Casualmente, mientras elaboraba los árboles, había dispuesto los miembros del lado paterno de cada familia a la izquierda y los del lado materno a la derecha. Los hombres homosexuales estaban marcados en rojo. Y mientras hojeaba los papeles, instintivamente distinguió una tendencia: las marcas rojas tendían a agruparse a la derecha, mientras que los miembros varones no marcados tendían a agruparse a la izquierda. Los varones homosexuales tendían a tener tíos homosexuales, pero solo por el lado materno. Cuanto más examinaba Hamer arriba y abajo los árboles genealógicos en busca de familiares homosexuales —su «proyecto de las raíces gais», acabó llamándolo—,[14] más se intensificaba la tendencia. Las tasas de concordancia eran mayores entre los primos del lado materno, y no así entre los del lado paterno. Los primos maternos mostraban una mayor concordancia a través de las tías que los demás primos.

El patrón se repetía generación tras generación. Para un genetista experimentado, esta tendencia indicaba que el gen gay tenía que hallarse en el cromosoma X. Hamer casi podía verlo mentalmente: un elemento heredado a lo largo de generaciones como una presencia en la sombra, no tan penetrante como el de la fibrosis quística típica o las mutaciones del gen de la enfermedad de Huntington, y que necesariamente debía rastrearse en el cromosoma X. En un árbol genealógico típico, un tío abuelo podía ser identificado como potencialmente homosexual. (Las historias familiares eran a menudo vagas. El armario histórico era mucho más oscuro que el actual, pero Hamer había recabado datos de familias en que la identidad sexual era conocida hasta en dos o incluso tres generaciones.) Todos los hijos nacidos de los hermanos de ese tío eran heterosexuales (los varones no pasan el cromosoma X a sus hijos varones; el cromosoma X debe provenir de la madre en los varones). Pero uno de los hijos de una hermana del tío podía ser gay, y un hijo de ese hijo de la hermana también podía serlo; un hombre comparte algunas partes de su cromosoma X con su hermana y con los hijos de su hermana. Y así sucesivamente: tío abuelo, tío, sobrino y hermano del sobrino se suceden a lo largo de las generaciones hacia delante y de través, como el movimiento del caballo en el ajedrez. De repente, Hamer había saltado de un fenotipo (la preferencia sexual) a una ubicación potencial en un cromosoma (un genotipo). No había identificado el gen gay, pero había demostrado que era posible localizar físicamente en el genoma humano una pieza de ADN asociada a la orientación sexual.

Pero ¿en qué parte del cromosoma X? Hamer volvió sobre los cuarenta pares de hermanos gais de los que había obtenido sangre. Supongamos por un momento que el gen gay se halla en un pequeño tramo del cromosoma X. Dondequiera que se halle ese fragmento, los cuarenta pares de hermanos tenderían a compartir ese particular trozo de ADN con una frecuencia significativamente mayor que en pares de hermanos en los que uno es homosexual y el otro heterosexual. Sirviéndose de los señalizadores presentes a lo largo del genoma definido por el Proyecto Genoma Humano y haciendo un cuidadoso análisis matemático, Hamer comenzó a reducir secuencialmente el tramo a regiones cada vez más cortas del cromosoma X. Recorrió una serie de veintidós marcadores en toda la longitud del cromosoma. Hamer encontró que, de los cuarenta hermanos homosexuales, treinta y tres compartían un pequeño fragmento del cromosoma X llamado Xq28. La simple estadística predecía que solo la mitad de los hermanos —es decir, veinte— compartirían ese marcador. La probabilidad de que trece hermanos adicionales fuesen portadores del mismo marcador era prácticamente nula, de menos de uno entre diez mil. En algún lugar cerca del fragmento Xq28 había, pues, un gen que determinaba la identidad sexual masculina.

El fragmento Xq28 causó sensación enseguida. «El teléfono no dejaba de sonar —recordó Hamer—. Había cámaras de televisión puestas en fila fuera del laboratorio; el buzón y el correo electrónico estaban desbordados.»[15] *The Daily Telegraph*, el diario conservador de Londres, señaló que, si la ciencia había aislado el gen gay, «la ciencia también podría erradicarlo».[16] «Muchas madres empiezan a sentirse culpables», decía otro periódico. «¡Tiranía genética!», rezaba otro titular. Los eticistas se preguntaban si los padres «genotiparían» a sus futuros hijos mediante pruebas fetales para evitar tener descendencia homosexual. La investigación de Hamer «identifica una región cromosómica que podría ser analizada en hombres —afirmó un escritor—, pero los resultados de cualquier prueba basada en esta investigación solo ofrecerían, una vez más, un instrumento probabilístico para estimar la orientación sexual de algunos hombres».[17] Hamer fue atacado por la izquierda y la derecha, literalmente. Conservadores antigais argumentaron que, al reducir la homosexualidad a la genética, Hamer la había justificado biológicamente, y los defensores de los derechos de los homosexuales lo acusaron de promover la fantasía de un «test gay» y proporcionar nuevos mecanismos de detección y discriminación.[18]

El enfoque de Hamer era neutral, riguroso y científico; y a menudo corrosivo a fuer de tal. No dejó de afinar su análisis sometiendo la asociación al Xq28 a una serie de pruebas. Se preguntó si el Xq28 podría codificar no un gen de la homosexualidad, sino un «gen de la pluma» (solo un homosexual se atrevería a utilizar esta expresión en un artículo científico). No era así; los hombres que compartían el Xq28 no presentaban alteraciones significativas de los comportamientos específicos de género o de aspectos convencionales de la masculinidad. ¿Podría ser un gen que hiciera a un hombre receptivo al coito anal («¿Es el gen del trasero?», se preguntó)? Tampoco había aquí correlación alguna. ¿Podría estar relacionado con la rebeldía? ¿O ser un gen para enfrentarse a los usos sociales represivos? ¿O el gen de la conducta contraria? Las hipótesis se sucedían sin hallar ningún nexo. El descarte exhaustivo de todas las posibilidades solo dejaba una conclusión: la identidad sexual masculina viene parcialmente determinada por un gen próximo al fragmento Xq28.

Desde que Hamer publicó su artículo en *Science* en 1993, varios grupos han intentado validar sus datos. En 1995, el propio equipo de Hamer publicó un análisis más amplio que confirmaba sus hallazgos. En 1999, un grupo canadiense trató de replicar el estudio de Hamer en un pequeño grupo de hermanos homosexuales, pero no pudo encontrar el nexo con el Xq28.[19] En 2005, en el que acaso sea el estudio más extenso realizado hasta la fecha, se estudiaron 456 pares de hermanos. No se descubrió el nexo con el Xq28, pero sí vínculos con los cromosomas siete, ocho y diez.[20] En 2015, otro detallado análisis de otros 409 pares de hermanos volvió a validar el nexo con el Xq28 —aunque débilmente— y a encontrar el vínculo, antes identificado, con el cromosoma ocho.[21]

Tal vez la característica más intrigante de todos estos estudios sea que, hasta el momento, nadie ha aislado un gen que realmente influya en la identidad sexual. El análisis de los vínculos no identifica un gen como tal, sino solo una región cromosómica en la que podría encontrarse un gen. Tras casi un decenio de intensa labor de caza, lo que los genetistas han descubierto no es el «gen gay», sino unas pocas ubicaciones o «zonas gay». Algunos genes presentes en estas zonas serían posibles candidatos a reguladores de la conducta sexual, pero ninguno de estos candidatos ha quedado experimentalmente vinculado a la homosexualidad o la heterosexualidad. Un gen asentado en la región Xq28, por ejemplo, codifica una proteína que se sabe que regula el receptor de la testosterona, un mediador bien conocido del comportamiento sexual. Pero se desconoce si este gen es el gen gay tan buscado en el Xq28.[22]

El «gen gay» quizá ni siquiera sea un gen, al menos en el sentido tradicional. Podría ser un segmento de ADN que regula un gen que se encuentra cerca de él o que influye en un gen bastante alejado de él. Tal vez se encuentre en un intrón, una de las secuencias de ADN que interrumpen los genes y los fragmentan en módulos. Cualquiera que sea la identidad molecular del determinante, una cosa es cierta: tarde o temprano se descubrirá la naturaleza exacta de los elementos heredables que influyen en la identidad sexual humana. Que Hamer esté o no equivocado sobre el Xq28 es irrelevante. Los estudios con gemelos indican claramente que varios determinantes que influyen en la identidad sexual forman parte del genoma humano, y como los genetistas descubren métodos cada vez más potentes para localizar, identificar y categorizar genes, necesariamente encontrarán algunos de estos determinantes. Como ocurre con el género, es posible que estos elementos se hallen jerárquicamente organizados, con reguladores maestros arriba e integradores y modificadores complejos abajo. Pero, a diferencia del género, es improbable que la identidad sexual la rija un único regulador maestro. Es mucho más probable que múltiples genes con pequeños efectos —en particular, los que modulan e integran *inputs* ambientales— estén implicados en la determinación de la identidad sexual. No habrá ningún gen SRY de la heterosexualidad.

La publicación del artículo de Hamer sobre el gen gay coincidió con una briosa reaparición de la idea de que los genes tal vez influyan en diversos comportamientos, impulsos, personalidades, deseos y temperamentos, una idea que durante casi dos decenios había dejado de ser una moda intelectual. En 1971, en un libro titulado *Genes, Dreams and Realities*, Macfarlane Burnet, el renombrado biólogo angloaustraliano, escribió: «Es de suyo evidente que los genes con que nacemos proporcionan, junto con el resto de nuestras funciones, la base de la inteligencia, el temperamento y la personalidad que podamos poseer».[23] Pero, a mediados de la década de los setenta, la concepción de Burnet había quedado muy lejos de ser «de suyo evidente». La idea de que genes de todas las clases podrían predisponer a los seres humanos a adquirir «identidades funcionales» particulares —es decir, variantes del temperamento, la personalidad y otras características— había sido inculcada sin más consideraciones fuera de las universidades. «Una perspectiva ambientalista [...] dominó la teoría y la investigación psicológicas desde los años treinta hasta los setenta —escribió la psicóloga Nancy Segal—. Aparte de haber nacido con una capacidad general para aprender, el comportamiento humano se explicaba casi exclusivamente por la acción de fuerzas exteriores al individuo.»[24] Un «niño pequeño», recordaba un biólogo, era visto como una «memoria de acceso aleatorio en la que la cultura podía descargar sus sistemas operativos».[25] La psique de plastilina de un niño era infinitamente maleable; podía dársele cualquier forma y obligarla a adquirir cualquier hábito modificando el ambiente o reprogramando su conducta (de ahí la estupefaciente credulidad que permitió experimentos como el de John Money, que intentaban producir cambios definitivos en el género por medio de terapias conductuales y culturales). Otro psicólogo, que en los años setenta comenzó a participar en un programa de investigación de la Universidad de Yale para estudiar comportamientos humanos, quedó desconcertado ante la postura dogmática contra la genética que encontró en su nuevo departamento. «Cualquiera que fuera el saber de fondo que pudiéramos haber llevado a New Haven acerca de los rasgos heredados [que guían e influencian los comportamientos humanos], era el tributo que pagábamos a Yale para no ser purgados.»[26] El ambiente estaba en todos los ambientes.

El retorno de lo innato —la reaparición del gen como un importante motor de impulsos psicológicos— no era tan fácil de orquestar. Requería en parte una reinvención fundamental del clásico caballo de batalla de la genética humana: el tan denostado y mal entendido estudio de los gemelos. Los estudios con gemelos habían existido desde la época nazi —recuérdese la macabra ocupación de Mengele con los *Zwillinge*—, pero habían llegado a un punto muerto conceptual. Los genetistas sabían que el problema del estudio con gemelos idénticos que viven en el seno de la misma familia era la imposibilidad de desenredar los retorcidos hilos de la naturaleza y la crianza. Criados en el mismo hogar por los mismos padres, a menudo educados en las mismas aulas por los mismos profesores y vestidos y alimentados de la misma manera, estos gemelos no permitían separar de alguna manera fiable los efectos de los genes en relación con el medio ambiente.

La comparación de los gemelos idénticos con los mellizos resolvía parcialmente el problema, ya que estos últimos comparten el mismo entorno, pero solo la mitad de los genes por término medio. No obstante, los críticos argumentaban que estas comparaciones entre gemelos idénticos y mellizos también eran intrínsecamente imperfectas. Tal vez los gemelos idénticos fuesen tratados por sus padres de la misma manera que los mellizos. Se sabía que los gemelos idénticos exhibían, por ejemplo, pautas más similares de nutrición y crecimiento en comparación con los mellizos, pero ¿se trataba aquí de naturaleza o de crianza? O bien que los gemelos idénticos podían reaccionar el uno contra el otro para diferenciarse —mi madre y su hermana gemela a menudo elegían conscientemente tonos opuestos de lápiz de labios—, pero ¿estaba esa disimilitud codificada por los genes o era una reacción a ellos?

En 1979, un científico de Minnesota encontró una manera de salir del atolladero. Una tarde de febrero, Thomas Bouchard, un psicólogo del comportamiento, encontró un artículo periodístico que un estudiante le dejó en el buzón. Era una historia única: un par de gemelos idénticos de Ohio que habían sido separados al nacer y luego adoptados por familias diferentes vivieron una experiencia extraordinaria cuando, a los treinta años, se conocieron. Obviamente, estos hermanos pertenecían a un raro grupo —el de los gemelos idénticos dados en adopción y criados por separado—, pero representaban una poderosa manera de elucidar los efectos de los genes humanos. Los genes eran idénticos en estos gemelos, pero los ambientes en que se criaban eran a menudo radicalmente diferentes. Comparando gemelos separados al nacer con gemelos criados en la misma familia, Bouchard podría desentrañar los efectos de los genes y de los ambientes. Las similitudes entre estos gemelos no tenían nada que ver con la crianza; solo podían reflejar las influencias hereditarias, la naturaleza.

Bouchard comenzó a reclutar este tipo de gemelos para su estudio en 1979. A finales de los años ochenta había conseguido formar los mayores grupos del mundo de gemelos criados a distancia y gemelos criados juntos. Bouchard llamó a su proyecto Estudio de Minnesota con Gemelos Criados Aparte (o MISTRA). En el verano de 1990, su equipo presentó un análisis exhaustivo en un artículo definitivo que publicó la revista *Science*.*[27] El equipo había recogido datos de cincuenta y seis gemelos idénticos y de treinta mellizos criados aparte. E incluyó además los datos de un estudio anterior con 331 gemelos criados juntos (idénticos y no idénticos). Los dos conjuntos procedían de una gran variedad de clases socioeconómicas, con frecuentes discordancias entre los gemelos (uno había sido criado en una familia pobre y el otro, adoptado por una familia rica). Los entornos materiales y raciales también eran muy diferentes. Para evaluarlos, Bouchard hizo que los gemelos llevaran un meticuloso registro de sus casas, colegios, oficinas, comportamientos, preferencias, dietas, avata-

* En 1984 y 1987 aparecieron dos versiones previas de este artículo.

res y estilos de vida. Para determinar los indicadores de la «clase cultural», el equipo de Bouchard hizo constar ingeniosamente si la familia poseía «un telescopio, un gran diccionario u obras de arte originales».

El documento solo incluía una tabla; algo inusual en la revista *Science*, donde los artículos suelen contener docenas de figuras. Durante casi once años, el grupo de Minnesota habían sometido a los gemelos a batería tras batería de detalladas pruebas fisiológicas y psicológicas. En las sucesivas pruebas, las similitudes entre los gemelos eran llamativamente congruentes. Se esperaban correlaciones entre ciertos rasgos físicos; el número de crestas en las huellas dactilares del pulgar, por ejemplo, era prácticamente idéntico, con un valor de correlación de 0,96 (un valor de 1 refleja una concordancia completa o una identidad absoluta). Los tests de inteligencia también revelaban una notable correlación de alrededor de 0,70, lo que corroboraba estudios anteriores. Y hasta los aspectos más misteriosos y profundos de la personalidad —las preferencias, los comportamientos, las actitudes y los temperamentos—, ampliamente confirmados mediante numerosos tests independientes, mostraban notables correlaciones de entre 0,50 y 0,60, prácticamente idénticas a la existente entre gemelos idénticos que se habían criado juntos. (Para hacerse una idea de la fuerza de esta asociación, basta con saber que la correlación entre la estatura y el peso en poblaciones humanas se encuentra entre 0,60 y 0,70, y que entre el nivel educativo y los ingresos es de 0,50. La concordancia entre gemelos para la diabetes del tipo 1, una enfermedad considerada inequívocamente genética, solo es de 0,35.)

Las correlaciones más intrigantes obtenidas en el estudio de Minnesota se hallaban también entre las más inesperadas. Las actitudes sociales y políticas entre los gemelos criados por separado eran tan concordantes como las existentes entre los gemelos criados juntos: liberales junto a liberales y la ortodoxia hermanada con la ortodoxia. La religiosidad y la fe también eran sorprendentemente concordantes; los gemelos eran ambos creyentes o no creyentes. El tradicionalismo, o la «disposición a respetar la autoridad», se correlacionaba significativamente, y lo mismo características tales como «la firmeza, la propensión al liderazgo o el carácter atento».

Otros estudios con gemelos idénticos continuaron ahondando en el efecto de los genes en la personalidad y el comportamiento. Se encontraron sorprendentes grados de correlación en la curiosidad y la impulsividad. Experiencias que uno habría considerado muy personales eran, de hecho, compartidas entre gemelos. «La empatía, el altruismo, el sentido de la equidad, el amor, la confianza, la música, el comportamiento económico y hasta las ideas políticas eran en buena parte cualidades comunes.»[28] Como escribió un observador asombrado, «se halló un componente genético sorprendentemente frecuente en la capacidad de ser cautivado por una experiencia estética, como escuchar un concierto sinfónico».[29] Si dos hermanos separados al nacer y criados en distintos ámbitos geográficos y económicos se conmovían hasta las lágrimas escuchando una noche el mismo nocturno de Chopin, parecían estar respondiendo a algún sutil acorde común que sonaba en sus genomas.

Bouchard había medido ciertas características siempre que había tenido ocasión, pero es imposible transmitir la extraña sensación que deja esta similitud sin citar ejemplos reales. Daphne Goodship y Barbara Herbert eran dos gemelas inglesas. Nacidas en 1939, eran hijas de una estudiante de intercambio finlandesa, y su madre, soltera, las había dado en adopción antes de regresar a Finlandia. Las gemelas fueron criadas por separado, Bárbara por la hija de un jardinero municipal de clase media-baja y Daphne por la de un importante empresario metalúrgico de clase alta. Ambas vivían cerca de Londres, aunque, dada la rigidez de la estructura de clases sociales en la Inglaterra de los años cincuenta, no sería exagerado decir que se habían criado en planetas diferentes.[30]

Sin embargo, en Minnesota, el equipo de Bouchard se quedó repetidamente impresionado por las similitudes entre las gemelas. Ambas reían sin control; les daban ataques de risa casi sin ningún motivo (el equipo las llamaba las «gemelas risitas»). Gastaban bromas al personal y la una a la otra. Ambas medían 1,62 y ambas tenían dedos torcidos. Ambas tenían el cabello entre castaño y gris, y ambas se lo habían teñido de un color caoba poco común. Ambas obtuvieron la misma puntuación en tests de inteligencia. De niñas, ambas se habían caído por las escaleras y se habían fracturado un tobillo; ambas tenían el consiguiente miedo a las alturas y, a pesar de su torpeza, habían asistido a clases de baile de salón. Y ambas habían conocido a su futuro marido en aquellas clases.

Dos hombres —ambos rebautizados con el nombre de Jim después de la adopción— habían sido separados treinta y siete días después de su nacimiento y habían crecido a 130 kilómetros de distancia en un cinturón industrial en el norte de Ohio. Ambos habían progresado con dificultades en el colegio. «Ambos conducían un Chevrolet y fumaban cigarrillos Salem uno tras otro, y ambos eran aficionados a los deportes, especialmente a las carreras de la Nascar, pero ambos aborrecían el béisbol [...] Los dos Jim se habían casado con mujeres de nombre Linda. Los dos tenían un perro llamado Toy [...] Uno tenía un hijo al que había bautizado como James Allan y el otro, un hijo llamado James Alan. Los dos Jim se habían sometido a una vasectomía, y los dos tenían la tensión ligeramente alta. Ambos habían ido ganando un peso excesivo más o menos al mismo tiempo, y a ambos se les había estabilizado en los mimos años. Ambos sufrían ataques de migraña que duraban aproximadamente media jornada y que no respondían a ninguna medicación.»[31]

Otras dos mujeres, también separadas al nacer, salieron de aviones distintos con siete anillos cada una en los dedos.[32] Un par de gemelos —uno criado como judío en Trinidad y el otro como católico en Alemania— vestían ropas similares, incluidas camisas Oxford azules con hombreras y cuatro bolsillos, y ambos mostraban peculiares comportamientos obsesivos, como llevar abundantes clínex en los bolsillos y tirar dos veces de la cadena en los servicios, una antes y otra después de utilizarlos. Ambos fingían estornudos, y lo hacían estratégicamente —como «bromas»— para atemperar momentos de tensión en las conversaciones. Ambos tenían un temperamento violento, explosivo, y sufrían inesperados accesos de ansiedad.[33]

Otro par de gemelos se rascaban la nariz de la misma manera, y a pesar de que nunca se habían conocido, ambos habían inventado una palabra para describir la manía, *squidging*.[34] Dos hermanas participantes en el estudio de Bouchard compartían el mismo patrón de ansiedad y desesperación. Siendo adolescentes, confesaron, les perseguía la misma pesadilla: la de sentirse asfixiadas en medio de la noche porque tenían la garganta llena de diferentes objetos, siempre metálicos: «picaportes, agujas y anzuelos».[35]

También había características muy diferentes en los gemelos criados aparte. Daphne y Barbara parecían iguales, pero esta última pesaba nueve kilos más (aunque, a pesar de ello, la tensión y las pulsaciones eran idénticas). El gemelo alemán del par católico/judío había sido de joven un acérrimo nacionalista alemán, mientras que su hermano gemelo había pasado los veranos en un kibutz. Sin embargo, ambos compartían el mismo fervor y la misma rigidez en relación con sus creencias, aunque estas fuesen casi diametralmente opuestas. La impresión que transmitía el estudio de Minnesota no era que los gemelos criados aparte fuesen idénticos, sino que compartían una marcada tendencia a comportarse de formas similares o convergentes. Lo común a ellos no era la identidad, sino la primera derivada de la identidad.

A comienzos de los años noventa, Richard Ebstein, un genetista israelí, leía estudios sobre los subtipos de temperamentos humanos. Ebstein estaba intrigado: algunos de esos estudios habían cambiado nuestra idea acerca de la personalidad y el temperamento al alejarla de la cultura y el ambiente y acercarla a los genes. Pero, al igual que Hamer, Ebstein quería identificar los genes reales que determinaban las diferentes formas de conducta. Ya con anterioridad se habían relacionado genes y carácter; hacía mucho que los psicólogos habían observado la extraordinaria dulzura de los niños con síndrome de Down, mientras que otros síndromes genéticos eran acompañados de brotes de violencia y agresividad. Pero Ebstein no estaba interesado en los límites exteriores de la patología; lo que le interesaban eran las variantes normales del temperamento. Evidentemente, los cambios genéticos extremos podían generar variantes extremas del temperamento. Pero ¿había variantes «normales» de genes que influyeran en subtipos normales de personalidad?

Ebstein sabía que, para encontrar esos genes, debía comenzar por definir rigurosamente los subtipos de personalidad que deseaba vincular a los genes. A finales de los años ochenta, los psicólogos que estudiaban las variaciones en el temperamento humano habían sostenido que un cuestionario con solo cien preguntas del tipo verdadero/falso podría dividir adecuadamente las personalidades conforme a cuatro dimensiones arquetípicas: la búsqueda de novedades (impulsiva frente a cautelosa), la dependencia de recompensas (calurosa frente a distante), la aversión a los riesgos (nerviosa frente a tranquila) y la persistencia (fiel frente a voluble). Los estudios con gemelos indicaban que cada uno de estos tipos de personalidad tenía un claro componente genético; los gemelos idénticos habían mostrado más de un 50 por ciento de concordancia en las puntuaciones obtenidas en estos cuestionarios.

Ebstein se sentía particularmente intrigado por uno de los subtipos. Los buscadores de novedades —o «neófilos»— eran «impulsivos, exploradores, veleidosos, excitables y extravagantes» (piénsese en Jay Gatsby, Emma Bovary o Sherlock Holmes). Los «neófobos», por el contrario, eran «reflexivos, rígidos, fieles, estoicos, pausados y frugales» (piénsese en Nick Carraway, el siempre dolido Charles Bovary o el siempre superado doctor Watson). Los grandes buscadores de novedades —los mayores de todos ellos, los Gatsby— parecían prácticamente adictos a la estimulación y la excitación. Aparte de las puntuaciones, hasta su manera de hacer el test de comportamiento era temperamental. Podían dejar algunas preguntas sin respuesta. Llegaban a andar por la habitación buscando la manera de salir. Con frecuencia llegaban a aburrirse sin remedio y hasta la exasperación.

Ebstein reunió un grupo de 124 voluntarios y les pidió que rellenaran cuestionarios estándar para medir el comportamiento de búsqueda de novedades («¿Prueba a menudo cosas solo por diversión o porque le excitan, aunque la mayoría de la gente piensa que son una pérdida de tiempo?», o «¿Con qué frecuencia hace cosas de la manera que le parece en el momento de hacerlas, sin pensar en el modo en que las ha hecho en el pasado?»). Luego utilizó técnicas moleculares y genéticas para determinar los genotipos de su grupo con una selección limitada de genes. En los más ansiosos buscadores de novedades descubrió la presencia, en una medida desproporcionada, de un determinante genético: una variante de un gen del receptor de la dopamina llamado D4DR.[36] (Este tipo de análisis se denomina en términos generales «estudio de asociación», ya que identifica los genes mediante su asociación con un determinado fenotipo, en este caso la impulsividad extrema.)

La dopamina es un neurotransmisor —una molécula que transmite señales químicas entre neuronas en el cerebro— que se halla especialmente vinculado al reconocimiento de «recompensas». Es una de las señales neuroquímicas más potentes que conocemos; una rata accionará sin cesar una palanca que le permita estimular eléctricamente el centro receptor de la dopamina, y lo hará hasta morir de inanición, pues dejará de comer y beber.

El gen D4DR actúa como una «estación de acoplamiento» de la dopamina, desde la cual se transmite la señal a una neurona receptiva a la dopamina. Bioquímicamente, la variante asociada a la búsqueda de novedades —el D4DR-7 *repeat*— atenúa la respuesta a la dopamina, tal vez para aumentar así la demanda de estimulación externa que permita alcanzar el mismo grado de recompensa. Es como un interruptor medio atascado o un auricular envuelto en terciopelo; se necesita un empujón más fuerte, o una voz más alta, para que cumpla su función. Los buscadores de novedades tratan de amplificar la señal estimulando sus cerebros de maneras cada vez más arriesgadas. Son como los adictos a las drogas, o como las ratas en el experimento de la dopamina y la recompensa, solo que la «droga» es un compuesto químico cerebral que provoca la excitación en sí misma.

El estudio original de Ebstein ha sido corroborado por varios otros grupos. Hay que señalar algo que ya cabía sospechar por los estudios con gemelos de Minnesota, y es que el D4DR no es la «causa» de una personalidad o un temperamento determinados. Solo es la causa de la propensión a desarrollar un temperamento que busca la estimulación o la excitación; es la primera derivada de la impulsividad. La naturaleza exacta de la estimulación varía de un contexto al siguiente. Puede despertar las cualidades más sublimes de los seres humanos —el impulso de explorar, la pasión o el ansia de crear—, pero también desencadenar una espiral de impulsividad, adicción, violencia y depresión. La variante de repetición D4DR-7 se ha asociado a arrebatos de creatividad concentrada, y también al trastorno del déficit de atención, una aparente paradoja hasta que se entiende que ambas cosas pueden ser consecuencia del mismo impulso. Hay estudios que han ido más allá y catalogado la distribución geográfica de la variante D4DR. Entre las poblaciones nómadas y migrantes es más frecuente esta variante, y cuanto más nos alejamos del foco original de la dispersión humana en África, más frecuente se vuelve también la variante. Tal vez fuera el sutil impulso que parte de la variante D4DR el que provocó la migración «fuera de África», el que empujó a nuestros antepasados hacia el mar. Y tal vez muchas manifestaciones de nuestra inquieta y ansiosa modernidad sean producto de un gen inquieto y ansioso.[37]

Sin embargo, los estudios sobre la variante D4DR han sido difíciles de reproducir en diferentes poblaciones y en diferentes contextos. Algo de ello se debe sin duda a que el comportamiento de los buscadores de novedades depende de la edad. Como acaso era previsible, alrededor de los cincuenta años buena parte del impulso de exploración y su varianza se han extinguido. Las variaciones geográficas y raciales también afectan a la influencia del D4DR en el temperamento. Pero la razón más probable de la dificultad para reproducir los estudios es que el efecto de la variante D4DR es relativamente débil. Un investigador estima que el efecto del D4DR solo explica el 5 por ciento de la varianza en el comportamiento de búsqueda de novedades entre los individuos. Es probable que el D4DR solo sea uno de muchos genes —hasta diez— que determinan este aspecto particular de la personalidad.

Género. Preferencia sexual. Temperamento. Personalidad. Impulsividad. Ansiedad. Elección. Uno tras otro, los aspectos más místicos de la experiencia humana se han visto poco a poco circundados por genes. Sorprendentemente, aspectos del comportamiento relegados en gran parte, o incluso exclusivamente, a las culturas, las elecciones personales y los ambientes, o a las construcciones del yo y de la identidad, serían resultado de influencias de los genes.

Pero la mayor sorpresa tal vez sea el que esto nos sorprenda. Si aceptamos que las variaciones en los genes pueden influir en aspectos difusos de la patología humana, no tendría que sorprendernos que las variaciones en los genes también puedan influir en aspectos igualmente difusos de la normalidad. Hay una simetría fundamental en la idea de que el mecanismo por el cual los genes causan enfermedades es análogo al mecanismo por el cual los genes son causa de un comportamiento y un desarrollo normales. «¡Qué bonito sería que pudiéramos entrar en la Casa del Espejo!», dice Alicia.[38] La genética humana ha entrado en su Casa del Espejo, y las reglas a un lado han resultado ser exactamente las mismas que en el otro.

¿Cómo podemos describir la influencia de los genes en la forma y la función normales en el hombre? El lenguaje tiene un timbre familiar; es el mismo lenguaje que antes se utilizaba para describir la relación entre los genes y la enfermedad. Las variaciones heredadas de los padres, mezcladas y emparejadas, especifican variaciones en procesos celulares y del desarrollo que finalmente dan lugar a variaciones en determinados aspectos fisiológicos. Si estas variaciones afectan a genes reguladores maestros, que se encuentran en la cúspide de una jerarquía, el efecto puede ser binario y notable (varón frente a mujer, baja estatura frente a estatura normal). Más comúnmente, los genes variantes/mutantes se encuentran en los escalones inferiores de las cascadas de información, y solo pueden causar alteraciones en las propensiones. A menudo se requieren decenas de genes para crear estas propensiones o predisposiciones.

Dichas propensiones se entrelazan con diversas señales y oportunidades ambientales con resultados muy diversos, como variaciones en la forma, la función, el comportamiento, la personalidad, el temperamento, la identidad y el destino. En su mayoría lo hacen solo en un sentido probabilístico; es decir, únicamente alterando pesos y equilibrios, modificando probabilidades, haciendo más o menos probables ciertos resultados.

Pero estos cambios en las probabilidades bastan para que seamos notablemente diferentes. Un cambio en la estructura molecular de un receptor que indica «recompensa» a ciertas neuronas del cerebro puede dar lugar tan solo a un cambio en el tiempo durante el cual una molécula interactúa con su receptor. La señal que parte de ese receptor variante puede persistir en una neurona durante solo medio segundo más. Pero este cambio es suficiente para inclinar a un ser humano a la impulsividad y a su contrario a la precaución, o a un individuo a la manía y a otro a la depresión. Las percepciones, elecciones y sentimientos complejos pueden derivarse de tales cambios en los estados físicos y mentales. La duración de una interacción química se transforma así, por ejemplo, en el anhelo de una interacción emocional. Un hombre con propensión a la esquizofrenia interpreta la conversación de un vendedor de fruta como un complot para matarlo. Su hermano, con una propensión genética al trastorno bipolar, percibirá la misma conversación como una fábula grandiosa sobre su futuro; hasta el vendedor de fruta sabe de su incipiente fama. Lo que para un hombre es miseria, para otro se convierte en ilusión.

Todo esto es mucho más fácil. Pero ¿cómo podemos explicar la forma, el temperamento y las elecciones de un organismo específico? ¿Cómo pasar de, por ejemplo, las propensiones genéticas en abstracto a una personalidad concreta y particular? Podemos llamar a esto el problema del «último kilómetro» de la genética. Los genes pueden determinar la forma o el destino de un organismo complejo en un sentido probabilístico, pero no pueden determinar con precisión la forma o el destino en sí. Una combinación particular de genes (un genotipo) puede predisponer a una particular configuración de la nariz o de la personalidad, pero la forma precisa o la longitud de la nariz no pueden conocerse. Una *pre*disposición no puede confundirse con la disposición; la primera es una probabilidad estadística y la segunda, una realidad concreta. Es como si la genética conociera el camino que conduce a las puertas de la forma, la identidad o la conducta humanas, pero no pudiera recorrer el último kilómetro.

Tal vez podamos replantear el problema del último kilómetro de los genes comparando dos líneas de investigación muy diferentes. Desde la década de los ochenta, la genética humana ha pasado gran parte del tiempo abstraída en la cuestión de las similitudes entre gemelos idénticos separados al nacer. Si estos comparten una tendencia a la impulsividad, a la depresión, al cáncer o a la esquizofrenia, sabremos que el genoma debe contener la información que codifica predisposiciones a estas características.

Pero se requiere una línea de pensamiento opuesta para entender cómo una predisposición se transforma en una disposición. Para responder a esta cuestión, debemos hacernos la pregunta inversa: ¿por qué gemelos idénticos criados en el mismo hogar por la misma familia terminan haciendo vidas diferentes y se vuelven tan distintos el uno del otro? ¿Por qué genomas idénticos se manifiestan en personas tan diferentes, con temperamentos, personalidades, suertes y elecciones dispares?

Desde los años ochenta, durante casi tres decenios psicólogos y genetistas han tratado de catalogar y medir las diferencias sutiles que podrían explicar los destinos divergentes de gemelos idénticos criados en las mismas circunstancias. Pero todos los intentos de encontrar diferencias concretas, mensurables y sistemáticas han sido invariablemente infructuosos; los gemelos comparten familia, viven en la misma casa, por lo general estudian en el mismo colegio, tienen prácticamente la misma alimentación, a menudo leen los mismos libros, se hallan inmersos en la misma cultura y su círculo de amigos es el mismo, y sin embargo son claramente diferentes.

¿Cuál es la causa? Cuarenta y tres estudios realizados durante dos decenios[39] han encontrado una respuesta imponente y consistente: «sucesos asistemáticos, particulares, serendípicos».[40] Enfermedades. Accidentes. Traumas. Desencadenantes. Un tren perdido; una llave extraviada; un pensamiento no expresado. Las fluctuaciones en las moléculas, que causan fluctuaciones en los genes, con el resultado de alteraciones leves en las formas.* Cruzar un canal en Venecia y caer al agua. Enamorarse. Aleatoriedad. Casualidad.

¿Es esta una respuesta irritante? ¿Lo es que, tras decenios de cavilaciones, se haya llegado a la conclusión de que el destino es... eso, destino? ¿Que un ser tiene una... existencia? Encuentro esta formulación hermosa y esclarecedora. En *La tempestad*, Próspero, enfurecido con el monstruo deforme Calibán, lo describe como «un demonio, un demonio de nacimiento, en cuya naturaleza nunca prenderá la educación».[41] El más monstruoso de los defectos de Calibán es que su naturaleza intrínseca no puede reescribirse en ningún informe exter-

---

* Tal vez el más provocativo de los estudios recientes sobre el azar, la identidad y la genética sea el realizado en el laboratorio de Alexander van Oudenaarden, un biólogo de los gusanos del MIT. Van Oudenaarden utilizó el gusano como modelo para abordar una de las cuestiones más difíciles sobre el azar y los genes: ¿por qué dos animales que tienen el mismo genoma y habitan en el mismo medio —gemelos perfectos— tienen diferentes destinos? Van Oudenaarden examinó una mutación de un gen, el skn-1, de «penetrancia incompleta»; es decir, en un gusano con la mutación se da una característica fenotípica (en el intestino se forman células), mientras que en su gemelo, con la misma mutación, no se da esa característica (no se forman células en el intestino). ¿Qué determina la diferencia entre los dos gusanos gemelos? No los genes, ya que ambos comparten la misma mutación en el gen skn-1, y tampoco el entorno, ya que ambos se crían y viven exactamente bajo las mismas condiciones. ¿Cómo, pues, podría el mismo genotipo originar un fenotipo incompletamente penetrante? Van Oudenaarden descubrió que el grado de expresión de un único gen regulador, llamado end-1, es el factor determinante. La expresión del end-1, que es el número de moléculas de ARN producidas durante una fase particular del desarrollo del gusano, varía entre gusanos, muy probablemente debido a efectos aleatorios o estocásticos, es decir, producto de la casualidad. Si la expresión supera un umbral, el fenotipo se manifiesta; si se mantiene por debajo de ese umbral, el gusano manifiesta un fenotipo diferente. El destino refleja fluctuaciones aleatorias en una sola molécula del cuerpo del gusano. Para más detalles, véase Arjun Raj *et al.*, «Variability in gene expression underlies incomplete penetrance», *Nature*, vol. 463, n.° 7.283 (2010), pp. 913-918.

no; su naturaleza no permite que la educación se le adhiera. Calibán es un autómata genético, un demonio necrófago, y esto lo vuelve mucho más trágico y patético que cualquier humano.

Un testimonio de la belleza perturbadora del genoma es que este se puede «adherir» al mundo real. Nuestros genes no escupen respuestas estereotipadas a los ambientes peculiares; si lo hicieran, también nosotros seríamos autómatas. Filósofos hindúes han descrito la experiencia de «ser» como un tejido (*jaal*). Los genes forman los hilos del tejido; los residuos que tiene adheridos son lo que hace de cada tejido un ser. Hay una exquisita precisión en este loco esquema. Los genes tienen que dar respuestas programadas a los ambientes, pues de otro modo la forma no se conservaría. Pero también deben dejar espacio suficiente para que se adhieran los caprichos del azar. A esta intersección la llamamos «destino». Y a nuestras respuestas al destino las llamamos «elecciones». Un organismo vertical con los pulgares oponibles está, por tanto, construido conforme a un guión, pero también construido de tal modo que pueda salirse de él. Llamamos a tan singular variante de organismo un «yo».

El Invierno del Hambre

Los gemelos idénticos tienen exactamente el mismo código genético. Comparten la misma matriz, y por lo general son criados en ambientes muy similares. Cuando consideramos esto, no nos sorprende que, si uno de los gemelos desarrolla esquizofrenia, la posibilidad de que el otro también desarrolle la enfermedad es muy alta. Por eso, hemos de empezar por preguntarnos por qué no es más alta. Por qué no alcanza el ciento por ciento.[1]

NESSA CAREY, *The Epigenetics Revolution*

Los genes han tenido una carrera gloriosa en el siglo XX [...] Nos han llevado al borde de una nueva era en la biología, de una era que promete unos avances aún más sorprendentes. Pero estos mismos avances requerirán la introducción de otros conceptos, otros términos y otras formas de pensar sobre la organización biológica, reduciendo así la presión que los genes han ejercido sobre la imaginación en las ciencias de la vida.[2]

EVELYN FOX KELLER,
An Anthropology of Biomedicine

Nos queda por responder una pregunta implícita en el capítulo anterior: si el «yo» lo crean las interacciones casuales entre aconteceres y genes, ¿cómo quedan registradas estas interacciones? Un gemelo se cae sobre el hielo, se fractura una rodilla y se le forma un callo, pero al otro no le ocurre eso. Una hermana se casa con un ejecutivo en ascenso de Delhi, mientras que la otra se muda a una casa destartalada de Calcuta. ¿Cómo quedan estos «actos del destino» registrados en el interior de una célula o de un organismo?

La respuesta había sido la misma durante décadas: en los genes. O, para ser más preciso: activando y desactivando genes. En los años cincuenta, Monod había demostrado en París que, cuando las bacterias cambian su dieta de la glucosa a la lactosa, los genes que metabolizan la glucosa quedan desactivados, y activados los que metabolizan la lactosa (estos genes son «conectados» y «desconectados» por factores reguladores maestros —activadores y represores—, también llamados «factores de transcripción»). Casi treinta años más tarde, biólogos que trabajaban con el gusano habían observado señales de células vecinas —aconteceres del destino de una célula individual— que también eran registradas mediante el encendido y apagado de genes reguladores maestros, y de ese modo producían alteraciones en los linajes celulares. Cuando un gemelo se cae sobre el hielo, los genes de la curación de heridas están activados. Estos genes permiten que la herida se endurezca hasta formar un callo que marca el sitio de la fractura. Incluso cuando un recuerdo complejo queda registrado en el cerebro, hay genes que deben activarse y desactivarse. Cuando un ave cantora oye un nuevo canto de otra ave, un gen llamado ZENK se activa en su cerebro. Si el canto no es correcto —si se trata del canto de una especie diferente o emite una nota ligeramente más baja—, el ZENK no se activa en el mismo nivel, y su canto no se produce.[3]

Pero ¿deja la activación o represión de genes en células y organismos (en respuesta a *inputs* ambientales, como una caída, un accidente o una cicatriz) alguna marca o impronta permanente en el genoma? ¿Qué sucede cuando un organismo se reproduce? ¿Transmite las marcas o improntas en el genoma a otro organismo? ¿Puede la información del ambiente transmitirse de generación en generación?

Abordaremos a continuación uno de los temas más controvertidos de la historia de la genética, por lo que es esencial contextualizarlo históricamente. En los años cincuenta, Conrad Waddington, un embriólogo inglés, intentó descifrar el mecanismo por el cual las señales ambientales afectan al genoma de una célula. Waddington observaba en el desarrollo del embrión de un animal la génesis de millares de tipos diferentes de células —neuronas, células musculares, sangre, esperma— a partir de una sola célula fecundada. Waddington recurrió a una inspirada analogía de la diferenciación embrionaria: mil canicas vertidas sobre un terreno inclinado abundante en peñascos, recovecos y grietas. Cada célula describe una única trayectoria sobre el «terreno de Waddington», y queda atrapada en alguna grieta o roca particular del terreno, limitando así el tipo de célula que pueda recibir.

A Waddington le intrigaba especialmente la manera en que el ambiente de una célula podría afectar al uso de sus genes. Llamó a este fenómeno «*epi*génesis», y a la teoría correspondiente «*epi*genética», literalmente «por encima de los genes». La epigenética, escribió Waddington, se ocupa de «la interacción de los genes con su ambiente [...], que hace que su fenotipo se manifieste».[*4]

Un macabro experimento humano confirmó la teoría de Waddington, aunque su resultado no sería obvio para las generaciones posteriores. En septiembre de 1944, en medio de la fase más vengativa de la Segunda Guerra Mundial, las tropas alemanas de ocupación desplegadas en los Países Bajos prohibieron el suministro de alimentos y carbón a ciertas partes del norte. Se detuvieron los trenes y se bloquearon las carreteras. Las vías fluviales se habían helado. Grúas, barcos y muelles del puerto de Rotterdam fueron volados con explosivos, dejando una Holanda «sangrante y torturada», como dijo un locutor radiofónico.

Atravesada por un intenso tráfico de barcazas por canales y ríos navegables, Holanda no solo era un país torturado y sangrante. También tenía hambre. Amsterdam, Rotterdam, Utrecht y Leiden depen-

---

* Waddington empezó utilizando el término «epigénesis» como verbo, no como sustantivo, para designar el proceso por el cual el embrión se desarrolla a partir de una sola célula («epigénesis» hacía referencia a la génesis de un embrión mediante la formación secuencial de diferentes tipos de células —neuronas, células de la piel, etc.— a partir de la célula original fecundada). Pero, con el paso del tiempo, se emplearía el término «epigenética» en referencia a las formas que tienen las células y los organismos de adquirir sus características sin cambio en la secuencia genética, es decir, mediante la regulación de genes. El uso más actual alude a los cambios químicos y físicos en el ADN que afectan a la regulación de genes sin cambios en la secuencia de ADN. Algunos científicos piensan que «epigenética» solo debería emplearse para referirse a los cambios que son heredables, es decir, que pasan de célula a célula o de organismo a organismo. Los significados cambiantes de la palabra «epigenética» han generado una enorme confusión dentro del campo.

dían del suministro regular de alimentos y combustible. A principios del invierno de 1944, las mermadas raciones llegaban en cuentagotas a las provincias al norte del Waal y el Rin, y la población se hallaba al borde de la hambruna. En diciembre se abrieron las vías fluviales, pero pronto se helaron. La mantequilla fue lo primero en desaparecer, y luego el queso, la carne, el pan y las verduras. Desesperada, aterida y hambrienta, la gente desenterraba los bulbos de tulipán de sus patios, comía vainas de plantas y, finalmente, corteza de abedul, hojas y hierba. Con el paso del tiempo, la ingestión de alimentos se redujo a unas cuatrocientas calorías diarias, equivalentes a tres patatas. Un ser humano «no es más que un estómago y unos intestinos», escribió alguien.[5] Aquel período, todavía grabado en la memoria nacional de los holandeses, se conocería como el Invierno del Hambre o *Hongerwinter*.

La hambruna se prolongó hasta 1945. Decenas de miles de hombres, mujeres y niños murieron de desnutrición; millones sobrevivieron. El cambio en la nutrición fue tan radical y abrupto que, de hecho, constituyó un horrible experimento natural; una vez pasado aquel invierno, los investigadores estudiaron en un grupo de ciudadanos los efectos de la súbita hambruna. Esperaban encontrar casos de gran desnutrición y de retraso del crecimiento. Los niños que sobrevivieron al *Hongerwinter* también tenían problemas de salud potencialmente crónicos asociados a la malnutrición: depresión, ansiedad, patologías cardíacas, enfermedades de las encías, osteoporosis y diabetes. (Audrey Hepburn, la delicada actriz, se contaba entre los supervivientes, y padeció multitud de enfermedades crónicas a lo largo de su vida.)

Pero, en la década de los ochenta, apareció un patrón más intrigante: cuando los niños nacidos de mujeres embarazadas durante la hambruna crecieron, acusaron tasas más elevadas de obesidad y enfermedades del corazón.[6] Este hallazgo también podría haber sido predicho. Se sabe que la exposición a la desnutrición *in utero* produce cambios en la fisiología fetal. Privado de nutrientes, un feto altera su metabolismo para almacenar mayores cantidades de grasa que compensen la pérdida de calorías, con el resultado paradójico de una obesidad de inicio tardío y desajustes metabólicos. Pero el resultado más sorprendente del estudio de los efectos que produjo el *Hongerwinter* tardaría otra generación más en aparecer. En los años noventa, cuando se estudió a los nietos de los hombres y mujeres que padecieron la hambruna, resultó que también ellos acusaban tasas más altas de obesidad y enfermedades del corazón (algunos de estos problemas de salud aún se están evaluando). La fase aguda de inanición había alterado de algún modo los genes no solo de quienes sufrieron directamente las consecuencias de aquella situación; los genes alterados habían transmitido su mensaje a los nietos. Algún factor o factores hereditarios debieron de quedar impresos en los genomas de aquellos hombres y mujeres hambrientos, y se propagaron al menos a dos generaciones. El *Hongerwinter* quedó grabado en la memoria nacional, pero también había penetrado en la memoria genética.*

Pero ¿qué era la «memoria genética»? ¿Cómo se codificaba —fuera de los genes— la memoria de estos? Waddington no sabía nada del estudio del *Hongerwinter* —había fallecido, poco reconocido, en 1975—, pero genetistas perspicaces vieron el vínculo entre la hipótesis de Waddington y las enfermedades multigeneracionales del grupo holandés estudiado. También aquí era patente una «memoria genética»: los hijos y nietos de individuos hambrientos tendían a desarrollar enfermedades metabólicas, como si sus genomas conservasen algún recuerdo de los esfuerzos metabólicos de sus abuelos. También aquí, el factor promotor de la «memoria» no podía ser una alteración de la secuencia genética; los genes de cientos de miles de hombres y mujeres holandeses no podían haber mutado en tres generaciones. Y también aquí, una interacción entre «los genes y el ambiente» había cambiado un fenotipo (es decir, había creado la propensión a desarrollar una enfermedad). Algo que se transmitía de generación en generación debía de haber quedado estampado en el genoma a causa de la hambruna (una marca permanente, heredable).

Si esta capa de información podía hallarse interpuesta en un ge-

---

* Algunos científicos han argumentado que el estudio de la hambruna holandesa está sesgado; padres con desórdenes metabólicos (con obesidad, por ejemplo) pudieron haber alterado las opciones dietéticas de sus hijos, o modificado sus hábitos, de algún modo no relacionado con la genética. El factor «transmitido» a través de generaciones, sostienen los críticos, no es una señal genética, sino una elección cultural o dietética.

noma, ello tendría consecuencias sin precedentes. En primer lugar, constituiría un desafío a un elemento esencial de la evolución darwiniana clásica. Conceptualmente, un elemento clave de la teoría de Darwin es que los genes no recuerdan —no pueden recordar— de una manera permanente y heredable las experiencias de un organismo. Cuando un antílope estira el cuello para llegar a la copa de un árbol alto, sus genes no registran ese esfuerzo, y sus crías no nacerán como jirafas (recuérdese que la transmisión directa de una adaptación como una característica heredable era la base de la falsa teoría de Lamarck de la evolución por adaptación). Las jirafas aparecen como resultado de una variación espontánea combinada con la selección natural en tiempos pasados, un animal mutante de cuello largo apareció en una selva, y durante un período de hambruna ese mutante sobrevivió y fue seleccionado de forma natural. August Weismann sometió formalmente a prueba la idea de que una influencia del medio podría alterar permanentemente los genes cortando la cola a cinco generaciones de ratones, pero los ratones de la sexta generación nacieron con la cola intacta. La evolución puede producir organismos perfectamente adaptados, pero no adrede; no solo es un «relojero ciego», como Richard Dawkins la caracterizó en una ocasión, sino también olvidadizo. Su único motor es la supervivencia y la selección, y su única memoria, la mutación.

Sin embargo, de algún modo, los nietos del *Hongerwinter* habían adquirido de sus abuelos la memoria del hambre que pasaron; no a través de mutaciones y selección, sino a través de un mensaje ambiental que de algún modo se había transformado en un mensaje heredable. Semejante «memoria» genética podría comportarse como un agujero de gusano de la evolución. El ancestro de una jirafa podría ser capaz de alumbrar una jirafa; no siguiendo penosamente la sombría lógica malthusiana de la mutación, la supervivencia y la selección, sino simplemente forzando el cuello y registrando o imprimiendo un recuerdo de ese esfuerzo en su genoma. Un ratón con la cola cortada sería capaz de engendrar ratones con la cola achicada transmitiendo esa información a sus genes. Niños criados en ambientes estimulantes podrían engendrar de mayores niños más estimulados. La idea era una reformulación de las gémulas de Darwin; la experiencia particular, o la historia, de un organismo quedaría directamente registrada en su genoma. Este sistema actuaría como uno de transición rápida entre la adaptación de un organismo y la evolución. Devolvería la vista al relojero.

Waddington, por su parte, tenía un interés adicional en la respuesta, un interés personal. Había sido uno de los primeros y más fervientes conversos al marxismo, e imaginaba que el descubrimiento de tales elementos de fijación de «memoria» en el genoma podría ser fundamental no solo para entender la embriología humana, sino también para su proyecto político. Si las células podían ser adoctrinadas o desadoctrinadas mediante la manipulación de sus recuerdos genéticos, tal vez los seres humanos podrían ser adoctrinados del mismo modo (recuérdese el intento de Lysenko de lograr esto con variedades de trigo, y los intentos de Stalin de borrar las ideologías de los disidentes). Semejante proceso podría deshacer la identidad celular y permitir a las células volver al terreno de la analogía de Waddington, esto es, hacer que una célula adulta retroceda a la fase embrionaria e invertir así el tiempo biológico. Incluso podría anular la inmutabilidad de la memoria, de la identidad y de la elección humanas.

Hasta finales de la década de los cincuenta, la epigenética era más una fantasía que una realidad; nadie había visto que una célula incorporara a su genoma aspectos de su historia o su identidad. En 1961, dos experimentos realizados en menos de seis meses y a menos de treinta kilómetros uno del otro modificarían el concepto imperante de los genes y darían credibilidad a la teoría de Waddington.

En el verano de 1958, John Gurdon, un estudiante de posgrado en la Universidad de Oxford, comenzó a investigar el desarrollo de las ranas. Gurdon nunca había sido un estudiante especialmente prometedor —una vez quedó en el último puesto de una clase de 250 alumnos en un examen de ciencias—, pero tenía una particular «aptitud para hacer cosas a pequeña escala», como él mismo afirmó.[7] La escala de su experimento más importante era la más pequeña de todas. A principios de la década, dos científicos que trabajaban en Filadelfia habían vaciado de todos sus genes un óvulo no fecundado de rana; aspiraron el núcleo y dejaron el resto, y luego inyectaron en el óvulo vacío el genoma de una célula también de rana. Aquello era como evacuar un nido, introducir en él un pájaro falso y comprobar si este se desarrollaba con normalidad. ¿Tendría el «nido» —es decir, la célula desprovista de todos sus genes— en su interior todos los elementos para crear un embrión a partir de un genoma de otra célula? Los tenía. Los investigadores de Filadelfia llegaron a obtener un renacuajo a partir de un óvulo con el genoma de una célula de rana en él inyectado. Era una forma extrema de parasitismo; el óvulo no era más que un huésped, o un recipiente para el genoma de una célula normal, y permitió que el genoma produjera un animal adulto perfectamente normal. Los investigadores llamaron a su método «transferencia nuclear», pero el proceso era extremadamente ineficiente. Al final, abandonaron casi por completo aquel método.

Gurdon, fascinado por aquellos inusitados éxitos, amplió los límites del experimento. Los investigadores de Filadelfia habían inyectado núcleos de embriones jóvenes en los óvulos enucleados. En 1961, Gurdon empezó a comprobar si la inyección del genoma de una célula de intestino de rana adulta también produciría un renacuajo.[8] Los desafíos técnicos eran inmensos. Gurdon aprendió primero a usar un fino haz de rayos ultravioleta para practicar la punción en el núcleo de un óvulo no fecundado de rana dejando intacto el citoplasma. Luego, operando como un buzo bajo el agua, procedió a perforar la membrana del óvulo con una afiladísima aguja que apenas la deformaba y sopló el núcleo de una célula de rana adulta suspendido en una minúscula cantidad de líquido.

La transferencia de un núcleo de rana adulta (es decir, de todos sus genes) a un óvulo vacío dio resultado; nacieron renacuajos perfectamente funcionales, y cada uno de ellos llevaba una réplica perfecta del genoma de la rana adulta. Si Gurdon hubiese transferido los núcleos de múltiples células adultas extraídas de la misma rana en múltiples huevos evacuados, habría creado renacuajos que serían perfectos clones unos de otros, así como de la rana donante original. El proceso podría repetirse *ad infinitum*: clones hechos de clones hechos de clones, todos con exactamente el mismo genotipo; reproducciones sin reproducción.

El experimento de Gurdon excitó la imaginación de los biólogos, entre otros motivos porque parecía una fantasía de ciencia ficción hecha realidad. En un experimento, produjo dieciocho clones a partir de células intestinales de una sola rana. Introducidos en dieciocho cámaras idénticas, eran como dieciocho dobles que habitaban dieciocho universos paralelos. El principio científico en juego también era provocativo: el genoma de una célula adulta, llegado a la plena madurez, había sido bañado brevemente en el elixir de un óvulo para luego emerger totalmente rejuvenecido como un embrión. El óvulo tenía, en suma, todo lo necesario; todos los factores de regulación necesarios para conducir un genoma hacia atrás en el tiempo hasta la fase de desarrollo en un embrión funcional. Con el paso del tiempo, variaciones del método de Gurdon pudieron ser generalizadas a otros animales, y ello condujo, como es sabido, a la famosa clonación de la oveja Dolly, el único organismo superior reproducido sin reproducción[9] (el biólogo John Maynard Smith comentaría más tarde que el único otro «caso observado de un mamífero concebido sin sexo no era del todo convincente»; se refería a Jesucristo).[10] En 2012, Gurdon fue galardonado con el Premio Nobel por su descubrimiento de la transferencia nuclear.*

Aun así, de todos los aspectos notables del experimento de Gur-

---

* La técnica de Gurdon —evacuar el óvulo e insertar un núcleo totalmente fecundado— ya ha encontrado una nueva aplicación clínica. En algunas mujeres se producen mutaciones en los genes mitocondriales, es decir, en los genes presentes en las mitocondrias, que son unos orgánulos productores de energía que se hallan dentro de las células. Recordemos que todos los embriones humanos heredan sus mitocondrias exclusivamente del óvulo, es decir, de sus madres (el espermatozoide no aporta ninguna mitocondria). Si la madre es portadora de una mutación en un gen mitocondrial, entonces todos sus hijos podrían verse afectados por esa mutación; las mutaciones en estos genes, que a menudo afectan al metabolismo energético, pueden ocasionar la pérdida de masa muscular, anomalías cardíacas y la muerte. En una provocadora serie de experimentos realizados en 2009, genetistas y embriólogos propusieron un nuevo y atrevido método para hacer frente a estas mutaciones mitocondriales maternas. Una vez fecundado el óvulo con el esperma del padre, se trataría de inyectar el núcleo en un óvulo con mitocondrias intactas («normales») de una donante normal. Como las mitocondrias procederían de la donante, los genes mitocondriales maternos estarían intactos, y los niños nacidos no portarían las mutaciones maternas. Los seres humanos fruto de este procedimiento tendrían así tres progenitores. El núcleo fecundado, formado por la unión de la «madre» y el «padre» (progenitores 1 y 2), aportaría prácticamente todo el material genético, y el tercer progenitor, es decir, la donante de los óvulos, aportaría solo las mitocondrias y los genes mitocondriales. En 2015, después de un prolongado debate nacional, Gran Bretaña legalizó el procedimiento, y actualmente están naciendo los primeros «hijos de tres padres», que marcan una frontera inexplorada de la genética humana (y del futuro). Obviamente, no existen animales comparables en el mundo natural.

don, el más revelador fue su falta de éxito. Las células intestinales de ranas adultas podrían sin duda engendrar renacuajos, pero, a pesar de los complejos aprestos técnicos de Gurdon, se resistían en gran medida a hacerlo; la tasa de éxitos en la conversión de células adultas en renacuajos era sumamente baja, algo que exigía una explicación más allá de la genética clásica. A fin de cuentas, la secuencia de ADN en el genoma de una rana adulta es idéntica a la de un embrión o un renacuajo. ¿No es un principio fundamental de la genética aquel que establece que todas las células contienen el mismo genoma, y que la manera en que estos genes son utilizados en células diferentes —activándose y desactivándose mediante señales— controla el desarrollo de un embrión con el objetivo último de crear un individuo adulto?

Pero si «los genes son genes son genes», entonces, ¿por qué al genoma de una célula adulta le costaba tanto regresar al estadio embrionario? ¿Y por qué los núcleos celulares de los animales más jóvenes se prestaban más —como otros descubrieron— a esta reversión que los de los más viejos? Una vez más, como en el estudio del *Hongerwinter*, algo progresivamente impreso tenía que haber en el genoma de la célula adulta —alguna marca cumulativa e indeleble— que dificultaba el retroceso de ese genoma a la etapa de desarrollo. Esa marca no podía encontrarse en la secuencia de genes, sino hallarse impresa por encima de los genes; tenía que ser epigenética. Gurdon volvió a hacerse la pregunta de Waddington: ¿y si cada célula tuviese en su genoma la impronta de su historia y su identidad, una suerte de memoria celular?

Gurdon había imaginado una marca epigenética en un sentido abstracto, pero no había visto físicamente esa impronta en el genoma de la rana. En 1961, Mary Lyon, una antigua alumna de Waddington, encontró un ejemplo visible de un cambio epigenético en una célula animal. Hija de un funcionario y una maestra de escuela, Lyon comenzó sus estudios de posgrado con el famoso cascarrabias Ron Fisher en Cambridge, pero pronto se marchó a Edimburgo para terminarlos allí, y luego a un laboratorio en el tranquilo pueblo inglés de Harwell, a treinta kilómetros de Oxford, para organizar en él su propio grupo de investigación.

Lyon estudió en Harwell la biología de los cromosomas, utilizando tinciones fluorescentes para visualizarlos. Para su sorpresa, encontró que cada par de cromosomas así teñido parecía idéntico a excepción de los dos cromosomas X de las hembras. Uno de los dos cromosomas X de todas las células de las hembras de ratón aparecía invariablemente encogido y reducido. Los genes de este cromosoma no mostraban cambios; la secuencia de su ADN era idéntica a la del otro cromosoma X. Lo que había cambiado era su actividad; los genes de este cromosoma encogido no producían ARN, por lo que todo el cromosoma era como «silencioso». Era como si se lo hubiera dejado deliberadamente fuera de servicio, apagado. Lyon advirtió que el cromosoma X inactivado había sido elegido al azar; en una célula podía ser el cromosoma X paterno, mientras que su vecina podía inactivar el cromosoma X materno. Este patrón era una característica universal de todas las células con dos cromosomas X, es decir, de cada célula de las hembras.[11]

¿Cuál era la finalidad de esta inactivación? Como las hembras tienen dos cromosomas X, mientras que los machos solo uno, las células de las hembras inactivan un cromosoma X para igualar la «dosis» de genes de los dos cromosomas X (en todos los demás cromosomas de los seres humanos no hay necesidad de inactivar el paterno o el materno). Pero la inactivación aleatoria del cromosoma X tiene una importante consecuencia biológica: el organismo femenino es un mosaico de dos tipos de células. En su mayor parte, este silenciamiento aleatorio de un cromosoma X es invisible a menos que uno de los cromosomas X (el del padre, por ejemplo) sea portador de una variante genética que produzca un rasgo visible. En este caso, una célula puede expresar esa variante, mientras que su vecina no lo haría; de ahí el efecto de mosaico. En los gatos, por ejemplo, un gen para el color del pelaje se encuentra en el cromosoma X. La inactivación aleatoria del cromosoma X hace que una célula tenga un determinado pigmento y que su vecina tenga otro diferente. La epigenética, no la genética, resuelve el enigma de las gatas carey. (Si los humanos tuviesen el gen del color de la piel en los cromosomas X, la hija de una pareja de piel oscura y piel clara nacería con parches de piel clara y oscura.)

¿Cómo puede una célula «silenciar» todo un cromosoma? Este proceso no consistía simplemente en activar o inactivar uno o dos genes obedeciendo a una señal ambiental; era un cromosoma entero, con todos sus genes, el que quedaba neutralizado para toda la vida de una célula. La suposición más lógica, común en la década de los setenta, era que de alguna manera las células habían estampado un sello químico permanente —un «signo de cancelación» molecular— en el ADN de ese cromosoma. Dado que los genes mismos estaban intactos, esta marca tenía que estar por encima de los genes; es decir, era *epi*genética.

A finales de los años setenta, los científicos que estudiaban este silenciamiento genético descubrieron que la fijación de una pequeña molécula —un grupo metilo— a algunas partes del ADN se correlacionaba con la desactivación de un gen. Uno de los principales instigadores de este proceso encontró más tarde que era una molécula de ARN llamada XIST. La molécula de ARN «cubre» partes del cromosoma X, y se pensó que era esencial para el silenciamiento de ese cromosoma. Estas etiquetas de metilo decoraban las hebras de ADN como dijes en un collar, y fueron reconocidas como señales de bloqueo de determinados genes.

Las etiquetas de metilo no eran los únicos dijes que colgaban del collar de ADN. En 1996, David Allis, un bioquímico que trabajaba en la Universidad Rockefeller de Nueva York, encontró otro sistema más para grabar marcas permanentes en genes. Más que estampar directamente marcas en genes, este segundo sistema dejaba sus marcas en unas proteínas llamadas «histonas», que actúan como material de empaquetado de genes.*

Las histonas se agarran fuertemente al ADN y lo envuelven en bobinas y bucles, formando andamios para el cromosoma. Cuando el andamiaje cambia, la actividad de un gen puede cambiar, del mismo modo que pueden alterarse las propiedades de un material cambiando la forma en que se empaqueta (una madeja de seda empaquetada como en una bola tiene propiedades muy diferentes de las que tiene la misma madeja estirada en un hilo). Una «memoria molecular» po-

---

* La idea de que las histonas podrían regular genes la había propuesto originalmente Vincent Allfrey, un bioquímico de la Universidad Rockefeller, en la década de los sesenta. Tres decenios más tarde, y como cerrando un círculo en esta misma institución, los experimentos de Allis reivindicarían la «hipótesis de la histona».

dría ser grabada en un gen, esta vez indirectamente, adjuntando la señal a proteínas (hay un acalorado debate en el campo de la epigenética sobre si algunas modificaciones de las histonas tienen alguna consecuencia en la actividad de un gen, o si algunos de estos cambios en las histonas son meros «testimonios» o efectos secundarios de la actividad de un gen). La heredabilidad y estabilidad de estas marcas de histonas, y el mecanismo para asegurar que las marcas estén en los genes correctos en el momento adecuado, son todavía objeto de investigación, pero, al parecer, organismos simples como las levaduras y los gusanos pueden transmitir estas marcas de histonas a varias generaciones.[12]

El silenciamiento y la activación de genes por medio de proteínas reguladoras —llamadas «factores de transcripción», y que son los «maestros directores» de la sinfonía de los genes en las células— era un hecho establecido desde los años cincuenta. Pero estos directores pueden reclutar otras proteínas —llamémoslas «asistentes»— para dejar marcas químicas permanentes en los genes. Incluso aseguran que las etiquetas se conserven en el genoma.* De ese modo, las etiquetas se pueden añadir, borrar, amplificar, disminuir y conectar y desconectar en respuesta a señales de una célula o de su entorno.

Estas marcas pueden funcionar como notas escritas encima de una frase, o como signos y anotaciones en las páginas de un libro —líneas escritas a lápiz, palabras subrayadas, borrones, letras tachadas, subíndices y notas al final—, que modifican el contexto del genoma sin necesidad de cambiar las palabras impresas. Cada célula de un organismo hereda el mismo libro, pero tachando frases y añadiendo otras, o «silenciando» o «activando» palabras, o subrayando frases, cada célula podría ser capaz de escribir una novela única sobre un texto básico. Podemos visualizar de la siguiente manera los genes del genoma humano con sus marcas químicas anexas:

… Esta …. es … **la** ……,,,…….. estruc … tura, ……
de … Tu …… Gen … oma…

---

* Un gen maestro regulador puede mantener sus acciones en sus genes diana, en gran medida de forma autónoma, a través de un mecanismo llamado «*feedback* positivo».

Como en ejemplos anteriores, las palabras de la frase representan a los genes, y los puntos suspensivos y los signos de puntuación, a los intrones, las regiones intergénicas y las secuencias reguladoras. Las letras mayúsculas en negrita y el subrayado son marcas epigenéticas añadidas al genoma para darle una última capa de significado.

Esta era la razón de que Gurdon, a pesar de todos sus complejos aprestos experimentales, rara vez pudiera conseguir que una célula intestinal adulta volviera a la etapa de desarrollo del organismo para convertirse en una célula embrionaria y finalmente en una rana; el genoma de la célula intestinal había sido etiquetado con demasiadas «notas» epigenéticas como para que estas pudieran ser fácilmente borradas y recrear así el genoma de un embrión. Al igual que los recuerdos humanos que persisten a pesar de los intentos de alterarlo, los garabatos químicos sobrescritos en el genoma pueden cambiarse, pero no es fácil. Estas notas están diseñadas para persistir, de manera que una célula pueda asegurar su identidad en un lugar. Solo las células embrionarias tienen genomas lo suficientemente flexibles como para adquirir muchos tipos diferentes de identidades y generar así todos los tipos de célula en el organismo. Una vez que las células del embrión han adquirido identidades fijas —se han convertido en células intestinales, células sanguíneas o células nerviosas, por ejemplo—, no suele haber vuelta atrás (de ahí la dificultad de Gurdon para crear un renacuajo a partir de una célula intestinal de rana). Una célula embrionaria podría escribir mil novelas sobre el mismo texto básico; pero las novelas juveniles, una vez escritas, no pueden ser fácilmente reescritas como novelas victorianas.

La interacción entre reguladores de genes y epigenética resuelve parcialmente el enigma de la individualidad de una célula, pero tal vez pueda resolver también el enigma, más tenaz, de la individualidad de un individuo. «¿Por qué son diferentes los gemelos?», nos preguntábamos páginas atrás. Y la respuesta es la siguiente: porque los aconteceres idiosincrásicos se registran mediante marcas idiosincrásicas en sus cuerpos. Pero ¿cómo quedan «registrados»? No en la secuencia real de los genes. Si secuenciáramos los genomas de un par de gemelos idénticos cada decenio durante cincuenta años, obtendríamos una y otra vez la misma secuencia, pero si secuenciáramos los epigenomas de ese par de gemelos a lo largo de varios decenios, encontraríamos diferencias sustanciales; el patrón de los grupos metilo unidos a los genomas de las células de la sangre o de las neuronas sería prácticamente idéntico en los dos gemelos al comienzo del experimento, y empezaría a divergir lentamente en el primer decenio hasta volverse sustancialmente diferente al cabo de cincuenta años.

Aconteceres accidentales —lesiones, infecciones, obsesiones; el inolvidable tema musical de un nocturno; el olor de una magdalena en París— dejan huella en uno de los gemelos pero no en el otro. Las proteínas reguladoras «conectan» y «desconectan» genes en respuesta a estos aconteceres, y las marcas epigenéticas se añaden progresivamente en capas encima de los genes.* Está por determinar cómo estas marcas epigenéticas afectan funcionalmente a la actividad de los genes, pero algunos experimentos indican que estas marcas, en conjunción con los factores de transcripción, pueden ayudar a orquestar la actividad de los genes.

En su extraordinario relato «Funes el memorioso», el escritor argentino Jorge Luis Borges describe a un joven que despierta tras un accidente y descubre que ha adquirido una memoria «perfecta». Funes recuerda todos los detalles de todos los momentos de su vida; cada objeto, cada encuentro, «las formas de las nubes [...] las vetas de un libro en pasta española».[13] Esta extraordinaria capacidad no vuelve a Funes más poderoso, sino que lo paraliza. Vive inundado de recuerdos que no puede silenciar; los recuerdos lo agobian como el ruido constante de una multitud que no puede silenciar. Borges muestra a Funes tendido en un catre en la oscuridad, sin poder contener la espantosa afluencia de información y obligado a aislarse del mundo.

Una célula sin la capacidad de silenciar selectivamente partes de su genoma sería como Funes el memorioso (o, como en el relato, Fu-

---

* La permanencia de las marcas epigenéticas y la naturaleza de la memoria registrada por estas marcas han sido cuestionadas por el genetista Mark Ptashne. En opinión de Ptashne, compartida por otros genetistas, las proteínas reguladoras maestras —antes descritas como interruptores moleculares que «conectan» y «desconectan» genes— orquestan la activación o represión de genes. Las marcas epigenéticas se forman como consecuencia de esta activación o represión de genes, y pueden desempeñar un papel de acompañamiento en la regulación de la activación y represión de genes, pero la principal orquestación de la expresión de los genes se produce por la acción de estas proteínas reguladoras maestras.

nes el incapacitado). El genoma contiene la memoria para construir cada célula de todos los tejidos de cada organismo; una memoria tan abrumadoramente profusa y diversa que una célula desprovista de un sistema de represión y reactivación selectivas podría ser invalidada por ella. Como en el caso de Funes, la capacidad de utilizar cualquier recuerdo depende funcionalmente, y paradójicamente, de la capacidad de silenciar la memoria. Tal vez el sistema epigenético exista para permitir funcionar al genoma. Gran parte de este sistema está por descubrir. Los diferentes genomas de células distintas parecen ser modificados por diversas marcas químicas en respuesta a diversos estímulos (incluidos los ambientales). Pero si estas marcas contribuyen a la actividad de los genes, el modo en que puedan hacerlo —y cuáles podrían ser sus funciones— sigue siendo objeto de acalorados debates, a menudo maliciosos, entre los genetistas.

Tal vez la demostración más sorprendente del poder de las proteínas reguladoras maestras que interactúan con las marcas epigenéticas para restablecer la memoria celular la proporcione un experimento realizado en 2006 por el biólogo japonés de las células madre Shinya Yamanaka. Como a Gurdon, a Yamanaka le intrigaba la idea de que las marcas químicas adjuntas a genes en una célula funcionaran como un registro de su identidad celular. ¿Y si pudiera borrar esas marcas? ¿Volvería la célula adulta a su estado original, convertida en célula de un embrión? ¿Podría así invertir el tiempo, borrar la historia y recuperar la inocencia?

También como Gurdon, Yamanaka intentó revertir la identidad de una célula. Empleó una célula normal de ratón adulto, esta vez procedente de la piel de uno completamente desarrollado. El experimento de Gurdon había demostrado que los factores presentes en un óvulo —proteínas y ARN— podrían borrar las marcas del genoma de una célula adulta, y de ese modo invertir el destino de una célula y producir un renacuajo a partir de una célula de rana. Yamanaka se preguntaba si podría identificar y aislar estos factores de un óvulo, y luego utilizarlos como «gomas de borrar» moleculares para hacer desaparecer el destino celular. Tras decenios de ensayos, Yamanaka redujo los factores misteriosos a las proteínas codificadas por solo cuatro genes, y luego introdujo estos en una célula de la piel de un ratón adulto.

Para sorpresa de Yamanaka y posterior asombro de los científicos de todo el mundo, con la introducción de estos cuatro genes en células maduras de piel de ratón consiguió que unas pocas de estas se transformaran en algo parecido a células madre embrionarias. Estas células eran capaces de producir no solo piel, sino también músculos, huesos, sangre, intestinos y neuronas. De hecho, podían producir todos los tipos de células presentes en un organismo. Cuando Yamanaka y sus colegas analizaron la progresión (o, más bien, regresión) de las células de la piel hacia la condición de células semejantes a las embrionarias, encontraron una cascada de eventos. Circuitos de genes fueron activados o reprimidos; se restableció el metabolismo de las células; luego, las marcas epigenéticas fueron borradas y reescritas; las células cambiaron de forma y tamaño; con sus arrugas desaparecidas, sus cansadas articulaciones de nuevo flexibles y su juventud recuperada, las células podían subir la cuesta de Waddington. Yamanaka había borrado la memoria de una célula e invertido el tiempo biológico.

Pero la historia dio un giro inesperado. Uno de los cuatro genes que utilizó Yamanaka para revertir el destino celular se llama c-myc. Myc, el factor de rejuvenecimiento, no es un gen cualquiera, sino uno de los más potentes reguladores del crecimiento celular y del metabolismo conocidos por la biología. Activado de manera anormal, sin duda puede convencer a una célula adulta para que vuelva a un estado semejante al embrionario. Este gen hizo posible la inversión del destino de la célula en el experimento de Yamanaka (si bien esta función requiere de la colaboración de los otros tres genes que el japonés encontró).[14] Pero myc es también uno de los genes cancerígenos más poderosos conocidos por la biología; se activa en leucemias y linfomas, así como en los cánceres de páncreas, estómago y útero. Como en alguna antigua fábula moral, la búsqueda de la eterna juventud parecía tener un coste aterrador. Los mismos genes que permiten a una célula oponerse al envejecimiento y la muerte, también pueden inclinar su destino hacia una inmortalidad maligna, el crecimiento perpetuo y la intemporalidad, que son las características del cáncer.

Ahora podemos tratar de entender el *Hongerwinter* holandés y sus efectos multigeneracionales desde el punto de vista mecánico, que implican a genes y genes reguladores maestros que interactúan con el genoma. La inanición aguda durante los terribles meses del año 1945 sin duda alteró la expresión de genes involucrados en el metabolismo y el almacenamiento. Los primeros cambios fueron transitorios; no más, tal vez, que el encendido y apagado de genes que responden a los nutrientes que aporta el ambiente.

Pero, a medida que el metabolismo se ralentizaba y se reactivaba por la prolongada inanición —conforme la transitoriedad se transformaba en permanencia—, el genoma experimentaba cambios más duraderos. Hormonas se dispersaban entre los órganos, indicio de una posible privación de alimentos durante largo tiempo que auguraba un reformateo más amplio de la expresión génica. Las proteínas interceptaban estos mensajes dentro de las células. Hubo genes que dejaron de operar uno tras otro conforme las improntas eran estampadas en el ADN para clausurarlos. Como casas amenazadas por un huracán, programas enteros de genes levantaron barreras. Estos genes recibieron marcas de metilación. Las histonas debieron de ser químicamente modificadas para grabar la memoria de la inanición.

Célula a célula y órgano a órgano, el cuerpo fue reprogramado para la supervivencia. Incluso los gametos —espermatozoides y óvulos— quedaron marcados (no sabemos cómo ni por qué los espermatozoides y los óvulos guardaron el recuerdo de aquella respuesta a la inanición; posiblemente antiguas secuencias del ADN humano recuerden en los gametos la inanición o la privación). Los embriones de los hijos y nietos engendrados con aquellos espermatozoides y óvulos pudieron haber sido portadores de esas marcas, que les causaron alteraciones en el metabolismo y permanecieron grabadas en sus genomas décadas después del *Hongerwinter*. La memoria histórica se había transformado en memoria celular.

Pero aquí es necesaria cierta precaución, puesto que la epigenética también está a punto de transformarse en una idea peligrosa. Las modificaciones epigenéticas de genes son potencialmente capaces de superponer información histórica y ambiental en las células y en los genomas, pero esta capacidad es especulativa, limitada, idiosincrásica e impredecible; un progenitor con una experiencia de inanición engendra hijos con obesidad y sobrenutrición, mientras que otro con la experiencia de la tuberculosis, por ejemplo, no engendra hijos con una respuesta alterada a la tuberculosis. La mayoría de los «recuerdos» epigenéticos son consecuencia de antiguos caminos evolutivos, y no pueden confundirse con nuestro anhelo de dejar legados deseables en nuestros hijos.

Al igual que la genética a principios del siglo XX, se está utilizando la epigenética para justificar cierta ciencia basura e imponer ciertas definiciones opresivas de la normalidad. Las dietas, las exposiciones, los recuerdos y las terapias que pretenden alterar la herencia son un inquietante recuerdo de Lysenko y su intento de «reeducar» el trigo utilizando una terapia de choque. El autismo de un niño, resultado de una mutación genética, se está atribuyendo a ciertas exposiciones intrauterinas de sus abuelos. Se pide a las madres que minimicen la ansiedad durante el embarazo, no sea que causen daños a sus hijos y a los hijos de estos con mitocondrias deterioradas. Se está rehabilitando a Lamarck como el nuevo Mendel.

Estas ideas simplistas sobre la epigenética deben juzgarse con escepticismo. Es cierto que la información ambiental puede quedar grabada en el genoma, pero la mayoría de estas huellas quedan registradas como «memoria genética» en las células y los genomas de organismos concretos, y no se propagan a lo largo de las generaciones. Un hombre que pierde una pierna en un accidente lleva la impronta de ese accidente en sus células, heridas y cicatrices, pero no engendra hijos con piernas acortadas. Tampoco la vida desarraigada de mi familia parece habernos hecho cargar, a mí o a mis hijas, con un doloroso sentimiento de desarraigo.

A pesar de las advertencias de Menelao, la sangre de nuestros padres se pierde en nosotros (junto con sus flaquezas y sus defectos, por suerte). Es una realidad que deberíamos celebrar más que lamentar. Existen genomas y epigenomas para grabar y transmitir semejanzas, legados, recuerdos e historias a células y a generaciones. Las mutaciones, el intercambio de genes y la supresión de recuerdos contrarrestan estas fuerzas, permitiendo la desemejanza, la variación, la monstruosidad, el genio y la reinvención, así como la refulgente posibilidad de nuevos comienzos generación tras generación.

Cabe la posibilidad de que una interacción de genes y epigenes coordine la embriogénesis humana. Volvamos una vez más al problema de

Morgan, la creación de un organismo pluricelular a partir de un embrión unicelular. Segundos después de la fecundación, se inicia en el embrión un proceso acelerado. Ciertas proteínas alcanzan el núcleo de la célula y empiezan a accionar los interruptores genéticos, es decir, a conectarlos y desconectarlos. Una nave espacial hasta entonces aletargada se despierta. Ciertos genes son activados y reprimidos, genes que codifican otras proteínas que a su vez activan y reprimen otros genes. La célula única se divide para formar dos, luego cuatro y después ocho células. Se forma toda una capa de células, y a continuación se ahueca y da lugar a algo parecido a la piel exterior de una pelota. Los genes que coordinan el metabolismo, la motilidad, el destino celular y la identidad se «encienden». El cuarto de calderas se calienta. Las luces parpadean en los pasillos. El intercomunicador empieza a sonar.

En ese momento empieza a actuar una segunda capa de información —formada a instancias de proteínas reguladoras maestras— para asegurar que determinadas expresiones génicas queden confinadas en el lugar que les corresponde en cada célula, permitiendo a la célula adquirir y fijar una identidad. Se añaden de forma selectiva marcas químicas a determinados genes y se borran de otros, modulando la expresión de los genes solo en esas células. Se insertan y se borran grupos metilo, y las histonas son modificadas.

El embrión se desarrolla paso a paso. Aparecen segmentos primordiales, y las células toman sus posiciones en diversas partes del embrión. Se activan nuevos genes que establecen subrutinas para que crezcan miembros y órganos, y se agregan más marcas químicas a los genomas de las diferentes células. Las células se agrupan para crear órganos y estructuras (extremidades delanteras, extremidades traseras, músculos, riñones, huesos, ojos). Algunas células están programadas para morir. Finalmente, se activan los genes que reparan y mantienen las funciones y el metabolismo. Un organismo emerge de una sola célula.

No se quede impasible el lector ante esta descripción. No, amable lector, póngase a pensar — «¡Dios, qué receta más complicada!»—, y tenga por seguro que nadie logrará entender, reproducir ni manipular deliberadamente esta receta.

Cuando los científicos subestiman la complejidad, pueden ser víctimas de algunas consecuencias peligrosas e imprevistas. Las parábolas de esta actitud científica son bien conocidas: animales foráneos introducidos para controlar plagas provocan ellos mismos otras plagas; la elevación de las chimeneas para atenuar la contaminación urbana libera efluentes y partículas en zonas más altas y agrava la contaminación; estimular la producción de sangre para evitar ataques cardíacos espesa la sangre y aumenta el riesgo de formación de coágulos en el corazón.

Pero cuando los no científicos sobrestiman la complejidad —«posiblemente nadie consiga descifrar este código»—, caen en la trampa de las consecuencias imprevistas. A principios de la década de los cincuenta, era un lugar común entre algunos biólogos la idea de que el código genético era tan dependiente del contexto —tan determinado por una célula particular en un organismo particular, y tan tremendamente complejo— que sería imposible descifrarlo. La verdad resultó ser todo lo contrario; una sola molécula lleva el código, y un solo código domina el mundo biológico. Si conocemos el código, podemos alterar ex profeso los organismos, entre ellos los seres humanos. Del mismo modo, en los años sesenta muchos dudaron de que las tecnologías de clonación de genes pudieran intercambiar fácilmente genes entre especies. Alrededor de 1980 no era factible producir una proteína de mamífero dentro de una célula bacteriana, o una proteína bacteriana dentro de una célula de mamífero; era, en palabras de Berg, una idea «ridículamente simple». Las especies eran engañosas. «Ser natural» era a menudo solo una pose.

La gestación de un ser humano a partir de las instrucciones genéticas es indudablemente compleja, pero no por eso impide o restringe la manipulación o la distorsión. Cuando un científico social hace hincapié en que las interacciones entre los genes y el ambiente —no solo entre genes— determinan la forma, la función y el destino, está subestimando el poder de los genes reguladores maestros que, de forma autónoma y no condicionada, determinan estados fisiológicos y anatómicos complejos. Y cuando un especialista en genética humana dice: «No puede utilizarse la genética para manipular estados y comportamientos complejos, porque, por lo general, estos son controlados por decenas de genes», está subestimando la capacidad de un gen, como un regulador maestro de genes, para restablecer estados enteros. Si la activación de cuatro genes puede convertir una célula de la piel en una célula madre pluripotente; si una sustancia puede revertir la identidad de un cerebro, y si una mutación en un solo gen puede cambiar el sexo y la identidad de género, entonces nuestros genomas, y nosotros mismos, son —somos— mucho más flexibles de lo que habíamos imaginado.

Decía más arriba que la tecnología es más potente cuando permite transiciones, entre el movimiento lineal y el movimiento circular (la rueda) o entre el espacio real y el espacio virtual (internet). La ciencia, en cambio, es más potente cuando dilucida reglas de organización —leyes— que actúan como lentes a través de las cuales podemos ver y organizar el mundo. Los tecnólogos tratan de liberarnos de las limitaciones de nuestras realidades actuales por medio de esas transiciones. La ciencia define esas restricciones trazando los límites exteriores de lo posible. Nuestras mayores innovaciones tecnológicas llevan nombres que expresan nuestra capacidad frente al mundo, por ejemplo el motor (*engine* en inglés, de *ingenium*, «ingenio») o la *computadora* (de *computare*, «calcular»). A las leyes científicas más profundas, por el contrario, se las denomina a menudo aludiendo a los límites del conocimiento humano: «incertidumbre», «relatividad», «incompletitud», «imposibilidad».

De todas las ciencias, la biología es la que contiene menos leyes; son pocas, y aún menos las leyes universales. Los seres vivos obedecen, por supuesto, las leyes fundamentales de la física y la química, pero la vida a menudo existe en los márgenes de estas leyes, y las lleva a los límites mismos de su validez. El universo busca equilibrios; la vida prefiere dispersar energía, perturbar la organización y maximizar el caos. La vida ha sido diseñada para combatir estas fuerzas. Reducimos la velocidad de las reacciones, concentramos materias, organizamos los compuestos químicos en compartimentos y hacemos limpieza los miércoles. «A veces parece que frenar la entropía es nuestro quijotesco empeño en el universo», escribió James Gleick.[15] Vivimos en los resquicios de las leyes naturales buscando extensiones, excepciones y excusas. Las leyes de la naturaleza siguen marcando los límites exteriores de lo permisible, pero la vida florece, en toda su peculiar y absurda rareza, leyendo entre líneas. Ni siquiera el elefante puede infringir la ley de la termodinámica, por más que su trompa sea uno de los instrumentos más peculiares para mover materia usando energía.

El flujo circular de información biológica...

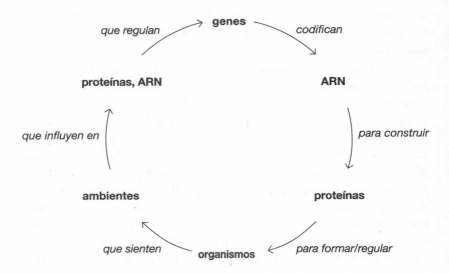

... tal vez sea una de las pocas leyes de organización de la biología. Ciertamente, la direccionalidad de este flujo de información tiene excepciones (los retrovirus pueden ir «hacia atrás», del ARN al ADN). Y en el mundo biológico aún quedan por descubrir mecanismos que podrían alterar el orden o los componentes del flujo de información en los sistemas vivos (hoy se sabe, por ejemplo, que el ARN es capaz de influir en la regulación de genes). Pero el flujo circular de información biológica se ha escrito conceptualmente y a lápiz.

Este flujo de información es lo más parecido que podemos tener a una ley biológica. Cuando dispongamos de la tecnología para manipular esta ley, se iniciará una de las transiciones más profundas de nuestra historia. Aprenderemos a leernos y escribirnos a nosotros mismos.

Pero, antes de pasar al futuro del genoma, permítaseme una rápida digresión sobre su pasado. No sabemos de dónde provienen los genes ni cómo aparecieron, ni podemos saber por qué se eligió este método de transferencia de información y almacenamiento de datos frente a otros métodos posibles en biología. Podemos no obstante tratar de reconstruir el origen primordial de los genes en un tubo de ensayo. En Harvard, un bioquímico de voz suave llamado Jack Szostak ha pasado más de dos decenios tratando de crear un sistema genético autorreplicante en un tubo de ensayo, que es tanto como decir que ha intentado reconstruir el origen de los genes.[16]

El experimento de Szostak era una continuación del trabajo de Stanley Miller, el visionario químico que había intentado preparar una «sopa primordial» mezclando compuestos químicos básicos que se sabe que formaban parte de la antigua atmósfera.[17] En la década de los cincuenta, Miller selló en la Universidad de Chicago un recipiente de vidrio en el que introdujo metano, dióxido de carbono, amoníaco, oxígeno e hidrógeno a través de una serie de orificios. Añadió vapor de agua caliente, provocó chispas eléctricas para simular rayos de luz, y luego calentó y enfrió el matraz cíclicamente para reproducir las condiciones volátiles del mundo antiguo. Fuego y azufre, cielo e infierno, aire y agua se condensaban en un vaso de precipitados.

Tres semanas más tarde, ningún organismo se había arrastrado fuera del frasco de Miller. Pero en la mezcla de dióxido de carbono, metano, agua, amoníaco, oxígeno, hidrógeno, calor y electricidad, Miller había encontrado trazas de aminoácidos —las unidades constituyentes de las proteínas— y de azúcares muy simples. En posteriores variaciones del experimento de Miller se agregaron arcilla, basalto y roca volcánica, y se obtuvieron rudimentos de lípidos, grasas e incluso algunos componentes químicos del ARN y el ADN.[18]

Szostak cree que los genes surgieron de esta sopa merced a un encuentro fortuito entre dos socios improbables. Primero se formaron en la sopa lípidos fusionados entre sí para formar micelas, membranas esféricas huecas, parecidas a pompas de jabón, que atrapan líquido en su interior y que semejan las capas exteriores de las células (ciertas grasas, mezcladas en soluciones acuosas, tienden naturalmente a unirse y formar tales burbujas). Szostak ha demostrado, en experimentos de laboratorio, que estas micelas pueden comportarse como protocélulas; si se les añaden más lípidos, estas «células» huecas comienzan a aumentar de tamaño. Se expanden, se mueven y extienden finas extrusiones que se asemejan a las onduladas membranas de las células. Finalmente se dividen, formándose dos micelas a partir de una.

Posteriormente, mientras se formaban micelas autoensambladas, surgían cadenas de ARN de la unión de los nucleósidos (A, C, G y U, o sus antepasados químicos) para formar hebras. La gran mayoría de estas cadenas de ARN no tenían capacidad reproductiva; no tenían capacidad de hacer copias de sí mismas. Sin embargo, entre los miles de millones de moléculas de ARN que no se replicaban, se creó accidentalmente una con la capacidad única de construir una imagen de sí misma, o, más bien, de generar una copia usando su imagen especular (el ARN y el ADN, recordemos, tienen diseños químicos propios que permiten la generación de moléculas especulares). Increíblemente, esta molécula de ARN poseía la capacidad de reunir nucleósidos a partir de una mezcla química y unirlos en una cadena para formar una nueva copia de ARN. Era un autorreplicante químico.

El paso siguiente fue un matrimonio de conveniencia. En algún lugar de la Tierra — Szostak piensa que pudo haber sido a orillas de un estanque o un pantano—, una molécula de ARN capaz de hacer copias de sí misma topó con una micela autorreplicante. Aquello fue, en sentido figurado, algo explosivo; las dos moléculas se conocieron, se enamoraron e iniciaron una larga relación conyugal. El ARN autorreplicante comenzó a habitar la micela, que era capaz de dividirse. Esta aislaba y protegía al ARN, permitiéndole reacciones químicas especiales dentro de su segura burbuja. La molécula de ARN comenzó entonces a codificar información ventajosa para la autopropagación no solo de sí misma, sino de toda la unidad ARN-micela. Con el paso del tiempo, la información codificada en el complejo ARN-micela permitió la propagación de este último.

«Es relativamente fácil ver cómo las protocélulas basadas en el ARN pudieron luego evolucionar —escribió Szostak—. El metabolismo pudo haber surgido gradualmente a medida [...] [que las protocélulas aprendían a] sintetizar internamente nutrientes a partir de materiales simples y más abundantes. A continuación, los organismos pudieron haber añadido a su repertorio de trucos químicos la síntesis de proteínas.» Los «protogenes» de ARN pudieron haber aprendido a convencer a los aminoácidos para que formasen cadenas para construir proteínas, unas máquinas moleculares versátiles que podían hacer que el metabolismo, la autopropagación y la transferencia de información fuesen mucho más eficientes.

¿Cuándo y por qué aparecieron «genes» discretos —módulos de información— en una cadena de ARN? ¿Existían los genes en su forma modular en el comienzo mismo o había una forma intermedia o alternativa de almacenar información? Una vez más, se trata de preguntas sin posible respuesta, pero tal vez la teoría de la información pueda proporcionarnos una pista crucial. El problema de la información continua no modular es que es sumamente difícil de manejar. Tiende a dispersarse; tiende a corromperse; tiende a enredarse, diluirse y desvanecerse. Tirando de un extremo, el otro se deshace. Si la información se diluye en información, corre un riesgo mucho mayor de distorsión; pensemos en un disco de vinilo con una mella en medio. La información «digitalizada», por el contrario, es mucho más fácil de reparar y recuperar. Podemos acceder a una palabra de un libro y cambiarla sin tener que reconfigurar toda la biblioteca. Los genes pudieron haber aparecido por esta misma razón: se utilizaron módulos discretos portadores de información en una cadena de ARN para codificar instrucciones relativas a funciones discretas y concretas.

La naturaleza discontinua de la información tenía una ventaja añadida: una mutación podía afectar a un gen, y solo a un gen, y el resto quedar intactos. Las mutaciones podían actuar en módulos discretos de información en lugar de interrumpir la función del organismo entero, acelerando así la evolución. Pero este beneficio venía acompañado de una responsabilidad; demasiada mutación, y la información se dañaba o se perdía. Tal vez fuera necesaria una copia de seguridad, una imagen especular del original para protegerlo o restaurar el prototipo si había sufrido algún daño. Quizá fuese este el impulso final para crear una doble hebra de ácido nucleico. Los datos de una hebra, perfectamente reflejados en la otra, podrían utilizarse para reparar algún daño; el yin protegería al yang. Así habría inventado la vida su propio disco duro.

Con el paso del tiempo, esta copia —el ADN— se convertiría en la copia maestra. El ADN fue un invento del ARN, pero pronto superó a este como portador de genes, hasta convertirse en el portador de información genética dominante en los sistemas vivos.* Otro mito primordial —el del hijo que acaba con su padre, como el de Cronos derrocado por Zeus— quedó grabado en la historia de nuestros genomas.

---

* Algunos virus todavía llevan sus genes en forma de ARN.

Sexta parte

Posgenoma

La genética del destino y del futuro
(2015-...)

Quienes nos prometen el paraíso en la Tierra no nos traerán sino un infierno.[1]

KARL POPPER

Solo nosotros, los humanos, queremos poseer también el futuro.[2]

TOM STOPPARD, *The Coast of Utopia*

El futuro del futuro

Es probable que ninguna ciencia del ADN sea a la vez tan esperanzadora, controvertida, publicitada y potencialmente peligrosa como la disciplina conocida como «terapia génica».[1]

GINA SMITH, *The Genomics Age*

¡Purifica el aire! ¡Limpia el cielo! ¡Lava el viento! Toma la piedra de la piedra, toma la piel del brazo, toma el músculo del hueso y lávalos. ¡Lava la piedra, lava el hueso, lava el cerebro, lava el alma, lávalos, lávalos![2]

T. S. ELIOT, *Murder in the Cathedral*

Volvamos, por un momento, a una conversación en las murallas de una fortaleza. Se termina el verano de 1972. Estamos en Sicilia, donde tiene lugar un congreso científico sobre genética. Es ya noche cerrada, y Paul Berg y un grupo de estudiantes han ascendido a una colina con vistas a las luces de una ciudad. La noticia de Berg sobre la posibilidad de combinar dos piezas de ADN para crear «ADN recombinante» ha sembrado el asombro y la inquietud entre todos los asistentes al encuentro. En el congreso, los estudiantes se muestran preocupados por los peligros de estos nuevos fragmentos de ADN; si se introdujera uno equivocado en el organismo equivocado, el experimento podría desencadenar una catástrofe biológica o ecológica. Pero a los interlocutores de Berg no solo les preocupan los gérmenes patógenos. Y van, como los estudiantes suelen hacer, al fondo de la cuestión: quieren saber cuáles son las perspectivas de la ingeniería genética humana, qué nuevos genes se podrán introducir de forma permanente en el genoma humano. ¿Sería posible predecir el futuro sobre la base de los genes y luego alterar el destino mediante la manipulación genética? «Ellos ya pensaban en los futuros pasos —me dijo Berg más tarde—. A mí me preocupaba el futuro, pero a ellos les preocupaba el futuro del futuro.»

Durante un tiempo, el «futuro del futuro» parecía biológicamente inabordable. En 1974, apenas tres años después de inventarse la tecnología del ADN recombinante, se utilizó un virus SV40 genéticamente modificado para infectar células embrionarias tempranas de ratón.[3] El plan era audaz. Se procedió a mezclar las células embrionarias infectadas por el virus con células de un embrión normal para crear un compuesto de células, una «quimera» embriológica. Se implantaron estos embriones compuestos en ratones. Todos los órganos y células del embrión procedían de esa mezcla de células (sangre, cerebro, intestinos, corazón, músculos y, lo más importante, espermatozoides y óvulos). Si las células embrionarias infectadas por el virus formaban algunos gametos (espermatozoides y óvulos) de los nuevos ratones engendrados, entonces los genes con el virus se transmitirían verticalmente de ratón a ratón y de generación en generación, como cualquier otro gen. El virus actuaría como un caballo de Troya; introduciría de contrabando, y de forma permanente, genes en el genoma de un animal que se propagarían a lo largo de múltiples generaciones, dando por resultado el primer organismo superior modificado genéticamente.

El experimento funcionó al principio, pero se vio obstaculizado por dos efectos inesperados. El primero fue que las células portadoras de genes virales aparecieron, como se esperaba, en la sangre, los músculos, el cerebro y los nervios del ratón, pero la presencia de los genes virales en espermatozoides y óvulos fue extremadamente escasa. Hicieran lo que hiciesen, los científicos no consiguieron que esos genes se transmitieran «verticalmente» a lo largo de las generaciones. Y el segundo efecto fue que, aunque los genes virales estaban presentes en las células de ratón, la expresión de esos genes estaba firmemente bloqueada, con el resultado de un gen inerte que no producía ARN ni proteína alguna. Años después, los científicos descubrirían que se habían colocado marcas epigenéticas en los genes virales para silenciarlos. Ahora sabemos que las células tienen viejos detectores que reconocen genes virales, y les estampan marcas químicas cual signos de cancelación para impedir su activación.

Al parecer, el genoma ya había previsto los intentos de alterarlo. Era un perfecto callejón sin salida. Hay un viejo proverbio entre los magos, según el cual es esencial aprender a hacer reaparecer las cosas antes de aprender a hacerlas desaparecer. Los terapeutas génicos estaban aprendiendo esta lección. Fue fácil deslizar de forma invisible un gen en el interior de una célula y de un embrión. El verdadero desafío era hacerlo de nuevo visible.

Estos frustrantes estudios originales dejaron estancado el campo de la terapia génica más o menos durante otro decenio, hasta que los biólogos hicieron un descubrimiento crítico: las células madre embrionarias o células ES, por su denominación en inglés.[4] Para entender el futuro de la terapia génica en seres humanos, tenemos que contar con las células ES. Consideremos un órgano como el cerebro o la piel. Cuando un animal envejece, las células de la superficie de la piel crecen, mueren y se desprenden. Esta oleada de muerte celular podría resultar catastrófica, por ejemplo después de una quemadura o una gran herida. Para reemplazar estas células muertas, la mayoría de los órganos deben poseer métodos para regenerar sus propias células.

Las células madre cumplen esta función, especialmente tras una pérdida celular catastrófica. Una célula madre es un tipo único de célula que se distingue por tener dos propiedades: puede dar origen a otros tipos de células funcionales, como células nerviosas o células de la dermis mediante la diferenciación, y puede renovarse a sí misma, es decir, producir más células madre, que a su vez pueden diferenciarse para formar células funcionales de un órgano. Una célula madre es algo parecido a una abuela que continúa engendrando hijos, nietos y bisnietos, generación tras generación, sin perder nunca su capacidad reproductiva. Es la última posibilidad de regeneración de un tejido o un órgano.

La mayoría de las células madre residen en órganos y tejidos particulares, y dan origen a un repertorio limitado de células. Las células madre de la médula ósea, por ejemplo, solo producen células de la sangre. Hay células madre en las criptas del intestino dedicadas a la producción de células intestinales. Pero las células madre embrionarias, o células ES, que nacen de la vaina interna del embrión de un animal, son mucho más potentes; pueden dar origen a cada tipo de célula del organismo (células de la sangre, el cerebro, los intestinos, los músculos, los huesos y la piel). Los biólogos usan el término «pluripotente» para referirse a esta propiedad de las células ES.

Las células ES también poseen una inusual tercera característica, un capricho de la naturaleza. Pueden extraerse del embrión de un organismo y cultivarse en placas de Petri. Las células se multiplican continuamente en el cultivo. Vistas al microscopio, son minúsculas esferas translúcidas que pueden agruparse en espirales semejantes a nidos, y más parecen un órgano en disolución que un organismo en formación. De hecho, cuando las células fueron obtenidas por vez primera de embriones de ratón en un laboratorio de Cambridge, Inglaterra, a principios de los años ochenta, despertaron escaso interés entre los genetistas. «Nadie parece interesarse por mis células», se lamentó el embriólogo Martin Evans.[5]

Pero el poder real de una célula ES radica, una vez más, en una transición; como en el ADN, como en los genes y como en los virus, es la dualidad intrínseca de su existencia lo que hace que esta célula sea un instrumento biológico tan potente. Las células madre embrionarias se comportan igual que otras células con las que cabe experimentar en cultivos de tejidos. Pueden cultivarse en placas de Petri, y, congeladas en viales, siguen vivas tras descongelarlas. Pueden reproducirse en caldos líquidos por generaciones, y es posible insertar genes en sus genomas, o extraer los que ya poseen, con relativa facilidad.

Sin embargo, puesta la misma célula en el entorno y en el contexto adecuados, la vida brota literalmente de ella. Mezcladas con células de un embrión temprano e implantadas en un útero de ratón, las células se dividen y forman capas. Se diferencian en todo tipo de células: de la sangre, del cerebro, de los músculos, del hígado e incluso de los espermatozoides y óvulos. Estas células se organizan a su vez en órganos y se incorporan milagrosamente, en múltiples capas, a un organismo multicelular (un ratón real). Cada manipulación experimental realizada en placas de Petri puede así trasladarse a ese ratón. La modificación genética de una célula en una placa se «convierte» en una modificación genética de un organismo en una matriz. Es una transición entre el laboratorio y la vida.

La facilidad experimental permitida por las células madre embrionarias también resolvió un segundo problema más difícil de solucionar. Cuando se utilizan virus para introducir genes en células, es prácticamente imposible controlar la inserción del gen en un lugar determinado del genoma. Con sus tres mil millones de pares de bases de ADN, el genoma humano es unas cincuenta mil o cien mil veces más grande que la mayoría de los genomas virales. Un gen viral cae en el genoma como el envoltorio de un caramelo lanzado desde un avión sobre el Atlántico; no hay manera de predecir dónde aterrizará. Casi todos los virus en los que es posible la integración de genes, como el VIH o el SV40, generalmente enganchan al azar sus genes en algún punto del genoma humano. Esta integración aleatoria es una pesadilla para la terapia génica. Los genes virales podrían caer en un resquicio silente del genoma y nunca expresarse. Y podrían también caer en una zona del cromosoma activamente silenciada sin mucho esfuerzo por la célula. O, peor aún, la integración podría perturbar la función de un gen esencial o activar un gen causante de algún cáncer, con las consiguientes desgracias.

Sin embargo, con las células ES los científicos aprendieron a hacer cambios genéticos no al azar, sino en lugares precisos del genoma, incluso dentro de los propios genes.[6] Es posible cambiar el gen de la insulina y, mediante algunas manipulaciones bastante básicas pero ingeniosas, garantizar que solo ese gen haya cambiado en las células.[7] Y como las células ES modificadas genéticamente pueden, en principio, generar todos los tipos de células de un ratón completo, es posible asegurarse de que un ratón nazca con exactamente este gen de la insulina cambiado. De hecho, si las células ES modificadas genéticamente acaban produciendo espermatozoides y óvulos en los ratones adultos, entonces el gen podría transmitirse de ratón a ratón a lo largo de las generaciones, logrando así la transmisión hereditaria vertical.

Esta tecnología tiene consecuencias de largo alcance. En el mundo natural, el único medio para lograr un cambio de dirección o intención en un gen es la mutación al azar y la selección natural. Si se expone un animal a los rayos X, por ejemplo, se le puede provocar una alteración genética permanente en su genoma, pero no existe un método para apuntar con los rayos X a un gen particular. La selección natural elegirá la mutación que confiere al organismo la mejor adaptación, permitiendo así que esa mutación sea cada vez más común en el acervo genético. Pero, en este esquema, ni la mutación ni la evolución tienen intencionalidad o direccionalidad algunas. En la naturaleza, el motor que impulsa la alteración genética no tiene a nadie al lado en el asiento del conductor. El «relojero» de la evolución, como Richard Dawkins nos recuerda, es de por sí ciego.[8]

En cambio, utilizando células madre embrionarias, un científico podía manipular a voluntad prácticamente cualquier gen que eligiera y provocar un cambio genético permanente en el genoma de un animal. Era la mutación y la selección simultáneas, la evolución acelerada en una placa de laboratorio. La tecnología era tan innovadora que había que acuñar un nuevo término para designar estos organismos; se los llamó animales «transgénicos», animales con sus genes transformados. A comienzos de los años noventa, en todos los laboratorios del mundo se crearon centenares de ratones transgénicos distintos con el fin de descifrar las funciones de los genes. Se creó uno con un gen de medusa insertado en su genoma que brillaba en la oscuridad bajo lámparas de luz ultravioleta. Otros ratones que portaban variantes del gen de la hormona del crecimiento se desarrollaron hasta duplicar el tamaño normal de su especie. Hubo ratones con alteraciones genéticas que los forzaban a desarrollar la enfermedad de Alzheimer, la epilepsia o el envejecimiento prematuro. Ratones con genes del cáncer activados desarrollaron tumores, lo cual permitió a los biólogos utilizar esos ratones como modelo para el estudio de los tumores malignos humanos. En 2014, los investigadores crearon un ratón portador de una mutación en un gen que controla la comunicación entre las neuronas del cerebro. En este ratón se produjo un notable aumento de la memoria y de la función cognitiva superior. Los ratones como él eran los sabios del mundo de los roedores; memorizaban con mayor rapidez, retenían más tiempo lo memorizado y aprendían nuevas tareas casi en la mitad de tiempo que los ratones normales.[9]

Los experimentos rebosaban de complejas implicaciones éticas. ¿Se podría utilizar esta técnica en primates? ¿En humanos? ¿Quién regularía la creación de animales con transgenes? ¿Qué genes se podrían introducir? ¿Cuáles eran los límites de los transgenes?

Afortunadamente, aparecieron barreras técnicas antes de que pudiera desatarse una tormenta ética. Gran parte del trabajo original con células ES —incluida la producción de organismos transgénicos— había sido realizado con células de ratón. A principios de los años noventa, cuando se extrajeron de embriones tempranos varias células madre embrionarias humanas, los científicos se toparon con un obstáculo inesperado. A diferencia de las células ES de ratón, que habían demostrado ser idóneas para las manipulaciones experimentales, las humanas no se comportaban de la misma manera en cultivos. «Puede que se trate del pequeño y sucio secreto de este campo: las células ES humanas no tienen las mismas capacidades que las de los ratones —dijo el biólogo Rudolf Jaenisch—. No se pueden clonar. No se pueden utilizar para apuntar a genes [...] Son muy diferentes de las células madre embrionarias de ratón, con las que se puede hacer cualquier cosa.»[10]

Al menos temporalmente, el genio de la transgénesis permanecía encerrado.

La modificación transgénica de embriones humanos estuvo durante un tiempo fuera de discusión, pero ¿y si los terapeutas se conformasen con una meta menos radical? ¿Podrían utilizarse los virus para insertar genes en células humanas no reproductivas, es decir, en neuronas, células de la sangre y células de las fibras musculares? El problema de la integración aleatoria en el genoma persistía y, lo más importante de todo, no había transmisión vertical de genes de un organismo a su descendencia. Pero si los genes pudieran introducirse por medio de virus en el tipo preciso de células, podría alcanzarse ese objetivo terapéutico. Y ese objetivo supondría un salto al futuro en la medicina. Sería una terapia génica suave.

En 1988, una niña de dos años llamada Ashanti DeSilva, o Ashi, residente en North Olmsted, Ohio, empezó a mostrar unos síntomas peculiares. Como cualquier padre sabe, los niños tienen decenas de enfermedades pasajeras en el transcurso de su infancia, pero las enfermedades y los síntomas de Ashi eran notablemente anormales: extrañas neumonías e infecciones que parecían persistir, heridas que no cicatrizaban y un número de leucocitos que siempre se mantenía por debajo de lo normal. Ashi pasó gran parte de su primera infancia en dependencias hospitalarias; a los dos años, una infección vírica corriente quedó fuera de control y le causó hemorragias que pusieron en peligro su vida y requirieron una hospitalización prolongada.[11]

Durante un tiempo, sus síntomas confundían a los médicos, que atribuían la periodicidad de su enfermedad a un sistema inmunitario poco desarrollado, pero que acabaría madurando. Pero, como a los tres años de edad los síntomas de Ashi no remitían, se la sometió a un sinfín de pruebas. Se atribuyó su inmunodeficiencia a los genes, a unas raras mutaciones espontáneas en las dos copias de un gen llamado ADA y situado en el cromosoma veinte. Por entonces, Ashi ya había tenido varias experiencias cercanas a la muerte. Los estragos en su cuerpo habían sido inmensos, pero la angustia que experimentaba era aún mayor; una mañana, contando ya cuatro años, se despertó y dijo: «Mamá, no deberías haber tenido una hija como yo».[12]

El gen ADA —acrónimo de «adenosina deaminasa»— codifica una enzima que convierte la adenosina, un compuesto químico que produce de forma natural el organismo, en un producto inofensivo llamado inosina. En ausencia del gen ADA, la reacción de desintoxicación falla, y el organismo se congestiona con subproductos tóxicos del metabolismo de la adenosina. Las células más agudamente intoxicadas son los linfocitos T, encargados de la defensa del organismo frente a las infecciones, y al faltar el gen el sistema inmunitario colapsa rápidamente. La enfermedad es rara —solo uno de cada 150.000 niños nace con esta deficiencia del gen ADA—, pero el caso de Ashi era aún más insólito, pues prácticamente todos esos niños mueren a causa de la enfermedad. Esta ausencia del gen ADA forma parte de un grupo de dolencias bien conocidas llamadas «enfermedades graves por inmunodeficiencia combinada», o SCID por sus siglas en inglés. El paciente de SCID más famoso, un niño llamado David Vetter, había pasado doce años de su vida en una cámara de plástico de un hospital de Texas. El «niño burbuja», como llamaron los medios a aquel niño, murió en 1984, todavía encerrado en su burbuja de plástico estéril, tras desesperados intentos de realizarle un trasplante de médula ósea.[13]

La muerte de David Vetter concedió un respiro a los médicos que esperaban realizar ese trasplante de médula ósea como una forma de tratar la ausencia del gen ADA. La única medicina alternativa, probada en anteriores ensayos clínicos a mediados de la década de los ochenta, se llamaba PEG-ADA, la enzima purificada, extraída de terneros y envuelta en una sustancia química oleosa para que dure más tiempo en la sangre (la proteína normal de ADA dura demasiado poco tiempo para ser efectiva). Pero ni siquiera la PEG-ADA revertía apenas la inmunodeficiencia. Había que inyectarla en la sangre más o menos cada mes para reemplazar la enzima degradada por el organismo. Y lo que era aún peor, la PEG-ADA conllevaba el riesgo de inducir anticuerpos contra su presencia, lo cual reduciría aún más los niveles de la enzima y ocasionaría una catástrofe, al ser el remedio infinitamente peor que el problema original.

¿Podía la terapia génica subsanar la falta de ADA? Después de todo, solo había que corregir un único gen, y el gen ya había sido identificado y aislado. También se contaba con un vehículo, o vector, diseñado para insertar genes en células humanas. En Boston, Richard Mulligan, un virólogo y genetista, había diseñado una particular cepa de retrovirus —primos del VIH— capaz de transportar con relativa seguridad cualquier gen a cualquier célula humana. Los retrovirus pueden ser diseñados para infectar muchos tipos de células; esta posibilidad se debe a su capacidad para insertar su propio genoma en el de las células, dejando permanentemente adherido su material genético al de la célula. Tras perfeccionar la tecnología, Mulligan había creado virus parcialmente lisiados que, infectando las células, se integrarían en sus genomas, pero no propagarían la infección de célula en célula. Los virus entrarían en ellas, pero podrían salir. El gen introducido en el genoma nunca se escaparía.[14]

En 1986, un equipo de terapeutas génicos de los Institutos Nacionales de Salud, que trabajaban en Bethesda bajo la dirección de William French Anderson y Michael Blaese,* decidieron usar variantes de los vectores de Mulligan para introducir el gen ADA en niños a los que les faltaba.** Anderson obtuvo el gen ADA de otro laboratorio y lo insertó en el vector retroviral que lo transportaría.[15] A comienzos de

---

* Kenneth Culver fue también un miembro destacado de este grupo original.

** En 1980, un científico de la UCLA llamado Martin Cline ensayó la primera terapia génica conocida en humanos. Hematólogo de profesión, Cline eligió estudiar la beta-talasemia, una enfermedad genética en la que la mutación de un único gen, que codifica una subunidad de la hemoglobina, causa anemia severa. Pensando que podría efectuar sus pruebas en países donde el uso de ADN recombinante en seres humanos estuviera menos restringido y regulado, Cline no notificó su plan a la junta de su hospital y realizó sus pruebas en dos pacientes con talasemia de Israel y de Italia. Los Institutos Nacionales de Salud y la UCLA descubrieron las actividades de Cline y fue sancionado por aquellos, que lo acusaron de infringir las regulaciones federales. Acabó dimitiendo como jefe de su sección. Los datos completos de su experimento nunca fueron formalmente publicados.

los años ochenta, Anderson y Blaese habían efectuado varias pruebas con la esperanza de utilizar vectores retrovirales para introducir el gen humano ADA en células madre precursoras de células sanguíneas de ratones y luego de monos. Anderson esperaba que, una vez infectadas estas células por el virus portador del gen ADA, formarían todos los elementos celulares de la sangre incluidos los linfocitos T, en los cuales se habría insertado el gen ADA plenamente funcional.[16]

Los resultados estuvieron lejos de ser prometedores; el grado de implantación del gen era muy bajo. De los cinco monos tratados, solo uno —el llamado Roberts— tenía en la sangre células que evidenciaban la producción a la larga de la proteína humana del gen ADA introducido por el virus. Pero Anderson no se inmutó. «Nadie sabe lo que puede suceder cuando entran nuevos genes en el cuerpo de un ser humano —sentenció—. Es una perfecta caja negra, pese a lo que digan algunos [...] Los tubos de ensayo y la investigación con animales no pueden decirnos más. Pero, al final, hay que intentarlo en una persona.»

El 24 de abril de 1987, Anderson y Blaese solicitaron permiso a los Institutos Nacionales de Salud para poner en práctica su protocolo de terapia génica. Proponían extraer células madre de la médula ósea de niños con falta de ADA, infectarlas con virus en el laboratorio y, así modificadas, trasplantarlas de nuevo a los pacientes. Como las células madre generan todos los elementos de la sangre —incluidos los linfocitos B y T—, el gen ADA se introduciría en los linfocitos T, que era donde más se requería.[17]

La propuesta fue remitida al Comité Consultivo del ADN Recombinante (RAC), un consorcio creado en el seno de los Institutos Nacionales de Salud siguiendo las recomendaciones que Berg hizo en el Congreso de Asilomar. Conocido por su escrupulosa vigilancia, el comité consultivo revisaba todos los experimentos que implicasen la utilización de ADN recombinante (y era tan escandalizable que los investigadores decían que las aprobaciones que obtenían habían «pasado por el *rack*».*) Como seguramente se esperaba, el RAC rechazó de plano el protocolo, y lo justificó mencionando los escasos datos sobre animales, el grado casi indetectable de inserciones del gen en células madre y la ausencia de una base experimental detallada, ade-

---

* Instrumento de tortura. *(N. del T.)*

más de señalar que nunca antes se había intentado la transferencia de genes en el cuerpo humano.[18]

Anderson y Blaese volvieron a su laboratorio para redactar una nueva versión del protocolo. Admitieron a regañadientes que la decisión del RAC era correcta. La tasa, apenas detectable, de infecciones en las células madre de la médula ósea por el virus portador del gen era ciertamente un problema, y los datos sobre los animales no eran precisamente estimulantes. Pero, si no podían utilizarse células madre, ¿cómo se podía esperar que la terapia génica tuviera éxito? Las células madre son las únicas del organismo que pueden renovarse y, por tanto, garantizar una solución a largo plazo a la deficiencia genética. Sin una fuente de células capaces de renovarse o longevas, podrían insertarse genes en el organismo humano, pero las células portadoras de los genes acabarían muriendo y desapareciendo. Habría genes, pero no terapia.

En el invierno de aquel mismo año, mientras reflexionaba sobre este problema, Blaese encontró una posible solución. ¿Y si, en vez de insertar genes en las células madre precursoras de las células de la sangre, tomase células T de la sangre de pacientes con deficiencia de ADA e insertase el virus en esas células? No sería un experimento tan radical o permanente como el de introducir virus en células madre, pero sería mucho menos tóxico y mucho más fácil de reproducir en la clínica. Los linfocitos T podrían obtenerse de la sangre periférica, no de la médula, y podrían vivir lo bastante para producir la proteína del ADA y corregir la deficiencia. Aunque los linfocitos T inevitablemente desaparecerían de la sangre, podría repetirse el procedimiento una y otra vez. Esta terapia génica no podría calificarse de definitiva, pero sería una prueba piloto (una terapia génica doblemente suave).

Anderson se mostró reticente; si iba a efectuar la primera prueba de terapia génica humana, aspiraba a una que fuera definitiva y a ocupar un puesto reconocido en la historia de la medicina. Al principio se resistió, pero finalmente transigió con la lógica de Blaese. En 1990, Anderson y Blaese se dirigieron de nuevo al comité. Una vez más, hubo una fuerte oposición; el protocolo de las células T contenía aún menos datos que lo sustentaran que el anterior. Anderson y Blaese presentaron modificaciones y modificaciones de esas modificaciones. Pasaron meses sin que se tomara una decisión. En el verano de 1990, tras una larga serie de debates, el comité les permitió realizar la prueba. «Los médicos han estado mil años esperando este día», dijo el presidente del RAC, Gerard McGarrity. La mayoría de los demás miembros del comité no eran tan optimistas sobre las posibilidades de éxito.

Anderson y Blaese buscaron en hospitales de todo el país niños con falta de ADA para su ensayo. En Ohio encontraron un pequeño tesoro, dos pacientes con el defecto genético. Una era una niña alta y morena llamada Cynthia Cutshall y la segunda era Ashanti DeSilva, hija de un químico y una enfermera, ambos de Sri Lanka, que entonces contaba cuatro años.

En septiembre de 1990, una mañana nublada en Bethesda, Van y Raja DeSilva, los padres de Ashi, llevaron a su hija a los Institutos Nacionales de Salud. Ashi tenía cuatro años, y era una niña tímida, insegura, con un flequillo brillante de estilo paje y cara de aprensión que de pronto una sonrisa podía iluminar. Fue su primer encuentro con Anderson y Blaese. Cuando se le acercaron, apartó la mirada. Anderson la condujo a la tienda de regalos del hospital y le pidió que escogiera un peluche. Eligió un conejito.

De vuelta al Centro Clínico, Anderson insertó un catéter en una de las venas de Ashi, obtuvo muestras de su sangre y las llevó enseguida a su laboratorio. Durante los cuatro días siguientes, doscientos millones de retrovirus de una enorme sopa turbia se mezclaron con doscientos millones de células T extraídas de la sangre de Ashi. Una vez infectadas, las células crecieron en placas de Petri, formando exuberantes afloramientos de células e incluso células nuevas. Se duplicaban día y noche en una silenciosa y húmeda incubadora del Edificio 10 del Centro Clínico, a unos cientos de metros del laboratorio donde Marshall Nirenberg, casi exactamente veinticinco años antes, había resuelto el código genético.

El 14 de septiembre, las células T genéticamente modificadas de Ashi DeSilva estaban listas. Anderson salió deprisa de su casa al amanecer, sin desayunar y casi con náuseas por la expectación, y subió a la carrera los escalones hacia el laboratorio, situado en el tercer piso. La familia DeSilva lo esperaba; Ashi estaba de pie junto a su madre, con los codos apoyados firmemente en el regazo de esta, sentada como si estuviera esperando un examen dental. La mañana transcurrió entre más pruebas. La clínica estaba en silencio salvo cuando se oían los pasos de las ocasionales enfermeras de investigación que entraban y salían. Ashi se sentó en la cama sobre una bata amarilla allí tendida, y le fijaron una aguja en una de las venas. Se estremeció levemente, pero se recuperó; sus venas ya habían sido antes canuladas docenas de veces.

A las 12.52, una bolsa de vinilo que contenía el turbio líquido con casi mil millones de células T infectadas por el retrovirus portador del gen ADA fue depositada en el suelo. Ashi miró aprensiva la bolsa mientras las enfermeras la conectaban a la vena. Veintiocho minutos más tarde, la bolsa estaba vacía; sus últimos residuos estaban ya dentro de Ashi. Mientras, la niña jujaba con una esponja amarilla en la cama. Sus constantes vitales eran normales. El padre de Ashi fue enviado a la planta baja con un montón de monedas para sacar golosinas de la máquina expendedora. Anderson parecía visiblemente aliviado. «Un momento cósmico ha llegado y se ha ido con apenas un indicio de su magnitud», escribió un observador.[19] El momento fue celebrado alegremente con una bolsa de M&M's multicolores.

«Número uno», dijo Anderson, señalando exultante a Ashi mientras la conducían en silla de ruedas por el pasillo después de la transfusión. Unos cuantos colegas suyos de los Institutos Nacionales de Salud lo esperaban fuera para ver a la primera persona transfundida con células modificadas genéticamente, pero el grupo se disolvió rápidamente y los científicos se dirigieron de nuevo a sus laboratorios. «Como dicen en el centro de Manhattan, Jesucristo mismo podría pasar y nadie se daría cuenta», se quejó Anderson.[20] Al día siguiente, la familia de Ashi regresó a su casa en Ohio.

¿Funcionó el experimento de terapia génica de Anderson? No lo sabemos, y tal vez nunca lo sepamos. El protocolo de Anderson fue diseñado como prueba piloto por seguridad, es decir, un ensayo de la posibilidad de que células T infectadas con retrovirus pudieran ser introducidas con seguridad en organismos humanos. No fue diseñado para poner a prueba su eficacia, es decir, para saber si el protocolo curaba la deficiencia de ADA aun temporalmente. Ashi DeSilva y Cynthia Cutshall, las dos primeras pacientes del estudio, recibieron las células T genéticamente modificadas, pero se les permitió continuar el tratamiento con PEG-ADA, la enzima artificial. Cualquier efecto de la terapia génica podía así confundirse con el de este medicamento. Con todo, tanto los padres de DeSilva como los de Cutshall estaban convencidos de que el tratamiento había funcionado. «No es una gran mejora —admitió la madre de Cynthia Cutshall—, pero, por ponerle un ejemplo, acaba de resfriarse un poco. Por lo general sus resfriados terminan en neumonía. Este no [...] Y eso es un gran avance.»[21] El padre de Ashi, Raja DeSilva, estaba de acuerdo. «Con PEG hemos visto una gran mejora, mientras que con [PEG-ADA] todavía tenía la nariz congestionada, sentía un frío constante y estaba continuamente tomando antibióticos. Pero con la segunda inyección de genes en diciembre, empezó a cambiar. Nos dimos cuenta porque ya no usábamos tantas cajas de pañuelos.»

A pesar del entusiasmo de Anderson y las evidencias anecdóticas de las familias, no eran pocos los defensores de la terapia génica, Mulligan incluido, que no estuvieran ni mucho menos convencidos de que la prueba de Anderson hubiera sido algo más que un ardid publicitario. Mulligan, el crítico más locuaz de la prueba desde el principio, se mostró particularmente irritado por las declaraciones favorables cuando los datos eran insuficientes. Si el ensayo de terapia génica más ambicioso realizado en humanos iba a ser medido por la frecuencia de las congestiones nasales y el uso de cajas de clínex, sería una vergüenza para el campo científico. «Es una farsa», le dijo Mulligan a un periodista cuando le preguntó sobre el protocolo. Para determinar si se podrían introducir alteraciones genéticas específicas en células humanas, y si los genes restablecerían la función normal de forma segura y efectiva, era necesaria, según él, una prueba cuidadosa e incontaminada, una prueba «limpia e intachable», dijo.

Pero, en ese momento, las ambiciones de los terapeutas génicos se habían disparado hasta tal punto que llegó a resultar prácticamente imposible realizar experimentos cuidadosos, «limpios e intachables». Atentos a los informes de ensayos con células T en los Institutos Nacionales de Salud, los terapeutas génicos preveían nuevas curas para enfermedades genéticas como la fibrosis quística y la enfermedad de Huntington. Dado que los genes podían insertarse prácticamente en cualquier célula, cualquier enfermedad celular era candidata a una terapia génica: patologías cardíacas, enfermedades mentales, cáncer... Mientras el campo científico se preparaba para estos avances, voces críticas como la de Mulligan instaban a la prudencia y la moderación, pero fueron ignoradas. Aquel entusiasmo tendría un precio muy alto: llevar el campo de la terapia genética, y la propia genética humana, al borde del desastre y al punto más bajo y sombrío de su historia científica.

El 9 de septiembre de 1999, casi nueve años después de que Ashi DeSilva fuese tratada con linfocitos genéticamente modificados, un joven llamado Jesse Gelsinger voló a Filadelfia para someterse a otro ensayo de terapia génica. Gelsinger tenía dieciocho años. Motorista aficionado y entusiasta de la lucha libre, y de carácter confiado y desenvuelto, Gelsinger, como Ashi DeSilva y Cynthia Cutshall, también había nacido con una mutación en un solo gen asociado al metabolismo. En el caso de Gelsinger, el gen era el de la ornitina transcarbamilasa, u OTC, que codifica una enzima sintetizada en el hígado. Esta enzima desempeña una función crítica en la descomposición de las proteínas. A falta de la enzima, el amoníaco, que es un subproducto del metabolismo de las proteínas, se acumula en el organismo. El amoníaco, un producto químico utilizado en la limpieza, daña las células y los vasos sanguíneos, atraviesa la barrera cerebral y acaba envenenado lentamente las neuronas. La mayoría de los pacientes con mutaciones en la OTC no sobreviven a la infancia. Aun con dietas estrictamente desprovistas de proteínas, son envenenados por la descomposición de sus propias células cuando crecen.

Gelsinger podía considerarse especialmente afortunado entre los niños nacidos con esta desafortunada enfermedad, porque su variante de falta de la OTC era leve. La mutación en su gen no provenía de su padre o su madre, sino que se había producido espontáneamente en una de sus células durante la gestación, probablemente cuando todavía era un embrión en una fase temprana. Genéticamente, Gelsinger era un fenómeno raro: una quimera humana, una amalgama celular con unas células sin una OTC funcional y otras con el gen plenamente funcional. Aun así, su capacidad para metabolizar las proteínas se hallaba seriamente comprometida. Gelsinger seguía una dieta cuidadosamente calibrada —con cada caloría y cada porción pesadas, medidas y contabilizadas— y tomaba treinta y dos pastillas al día para mantener bajo control su nivel de amoníaco. A pesar de medidas preventivas tan extremas, Gelsinger había sufrido varias reacciones potencialmente mortales. A los cuatro años, había comido tranquilamente un emparedado con mantequilla de cacahuete que lo llevó a un estado comatoso.[22]

En 1993, cuando Gelsinger contaba doce años, dos pediatras de Pennsylvania, Mark Batshaw y James Wilson, comenzaban a experimentar con una terapia génica para curar niños con deficiencias de OTC.[23] Antiguo jugador universitario de fútbol americano, a Wilson le fascinaban los experimentos ambiciosos y arriesgados con humanos. Había formado una empresa de terapia génica, llamada Genova, y el Instituto de Terapia Génica Humana en la Universidad de Pennsylvania. Tanto Wilson como Batshaw estaban intrigados por la ausencia de la OTC. Al igual que con la falta de ADA, la de OTC tiene por causa la disfunción de un único gen, lo que hacía de esta enfermedad un caso ideal para un ensayo de terapia génica. Pero la forma de terapia génica en la que Wilson y Batshaw pensaban era mucho más radical: en vez de extraer células, modificarlas genéticamente e inyectarlas en los niños afectados (*à la* Anderson y Blaese), Batshaw y Wilson planearon introducir directamente el gen corregido en el organismo través de un virus. Eso no era terapia génica suave; crearían un virus que transportase el gen OTC e introdujese el virus en el hígado a través del torrente sanguíneo para que infectase las células *in situ*.

Las células hepáticas infectadas con el virus comenzarían a sintetizar la enzima OTC, razonaron Batshaw y Wilson, y así corregirían la deficiencia enzimática. El indicio revelador sería una reducción del amoníaco en la sangre. «No fue tan sutil», recordaba Wilson. Para introducir el gen, Wilson y Batshaw eligieron adenovirus, un virus que suele causar un resfriado común pero que no se asocia a ninguna enfermedad grave. Parecía una elección razonable por lo segura; el virus más inocuo, utilizado como vehículo para uno de los experimentos genéticos con humanos más audaces de la década.

En el verano de 1993, Batshaw y Wilson comenzaron a inyectar el adenovirus modificado en ratones y monos. Los experimentos con ratones funcionaron tal como se había previsto; el virus llegó a las células del hígado, desprendió el gen y transformó las células en microscópicas fábricas de enzima OTC funcional. Pero los experimentos con los monos fueron más complicados. A dosis más altas del virus, un mono reaccionó con una vigorosa respuesta inmunitaria, con el resultado de una inflamación y una insuficiencia hepáticas. Otro murió de una hemorragia. Wilson y Batshaw modificaron el virus; depuraron muchos de los genes virales que podían provocar una respuesta inmunitaria para hacer de él un vehículo de genes más seguro, y también redujeron diecisiete veces la potencial dosis humana para redoblar la seguridad. En 1997 solicitaron al Comité Consultivo del ADN Recombinante el visto bueno a todos los experimentos de terapia génica para un ensayo en humanos. El RAC se resistió al principio, pero también este organismo había cambiado; en el decenio transcurrido entre la prueba del ADA y la de Wilson, el otrora ceñudo guardián del ADN recombinante se había vuelto un entusiasta promotor de la terapia génica humana; un entusiasmo que había trascendido fuera del comité. Cuando el RAC pidió a los bioéticos que comentaran la prueba de Wilson, afirmaron que tratar a los niños con deficiencia total de OTC podría dar pie a una «coerción»: ¿qué padre no querría probar una terapia revolucionaria que podría funcionar en un niño moribundo? En cambio, los eticistas recomendaron un ensayo en voluntarios normales y pacientes con variantes menos graves de falta de la OTC, como Jesse Gelsinger.

Mientras tanto, en Arizona, Gelsinger se estaba amotinando contra las minuciosas restricciones de su dieta y la medicación («Todos los adolescentes se rebelan», me dijo Paul Gelsinger, el padre de Jesse, pero la rebeldía era ya exagerada, pues su hijo se tomaba «una hamburguesa y un vaso de leche»). En el verano de 1998, cuando contaba diecisiete años, Jesse tuvo noticia de que en la Universidad de Pennsylvania se estaba realizando la prueba con el OTC. Se obsesionó con la idea de una terapia génica. Quería sacudirse la agobiante rutina de su vida. «Pero lo que más lo entusiasmó —recordó su padre— fue la idea de que lo haría por los bebés. ¿Cómo decir que no a eso?»

Gelsinger estaba impaciente por firmar. En junio de 1999 contactó con el equipo de Pennsylvania a través de los médicos que llevaban su caso para inscribirse en la prueba. Ese mismo mes, Paul y Jesse Gelsinger volaron a Filadelfia para conocer a Wilson y Batshaw. Ambos quedaron impresionados. Paul Gelsinger dijo que la prueba era «algo hermoso, muy hermoso». Visitaron el hospital y luego deambularon por la ciudad envueltos en un halo de emoción y expectativas. Jesse se detuvo frente a la estatua de bronce de Rocky Balboa frente al Spectrum Arena. Paul hizo una foto de su hijo con los brazos levantados, como hacen los boxeadores victoriosos.

El 9 de septiembre, Jesse regresó a Filadelfia con una bolsa de viaje llena de ropa, libros y vídeos de lucha libre para iniciar la prueba en el hospital de la universidad. Se quedó con su tío y sus primos en la ciudad, y la mañana del día señalado se presentó en el hospital. El procedimiento fue, según él, tan rápido e indoloro que Paul planeó recoger a su hijo una semana después de completada la terapia para llevárselo a casa en un vuelo comercial.

La mañana del 13 de septiembre, el día elegido para la inyección viral, se constató que el nivel de amoníaco de Gelsinger era de alrededor de setenta micromoles por litro, el doble del nivel normal y algo por encima del valor límite para realizar la prueba. Las enfermeras notificaron este valor anormal a Wilson y Batshaw. El protocolo, mientras tanto, seguía su curso. Las salas de operaciones estaban a la espera. El líquido viral había sido descongelado, y relucía en su envase de plástico. Wilson y Batshaw debatieron sobre la idoneidad de Gelsinger, pero pensaron que era clínicamente seguro continuar; al fin y al cabo, los diecisiete pacientes anteriores habían tolerado la inyección. Hacia las nueve y media de la mañana, Gelsinger fue conducido en silla de ruedas hasta la sala de radiología. Estaba sedado y dos grandes catéteres le serpenteaban entre las piernas hasta alcanzar una arteria cercana al hígado. Alrededor de las once de la mañana, un cirujano extrajo aproximadamente treinta mililitros de una bolsa con el adenovirus concentrado y los inyectó en la arteria de Gelsinger. Cientos de millones de partículas infecciosas invisibles transportaron el gen OTC al hígado. Al mediodía, el proceso había concluido.[24]

La tarde transcurrió sin incidentes. Por la noche, en la habitación del hospital, Gelsinger tuvo una fiebre que llegó a 40 °C. Tenía el rostro enrojecido. Wilson y Batshaw no hicieron mucho caso de los síntomas. Otros pacientes también habían padecido fiebres transitorias. Jesse telefoneó a Paul, que se hallaba en Arizona, y le dijo «te quiero» antes de levantarse y arreglarse la cama. Durmió de forma irregular durante toda la noche.

A la mañana siguiente, una enfermera notó que los globos oculares de Jesse estaban ligeramente amarillos. Una prueba confirmó que la bilirrubina, fabricada por el hígado y también almacenada en los glóbulos rojos, le estaba entrando en el torrente sanguíneo. La bilirrubina elevada significaba, o bien que la inyección había perjudicado al hígado, o bien que los glóbulos rojos de la sangre estaban sufriendo algún daño. Ambas señales eran inquietantes. En cualquier otra persona, ese pequeño indicio de afectación de los glóbulos o de insuficiencia hepática no habría merecido prestarle atención, pero, en un paciente con falta de OTC, la combinación de estos dos factores podría provocar una catástrofe; la proteína extra filtrada de las células sanguíneas no era metabolizada, y el hígado dañado, deficiente a la hora de metabolizar las proteínas aun en sus mejores tiempos, era aún menos capaz de procesar el exceso de proteínas. El organismo se envenenaba con sus propios productos tóxicos. Al mediodía, el nivel de amoníaco de Gelsinger había ascendido a unos asombrosos 393 micromoles por litro, casi diez veces por encima del nivel normal. Paul Gelsinger y Mark Batshaw fueron alertados. James Wilson recibió la noticia del cirujano que había insertado el catéter e inyectado el virus. Paul reservó un vuelo nocturno a Pennsylvania, mientras un equipo médico corría hacia la UCI para someter al paciente a una diálisis que evitara el coma.

A las ocho de la mañana siguiente, Paul Gelsinger llegó al hospital y encontró a Jesse hiperventilando y confundido. Los riñones le estaban fallando. El equipo de la UCI lo sedó para usar un ventilador mecánico y estabilizarle la respiración. A altas horas de la noche, sus pulmones empezaron a tensarse y colapsar, llenándose de fluidos de la respuesta inflamatoria. El ventilador vacilaba, incapaz de introducir suficiente oxígeno, y Jesse fue conectado a un dispositivo que forzaba la entrada de oxígeno directamente en el torrente sanguíneo. Sus funciones cerebrales también se deterioraban. Se llamó a un neurólogo para que lo examinara, y este observó que Jesse tenía la mirada baja, una señal de daño cerebral.

A la mañana siguiente, el huracán Floyd azotó la costa Este y se abatió sobre las orillas de Pennsylvania y Maryland con vientos y lluvias torrenciales. Batshaw se hallaba detenido en un tren que lo llevaba al hospital. Agotó los últimos minutos que le permitía la batería de su teléfono móvil hablando con enfermeras y médicos, y luego se sentó en un lugar oscuro presa de la ansiedad. Por la tarde, la situación de Jesse volvió a empeorar. Los riñones dejaron de funcionarle. El coma se hizo más profundo. Varado en la habitación de un hotel, sin taxis a la vista, Paul Gelsinger caminó dos kilómetros y medio bajo la furiosa tormenta para ver a Jesse en la UCI. Encontró a su hijo irreconocible; estaba comatoso, hinchado, amoratado, amarillo de la ictericia, con decenas de vías y catéteres entrecruzados sobre el cuerpo. El ventilador presionaba inútilmente contra unos pulmones inflamados con el sonido mate y apagado del viento cuando azota el agua. Se oían en la sala los zumbidos y pitidos que emitían cientos de instrumentos que registraban el lento declive de un joven en un estado fisiológico desesperado.

El viernes 17 de septiembre por la mañana, el cuarto día después de la transferencia de genes, se constató la muerte cerebral de Jesse. Paul Gelsinger decidió retirar el soporte vital. El capellán entró en la habitación del hospital y puso la mano sobre la cabeza de Jesse, le administró la extremaunción y leyó una oración. Las máquinas fueron apagadas una tras otra. La sala quedó en silencio, salvo por la respiración profunda y agonizante de Jesse. A las dos y media de la tarde, el corazón se le detuvo. Se le declaró oficialmente muerto.

«¿Cómo pudo algo tan hermoso acabar tan mal?»[25] Cuando hablé con Paul Gelsinger en el verano de 2014, aún buscaba una respuesta. Unas semanas antes, le había manifestado por correo electrónico mi interés en el caso de Jesse. Gelsinger habló conmigo por teléfono y aceptó que nos reuniéramos después de mi charla en Scottsdale, Arizona, sobre el futuro de la genética y del cáncer en un foro abierto. Me encontraba en el vestíbulo del edificio al final de la charla cuando un hombre con una camisa hawaiana y la misma cara redonda y de expresión cordial de Jesse, un rostro que recordaba vívidamente de fotografías suyas que había encontrado en internet, se abrió paso entre la multitud y me extendió la mano.

Tras la muerte de Jesse, Paul se convirtió en un cruzado solitario contra los excesos de la experimentación clínica. No está en contra de la medicina y la innovación; cree en el futuro de la terapia génica, pero sospecha de la atmósfera hiperbárica de entusiasmo e ilusión que finalmente le arrebató a su hijo. La multitud se disolvió, y Paul se dispuso a salir. Hubo un reconocimiento mutuo entre nosotros, al médico que escribiría sobre el futuro de la medicina y la genética, y al hombre con una historia grabada a fuego. Había un horizonte

infinito de pesar en su voz. «Lo hicieron de forma descontrolada
—dijo—. Lo hicieron con mucha precipitación. Lo hicieron incorrectamente. Fueron demasiado deprisa. Todo lo hicieron deprisa y
corriendo.»

La autopsia de un experimento realizado «tan rematadamente mal»
empezó a realizarse en serio en octubre de 1999, cuando la Universidad de Pennsylvania inició una investigación sobre la prueba del
OTC. A finales de octubre, un periodista del *Washington Post* dio la
noticia del fallecimiento de Gelsinger, que provocó un gran escánda-
lo. En noviembre, el Senado, la Cámara de Representantes y el fiscal
del distrito de Pennsylvania pidieron explicaciones sobre la muerte
de Jesse Gelsinger. En diciembre, el RAC y la Agencia de Alimentos
y Medicamentos habían iniciado una investigación sobre la responsabilidad de la Universidad de Pennsylvania. Los expedientes médicos
de Gelsinger, los experimentos previos con animales, los formula-
rios de consentimiento, las notas del procedimiento, las pruebas de
laboratorio y los registros de todos los demás pacientes sometidos a la
prueba de terapia génica fueron extraídos de los sótanos del hospital
universitario, e inspectores federales se abrieron paso a través de montañas de papeles tratando de exhumar los que precisaran la causa de la
muerte del joven.

El análisis inicial reveló una serie de hechos incriminatorios:
muestras de incompetencia, equivocaciones y negligencias agravadas
por grandes lagunas en los conocimientos requeridos. Para empezar,
los experimentos con animales realizados para establecer la seguridad
del adenovirus se efectuaron apresuradamente. Un mono inoculado
con la dosis más alta había muerto, y aunque se informó de este hecho a los Institutos Nacionales de Salud y se redujo la dosis en los
pacientes humanos, no se encontró ninguna mención a aquella muerte en los impresos entregados a la familia Gelsinger. «No había ningún
papel para dar nuestro consentimiento —recordó Paul Gelsinger—
que advirtiera claramente de los daños que el tratamiento podría causar. Lo describían como una apuesta perfecta, todo ventajas y ningún
inconveniente.» En segundo lugar, incluso los pacientes humanos tratados antes que Jesse habían experimentado efectos secundarios, algunos lo suficientemente alarmantes como para haber detenido la

prueba o exigido una reconsideración del protocolo. Se registraron fiebres, reacciones inflamatorias y señales tempranas de insuficiencia hepática, pero fueron subestimadas o ignoradas. El hecho de que Wilson tuviera acciones de la empresa de biotecnología que saldría beneficiada con su experimento de terapia genética no hizo más que aumentar la sospecha de que la prueba había contado con incentivos inapropiados.[26]

Las pruebas de negligencia eran tan incriminatorias que casi oscurecieron las lecciones científicas más importantes de la prueba. Aunque los médicos admitieron que habían sido negligentes e impacientes, la muerte de Gelsinger seguía siendo un misterio; no podían explicar por qué Jesse Gelsinger había sufrido una reacción inmunitaria tan grave al virus cuando los otros diecisiete pacientes no habían respondido así. Estaba claro que el vector adenoviral —incluso el virus de «tercera generación», privado de algunas de sus proteínas inmunogénicas— era capaz de provocar una respuesta idiosincrática en algunos pacientes. La autopsia de los restos de Gelsinger demostró que su fisiología se había visto avasallada por esta respuesta inmunitaria. Cuando se le analizó la sangre, se encontraron anticuerpos altamente reactivos al virus que databan de incluso antes de la inyección viral. La hiperactiva respuesta inmunitaria de Gelsinger probablemente estuviera relacionada con una exposición previa a una cepa similar de adenovirus, posiblemente de la que causa el resfriado común. Se sabe que las exposiciones a gérmenes patógenos provocan la producción de anticuerpos que permanecen en circulación durante decenios (así es como funcionan la mayoría de las vacunas). En el caso de Jesse, es probable que esta exposición previa desencadenara una respuesta inmunitaria hiperactiva que, por razones desconocidas, quedó fuera de control. Irónicamente, la elección de un virus común e «inofensivo» como vector inicial para la terapia génica pudo haber constituido el fallo capital del ensayo.

Entonces, ¿cuál habría sido el vector más apropiado para la terapia génica? ¿Qué tipo de virus podría utilizarse para introducir con seguridad genes en los seres humanos? ¿Y cuáles serían los órganos más adecuados? Justo cuando el campo de la terapia génica empezaba a afrontar sus problemas científicos más intrigantes, toda la disciplina quedó sometida a una estricta moratoria. La letanía de problemas descubiertos en la prueba del OTC no se·limitó a aquel caso. En enero de 2000, la Agencia de Alimentos y Medicamentos inspeccionó otros veintiocho ensayos, y casi la mitad requerían una acción correctiva inmediata. Alarmada de manera plenamente justificada, la Agencia impidió casi todas las pruebas.[27] «Todo el campo de la terapia génica entró en caída libre —escribió un periodista—. Se prohibió a Wilson trabajar durante cinco años en ensayos clínicos regulados por la Agencia. Dimitió de su cargo al frente del Instituto de Terapia Génica Humana, aunque continuó en su puesto de profesor en Pennsylvania. Poco después, el instituto desapareció. En septiembre de 1999, la terapia génica parecía estar en la vanguardia de los avances médicos, pero a finales del siguiente año parecía un ejemplo admonitorio de la extralimitación en que pueden incurrir los científicos.»[28] O, como dijo sin rodeos la bioeticista Ruth Macklin: «La terapia génica todavía no es una terapia».[29]

En ciencia hay un apotegma bien conocido, según el cual a la más bella teoría puede matarla un hecho infausto. En medicina, la misma moraleja toma una forma algo diferente: a una hermosa terapia puede matarla un ensayo infausto. La prueba del OTC fue simple y llanamente uno de estos; fue diseñado apresuradamente, mal planificado, mal controlado y pésimamente ejecutado. Fue doblemente infausto por los conflictos financieros que había detrás; sus profetas buscaban beneficios. Pero el concepto básico que fundamentaba la prueba —introducir genes en cuerpos o células para corregir defectos genéticos— era en sí válido, como lo había sido durante décadas. En principio, la posibilidad de introducir genes en las células utilizando virus u otros vectores génicos podría haber dado pie al desarrollo de nuevas y poderosas tecnologías médicas de no haberse interpuesto las ambiciones científicas y económicas de los primeros defensores de la terapia génica.

La génica se convertiría finalmente en una auténtica terapia. Acabaría reaccionando contra la fatalidad de los ensayos iniciales y aprendiendo las lecciones morales implícitas en el «ejemplo admonitorio de la extralimitación en que pueden incurrir los científicos».[30] Pero necesitaría otro decenio, y mucho más aprendizaje, para emerger de nuevo.

Diagnósticos genéticos: «previvientes»

> Los hombres no son más que
> meras complejidades.[1]
>
> W. B. Yeats, «Byzantium»

> Los antideterministas dirán que el ADN es algo más
> bien secundario, pero cada una de nuestras enfermeda-
> des la causa el ADN. Y para [cada una] puede haber un
> remedio en el ADN.[2]
>
> George Church

A finales de la década de los noventa, mientras la terapia génica humana continuaba vagando por la tundra científica de su exilio, el
diagnóstico genético humano experimentó un notable renacimiento.
Para comprender este renacimiento, necesitamos volver al «futuro del
futuro» que imaginaron los estudiantes de Berg en las murallas del
castillo siciliano. Tal como los estudiantes lo habían imaginado, el futuro de la genética humana se construiría sobre dos elementos fundamentales. El primero era el «diagnóstico genético», la idea de que los
genes podrían utilizarse para predecir o determinar la enfermedad, la
identidad, la elección y el destino. El segundo era la «alteración genética», la idea de que los genes pueden cambiarse para cambiar el futuro de las enfermedades, las elecciones y los destinos.

Este segundo proyecto —la alteración deliberada de los genes
(«escribir el genoma»)— había flaqueado con la prohibición abrupta
de los ensayos de terapia génica. Pero el primero, que predecía el destino futuro de los genes («leer el genoma»), cobró más fuerza. En los
diez años que siguieron a la muerte de Jesse Gelsinger, los genetistas
descubrieron multitud de genes asociados a algunas de las enferme-

dades más complejas y misteriosas, dolencias de las que nunca se había pensado que los genes fuesen sus causas primarias. Estos descubrimientos permitirían el desarrollo de nuevas tecnologías de muy gran alcance que harían posible el diagnóstico preventivo de una enfermedad. Pero también forzaron a la genética y la medicina a enfrentarse a algunos de los dilemas morales más serios de su historia. Según el médico genetista Eric Topol, «las pruebas genéticas también son pruebas morales. Cuando decidimos realizar una prueba para detectar un "futuro riesgo", inevitablemente nos preguntamos qué tipo de futuro estamos arriesgando».[3]

Tres casos prácticos ilustran el poder y el peligro de utilizar los genes para predecir «futuros riesgos». El primero tiene que ver con el gen del cáncer de mama BRCA1. A principios de los años setenta, la genetista Mary-Claire King comenzó a estudiar la herencia de los cánceres de mama y de ovario en familias numerosas. Matemática de formación, King había conocido a Allan Wilson, el hombre que había soñado con la Eva mitocondrial, en la Universidad de California en Berkeley, y se dedicó al estudio de los genes y a la reconstrucción de linajes genéticos. (Los primeros estudios de King, realizados en el laboratorio de Wilson, habían demostrado que los chimpancés y los seres humanos compartían más del 90 por ciento de su identidad genética.)

Tras finalizar sus estudios de posgrado, King orientó su carrera hacia un tipo diferente de historia genética, la reconstrucción de los linajes de las enfermedades humanas. El cáncer de mama, en particular, la intrigaba. Decenios de cuidadosos estudios de familias le indicaron que el cáncer de mama adoptaba dos formas, la esporádica y la familiar. El cáncer de mama esporádico aparecía en mujeres sin antecedentes familiares, y los casos de cáncer de mama familiar se daban en familias a lo largo de múltiples generaciones. En una genealogía típica, una mujer, su hermana, su hija y su nieta podían verse afectadas, aunque la edad exacta del diagnóstico y la etapa precisa del cáncer podían diferir en cada persona. El aumento de la incidencia del cáncer de mama en algunas de estas familias solía verse acompañado de un sorprendente incremento de la incidencia del cáncer de ovario, lo cual indicaba la existencia de una mutación común a ambas formas de cáncer.

En 1978, cuando el Instituto Nacional del Cáncer puso en marcha un sondeo entre pacientes con cáncer de mama, había un desacuerdo generalizado sobre la causa de la enfermedad. Un bando de expertos sostenía que el cáncer lo causaba una infección viral crónica provocada por el abuso de anticonceptivos orales. Otro culpaba al estrés y a la dieta. King pidió que el sondeo tuviera en cuenta dos cuestiones más: «¿Tenían las pacientes antecedentes familiares de cáncer? ¿Había antecedentes familiares de cáncer de ovario?». Una vez finalizado el sondeo, el vínculo genético saltaba a la vista; King identificó a varias familias con claros antecedentes de cáncer de mama y de ovario. Entre 1978 y 1988, añadió cientos de esas familias a su lista y compiló enormes genealogías de mujeres con cáncer de mama. En una familia con más de ciento cincuenta miembros, encontró treinta mujeres afectadas por la enfermedad.[4]

Un análisis más detallado de todas las genealogías indicaba que un solo gen era el causante de muchos de los casos familiares. Pero su identificación no era tarea fácil. Aunque el gen culpable aumentaba en más de diez veces el riesgo de cáncer entre las portadoras, no todas las que lo heredaban tenían cáncer. El gen del cáncer de mama, descubrió King, tenía una «penetrancia incompleta»; incluso si el gen mutaba, su efecto no siempre «penetraba» en cada mujer hasta causar un síntoma (de cáncer de mama o de ovario).

A pesar del desconcertante efecto de penetrancia, la lista de casos elaborada por King era tan extensa que le permitió efectuar un análisis de las correspondencias entre múltiples familias cruzando varias generaciones, con lo que consiguió situar el gen en el cromosoma diecisiete. En 1988, se había acercado aún más a él; lo ubicó en una región del cromosoma diecisiete llamada 17q21.[5] «El gen era todavía una hipótesis —dijo, pero al menos tenía una presencia física en un cromosoma humano—. Acomodarse a la incertidumbre durante años fue la [...] lección del laboratorio de Wilson, y es una parte esencial de lo que hacemos.»[6] King llamó al gen BRCA1, aunque todavía no lo había aislado.

El estrechamiento del cerco en torno a la posición cromosómica del BRCA1 desató una carrera vertiginosa por la identificación del gen. A comienzos de los años noventa, equipos de genetistas de todo el mundo, King incluida, se propusieron clonar el BRCA1. Nuevas tecnologías, como la reacción en cadena de la polimerasa (RCP), permi-

514

tieron a los investigadores hacer millones de copias de un gen en un tubo de ensayo. Estas técnicas, aplicadas a la clonación, la secuenciación y la localización de genes, permitían pasar rápidamente de una posición cromosómica a un gen. En 1994, una compañía privada de Utah llamada Myriad Genetics anunció que había aislado el gen BRCA1. En 1998, Myriad obtuvo la patente de la secuencia del BRCA1, una de las primeras concedidas a una secuencia génica humana.[7]

Para Myriad, el uso real del BRCA1 en medicina clínica consistía en la realización de una prueba genética. En 1996, antes de que se le concediera la patente sobre el gen, la empresa comenzó a comercializar una prueba genética para el BRCA1. La prueba era sencilla: una mujer con riesgo de cáncer sería evaluada por un especialista en genética; si existían antecedentes familiares de cáncer de mama, se enviaría un frotis de células de la boca a un laboratorio central, y este amplificaría partes de su BRCA1 utilizando la reacción en cadena de la polimerasa, secuenciaría las partes e identificaría los genes mutantes. La información emplearía los calificativos «normal», «mutante» o «indeterminado» (algunas mutaciones inusuales aún no han sido completamente catalogadas para el riesgo de cáncer de mama).

En el verano de 2008 conocí a una mujer con antecedentes familiares de cáncer de mama. Era Jane Sterling, una enfermera de treinta y siete años de la costa norte de Massachusetts. El historial de su familia podría haber sido extraído directamente de los archivos de Mary-Claire King: una bisabuela con cáncer de mama a edad temprana, una abuela que había sufrido una mastectomía radical a los cuarenta y cinco años, y una madre que había padecido cáncer bilateral de mama a los sesenta años. Sterling, que tenía dos hijas, hacía casi un decenio que sabía de la existencia de las pruebas para el BRCA1. Al nacer su primera hija, había considerado la conveniencia de hacerse la prueba, pero se desentendió del asunto. A raíz del nacimiento de la segunda y del cáncer de mama que se le diagnosticó a una amiga íntima, decidió hacerse la prueba genética.

Sterling dio positivo para una mutación del gen BRCA1. Dos semanas más tarde volvió a la clínica cargada de papeles con preguntas escritas a mano. ¿Qué haría tras conocer el diagnóstico? Las mujeres con mutaciones en el BRCA1 tienen un riesgo del 80 por ciento de padecer cáncer de mama, pero la prueba genética no les dice nada sobre cuándo podría desarrollarlo ni acerca del tipo de cáncer que podría ser. Como la mutación en el BRCA1 tiene penetrancia incompleta, una mujer con la mutación podría desarrollar un cáncer agresivo, inoperable y resistente a la terapia a los treinta años de edad. También podría desarrollar una variante sensible a la terapia a los cincuenta años, o una variante de desarrollo lento y pausado a los setenta y cinco. Y también puede que no desarrolle ningún cáncer.

¿Cuándo debería hablarles a sus hijas del diagnóstico? «Algunas mujeres [con mutaciones en el BRCA1] odian a sus madres»,[8] escribió una que dio positivo en una prueba (el odio hacia las madres solo es una muestra de los malentendidos crónicos que suscita la genética y de sus efectos debilitantes en la psique humana; el gen mutante BRCA1 puede heredarlo una mujer lo mismo de su madre que de su padre). ¿Informaría Sterling a sus hermanas? ¿A sus tías? ¿A sus primas segundas?

Las incertidumbres en torno al resultado se agravaron con las incertidumbres sobre las opciones terapéuticas. Sterling podía elegir no hacer nada; esperar y estar atenta. También podía optar por la mastectomía bilateral y/u ovárica para reducir drásticamente su riesgo de cáncer de mama y de ovario («Extirparse los pechos para fastidiar a sus genes», como dijo una mujer con una mutación en el BRCA1). Podía hacerse un chequeo intensivo con mamografías, autoexámenes y resonancias magnéticas para detectar el principio del cáncer de mama. O podía optar por tomar un fármaco hormonal, como el tamoxifeno, que disminuiría el riesgo de algunos cánceres de mama, pero no de todos ellos.

Parte de la razón de esta vasta variación en los resultados radica en la biología fundamental del BRCA1. El gen codifica una proteína que desempeña una función crítica en la reparación de ADN dañado. Para una célula, una hebra de ADN rota es una catástrofe en ciernes. Supone una pérdida de información, una crisis. Poco después del daño en el ADN, la proteína del BRCA1 se dirige a los bordes de la parte seccionada para reparar la brecha. En las mujeres con el gen normal, la proteína provoca una reacción en cadena en la que son reclutadas decenas de proteínas para que se dirijan a esos bordes y taponen rápidamente la brecha. Pero, en pacientes con una mutación en el BRCA1, las proteínas no son reclutadas como es debido y no se reparan las brechas. La mutación permite así más mutaciones —como un fuego que se propaga—, hasta que los controles reguladores del crecimiento y del metabolismo de la célula fallan y abren el camino al cáncer de mama. El cáncer de mama requiere, incluso en pacientes con BRCA1 mutado, múltiples desencadenantes. El ambiente desempeña aquí un papel indiscutible —los rayos X, o un agente que dañe el ADN, agravan aún más la mutación—, así como también el azar, ya que las mutaciones acumuladas son aleatorias. Y otros genes aceleran o atenúan los efectos del BRCA1 (genes implicados en la reparación del ADN o en el reclutamiento de la proteína del BRCA1 para que actúe en la hebra rota).

La mutación del BRCA1 predice así un futuro, pero no en el mismo sentido en que lo hace una mutación en el gen de la fibrosis quística o en el de la enfermedad de Huntington. Este conocimiento cambia de un modo fundamental la predicción del futuro de una mujer portadora de una mutación en el BRCA1, y lo vuelve en igual medida incierto. En algunas mujeres, el diagnóstico genético es absorbente; es como si consagraran sus vidas y energías a prepararse para el cáncer y la supervivencia... a una enfermedad que aún no han desarrollado. Para estas mujeres se ha acuñado un inquietante neologismo de resonancias orwellianas: son «previvientes» (supervivientes por anticipado).

El segundo caso de diagnóstico genético se centra en la esquizofrenia y el desorden bipolar, e introduce un ciclo completo en nuestra historia. En 1908, el psiquiatra germano-suizo Eugen Bleuler acuñó el término «esquizofrenia» para designar a los pacientes con una enfermedad mental caracterizada por una forma aterradora de desintegración cognitiva: el derrumbe del pensamiento.[9] Antes llamada *dementia praecox*, la esquizofrenia afectaba con frecuencia a individuos jóvenes que experimentaban una quiebra gradual e irreversible de sus capacidades cognitivas. Los enfermos oyen espectrales voces interiores que les ordenan realizar actos extraños y fuera de lugar (recordemos a Moni, que oía una voz interior que le repetía: «Mea aquí, mea aquí»). Tienen visiones fantasmagóricas que aparecen y desaparecen. La capacidad de organizar información o realizar tareas orientadas a alcanzar objetivos se desploma, y emergen palabras, temores e inquietudes que parecen provenir de un submundo mental. Finalmente, todo pensamiento organizado empieza a desmoronarse, atrapando al esquizofrénico en un laberinto de escombros mentales. Bleuler sostenía que la característica principal de la enfermedad era una escisión, o más bien fragmentación, del cerebro cognitivo. Este fenómeno le inspiró la palabra «esquizo-frenia» («mente disociada»).

Como muchas otras enfermedades genéticas, la esquizofrenia también se presenta en dos modalidades, la familiar y la esporádica. En algunas familias con esquizofrenia, el trastorno se transmite a lo largo de múltiples generaciones. En ocasiones, algunas familias con esquizofrenia también tienen familiares con trastorno bipolar (Moni, Jagu, Rajesh). En la esquizofrenia esporádica o *de novo*, en cambio, la enfermedad surge como de la nada; un joven de una familia sin antecedentes puede experimentar repentinamente el desplome cognitivo, a menudo con escasos avisos o sin ellos. Los genetistas intentaron encontrar un sentido a estos patrones, pero no pudieron establecer un modelo de la enfermedad. ¿Por qué del mismo padecimiento se dan las modalidades esporádica y familiar? ¿Cuál es el nexo entre el trastorno bipolar y la esquizofrenia, dos trastornos mentales aparentemente no relacionados?

Las primeras pistas acerca de la etiología de la esquizofrenia las proporcionaron los estudios con gemelos. En los años setenta, estos estudios demostraron un sorprendente grado de concordancia entre gemelos. En gemelos idénticos, la probabilidad de que el otro tuviera esquizofrenia era del 30 al 50 por ciento, mientras que en los mellizos era del 10 al 20 por ciento. Si se ampliaba la definición de esquizofrenia para incluir algunas leves disfunciones sociales y conductuales, la concordancia entre gemelos idénticos ascendía al 80 por ciento.[10]

A pesar de estas pistas tan sugerentes, que apuntan a causas genéticas, la idea de que la esquizofrenia era la manifestación de alguna forma de frustración sexual estuvo bastante arraigada entre los psiquiatras de los años setenta. Freud había atribuido los delirios paranoicos a «impulsos homosexuales inconscientes» supuestamente despertados por madres dominantes y padres débiles. En 1974, el psiquiatra Silvano Arieti culpó de la enfermedad a una «madre dominante, agobiante y hostil que no da al hijo oportunidad alguna de afirmarse».[11] Aunque los resultados de los estudios objetivos no indicaban nada semejante, la idea de Arieti era tan seductora —¿qué cuadro más embriagador que esta mezcla de sexismo, sexualidad y enfermedad mental?— que mereció premios y distinciones, incluido el Premio Nacional del Libro Científico.[12]

Fue necesario emplear toda la fuerza de la genética humana para llevar la cordura al estudio de la locura. A lo largo de la década de los ochenta, la proliferación de los estudios con gemelos reforzó la idea de una causa genética de la esquizofrenia. Estudio tras estudio demostraban que la concordancia entre gemelos idénticos superaba la existente entre mellizos en grado tan sorprendente que era imposible negar una causa genética. Los casos de familias con antecedentes bien establecidos de esquizofrenia y trastorno bipolar —como la mía— fueron documentados a lo largo de múltiples generaciones, lo cual demostró una vez más la existencia de una causa genética.

Pero ¿qué genes se hallaban involucrados? Desde finales de la década de los noventa, muchos nuevos métodos de secuenciación del ADN, llamados «de secuenciación masiva paralela» o «de la próxima generación», han permitido a los genetistas secuenciar cientos de millones de pares de bases de cualquier genoma humano. La escala de la secuenciación masiva paralela es enorme comparada con la del método de secuenciación estándar; el genoma humano es fragmentado en decenas de miles de fragmentos, estos fragmentos de ADN son luego secuenciados al mismo tiempo —es decir, en paralelo— y el genoma es «reensamblado» utilizando ordenadores para encontrar las uniones entre las secuencias. Este método puede emplearse para secuenciar todo el genoma (*whole genome sequencing*) o bien partes elegidas del mismo, como los exones que codifican proteínas (*exome sequencing*).

La secuenciación masiva paralela es especialmente eficaz en la caza de genes cuando un genoma estrechamente relacionado puede compararse con otro. Si un miembro de una familia padece una enfermedad y los demás miembros no, la búsqueda del gen se simplifica enormemente. La caza de genes se ha convertido en un juego de «búsqueda del extraño» a escala gigantesca; mediante la comparación de las secuencias genéticas de todos los miembros de la familia estrechamente relacionados, aparece una mutación en el individuo afectado, pero no en los miembros no afectados.

La variante esporádica de la esquizofrenia era un caso perfecto para demostrar la potencia de este enfoque. En 2013, un enorme estudio identificó a 623 hombres y mujeres jóvenes con esquizofrenia cuyos padres y hermanos no estaban afectados. Luego se procedió a secuenciar los genes de estas familias.[13] Como, entre los miembros de una familia, son muchas las partes del genoma compartidas, los genes culpables deberían ser diferentes.*

En 617 casos se encontró en un hijo una mutación culpable que no estaba presente en ninguno de los padres. Cada hijo tenía por término medio una sola mutación, aunque ocasionalmente había alguno que tenía más de una. Casi el 80 por ciento de las mutaciones se encontraban en el cromosoma procedente del padre, y la edad del progenitor era un importante factor de riesgo, lo que sugiere que las mutaciones pueden producirse durante la espermiogénesis, particularmente en varones de cierta edad. Como era predecible, en muchos de los casos estaban implicados genes cuya mutación afectaba a las sinapsis nerviosas o al desarrollo del sistema nervioso. Aunque, en los 617 casos, se observaron cientos de mutaciones en cientos de genes, ocasionalmente se encontró el mismo gen mutante en varias familias, lo cual reforzaba en gran medida la probabilidad de su relación con la enfermedad.** Estas mutaciones son, por definición, esporádicas o *de novo*, es decir, tienen lugar durante la concepción. La esquizofrenia esporádica es consecuencia de alteraciones en el desarrollo neuronal causadas por alteraciones en los genes que especifican el desarrollo del sistema nervioso. Sorprendentemente, muchos de los genes encontrados en este estudio también estaban implicados en el autismo esporádico y en el trastorno bipolar.***

---

* Implicar una nueva mutación como causa de una enfermedad esporádica no es fácil; cabe encontrar casualmente en un hijo una mutación incidental que no tenga nada que ver con la enfermedad, o pueden ser necesarios desencadenantes ambientales específicos para desatar la enfermedad. El llamado «caso esporádico» puede ser en realidad un caso familiar que algún desencadenante ambiental o genético haya sacado a la luz.

** A un importante tipo de mutaciones ligadas a la esquizofrenia se las distingue por una variación en el número de copias, o CNV (supresión de genes o duplicaciones/triplicaciones del mismo gen). También se han encontrado CNV en casos de autismo esporádico y otras formas de enfermedad mental.

*** Este método, el de comparar el genoma de un hijo portador de la variante esporádica o *de novo* de una enfermedad con el genoma de uno de sus padres, empezaron a utilizarlo los investigadores del autismo en la década de 2000, e hizo

Pero ¿qué ocurre con los genes de la esquizofrenia familiar? Cualquiera pensaría que encontrar los genes de la variante familiar sería más fácil. La esquizofrenia que atraviesa las familias como la hoja de una sierra a lo largo de sus generaciones es más común, y los pacientes son más fáciles de encontrar y de seguir. Sin embargo, al contrario de lo que en un primer momento cabría pensar, la identificación de genes en complejas enfermedades familiares resulta mucho más difícil. Buscar un gen que causa la variante esporádica o espontánea de un trastorno es como buscar una aguja en un pajar. Si se comparan dos genomas para encontrar pequeñas diferencias y se cuenta con suficientes datos y medios computacionales, esas diferencias generalmente pueden identificarse. Pero buscar múltiples genes variantes que causen una enfermedad familiar es como buscar un pajar en un pajar. ¿Qué partes del «pajar», es decir, qué combinaciones de variantes génicas, incrementan el riesgo y qué partes son espectadoras inocentes? Padres e hijos comparten de forma natural partes de su genoma, pero ¿cuáles de esas partes compartidas son relevantes para la enfermedad hereditaria? El primer problema —localizar el punto extraño— requiere medios computacionales; el segundo —descartar la similitud—, sutileza conceptual.

A pesar de estos obstáculos, los genetistas han organizado cacerías sistemáticas de estos genes combinando técnicas genéticas, incluida la del análisis de vínculos, para localizar los genes culpables en sus ubicaciones físicas dentro de los cromosomas, efectuando grandes estudios de asociación para identificar los genes que se correlacionan con la enfermedad y llevando a cabo secuenciaciones de «próxima generación» para identificar los genes y las mutaciones. Del análisis de los genomas se desprende que hay al menos 108 genes (o, más bien, regiones genéticas) asociados a la esquizofrenia,[14] aunque solo conocemos la identidad de un puñado de estos culpables.*[15] Es notable

---

avanzar considerablemente la investigación en el campo de la genética psiquiátrica. La Simons Simplex Collection identificó a 2.800 familias en que los padres, que no eran autistas, tuvieron un hijo con algún trastorno en el espectro del autismo. La comparación del genoma parental con el del hijo reveló varias mutaciones *de novo* en este último. Cabe destacar que varios genes mutados en casos de autismo también se encuentran mutados en la esquizofrenia, lo cual es indicativo de la posibilidad de que existan profundos vínculos genéticos entre las dos enfermedades.

* El gen más potente, y más intrigante, vinculado a la esquizofrenia es uno asociado al sistema inmunitario. Este gen, llamado C4, viene en dos formas estrechamen-

que ningún gen en particular destaque como origen único del riesgo. El contraste con el cáncer de mama es revelador. Ciertamente, hay varios genes implicados en el cáncer de mama hereditario, pero ciertos genes únicos, como el BRCA1, son lo suficientemente poderosos para que se los considere el verdadero origen del riesgo (y aunque no podemos predecir cuándo una mujer con BRCA1 desarrollará cáncer de mama, sabemos que tiene un 70-80 por ciento de posibilidades de padecerlo en algún momento de su vida). La esquizofrenia no parece tener, por lo general, orígenes o predictores tan claros. «Hay una multitud de pequeños efectos genéticos comunes dispersos por el ge-

---

te relacionadas, llamadas C4A y C4B, que se asientan una junto a la otra en el genoma. Ambas formas codifican proteínas que pueden utilizarse para reconocer, eliminar y destruir virus, bacterias, desechos celulares y células muertas, pero el sorprendente vínculo entre estos genes y la esquizofrenia siguió siendo un misterio retador.

En enero de 2016, un estudio pionero resolvió parcialmente el rompecabezas. En el cerebro, las células nerviosas se comunican con otras células nerviosas a través de uniones o conexiones especializadas llamadas «sinapsis». Estas sinapsis se forman durante el desarrollo del cerebro, y su conectividad es fundamental para una cognición normal, del mismo modo que la conectividad de los cables de una placa es fundamental para el funcionamiento de un ordenador.

Durante el desarrollo del cerebro, estas sinapsis necesitan ser recortadas y reorganizadas, igual que se recortan y se sueldan cables durante la fabricación de un circuito. Asombrosamente, la proteína del C4, la molécula diseñada para reconocer y eliminar células muertas, desechos y gérmenes patógenos, es «reorientada» y reclutada para eliminar sinapsis (un proceso llamado «poda sináptica»). En los humanos, la poda sináptica continúa durante toda la infancia y se prolonga hasta la tercera década de vida, precisamente el período en que muchos síntomas de la esquizofrenia se manifiestan.

En los pacientes con esquizofrenia, las variaciones en los genes C4 aumentan la cantidad y la actividad de las proteínas C4A y C4B, dando lugar a sinapsis «sobrepodadas» durante su desarrollo. Los inhibidores de estas moléculas podrían restablecer el número normal de sinapsis en el cerebro susceptible de enfermar de un niño o un adolescente.

Cuatro decenios de estudios científicos —los de los gemelos en los años setenta, los análisis de vínculos en los ochenta y la neurobiología y la biología celular en las décadas de 1990 y 2000— han convergido en este descubrimiento. Para familias como la mía, el descubrimiento del nexo entre el C4 y la esquizofrenia abre notables perspectivas de diagnóstico y tratamiento de esta enfermedad, si bien también plantea interrogantes sobre cómo y cuándo podrán aplicarse tales pruebas diagnósticas y tales terapias.

noma [...] —dijo un investigador—. Hay implicados muchos procesos biológicos diferentes.»[16]

La esquizofrenia familiar (al igual que ciertas características humanas normales, como la inteligencia y el carácter) es, pues, altamente heredable, pero solo moderadamente hereditaria. En otras palabras, los genes determinantes de la heredabilidad tienen una importancia capital en el posible desarrollo de la enfermedad. La posibilidad de desarrollarla es extremadamente alta en quien posea una particular combinación de genes; de ahí la llamativa concordancia entre gemelos idénticos. Por otra parte, la herencia de la enfermedad a lo largo de las generaciones es compleja. Como los genes se mezclan y se asocian en cada generación, la posibilidad de que alguien herede de su padre o de su madre esta u otra exacta permutación de variantes es notablemente baja. En algunas familias puede ocurrir que haya menos variantes genéticas, pero con efectos más potentes, lo cual explica la infrecuencia de su transmisión. Y, en otras, un único gen altamente penetrante sufre una mutación accidental en espermatozoides u óvulos antes de la concepción, a la cual se deben los casos observados de esquizofrenia esporádica.*

¿Podemos imaginar un test genético para la esquizofrenia? El primer paso sería hacer un compendio de todos los genes involucrados, algo que constituye un proyecto de dimensiones colosales para la genómica humana. Pero incluso semejante compendio sería insuficiente. Los estudios genéticos indican claramente que algunas mutaciones solo pueden causar la enfermedad cuando actúan con el concurso de otras mutaciones. Es preciso identificar las combinaciones de genes que permitan predecir un riesgo real.

El paso siguiente es lidiar con la penetrancia incompleta y la expresividad variable. Es importante entender lo que «penetrancia» y «expresividad» significan en estos estudios de secuenciación de genes.

---

* La distinción entre esquizofrenia «familiar» y «esporádica» empieza a enmarañarse y perder su fundamento en el plano genético. Resulta que algunos genes mutados en enfermedades familiares también aparecen mutados en la enfermedad esporádica. Es muy probable que estos genes sean una de las causas principales de la enfermedad.

Cuando se procede a secuenciar el genoma de un hijo con esquizofrenia (o cualquier otra enfermedad genética) y compararlo con el de un hermano o de un progenitor normal, esta labor lleva implícita una pregunta: ¿cuál es la diferencia genética entre los hijos diagnosticados de esquizofrenia y los hijos «normales»? La pregunta que aquí no se plantea es esta otra: si el gen mutado está presente en un hijo, ¿cuáles son las posibilidades de que este desarrolle esquizofrenia o trastorno bipolar?

La diferencia entre las dos preguntas es esencial. La genética humana se ha vuelto progresivamente experta en crear lo que podría llamarse un «catálogo retrospectivo» —un espejo retrovisor— del trastorno genético: sabiendo que un hijo tiene un síndrome, ¿cuáles son los genes mutados? Mas, para estimar la penetrancia y la expresividad también necesitamos confeccionar un «catálogo prospectivo»: si un hijo tiene un gen mutante, ¿cuáles son las posibilidades de que desarrolle el síndrome? ¿Es cada gen totalmente predictivo del riesgo? ¿Produce la misma variante genética, o la misma combinación de genes, fenotipos altamente variables en los individuos (esquizofrenia en uno, trastorno bipolar en otro y una variante relativamente leve de hipomanía en un tercero)? ¿Requieren algunas combinaciones de variantes de otras mutaciones, o desencadenantes, para llevar ese riesgo al extremo?

Este rompecabezas del diagnóstico dio finalmente un giro. Y, para ilustrarlo, me permitiré contar una historia. Una noche de 1946, pocos meses antes de su muerte, Rajesh llegó a casa de la universidad con un enigmático rompecabezas matemático. Los tres hermanos más jóvenes se lanzaron a buscar la solución, pasándose las ocurrencias uno a otro como un balón de fútbol aritmético. Les movía la rivalidad típica entre hermanos, el frágil orgullo de la adolescencia, la resistencia de los refugiados y el terror al fracaso en una ciudad que no perdonaba nada. Me imagino a los tres —de veintiún, dieciséis y trece años— dispuestos en tres esquinas de la minúscula habitación, cada uno inventando soluciones fantásticas, cada uno atacando el problema con su particular estrategia. Mi padre: ceñudo, resuelto, cabezota y metódico, pero desprovisto de inspiración. Jagu: poco convencional, evasivo y original, pero sin disciplina que lo guiase. Rajesh: concienzudo, inspirado, disciplinado y a menudo arrogante.

Caía la noche y el rompecabezas seguía sin solución. Alrededor de las once, los hermanos se fueron quedando dormidos uno tras otro. Pero Rajesh permaneció despierto toda la madrugada. Caminó por la habitación, garabateando soluciones y alternativas. Al amanecer ya lo había solucionado. A la mañana siguiente, escribió la solución en cuatro hojas y la dejó a los pies de uno de sus hermanos.

Esta anécdota ha quedado grabada en los anales de mi familia. No se sabe bien lo que ocurrió a continuación. Años más tarde, mi padre me habló de la semana de terror que siguió a aquel episodio. A la primera noche sin dormir de Rajesh le siguió una segunda noche en vela, y luego una tercera. Su noctambulismo había despertado en él, de manera fulminante, una manía. O quizá la manía llegase primero y desencadenase el maratón nocturno de cavilaciones hasta dar con la solución del problema. Sea como fuere, Rajesh desapareció durante varios días y nadie consiguió encontrarlo. Su hermano Ratan fue en su búsqueda, y tras encontrarlo tuvo que obligarlo a regresar a casa. Mi abuela prohibió los rompecabezas y otros juegos en casa con la esperanza de evitar futuros ataques como aquel (ella acabaría recelando de los juegos durante toda su vida, y de niños vivimos entre constantes y sofocantes moratorias al respecto dentro de casa). Aquello fue un presagio del futuro que le esperaba a Rajesh, el primero de muchos otros brotes que iba a sufrir.

Abhed —«indivisible»— era como mi padre había llamado a la herencia. Hay en la cultura popular un viejo modo de describir al «genio loco» como una mente dividida entre la locura y la brillantez, oscilando entre los dos estados por la acción de una palanca. Pero Rajesh no tenía palanca. No había división, ni oscilación ni péndulo. La magia y la manía eran perfectamente contiguas, reinos limítrofes sin pasaportes. Eran parte de un todo indivisible.

«Los del mundo del arte estamos todos locos —escribió lord Byron, el sumo sacerdote de los locos—. A unos nos afecta la alegría y a otros la melancolía, pero todos estamos más o menos tocados.»[17] Una y otra vez se han contado versiones de este hecho, en unos casos con trastorno bipolar, en otros con alguna variante de la esquizofrenia y en unos terceros con indicios de autismo; todos «más o menos tocados». Como resulta tentador idealizar los padecimientos psicóticos, permítaseme insistir en que los hombres y las mujeres con estos trastornos mentales experimentan parálisis cognitiva y problemas psicológicos y sociales que producen efectos devastadores en sus vidas.

Pero también es indudable que algunos pacientes con estos síndromes poseen capacidades excepcionales. Los arrebatos del trastorno bipolar han estado con frecuencia ligados a una creatividad extraordinaria; a veces, el impulso creador se manifiesta durante los accesos maníacos.

En *Marcados con fuego*, un acreditado estudio sobre el vínculo entre la locura y la creatividad, la psicóloga y escritora Kay Redfield Jamison confeccionó una lista de los «más o menos tocados» que puede leerse como un «quién es quién» de la cultura y el arte: Byron (por supuesto), Van Gogh, Virginia Woolf, Sylvia Plath, Anne Sexton, Robert Lowell, Jack Kerouac y muchos más.[18] Esa lista puede ampliarse con nombres de científicos (Isaac Newton, John Nash), músicos (Mozart, Beethoven) y un artista que creó un género entero a raíz de su manía antes de sucumbir a la depresión y el suicidio (Robin Williams). Hans Asperger, el psicólogo que empezó a describir la conducta de los niños con autismo, los llamó «pequeños profesores» por una buena razón.[19] Eran retraídos, socialmente incómodos o incluso con problemas de lenguaje y apenas funcionales en un mundo «normal», pero capaces de ofrecer al piano la versión más etérea de las *Gymnopédies* de Satie o de calcular el factorial de 18 en siete segundos.

Y he aquí el problema: si no se puede separar el fenotipo de la enfermedad mental de los impulsos creadores, tampoco se puede separar el genotipo de la enfermedad de esos mismos impulsos. Los genes que «causan» una cosa (trastorno bipolar) «causarán» la otra (efervescencia creativa). Este enigma nos remite al concepto que de la enfermedad tiene Victor McKusick: no como una discapacidad absoluta, sino como una incongruencia relativa entre un genotipo y un ambiente. Un niño con una forma de autismo de alta funcionalidad puede verse impedido en este mundo, pero podría ser hiperfuncional en otro donde, por ejemplo, la capacidad de realizar cálculos aritméticos complejos, o de clasificar objetos según las más sutiles gradaciones de color, sea un requisito para la supervivencia o el éxito.

¿Qué decir entonces de este esquivo diagnóstico genético de la esquizofrenia? ¿Podemos imaginar un futuro en el que fuéramos capaces de eliminarla del acervo genético humano a base de diagnosticar fetos mediante pruebas genéticas e interrumpir embarazos? No sin reconocer las abrumadoras incertidumbres que aún subsisten. En primer lugar, aunque muchas variantes de la esquizofrenia han quedado asociadas a mutaciones en genes específicos, son cientos los genes involucrados, unos conocidos y otros aún desconocidos. No sabemos si algunas combinaciones de genes son más patógenas que otras.

En segundo lugar, aunque pudiéramos confeccionar un catálogo completo de todos los genes implicados, el vasto universo de factores desconocidos podría alterar la naturaleza exacta del riesgo. No sabemos cuál es la penetrancia de ningún gen específico ni qué modifica el riesgo en un genotipo en particular.

Finalmente, es un hecho que algunos de los genes identificados en ciertas variantes de la esquizofrenia o del trastorno bipolar potencian ciertas habilidades. Si las variantes más patológicas de una enfermedad mental pudieran ser apartadas o discriminadas de las variantes que no restan funcionalidad a la mente solo mediante genes o combinaciones de genes, podríamos esperar una prueba efectiva. Pero es mucho más probable que tal prueba tenga límites intrínsecos; la mayoría de los genes que causan enfermedades en unas circunstancias pueden ser los mismos que favorecerían la creatividad hiperfuncional en otras. Como dijo Edvard Munch, «[mis problemas] son parte de mí y de mi arte. Son indistinguibles de mí, y [un tratamiento] destruiría mi arte. Quiero conservar esos sufrimientos».[20] De esos «sufrimientos» suyos —conviene que lo recordemos— nació uno de los cuadros más emblemáticos del siglo XX, el del hombre tan inmerso en una era psicótica que solo podía gritarle una respuesta psicótica.

La perspectiva de un diagnóstico genético de la esquizofrenia y del trastorno bipolar implica abordar cuestiones fundamentales sobre la incertidumbre, el riesgo y la elección. Queremos eliminar el sufrimiento, pero también «conservar esos sufrimientos». Es fácil de entender la caracterización que hace Susan Sontag de la enfermedad como el «lado nocturno de la vida».[21] Esa concepción casa con muchas formas de la enfermedad (no con todas). Es difícil determinar dónde termina el ocaso y dónde comienza el amanecer. Poco contribuye a esta precisión el que la definición misma de enfermedad en unas circunstancias se convierta en definición de una destreza excepcional en otras. La noche en una zona del planeta es a menudo día resplandeciente y glorioso en otro continente.

En la primavera de 2013 volé a San Diego para asistir a uno de los congresos más provocativos que he presenciado. Titulado «El futuro de la medicina genómica», tuvo lugar en una sala de conferencias con vistas al mar del Instituto Scripps, en La Jolla.[22] El sitio era un monumento a la modernidad: madera clara, hormigón anguloso y maineles de acero. La luz reflejada en el agua resplandecía magnífica. *Joggers* con cuerpos posthumanos corrían despreocupados a lo largo del paseo marítimo. El genetista de poblaciones David Goldstein habló sobre «La secuenciación en afecciones no diagnosticas de la infancia», un esfuerzo por extender la secuenciación masivamente paralela de genes a las enfermedades de la infancia no diagnosticadas. El físico convertido en biólogo Stephen Quake habló sobre «La genómica de los no nacidos», la perspectiva de diagnosticar cualquier mutación en un feto en crecimiento mediante el muestreo de restos de ADN fetal vertidos de forma natural a la sangre materna.

En la segunda jornada de conferencias, por la mañana, una madre llevó a la sala en silla de ruedas a una hija suya de quince años (la llamaré Erika). Erika se presentó con un vestido blanco de encajes y una bufanda sobre los hombros. Tenía una historia que contar, una sobre los genes, la identidad, el destino, las opciones y los diagnósticos. Erika tenía un problema que le había causado una enfermedad degenerativa grave y progresiva. Los síntomas comenzaron cuando tenía un año y medio, y consistían en pequeños espasmos en los músculos. A los cuatro años, los temblores se habían agravado considerablemente; los músculos apenas podían permanecer quietos. Todas las noches se despertaba veinte o treinta veces, empapada en sudor y atormentada por temblores imparables. El sueño parecía empeorar los síntomas, por lo que sus padres se turnaban para estar despiertos junto a ella, consolarla y proporcionarle unos minutos de descanso.

Los médicos sospechaban de un síndrome genético inusual, pero todas las pruebas genéticas conocidas fueron incapaces de diagnosticar la enfermedad. Sin embargo, en junio de 2011, el padre de Erika estaba escuchando la red de radio NPR cuando oyó hablar de un par de gemelos de California, Alexis y Noah Beery, también con un largo historial de problemas musculares. Les habían secuenciado los genes y, finalmente, les habían diagnosticado un síndrome nuevo y poco común.[23] Sobre la base de ese diagnóstico genético, la administración de un compuesto químico, la 5-hidroxitriptamina, o 5-HT, redujo considerablemente los síntomas motores de los gemelos.[24]

Erika esperaba un resultado similar. En 2012 fue la primera paciente que participó en un ensayo clínico que intentaría diagnosticar su enfermedad mediante la secuenciación de su genoma. En el verano de ese año, la secuenciación estaba concluida; Erika tenía no una, sino dos mutaciones en su genoma, una en un gen llamado ADCY5, que altera la capacidad de las células nerviosas para enviarse señales, y la otra en un gen, llamado DOCK3, que controla las señales nerviosas que permiten el movimiento coordinado de los músculos. La combinación de las dos mutaciones había precipitado un síndrome que le atrofiaba los músculos y le provocaba temblores. Era como un eclipse lunar genético; dos síndromes raros superpuestos que causaban la más rara de las enfermedades raras.

Después de la charla de Erika, cuando el público se precipitó al vestíbulo, me dirigí a ella y su madre. Erika era encantadora; modesta, pensativa, sobria, mordaz y divertida. Parecía tener la sabiduría del hueso que se rompe, se repara a sí mismo y se vuelve más fuerte. Había escrito un libro y estaba trabajando en otro. Tenía un blog, había ayudado a recaudar millones de dólares para la investigación y era, con diferencia, una de las adolescentes más comunicativas e introspectivas que he conocido. Le pregunté por su estado, y me habló con franqueza de la angustia que había causado a su familia. «Su mayor temor era que no encontrásemos nada. Lo peor de todo era el desconocimiento», dijo su padre.

Pero ¿cambió las cosas el «conocimiento»? Los temores de Erika se han mitigado, pero es muy poco lo que puede hacerse con los genes mutantes o sus efectos en los músculos. En 2012 probó el medicamento Diamox, conocido por aliviar las sacudidas musculares en general, que le dio un breve respiro. Le concedió dieciocho noches de sueño —muy valiosas para una adolescente que en toda su vida apenas había dormido una entera—, pero la enfermedad regresó. Volvieron los temblores. Los músculos siguen atrofiados. Erika continúa en su silla de ruedas.

¿Y si fuera posible diseñar una prueba prenatal para esta enfermedad? Stephen Quake acababa de concluir su charla sobre la secuenciación del genoma fetal, sobre «la genética del nonato». Pronto será factible escanear todos los genomas fetales para detectar las posibles mutaciones y clasificar muchas de ellas según su gravedad y penetrancia. No conocemos todos los detalles sobre la naturaleza de la enfermedad genética de Erika —tal vez haya, como en algunas formas genéticas de cáncer, otras mutaciones «cooperadoras» ocultas en su genoma—, pero la mayoría de los genetistas sospechan que tiene solamente dos mutaciones, ambas muy penetrantes, que le producen sus síntomas.

¿Deberíamos considerar la opción de que los padres puedan solicitar la secuenciación completa de los genomas de sus hijos e interrumpir embarazos en caso de que se detecten mutaciones genéticas tan devastadoras como la de Erika? Ciertamente, eliminaríamos del genoma humano la mutación de Erika, pero también eliminaríamos a Erika. No voy a minimizar la enormidad de su sufrimiento, o el de su familia, pero indudablemente hay en ello una gran pérdida. No reconocer la inmensa angustia de Erika revelaría una falta de empatía. Pero negarse a reconocer el precio que habría que pagar en esta solución revelaría, a la inversa, una falta de humanidad.

Mientras una multitud se arremolinaba en torno a Erika y su madre, caminé hacia la playa, donde repartían sándwiches y bebidas. Las palabras de Erika habían puesto una resonante nota de gravedad en un congreso teñido de optimismo; se hablaba de secuenciar genomas con la esperanza de producir medicamentos a medida para paliar los efectos de mutaciones específicas, pero sería raro que esto diese resultado. El diagnóstico prenatal y la interrupción del embarazo sigue siendo la opción más sencilla ante esas enfermedades raras y devastadoras, pero la última también es, éticamente, la más difícil de asumir. «Cuanto más avanza la tecnología, más nos internamos en territorios desconocidos. No cabe duda de que tendremos que enfrentarnos a decisiones increíblemente escabrosas —me dijo Eric Topol, el organizador del congreso—. En la nueva genómica, hay muy pocos almuerzos gratis.»

De hecho, el almuerzo acababa de terminar. Sonó el timbre y los genetistas regresaron a la sala para contemplar el futuro del futuro. La madre de Erika sacó a su hija del centro de congresos. La saludé con la mano, pero no me vio. Al entrar en el edificio, la vi cruzar el aparcamiento en su silla de ruedas, y con su bufanda al viento, como un epílogo.

He elegido los tres casos aquí descritos —el cáncer de mama de Jane Sterling, el trastorno bipolar de Rajesh y la enfermedad neuromuscular de Erika— porque abarcan un amplio espectro de enfermedades genéticas y porque arrojan luz sobre algunos de los mayores enigmas del diagnóstico genético. Sterling tiene una mutación identificable en un solo gen (BRCA1) que produce una enfermedad común. La mutación tiene una alta penetrancia —el 70-80 por ciento de las portadoras acabarán desarrollando cáncer de mama—, pero la penetrancia es incompleta (no llega al ciento por ciento), y la forma precisa de la enfermedad en el futuro, su cronograma y el alcance del riesgo son desconocidos, y tal vez incognoscibles. Todos los tratamientos profilácticos —mastectomía, terapia hormonal— causan sufrimientos físicos y psicológicos, y comportan riesgos.

La esquizofrenia y el trastorno bipolar, por el contrario, son enfermedades causadas por múltiples genes con una penetrancia mucho menor. No hay tratamientos profilácticos ni tienen cura. Ambas son enfermedades crónicas, con brotes recurrentes que destrozan mentes y escinden familias. Sin embargo, los mismos genes que causan estas enfermedades pueden también, aunque en circunstancias excepcionales, potenciar una forma mística de impulso creador fundamentalmente ligado a la enfermedad misma.

Y luego está la enfermedad neuromuscular de Erika —una rara enfermedad genética causada por uno o dos cambios en el genoma—, que es altamente penetrante, muy debilitante e incurable. No es inconcebible que exista una terapia médica, pero es poco probable que algún día se descubra. Si la secuenciación de ciertos genes del genoma fetal hiciera recomendable la interrupción de los embarazos (o la implantación selectiva de embriones seleccionados sin mutaciones), estas enfermedades genéticas podrían ser, una vez identificadas, eliminadas del acervo genético humano. En un pequeño número de casos, la secuenciación de genes podría identificar en el futuro una enfermedad potencialmente sensible a la terapia médica o a la terapia génica. (En el otoño de 2015, una niña de quince meses con debilidad, temblores, ceguera progresiva y babeo excesivo —síntomas diagnosticados incorrectamente como una «enfermedad autoinmune»— fue remitida a una clínica genética de la Universidad de Columbia. La secuenciación genética reveló una mutación en un gen relacionado con el metabolismo de las vitaminas. Una vez tratada con suplementos de vitamina B2, de la que su organismo sufría una grave carencia, la niña recuperó gran parte de su función neurológica.)

Sterling, Rajesh y Erika son todos «previvientes». Sus destinos están, o estaban, latentes en sus genomas, pero las historias reales y las opciones de su previvencia no podían ampliarse. ¿Qué hacer con esta información? «Mi verdadero currículum está en mis células», dice Jerome, el joven protagonista de la película de ciencia ficción *Gattaca*. Pero ¿cuánto del currículum genético de una persona podemos leer y entender? ¿Podemos descifrar la clase de destino codificado dentro de cualquier genoma de una manera que pueda resultar útil? ¿Y en qué circunstancias podemos —o debemos— intervenir?

Vayamos a la primera pregunta: ¿cuánto del genoma humano podemos «leer» de un modo que resulte útil o predictivo? Hasta hace poco, la capacidad de predecir el destino a partir del genoma humano estaba restringida por dos limitaciones fundamentales. En primer lugar, la mayoría de los genes, como Richard Dawkins los describe, no son «proyectos» sino «recetas». No especifican partes, sino procesos; son fórmulas para formas. Si cambia un proyecto, cambia el producto final de una manera perfectamente predecible; si se elimina un adminículo especificado en el plano de una máquina, se tendrá una máquina en la que falta un adminículo. Pero la alteración de una receta o fórmula no cambia el producto de forma predecible; si se cuadruplica la cantidad de mantequilla en un bizcocho, el resultado final es más complejo que un pastel con el cuádruple de mantequilla (inténtese hacerlo así, y el resultado será un revoltijo grasiento). Una lógica similar excluye la posibilidad de examinar aisladamente la mayoría de las variantes genéticas y luego descifrar su influencia en la forma y el destino. El que una mutación en el gen MECP2, cuya función normal es reconocer modificaciones químicas en el ADN, pueda causar una forma de autismo, está lejos de ser evidente (a menos que se entienda cómo los genes controlan los procesos de desarrollo neuronal que crean un cerebro).[25]

La segunda restricción, posiblemente de una significación más profunda, es la naturaleza intrínsecamente impredecible de algunos genes. La mayoría de los genes enlazan con otros factores desencadenantes —el ambiente, el azar, la conducta o incluso las situaciones prenatales— para determinar la forma y la función de un organismo, así como sus efectos futuros. Ya se ha descubierto que la mayoría de estas interacciones no son sistemáticas; son fruto del azar, y no hay un método para predecirlas o modelarlas con seguridad. Estas interacciones imponen límites al determinismo genético; los efectos finales de estas intersecciones entre genes y ambiente jamás podrán predecirse solo con la genética. De hecho, los recientes intentos de pronosticar, a partir de las enfermedades conocidas de un gemelo, futuras enfermedades del otro, solo han dado resultados bien modestos.[26]

Pero, aun con estas incertidumbres, pronto se podrán conocer algunos determinantes con valor predictivo presentes en el genoma humano. Conforme la investigación acerca de los genes y genomas se perfeccione, sea más completa y disponga de mejores medios computacionales, los genetistas serán capaces de «leer» y entender mejor el genoma, al menos en un sentido probabilístico. En la actualidad, solo las mutaciones en un único gen (enfermedad de Tay-Sachs, fibrosis quística, anemia de células falciformes), o las alteraciones en cromosomas enteros (síndrome de Down), fundamentan los diagnósticos genéticos en contextos clínicos. Pero no hay razón para que las limitaciones del diagnóstico genético se reduzcan a las enfermedades causadas por mutaciones en genes concretos o en cromosomas.* Tampoco la hay para que el «diagnóstico» se limite a la enfermedad. Un ordenador lo bastante potente sería capaz de deducir el resultado de una receta, y si se introduce en ella una alteración, sería igualmente capaz de calcular su efecto sobre el producto.

Para finales de la presente década, se utilizarán permutaciones y combinaciones de variantes genéticas para predecir variaciones en el fenotipo, la enfermedad y el destino. Puede que algunas enfermedades nunca admitan tales pruebas genéticas, pero quizá las variantes más graves de la esquizofrenia o de la cardiopatía congénita, o las formas más penetrantes de cáncer familiar, por ejemplo, sean predecibles por el efecto combinado de un puñado de mutaciones. Y, una vez que se haya traducido una comprensión del «proceso» en algoritmos pre-

---

* La mutación o variación asociada al riesgo de padecer una enfermedad puede no estar en la región donde un gen codifica una proteína. La variación puede hallarse en una donde un gen actúa como regulador, o en un gen que no codifica proteínas. De hecho, muchas de las variaciones genéticas que se sabe que conllevan el riesgo de padecer una determinada enfermedad o que afectan a un fenotipo particular, se dan en regiones reguladoras, o no codificadoras, del genoma.

dictivos, podrían utilizarse las interacciones entre diversas variantes genéticas para calcular, más allá de la enfermedad misma, los efectos últimos de toda una serie de características físicas y mentales. Los algoritmos computacionales podrían determinar la probabilidad de desarrollar una cardiopatía, o de padecer asma, o la orientación sexual, y asignar a cada genoma un nivel relativo de riesgo en relación con diversos destinos. De ese modo, el genoma será leído no en términos absolutos, sino de probabilidades, como un informe escolar que no contuviera calificaciones, sino probabilidades, o un currículum que no incluyera experiencias pasadas, sino propensiones futuras. Se convertiría en un manual de previvencia.

En abril de 1990, un artículo en la revista *Nature* anunció, como si quisiera subir aún más las apuestas por el diagnóstico genético humano, el nacimiento de una nueva tecnología que permitía realizar el diagnóstico genético de un embrión antes de la implantación en el útero.[27]

La técnica se basaba en una peculiaridad de la embriología humana. Cuando un embrión es producto de la fecundación *in vitro* (FIV), suele cultivarse durante varios días en una incubadora antes de ser implantado en la matriz de una mujer. Bañado en un caldo rico en nutrientes dentro de una incubadora húmeda, el embrión unicelular se divide para formar una reluciente bola de células. Al cabo de tres días hay ocho, y luego dieciséis. Asombrosamente, si eliminamos algunas células de ese embrión, las que quedan se dividen y llenan el hueco de las desaparecidas, y el embrión sigue creciendo normalmente, como si nada hubiera pasado. Por un momento en nuestra historia personal, somos como las lagartijas o, más exactamente, como las colas de las lagartijas, capaces de regenerarse aun después de seccionadas en un cuarto de su longitud.

Ello permite someter el embrión humano a una biopsia en esta etapa temprana, pues entonces pueden extraerse unas pocas células para las pruebas genéticas. Una vez concluidas estas, es posible escoger el embrión que posea los genes correctos e implantarlo. Con algunas modificaciones, incluso los ovocitos —los óvulos de una mujer— pueden ser genéticamente examinados antes de la fecundación. La técnica se denomina «diagnóstico genético preimplantacional» o DGP. Desde un punto de vista moral, el diagnóstico genético antes de la implantación es como un juego de manos aparentemente imposible. Si se implantan selectivamente los embriones «correctos» y se criopreservan los demás sin matarlos, es posible seleccionar fetos sin abortarlos. Es eugenesia positiva y negativa al mismo tiempo, y sin la muerte concomitante de un feto.

El diagnóstico genético preimplantacional se utilizó por primera vez en el invierno de 1989 para seleccionar embriones en dos parejas inglesas, una con un historial familiar de retraso mental severo vinculado al cromosoma X y la otra con antecedentes de un síndrome inmunológico también vinculado al cromosoma X (ambas, enfermedades genéticas incurables que solo se manifiestan en hijos varones). Se seleccionaron los embriones femeninos. Las dos parejas tuvieron gemelas, y, como se esperaba, todas ellas estaban libres de la enfermedad.

El vértigo ético que produjeron estos dos primeros casos fue tal que varios países no tardaron en imponer restricciones a esta tecnología. Comprensiblemente tal vez, entre los primeros que decidieron poner límites estrictos al DGP estaban Alemania y Austria, naciones marcadas por sus legados de racismo, asesinatos en masa y eugenesia. En la India, donde existen algunos focos de la subcultura más groseramente sexista del mundo, se informó ya en 1995 del uso del DGP para «diagnosticar» el género de un hijo. El gobierno indio prohibió, y sigue prohibiendo, cualquier forma de selección sexual de niños varones, y la utilización del DGP para seleccionar el género fue pronto desterrada. Sin embargo, la prohibición gubernamental no parece haber conjurado el problema; los lectores de la India y China quizá reconozcan, con cierta vergüenza y seriedad, que el mayor proyecto de «eugenesia negativa» de la historia de la humanidad no fue el del exterminio sistemático de los judíos en Alemania y Austria concebido en los años treinta. Esta espantosa distinción la tienen India y China, donde faltan más de diez millones de mujeres debido al infanticidio, el aborto y el abandono de niñas. Los dictadores depravados y los estados depredadores no son un requisito indispensable para la eugenesia. En el caso de la India, ciudadanos perfectamente «libres», a los que se deja actuar a su antojo, son capaces de poner en práctica grotescos programas eugenésicos —contra las mujeres, en este caso— sin ningún control estatal.

En la actualidad, se puede utilizar el DGP para seleccionar y evitar los embriones portadores de genes causantes de enfermedades monogénicas, como la fibrosis quística, la enfermedad de Huntington y la de Tay-Sachs, entre muchas otras. Pero, en principio, nada limita el diagnóstico genético a las enfermedades monogénicas. No hace falta ver una película como *Gattaca* para recordar lo profundamente desestabilizadora que podría ser esa idea. No tenemos modelos o metáforas para aprehender un mundo en el que el futuro del niño sea analizado en términos de probabilidades, o en que un feto sea diagnosticado antes de nacer o se convierta en un «previviente» aun antes de la concepción. La palabra «diagnóstico» es de origen griego, y está asociada a la acción de «conocer», de «discernir», pero este discernimiento tiene consecuencias de carácter moral y filosófico que van mucho más allá de la medicina y de la ciencia. En toda nuestra historia, las tecnologías al servicio del conocimiento nos han permitido identificar, tratar y curar enfermedades. En su forma benevolente, nos han permitido evitar ciertas enfermedades mediante pruebas diagnósticas, medidas preventivas y tratamientos adecuados (por ejemplo, el recurso al gen BRCA1 para tratar de forma preventiva el cáncer de mama). Pero también nos han permitido imponer definiciones de la anormalidad, separar a los débiles de los fuertes o, en sus más terribles encarnaciones, incurrir en los siniestros excesos de la eugenesia. La historia de la genética humana nos ha recordado una y otra vez que «saber» comienza a menudo con un énfasis en «discernir», pero termina con un énfasis en «discriminar». No es casual que los vastos proyectos antropométricos de los científicos nazis —la medición obsesiva del tamaño de la mandíbula, las formas de la cabeza, las longitudes de la nariz y las estaturas— también fueran legitimados en su momento como intentos de «conocer a los humanos».

Como dice el teórico de la política Desmond King: «De una forma u otra, todos nos vamos a ver arrastrados a un régimen de "gestión genética" que será, en esencia, eugenésico. Todo se hará en nombre de la salud personal, más que en interés del bienestar general de la población, y los gestores seremos usted y yo, nuestros médicos y el Estado. El cambio genético será gestionado por la mano invisible de la elección individual, pero el resultado general será el mismo: un intento coordinado de "mejorar" por este camino los genes de la próxima generación».[28]

Hasta hace poco, tres principios tácitos habían regido el campo del diagnóstico y la intervención genéticos. En primer lugar, las pruebas diagnósticas han estado en gran medida restringidas a variantes genéticas singulares que causan enfermedades, es decir, a mutaciones altamente penetrantes, en las cuales la probabilidad de desarrollar la enfermedad se acerca al ciento por ciento (síndrome de Down, fibrosis quística, enfermedad de Tay-Sachs). En segundo lugar, las enfermedades causadas por estas mutaciones han provocado por regla general sufrimientos extraordinarios o incompatibilidades fundamentales con una vida «normal». Y, en tercer lugar, las acciones justificables —la decisión de abortar un feto con síndrome de Down, por ejemplo, o de intervenir quirúrgicamente a una mujer con una mutación del BRCA1— han quedado definidas mediante el consenso médico y sometidas a la libertad de elección.

Los tres lados de este triángulo pueden entenderse como líneas morales que la mayoría de las culturas no han estado dispuestas a transgredir. El aborto de un embrión portador de un gen con solo un 10 por ciento de posibilidades de desarrollar cáncer en el futuro viola la restricción, legalmente establecida, de las intervenciones en caso de mutaciones de baja penetrancia. Del mismo modo, un procedimiento médico oficialmente obligatorio aplicado a una persona genéticamente enferma sin su consentimiento (o sin el consentimiento parental en el caso de un feto) traspasa los límites de la libertad y la no coerción.

Pero difícilmente escapará a nuestra atención el hecho de que estos parámetros son intrínsecamente propensos a seguir la lógica de la autoafirmación. Nosotros determinamos la definición de «sufrimiento extraordinario». Nosotros trazamos los límites de la «normalidad» frente a la «anormalidad». Nosotros elegimos las intervenciones médicas. Nosotros determinamos la naturaleza de las «intervenciones justificables». Seres humanos poseedores de determinados genomas son los que establecen los criterios para definir, intervenir o incluso eliminar a otros seres humanos con otros genomas. La «elección», en definitiva, parece una ilusión ideada por los genes para propagar la selección de genes similares.

Aun así, este triángulo de límites —genes de alta penetrancia, sufrimiento extraordinario e intervenciones justificables no coercitivas—

ha demostrado ser una guía útil para formas aceptables de intervención genética. Pero estos límites se traspasan. Tomemos, por ejemplo, una serie de estudios muy provocativos que utilizaron una única variante genética para impulsar opciones de ingeniería social.[29] A finales de la década de los noventa, se descubrió que un gen llamado 5HTTLPR, que codifica una molécula encargada de modular la señalización entre ciertas neuronas en el cerebro, estaba asociado con la respuesta al estrés psíquico. El gen viene en dos formas o alelos, una variante larga y otra corta. La corta, llamada 5HTTLPR /*short*, está presente en alrededor del 40 por ciento de la población, y parece producir cantidades significativamente más bajas de la proteína. Esta variante corta se ha asociado repetidamente al nerviosismo, la depresión, el trauma, el alcoholismo y los comportamientos arriesgados. El vínculo no es fuerte, pero es amplio; el alelo corto se ha asociado con un mayor riesgo de suicidio entre alcohólicos alemanes, una mayor tendencia a la depresión en estudiantes universitarios estadounidenses y una mayor tasa de trastorno de estrés postraumático en soldados desplegados en zonas bélicas.[30]

En 2010, un equipo de investigadores llevó a cabo un estudio llamado Proyecto Familias Afroamericanas Fuertes, o SAAF, en un cinturón rural pobre de Georgia.[31] Es un lugar sorprendentemente sombrío, invadido por la delincuencia, el alcoholismo, la violencia, la enfermedad mental y el consumo de drogas. Casas abandonadas hechas de tablas y con las ventanas rotas salpican el paisaje; abunda el delito; los solares usados como aparcamientos están sembrados de agujas hipodérmicas. La mitad de los adultos carecen de educación secundaria, y en casi la mitad de las familias hay madres solteras.

Se reclutó para aquel estudio a seiscientas familias afroamericanas con hijos en la pubertad. Las familias fueron divididas aleatoriamente en dos grupos. En uno, los chicos y sus padres recibieron durante siete semanas una educación intensiva, consejos y apoyo emocional, y hubo intervenciones sociales estructuradas centradas en la prevención del alcoholismo, los comportamientos compulsivos, la violencia, la impulsividad y el consumo de drogas. En el grupo de control, las intervenciones en las familias fueron mínimas. Tanto a los hijos del grupo de intervención como a los del grupo de control se les había secuenciado el gen 5HTTLPR.[32]

El primer resultado de este ensayo aleatorizado era predecible

por estudios previos: en el grupo de control, los chicos con la variante corta —es decir, con la forma de «alto riesgo» del gen— tenían el
doble de probabilidades de virar hacia conductas de alto riesgo, como
las borracheras, el consumo de drogas y la promiscuidad sexual llega-
dos a la adolescencia, lo que confirmaba estudios anteriores que indicaban un riesgo más alto dentro de este subgrupo genético. El segundo resultado fue más provocativo: estos mismos chicos eran también
los más propensos a responder a las intervenciones. En el grupo de
intervención, aquellos con el alelo de alto riesgo fueron más apreciable y rápidamente «normalizados»; es decir, los sujetos más afectados
eran también los que mejor respondían. En un estudio paralelo, niños
huérfanos con la variante corta del gen 5HTTLPR parecían al principio más impulsivos y socialmente desordenados que sus homólogos
con la variante larga, pero era mayor la probabilidad de beneficiarse
de su inserción en un entorno más acogedor donde criarse.

En ambos casos, parece que la variante corta codifica un «sensor
de estrés» hiperactivo para la susceptibilidad psíquica, pero también
un sensor con mayor probabilidad de responder a una intervención
dirigida a la susceptibilidad. Las formas de psique más frágiles o irri-
tables son las más susceptibles de ser distorsionadas por los ambientes
que pueden generar traumas, pero también las que con más probabilidad se recuperan mediante intervenciones específicas. Es como si la
resiliencia misma tuviera un núcleo genético: algunos humanos son
congénitamente resistentes (pero responden menos a las intervenciones), mientras que otros son congénitamente sensibles (pero más propensos a responder a los cambios en sus entornos).

La idea de un «gen de la resiliencia» ha fascinado a los ingenieros
sociales. El psicólogo del comportamiento Jay Belsky escribió lo siguiente en el *New York Times* en 2014: «¿Debemos tratar de identificar a los niños más susceptibles y concentrarnos especialmente en
ellos cuando los dólares de que disponemos para llevar a cabo intervenciones son escasos? Creo que la respuesta es que sí». «Algunos niños son, por emplear una metáfora frecuente, como las delicadas orquídeas —escribió Belsky—, que se marchitan con rapidez si se las
expone a situaciones de estrés y privación, pero florecen si reciben
muchos cuidados y apoyos. Otros se parecen más al diente de león;
son resistentes a los efectos negativos de la adversidad, mas, por otra
parte, no se benefician particularmente de las experiencias positivas.»

Belsky propone que las sociedades empleen con mucha más eficacia sus escasos recursos en identificar por su perfil genético a estas «delicadas orquídeas» frente a los «dientes de león». «Hasta podríamos imaginar que llegue el día en que podamos disponer del genotipo de todos los niños de una escuela de primaria para asegurarnos de que aquellos que más puedan beneficiarse de estas ayudas tengan los mejores profesores.»[33]

¿El genotipo de todos los niños de primaria? ¿Cuidados especiales según el perfil genético? ¿Dientes de león y orquídeas? Evidentemente, hablar de genes y predilecciones es ya cruzar los límites que marcan los genes de alta penetrancia, el sufrimiento extraordinario y las intervenciones justificables para pasar a la ingeniería social basada en el genotipo. ¿Qué ocurriría si un genotipo identificase a un niño con riesgo futuro de padecer depresión unipolar o trastorno bipolar? ¿Qué sucedería con el perfil genético de la violencia, la delincuencia o la impulsividad? ¿Qué cabría considerar «sufrimiento extraordinario» y qué intervenciones serían «justificables»?

¿Y qué es lo normal? ¿Podrían los padres elegir la «normalidad» para sus hijos? ¿Y si, obedeciendo a una suerte de heisenbergiano principio de incertidumbre psicológico, el mismo acto de intervención reforzara la identidad anormal?

Este libro comenzó con una historia íntima, pero es el futuro íntimo lo que me preocupa. Ahora sabemos que un hijo con uno de sus padres esquizofrénico tiene entre un 13 y un 30 por ciento de probabilidades de desarrollar la enfermedad a los sesenta años. Si ambos padres están afectados, el riesgo asciende a alrededor del 50 por ciento. Con un tío afectado, el riesgo para un hijo es de tres a cinco veces mayor que entre la población en general. Con dos tíos y un primo afectados —Jagu, Rajesh, Moni—, el porcentaje multiplica por diez el del riesgo general. Si mi padre, mi hermana o mis primos paternos desarrollaran la enfermedad (los síntomas pueden surgir más tarde en la vida), el riesgo aumentaría nuevamente varias veces. Es cuestión de esperar y ver, de hacer girar y volver a hacer girar la perinola, de evaluar y revaluar mi riesgo genético.

En vista de los monumentales estudios existentes sobre la genética de la esquizofrenia familiar, a menudo me he preguntado si no debería secuenciar mi genoma y los de algunos miembros seleccionados de mi familia. La tecnología existe; mi propio laboratorio está equipado para extraer, secuenciar e interpretar genomas (uso rutinariamente esta tecnología para secuenciar los de mis pacientes con cáncer). Lo que todavía falta es la identidad de la mayor parte de las variantes o combinaciones de variantes génicas que incrementan el riesgo. Pero quedan pocas dudas de que muchas de estas variantes serán identificadas, y cuantificado el riesgo que conllevan, para finales de esta década. Para las familias como la mía, la perspectiva de un diagnóstico genético ya no será una abstracción, sino que se materializará en datos clínicos reales y personales. El triángulo de consideraciones —penetrancia, sufrimiento extraordinario y elección justificable— quedará grabado en nuestro futuro individual.

Si la historia del siglo pasado nos enseñó lo peligroso que puede resultar el que los gobiernos tengan poder para determinar la «aptitud» genética (para decidir qué personas encajan en el triángulo y qué otras quedan fuera), la cuestión que nos plantea la época actual es la de las consecuencias que pueda acarrear el traspaso de ese poder al individuo; una cuestión que nos obliga a equilibrar los deseos individuales —a forjarnos una vida de felicidad y logros sin un sufrimiento excesivo— con los deseos de una sociedad que, a corto plazo, solo podrá estar interesada en reducir las cargas de la enfermedad y los costes de la discapacidad. Soterradamente y en silencio, interpretarán sus papeles un tercer grupo de actores, nuestros genes, que se reproducen y crean nuevas variantes sin contar con nuestros deseos y obsesiones, pero que, directa o indirectamente, de modo frontal u oblicuo, influyen en nuestros deseos y obsesiones. En una charla en la Sorbona en 1975, el historiador de la cultura Michel Foucault llegó a decir que «el momento en que aparece lo que podría llamarse una tecnología de los individuos anormales se produce precisamente cuando se ha establecido una red singular de saber y poder».[34] Foucault estaba pensando en una «red singular» de seres humanos. Pero también podría ser una red de genes.

Terapias génicas: los posthumanos

¿De qué tengo miedo? ¿Acaso de mí mismo? No hay
nadie más.

WILLIAM SHAKESPEARE,
Ricardo III, acto V, escena 3

En este momento existe en la biología una expectación apenas contenida que recuerda a la de las ciencias
físicas de principios del siglo XX. Es una sensación de
avanzar hacia lo desconocido y [un reconocimiento]
de que el territorio al que este avance nos conduzca
será a la vez emocionante y misterioso [...] La analogía
entre la física del siglo XX y la biología del XXI persis-
tirá para bien y para mal.[1]

«Biology's Big Bang», 2007

En el verano de 1991, poco después de iniciarse el Proyecto Genoma
Humano, un periodista visitó a James Watson en el laboratorio Cold
Spring Harbor, en el estado de Nueva York.[2] Era una tarde de bo-
chorno, y Watson estaba en su despacho sentado junto a una ventana
con vistas a la luminosa bahía. El entrevistador le preguntó a Watson
sobre el futuro del Proyecto Genoma. ¿Qué sucederá cuando se hayan secuenciado todos los genes de nuestro genoma y los científicos
puedan manipular a voluntad la información genética humana?

Watson se rió entre dientes y arqueó las cejas. «Se pasó la mano
por sus escasos mechones de pelo blanco [...] y sus ojos adquirieron
un brillo malicioso [...] "Mucha gente dice estar preocupada ante la
posibilidad de cambiar nuestras instrucciones genéticas. Pero esas
[instrucciones genéticas] solo son un producto de la evolución diseñado para adaptarnos a ciertas condiciones que tal vez no existan hoy

en día. Todos sabemos lo imperfectos que somos. ¿Por qué no hacernos un poco mejores en pro de nuestra supervivencia?".»

«Eso es lo que haremos —dijo. Miró a su entrevistador y se rio repentinamente con esa risita aguda de satisfacción tan familiar en el mundo científico como preludio de una tormenta—. Eso es lo que haremos. Nos haremos un poco mejores.»

El comentario de Watson nos recuerda la segunda preocupación que manifestaron los estudiantes en el encuentro de Erice: ¿qué ocurrirá si aprendemos a alterar deliberadamente el genoma humano? Hasta finales de los años ochenta, el único mecanismo para reformar el genoma humano —«hacernos un poco mejores» en un sentido genético— era identificar *in utero* mutaciones genéticas altamente penetrantes y seriamente perjudiciales (como las que causan la enfermedad de Tay-Sachs o la fibrosis quística) e interrumpir la gestación. En los años noventa, el diagnóstico genético preimplantacional (DGP) permitió a los padres seleccionar e implantar de forma preventiva embriones sin tales mutaciones, sustituyendo el dilema moral de la eliminación de una vida por el dilema moral de la selección. Los genetistas todavía actuaban dentro del mencionado triángulo de límites: anomalías genéticas altamente penetrantes, sufrimiento extraordinario e intervenciones justificables y no coercitivas.

El advenimiento de la terapia génica a finales de la década de los noventa cambió los términos de la discusión; los genes ya podían ser cambiados voluntariamente en los cuerpos humanos. Fue el renacimiento de la «eugenesia positiva». En lugar de eliminar a los humanos portadores de genes deletéreos, los científicos podrían tratar de corregir genes humanos defectuosos, haciendo así al genoma «un poco mejor».

Conceptualmente hay dos modalidades de terapia génica. La primera supone la modificación del genoma de células no reproductivas, por ejemplo, las de la sangre, el cerebro o los músculos. La modificación genética de estas células afecta a su función, pero no altera el genoma humano por más de una generación. Si se introduce un cambio genético en músculos o células sanguíneas, el cambio no se transmite a un embrión humano; el gen alterado se pierde cuando las células mueren. Ashi DeSilva, Jesse Gelsinger y Cynthia Cutshall son todos ejemplos de seres humanos tratados con terapia génica no germinal; en los tres casos se alteraron células sanguíneas, pero no células de la línea germinal (es decir, espermatozoides y óvulos), con la introducción de genes extraños.

La segunda forma, más radical, de terapia génica consiste en modificar un genoma humano para que el cambio afecte a las células reproductivas. Una vez introducido un cambio genómico en un espermatozoide o un óvulo, es decir, en la línea germinal de un individuo humano, el cambio se propaga. De ese modo, el cambio en el genoma humano es permanente, y se transmite de una generación a la siguiente. El gen insertado queda indisolublemente unido al genoma humano.

La terapia génica aplicada a la línea germinal humana no era concebible en la década de los noventa; no existía una técnica segura para introducir cambios genéticos en espermatozoides u óvulos. Pero incluso los ensayos de terapia no germinal habían sido suspendidos. La «muerte biotecnológica» de Jesse Gelsinger, como la llamó el *New York Times Magazine*,[3] había propagado semejantes temores en este campo que prácticamente todos los ensayos de terapia génica quedaron suspendidos en Estados Unidos. Quebraron empresas; los científicos abandonaron este campo, y el juicio puso fin a toda forma de terapia génica y dejó una cicatriz permanente en este ámbito.

Pero la terapia génica ha regresado; paso a paso, cautelosamente. La década de estancamiento entre 1990 y 2000 lo fue también de introspección y reconsideración. Primero fue necesario analizar minuciosamente la sucesión de errores en el experimento realizado con Gelsinger. ¿Por qué la introducción de un virus supuestamente inofensivo portador de un gen destinado al hígado produjo una reacción tan nefasta? Cuando médicos, científicos y reguladores examinaron cuidadosamente aquel experimento, las razones de su fracaso resultaron evidentes. Los vectores utilizados para infectar las células de Gelsinger nunca habían sido debidamente probados en organismos humanos. Pero lo más importante era que la respuesta inmunitaria de Gelsinger al virus tendría que haberse previsto. Probablemente Gelsinger habría estado expuesto de forma natural al mismo adenovirus utilizado en el experimento de terapia génica. Su exagerada respuesta inmunitaria no fue, pues, una aberración, sino la respuesta perfectamente normal de un organismo que lucha contra un germen patógeno que ya lo había infectado antes, posiblemente durante un resfriado. Al elegir un virus común como vehículo para la introducción de un gen, los terapeutas incurrieron en un error de juicio; no habían considerado que iban a introducir los genes en un organismo humano con una historia detrás, con marcas, recuerdos y exposiciones previas. «¿Cómo pudo algo tan hermoso acabar tan mal?», se preguntó Paul Gelsinger. Ahora sabemos la respuesta: por buscar solo la belleza, los científicos no estaban preparados para la catástrofe; por querer empujar las fronteras de la medicina, los doctores se olvidaron de algo como el resfriado común.

En los dos decenios que siguieron a la muerte de Gelsinger, las herramientas utilizadas en los ensayos originales de terapia génica fueron en gran parte reemplazadas por tecnologías de tercera generación. Ahora se utilizan nuevos virus para transferir genes a células humanas, y se han desarrollado nuevos métodos para supervisar esta transferencia. Muchos de estos virus han sido seleccionados de tal manera que sean fáciles de manipular en el laboratorio y no provoquen una respuesta inmunitaria como la que causó tan fatídico descontrol en el organismo de Gelsinger.

En 2014, un importante estudio publicado en el *New England Journal of Medicine* anunció haber utilizado con éxito la terapia génica para tratar la hemofilia.[4] La terrible enfermedad sanguínea, causada por una mutación en un factor de coagulación de la sangre, es un hilo rojo que recorre la historia entera de la genética; es el ADN de la historia del ADN. Fue la enfermedad que afectó al zarévich Alexéi desde su nacimiento en 1904 y que se instaló en el epicentro de la vida política rusa de principios del siglo xx. Fue una de las primeras enfermedades ligadas al cromosoma X que fueron identificadas en humanos, sugiriendo así la presencia física de un gen en un cromosoma. Fue también una de las primeras enfermedades en ser atribuidas definitivamente a un solo gen, y una de las primeras para las que, en 1984, Genentech creó artificialmente, mediante ingeniería genética, una proteína.

La idea de utilizar la terapia génica para la hemofilia se consideró por vez primera a mediados de la década de los ochenta. Dado que la causa de la hemofilia es la ausencia de una proteína funcional de la que depende la coagulación de la sangre, era razonable utilizar un virus para introducir el gen correspondiente en células para que el organismo pudiese producir la proteína necesaria para la coagulación de la sangre. A principios de la década de 2000, tras una dilación de casi dos decenios, los terapeutas decidieron ensayar una terapia génica para la hemofilia. Esta se presenta en dos variantes principales, clasificadas por el particular factor de coagulación que falta en la sangre. La variante elegida para la terapia génica fue la hemofilia B, en la que, debido a una mutación, el gen del factor IX no produce la proteína normal.

El protocolo para esta prueba era sencillo: se inyectó en diez varones con una variante grave de la enfermedad una sola dosis de un virus portador de un gen para factor IX, y durante varios meses se controló la presencia en la sangre de la proteína codificada por el virus. Este ensayo no solo resultó seguro, sino también eficaz; los diez pacientes a los que se les inyectó el virus fueron monitorizados para detectar episodios hemorrágicos y, en caso de que se dieran, aplicar una inyección adicional del factor IX. Aunque la inyección del virus portador del gen aumentó la concentración del factor IX a solo el 5 por ciento del valor normal, el efecto sobre los episodios hemorrágicos fue sorprendente. Los pacientes experimentaron una reducción del 90 por ciento de los episodios hemorrágicos y una reducción igualmente drástica de la necesidad del factor IX inyectado. El efecto persistió durante tres años.

El potente efecto terapéutico de solo un 5 por ciento de reemplazo de una proteína ausente es una guía para las aspiraciones de los terapeutas génicos. Nos recuerda el poder de la regeneración en la biología humana; si solo el 5 por ciento del factor coagulante es suficiente para restablecer prácticamente toda la función de coagulación de la sangre, entonces el 95 por ciento de la proteína tendría que ser superfluo, posiblemente una reserva que mantiene el organismo por si se produce una hemorragia catastrófica. Si el mismo principio rigiera en otras enfermedades causadas por genes únicos —la fibrosis quística, por ejemplo—, la terapia génica podría ser mucho más manejable de lo que se había imaginado previamente. Incluso una transferencia muy modesta de un gen terapéutico a un pequeño subconjunto de células podría ser suficiente para tratar una enfermedad mortal.

Pero ¿qué decir de esa fantasía perenne de la genética humana que es la alteración de genes en las células reproductivas para crear genomas humanos permanentemente modificados, esto es, de la «terapia génica en la línea germinal»? ¿Y de la creación de «posthumanos» o «transhumanos», es decir, de embriones humanos con genomas permanentemente modificados? A principios de la década de los noventa, los desafíos a que debía responder la ingeniería de efecto permanente en el genoma humano se habían reducido a tres barreras científicas. Cada una parecía un desafío científico sin posible respuesta, pero todas estaban a punto de recibir una. La cuestión central de la ingeniería genómica humana no es hoy cuán lejos está de materializarse, sino lo peligrosa y tentadoramente cerca que está de lograrlo.

El primer desafío era aislar una célula madre embrionaria que fuese viable. Las células ES son células madre obtenidas del tejido interior de embriones tempranos. Se hallan en un punto intermedio entre las células y los organismos; pueden ser cultivadas y manipuladas como una línea celular en el laboratorio, pero también son capaces de formar todas las capas tisulares de un embrión vivo. La alteración del genoma de una célula ES constituye, pues, un paso intermedio para conseguir alterar el genoma de un organismo; si es posible cambiar deliberadamente el genoma de una célula ES, entonces ese cambio genético podría llegar a introducirse en un embrión, en todos los órganos formados de un embrión y, por ende, en un organismo. La modificación genética de las células ES es un estrecho desfiladero por el que la fantasía de la ingeniería genómica de la línea germinal tiene que pasar.

A finales de la década de los noventa, James Thomson, un embriólogo de Wisconsin, empezó a experimentar con embriones humanos para obtener de ellos células madre. Aunque las células ES de ratón se conocían desde finales de los años setenta, decenas de intentos de encontrar células humanas análogas habían fracasado. Thomson achacó estos fracasos a dos factores, una mala semilla y una mala tierra. El material del que extraer células madre humanas era a menudo de mala calidad, y las condiciones para su crecimiento no eran las óptimas. En la década de los ochenta, cuando era un estudiante de posgrado, Thomson había estudiado a fondo las células ES de ratón. Como un jardinero capaz de convencer a las plantas exóticas de un invernadero de que pueden vivir y multiplicarse fuera su ambiente natural, Thomson fue conociendo poco a poco las múltiples excentricidades de las células ES. Eran temperamentales, volubles y quisquillosas. Descubrió su propensión a plegarse y morir a la menor provocación, su necesidad de células «niñeras» que las mimaran, su particular empeño en agruparse y el resplandor translúcido, refringente e hipnótico que las traspasaba cada vez que las observaba al microscopio.

En 1991, Thomson, que se había trasladado al Centro Regional de Primates de Wisconsin, empezó a extraer células ES de monos. Extrajo un embrión de seis días de una hembra preñada de macaco Rhesus y lo dejó crecer en una placa de Petri. Seis días después, retiró la capa exterior del embrión como si pelara una fruta y extrajo las células del interior de la masa celular. Como ya había hecho con las células de ratón, aprendió a cultivar estas células en nidos de células enfermeras que podían suministrarles factores esenciales para el crecimiento; sin estas células enfermeras, las células ES morían. En 1996, convencido de que podría utilizar su técnica en personas, pidió a los consejos reguladores de la Universidad de Wisconsin que le permitieran crear células ES humanas.

Los embriones de ratón y de mono eran fáciles de encontrar, pero ¿dónde podrían los científicos encontrar embriones humanos recién fecundados? El recurso de Thomson era obvio: en clínicas de fecundación in vitro (FIV). A finales de los años noventa, la FIV era ya un tratamiento común para diversas formas de infertilidad humana. Para realizar una FIV, se extraen óvulos de una mujer después de la ovulación. En una extracción típica se obtienen numerosos óvulos —a veces hasta diez o doce—, que luego son fecundados por el esperma de un hombre en una placa de Petri. Los embriones crecen brevemente en una incubadora antes de ser implantados en el útero.

Pero no todos ellos se implantan. La implantación de más de tres embriones es infrecuente e insegura, y los que sobran suelen ser desechados (o, en ciertas ocasiones, implantados en los cuerpos de otras mujeres, que reciben estos embriones como «madres de alquiler»). En 1996, tras obtener el permiso de la Universidad de Wisconsin, Thomson dispuso de treinta y seis embriones procedentes de clínicas de FIV. Catorce de ellos crecieron hasta convertirse en refulgentes esferas celulares en la incubadora. Utilizando la técnica que había perfeccionado en monos —«pelar» los embriones de las capas externas de células «alimentadoras» y «enfermeras»—, Thomson aisló unas cuantas células madre humanas. Implantadas en ratones, estas eran capaces de generar las tres capas del embrión humano, las fuentes primordiales de todos los tejidos: piel, huesos, músculos, nervios, intestinos y sangre.

Las células madre que Thomson había extraído de embriones desechados en clínicas de FIV recapitulaban muchas características de la embriogénesis humana, pero todavía tenían una importante limitación: aunque eran capaces de fabricar prácticamente todos los tejidos humanos, no lo hacían de manera eficiente con algunas células, como los espermatozoides y los óvulos. Un cambio genético introducido en estas células ES podría, pues, transmitirse a todas las células del embrión excepto a las más importantes, las capaces de transmitir el gen a la siguiente generación. En 1998, poco después de publicarse el artículo de Thomson en *Science*, grupos de científicos de todo el mundo, incluidos investigadores de Estados Unidos, China, Japón, India e Israel, comenzaron a extraer decenas de líneas de células madre de tejidos fetales con la esperanza de descubrir una célula ES humana capaz de transmitir genes en la línea germinal.[5]

Pero entonces, sin apenas previo aviso, el campo quedó clausurado. En 2001, tres años después del artículo de Thomson, el presidente George W. Bush restringió bruscamente todas las investigaciones federales con células ES a setenta y cuatro líneas celulares que ya habían sido creadas.[6] No podían derivarse nuevas líneas, ni siquiera de los tejidos embrionarios desechados en las clínicas de FIV. Los laboratorios que trabajaban con células ES se enfrentaron a una supervisión estricta y a recortes de sus fondos. En 2006 y 2007, Bush vetó repetidamente la financiación federal para crear nuevas líneas celulares. Los defensores de la investigación con células madre, incluidos pacientes con enfermedades degenerativas y trastornos neurológicos, se congregaron en las calles de Washington para amenazar con demandar a los organismos responsables de la prohibición. Bush respondió a estas reacciones apareciendo en ruedas de prensa flanqueado por niños fruto de la implantación de embriones «descartados» en clínicas de FIV que habían traído al mundo las nuevas madres de alquiler.

El veto a la financiación federal de nuevas células ES frenó las ambiciones de los ingenieros genómicos, al menos temporalmente, pero no pudo detener el segundo paso necesario para introducir cambios hereditarios permanentes en el genoma humano: un método seguro y eficaz para introducir modificaciones deliberadas en los genomas de las células ES que ya existían.

Al principio, también esto parecía un desafío tecnológico insuperable. Prácticamente todas las técnicas para alterar el genoma humano eran toscas e ineficaces. Los científicos podrían exponer las células madre a la radiación para que los genes mutasen, pero estas mutaciones se dispersaban aleatoriamente por todo el genoma, desafiando cualquier intento de darles una dirección. Los virus preparados para introducir cambios genéticos específicos podrían insertar sus genes en el genoma, pero el lugar de la inserción solía ser aleatorio y el gen insertado a menudo era silenciado. En los años ochenta se inventó otro método para introducir un cambio en algún lugar del genoma: inundar células con piezas de ADN extraño portadoras de un gen mutado. El ADN extraño era insertado directamente en el material genético de una célula, o su mensaje era copiado en el genoma. Pero, aunque el proceso funcionaba, era notoriamente ineficaz y proclive a cometer errores. El cambio fiable, eficaz y deliberado —la alteración premeditada de genes específicos de una manera especificada— parecía imposible.

En la primavera de 2011, una bacterióloga, Emmanuelle Charpentier, se acercó a una investigadora llamada Jennifer Doudna para hablarle de un enigma que, al principio, parecía tener poca relevancia para los genes humanos o la ingeniería genómica. Charpentier y Doudna asistían a un congreso de microbiología que se celebraba en Puerto Rico. Mientras paseaban por los callejones del Viejo San Juan, frente a las casas fucsias y ocres con puertas arqueadas y fachadas pintadas, Charpentier le manifestó a Doudna su interés por los sistemas inmunitarios bacterianos, es decir, los mecanismos por los cuales las bacterias se defienden de los virus. Las batallas entre los virus y las bacterias han sido siempre tan prolongadas y feroces que, como viejos e inseparables enemigos que son, unos y otras se definen por mutua oposición; su animosidad mutua viene impresa en sus genes. Los virus han desarrollado mecanismos genéticos para invadir y matar bacterias, y las bacterias han contradesarrollado genes para luchar contra los virus. Doudna sabía que «una infección vírica [es una] bomba de relojería. Una bacteria solo tiene unos minutos para desactivar la bomba antes de que la destruya».

A mediados de la década de 2000, un par de científicos franceses llamados Philippe Horvath y Rodolphe Barrangou dieron con uno de esos mecanismos de autodefensa bacteriana. Horvath y Barrangou, ambos empleados de la compañía danesa Danisco, trabajaban con las bacterias utilizadas en la producción de queso y yogur. Algunas de estas especies bacterianas habían desarrollado, según ellos, un sistema para coordinarse y propinar tajos a los genomas de los virus invasores con el fin de paralizarlos. El sistema —una especie de navaja automática molecular— reconocía a los virus atacantes por sus secuencias de ADN. No hacían los cortes aleatoriamente, sino en sitios específicos del ADN vírico.

Pronto se descubrió que el sistema defensivo de las bacterias empleaba al menos dos recursos básicos. El primero era el «buscador», un ARN codificado en el genoma bacteriano que concordaba con el ADN de los virus y así los reconocía. El principio del reconocimiento era, otra vez, un vínculo; el ARN «buscador» era capaz de encontrar y reconocer el de un virus invasor porque era una imagen especular de ese ADN, el yin de su yang. Era como alguien que llevara permanentemente en el bolsillo una foto de su enemigo; o, en el caso de las bacterias, una fotografía invertida, grabada indeleblemente en su genoma.

El segundo elemento del sistema defensivo era el «sicario». Una vez reconocido e identificado como ajeno el ADN del virus (por su imagen inversa), se enviaba una proteína bacteriana llamada Cas9 para que efectuara el corte letal al gen del virus. El «buscador» y el «sicario» se ponían de acuerdo; la proteína Cas9 infligía tajos al genoma solo después de que la secuencia hubiera sido cotejada por el elemento de reconocimiento. Era una combinación clásica de colaboradores; observador y ejecutor, dron y misil, Bonnie y Clyde.

A Doudna, que había estado inmersa en la biología del ARN durante la mayor parte de su carrera, le intrigaba este sistema. Al principio lo consideraba una curiosidad, «la cosa más oscura en la que he trabajado», como más tarde reveló. Pero, junto con Charpentier, empezó a analizar meticulosamente sus componentes constitutivos.

En 2012, Doudna y Charpentier se dieron cuenta de que el sistema era «programable». Las bacterias, por supuesto, solo portan las imágenes de los genes víricos, lo cual les permite buscar y destruir virus; no tienen ninguna razón para reconocer o cortar otros genomas. Pero las científicas aprendieron lo suficiente sobre el sistema de autodefensa para engañarlo; mediante la sustitución de un elemento de reconocimiento, podrían obligar al sistema a realizar cortes deliberados en otros genes y genomas. Cambiando el «buscador», pensaron, las bacterias acaso buscaran y cortaran un gen diferente.

Hay en este último párrafo una palabra que dejaría una impresión de fantasía en la mente de cualquier genetista. Un «corte deliberado» en un gen puede ser origen de una potencial mutación. La mayoría de las mutaciones que se producen en el genoma son aleatorias; no es posible enfocar un haz de rayos X o dirigir un rayo cósmico para cambiar selectivamente el gen de la fibrosis quística o el gen del síndrome de Tay-Sachs. Pero en el caso que estudiaban Doudna y Charpentier, la mutación no se producía de forma aleatoria; el corte podía ser programado para que se efectuara exactamente en el sitio reconocido por el sistema de autodefensa. Cambiando el elemento de reconocimiento, Doudna y Charpentier podían redirigirlo para que atacase un gen seleccionado, mutando así el gen a voluntad.*

El sistema admite otra manipulación más. Cuando se corta un gen, quedan dos cabos sueltos de ADN, como los de una cuerda seccionada, y estos cabos pueden ser aún recortados. El corte y recorte tienen por objeto reparar el gen roto, y este trata entonces de recuperar la información perdida buscando una copia intacta. La materia debe conservar la energía; el genoma está diseñado para conservar la información. Habitualmente, un gen cortado intenta recuperar la información que ha perdido en la otra copia del gen presente en la célula. Pero si una célula es inundada de ADN extraño, el gen copia ingenuamente la información de este ADN engañoso en vez de la contenida en su copia de reserva. La información escrita en el frag-

---

* También se está desarrollando otro sistema para efectuar cortes «programados» en genes específicos empleando una enzima cortadora de ADN. Denominada «TALEN», esta enzima puede también usarse para cambiar genomas.

mento extraño de ADN queda así copiada permanentemente en el genoma, como si se tratara de borrar una palabra de una oración y luego sustituirla por otra. Es posible introducir un cambio genético definido y predeterminado en un genoma; la secuencia ATGCCCCCG de un gen puede cambiarse a ACCGCCGGG (o a cualquier otra secuencia que se desee). Así pues, el gen mutante de la fibrosis quística puede retornar a la versión natural; un gen que confiera resistencia a un virus puede introducirse en un organismo; el gen BRCA1 mutante puede volver a su forma natural, y el gen mutado de la enfermedad de Huntington, con sus monótonas repeticiones, podría ser interrumpido y eliminado. Esta técnica ha recibido el nombre de «edición» o «cirugía genómica».

Doudna y Charpentier publicaron en 2012 sus datos sobre el sistema de defensa microbiano, llamado CRISPR/Cas9, en la revista *Science*.[7] El artículo no tardó en encender la imaginación de los biólogos. En los tres años siguientes a su publicación, el uso de esta técnica ha experimentado un gran auge.[8] El método todavía tiene algunas limitaciones fundamentales; a veces, los cortes se efectúan en los genes equivocados, y en ocasiones la reparación no es eficaz, lo que hace difícil «reescribir» la información en sitios concretos del genoma. Pero el método funciona, y lo hace con mayor facilidad, resolución y eficacia que prácticamente cualquier otro método de alteración del genoma existente hasta la fecha. Solo un puñado de tales casos de serendipia científica se han dado en la historia de la biología. Una arcana defensa microbiana ideada por los microbios, descubierta por dos ingenieros en una fábrica de yogures y reprogramada por dos biólogas del ARN, ha abierto una trampilla a la tecnología transformadora que tan ansiosamente habían buscado los genetistas durante decenios: un método que les permitiera efectuar una modificación dirigida, eficaz y específica en una secuencia del genoma humano. Richard Mulligan, el pionero de la terapia génica, había fantaseado sobre una «terapia génica limpia e intachable». Este sistema la hace factible.

Un último paso es necesario para conseguir la modificación deliberada y permanente del genoma en organismos humanos. Los cambios genéticos introducidos en células ES humanas tienen que incorporarse a embriones humanos. La transformación directa de una célula ES humana en un embrión viable es inconcebible por razones tanto técnicas como éticas. Aunque las células ES humanas pueden generar todo tipo de tejidos en el laboratorio, es imposible pensar en la implantación de una célula ES humana directamente en el vientre de una mujer con la esperanza de que la célula se convierta de forma autónoma en un embrión humano viable. Cuando se han trasplantado células ES humanas en animales, lo máximo que estas células podían lograr era producir de una manera desordenada las capas de tejido del embrión humano, lejos de la coordinación anatómica y fisiológica de que es capaz un óvulo fecundado durante la embriogénesis humana.

Una posible alternativa es intentar la modificación genética de un embrión *in toto* después de que haya adquirido su forma anatómica básica, es decir, unos cuantos días o semanas después de la concepción. Pero esta estrategia tampoco es factible; una vez organizado, el embrión humano se resiste obstinadamente a la modificación genética. Aparte de los obstáculos técnicos, los escrúpulos éticos sobre este experimento pesarían mucho más que cualquier otra consideración; obviamente, modificar el genoma de un embrión humano vivo suscita una serie de interrogantes que reverberan mucho más allá de la biología y la genética. En la mayoría de los países, semejante experimento está más allá de los límites de lo admisible.

Pero hay una tercera estrategia que puede ser la más asequible. Supongamos que se introduce un cambio genético en células ES humanas empleando tecnologías acreditadas de modificación genética. Y ahora imaginemos que las células ES genéticamente modificadas puedan convertirse en células reproductivas, es decir, en espermatozoides y óvulos. Si las células ES son células madre verdaderamente pluripotentes, serán capaces de dar origen a espermatozoides y óvulos (después de todo, un embrión humano genera sus propias células germinales, esto es, espermatozoides y óvulos).

Consideremos ahora un experimento imaginario: si pudiera crearse un embrión humano mediante FIV con espermatozoides y óvulos genéticamente modificados, el embrión resultante sería necesariamente portador de estos cambios genéticos en todas sus células, espermatozoides y óvulos incluidos. Las etapas preliminares de este proceso podrían ser comprobadas sin cambiar o manipular un embrión humano real, y de ese modo solo bordearían los límites morales de la manipulación de embriones humanos.* Aunque de manera más crítica, el proceso imita los protocolos bien establecidos de la FIV: un espermatozoide y un óvulo unidos *in vitro* y el embrión temprano implantado en una mujer, un procedimiento que no suscita demasiados reparos. Esto constituiría un atajo para la terapia génica en la línea germinal, una puerta trasera al transhumanismo: la introducción de un gen en la línea germinal humana, facilitada por la conversión de células ES en células germinales.

Este reto final iba camino de ser en buena parte superado justo cuando los científicos estaban perfeccionando los sistemas para alterar genomas. En el invierno de 2014, un equipo de embriólogos de Cambridge, Inglaterra, y del Instituto Weizmann de Israel desarrolló un sistema para producir células germinales primordiales —precursoras de espermatozoides y óvulos— a partir de células madre embrionarias.[9] Experimentos previos en los que se usaron versiones anteriores de células ES humanas habían fracasado en su intento de crear estas células germinales. En 2013, investigadores israelíes modificaron estos primeros estudios para aislar nuevos lotes de células ES que pudieran estar más capacitadas para formar células germinales. Un año más tarde, en colaboración con científicos de Cambridge, el equipo descubrió que, si cultivaban estas células ES bajo condiciones específicas y estimulaban su diferenciación mediante agentes específicos, las células formaban racimos de células precursoras de espermatozoides y óvulos.

La técnica es todavía enrevesada e ineficaz. Obviamente, debido a las rigurosas restricciones impuestas a la creación de embriones humanos artificiales, sigue siendo una incógnita si estas células semejantes a espermatozoides y óvulos pueden dar origen a embriones humanos capaces de desarrollarse normalmente. Pero la derivación básica de células capaces de transmitir la herencia se ha logrado. En

---

* Un importante detalle técnico es que, puesto que las células ES pueden clonarse y multiplicarse, es posible identificar y descartar las células con mutaciones accidentales. Solo las células ES previamente seleccionadas, las portadoras de la mutación introducida, se transforman en espermatozoides u óvulos.

principio, si las células ES progenitoras pueden modificarse utilizando alguna técnica genética —incluida la edición de genes, la cirugía genética y la inserción de un gen por medio de un virus—, cualquier cambio genético puede quedar permanentemente grabado —y ser así heredable— en el genoma humano.

Una cosa es manipular los genes y otra muy diferente manipular genomas. En los años ochenta y noventa, las tecnologías de secuenciación del ADN y clonación de genes permitieron a los científicos comprender y manipular genes, y, por tanto, controlar con extraordinaria destreza la biología de las células. Pero la manipulación de los genomas en su contexto nativo, particularmente en células embrionarias o germinales, abre las puertas a una tecnología mucho más potente. Lo que está en juego ya no es una célula, sino un organismo; nosotros mismos.

En la primavera de 1939, Albert Einstein reflexionaba sobre los recientes avances en física nuclear en su estudio de la Universidad de Princeton cuando se percató de que ya se habían dado todos los pasos necesarios para fabricar un arma de un poder insondable. Todo se había experimentado: el aislamiento del uranio, la fisión nuclear, la reacción en cadena, la contención de la reacción y su control dentro de una cámara. Lo único que se necesitaba era ponerlo en orden; si todas estas reacciones se ordenaban, se obtendría una bomba atómica. En 1972, en Stanford, Paul Berg se fijó en las bandas de ADN de un gel y se encontró en una coyuntura similar. El recorte y pegado de genes, la creación de quimeras y la introducción de estas quimeras genéticas en células bacterianas y de mamíferos permitirían a los científicos obtener híbridos genéticos entre humanos y virus. Todo lo que se necesitaba era poner orden en estas reacciones.

Hoy nos encontramos en un momento similar —de aceleración— en el campo de la ingeniería genómica humana. Consideremos los siguientes pasos en este orden: a) la derivación de una verdadera célula madre embrionaria (capaz de formar espermatozoides y óvulos); b) un método para crear modificaciones genéticas fiables en esta línea celular; c) la conversión dirigida de esa célula madre modificada genéticamente en espermatozoides y óvulos humanos, y d) la producción mediante FIV de embriones humanos a partir de espermatozoides y óvulos modificados. Habremos conseguido crear, sin mucho esfuerzo, seres humanos modificados genéticamente.

No hay aquí prestidigitación alguna; cada uno de los pasos está al alcance de la tecnología actual. Por supuesto, queda mucho por explorar: ¿es posible alterar cada gen de un modo eficaz?; ¿cuáles son los efectos colaterales de tales alteraciones?; ¿producirían los espermatozoides y óvulos formados a partir de células ES humanas embriones funcionales? Sigue habiendo muchísimos obstáculos técnicos menores. Pero las piezas clave del rompecabezas están en su lugar.

Era previsible que cada uno de estos pasos se topase con una barricada de regulaciones y prohibiciones estrictas. En 2009, tras una prolongada prohibición de las investigaciones con fondos federales en torno a las células ES, la administración Obama levantó la proscripción que pesaba sobre la derivación de nuevas células ES en Estados Unidos. Pero, aun con las nuevas normas, los Institutos Nacionales de Salud prohíben terminantemente dos tipos de investigación con células ES humanas. En primer lugar, no se permite a los científicos introducir estas células en seres humanos o en animales para que se desarrollen hasta formar embriones vivos. Y, en segundo lugar, las modificaciones del genoma en las células ES no se pueden realizar en circunstancias «que puedan transmitirse a la línea germinal», es decir, a espermatozoides y óvulos.

En la primavera de 2015, mientras terminaba este libro, un grupo de científicos, entre ellos Jennifer Doudna y David Baltimore, emitieron una declaración conjunta en la que pedían una moratoria en el uso de las tecnologías de edición y alteración de genes en el contexto clínico, y particularmente de células ES humanas. «La posibilidad de la ingeniería en la línea germinal humana ha sido durante mucho tiempo una fuente de emoción y malestar entre el público en general, especialmente a la luz de las preocupaciones en torno a la posibilidad de que se comience a transitar por la "pendiente resbaladiza" que separa las aplicaciones destinadas a la curación de enfermedades de ciertos usos con implicaciones menos convincentes o incluso preocupantes —se lee en el comunicado—. Un punto clave del debate es si el tratamiento o la curación de enfermedades graves en los seres humanos haría un uso responsable de la ingeniería genómica y, en caso afirmativo, en qué circunstancias. ¿Sería apropiado, por ejemplo, usar la tecnología para transformar una mutación causante de una enfermedad genética en una secuencia más típica entre las personas sanas? Incluso este escenario aparentemente sencillo es motivo de serias preocupaciones [...] porque hemos de contar con los límites de nuestro conocimiento de la genética humana, las interacciones entre los genes y el ambiente, y los caminos que pueden tomar las enfermedades.»[10]

Muchos científicos consideran que esta demanda de una moratoria es necesaria. «La edición de genes —señaló el biólogo de células madre George Daley— plantea la cuestión, más fundamental, de cómo vamos a ver a nuestra humanidad en el futuro y si vamos a dar el dramático paso de modificar nuestra propia línea germinal y, en cierto sentido, controlar el destino genético, lo cual conlleva un enorme peligro para la humanidad.»

En muchos aspectos, el plan de restricciones aquí propuesto nos hace recordar la moratoria de Asilomar. Se trata de limitar el uso de la tecnología mientras no se clarifiquen las implicaciones éticas, políticas, sociales y jurídicas de la tecnología. Pide una evaluación pública de la ciencia y su futuro, y es también un franco reconocimiento de lo tentadoramente cerca que estamos de hacer embriones con genomas humanos permanentemente alterados. «Está muy claro que habrá quien intente editar genes en seres humanos —declaró Rudolf Jaenisch, el biólogo del MIT que creó los primeros embriones de ratón a partir de células ES—. Necesitamos un acuerdo de principios por el que toda mejora de los seres humanos se haga de esta manera o no sea llevada adelante.»[11]

La palabra clave de esta última frase es «mejorar», porque supone un abandono radical de los límites convencionales de la ingeniería genómica. Antes de inventarse las tecnologías de edición del genoma, técnicas como la selección de embriones nos permitían eliminar información del genoma humano; mediante la selección de embriones basada en el diagnóstico genético preimplantacional (DGP), la mutación de la enfermedad de Huntington, o la de la fibrosis quística, podía ser eliminada del linaje de una familia.

En cambio, la ingeniería genómica basada en el CRISPR/Cas9 nos permite añadir información al genoma; un gen puede cambiarse deliberadamente y un nuevo código genético, quedar escrito en el genoma humano. «Esta realidad significa que la manipulación de la línea germinal acabaría en gran medida justificada por los intentos de "mejorarnos" —me escribió Francis Collins—. Comporta que alguien estará facultado para decidir qué es una "mejora". Cualquier persona que considere tal acción debería ser consciente de su presunción.»[12]

El quid de la cuestión no es entonces la emancipación genética (liberarse de las limitaciones que imponen las enfermedades hereditarias), sino la mejora genética (liberarse de los actuales límites que el genoma humano impone a la forma y al destino en sus codificaciones). La diferencia entre ambas cosas es el frágil pivote en torno al cual gira la edición del genoma. Si la enfermedad de un hombre es normalidad para otro, como la historia nos enseña, entonces la idea que una persona tenga de la mejora puede ser para otra una idea de emancipación («¿por qué no hacernos un poco mejores?», se preguntaba Watson).

Pero ¿pueden los seres humanos «mejorar» de una manera responsable sus propios genomas? ¿Cuáles serían las consecuencias de incrementar la información natural codificada por nuestros genes? ¿Podemos hacer que nuestros genomas sean «un poco mejores» sin riesgo de hacernos en realidad mucho peores?

En la primavera de 2015, un laboratorio de China anunció que había cruzado la barricada.[13] En la Universidad Sun Yat-sen de Cantón, un equipo encabezado por Junjiu Huang obtuvo 86 embriones humanos de una clínica de FIV e intentó utilizar el sistema CRISPR/Cas9 para corregir un gen causante de un trastorno común de la sangre (solo se eligieron los embriones que no eran viables a largo plazo). Setenta y un embriones sobrevivieron. De los cincuenta y cuatro embriones examinados, solo cuatro tenían insertado el gen corregido. Más aún, se descubrió que el sistema tenía inexactitudes; en un tercio de todos los embriones examinados se habían introducido mutaciones no deliberadas en otros genes, y algunas eran mutaciones en genes esenciales para el desarrollo normal y la supervivencia. El experimento fue abortado.

Era un experimento atrevido, aunque hecho de manera descuidada y destinado sobre todo a provocar una respuesta. Y lo consiguió. Los científicos reaccionaron en todo el mundo a este intento de modificación de un embrión humano con extrema angustia y preocupación. Las revistas científicas de máximo rango, incluidas *Nature*, *Cell* y *Science*, se negaron a publicar los resultados, citando flagrantes violaciones de las normas éticas y de seguridad[14] (finalmente, fueron publicados en una revista en línea apenas leída llamada *Protein + Cell*).[15] Sin embargo, mientras leían el estudio con aprensión y horror, los biólogos ya sabían que aquello solo era el primer paso hacia el incumplimiento general. Los investigadores chinos habían tomado el camino más corto hacia la ingeniería permanente del genoma humano, y, como era predecible, los embriones se habían llenado de mutaciones imprevistas. Pero la técnica podría ser modificada con múltiples variaciones para volverla potencialmente más eficaz y precisa. Si se habían utilizado células madre embrionarias, y espermatozoides y óvulos derivados de células madre, estas podrían haber sido previamente revisadas para evitar todas las mutaciones perjudiciales, y la eficacia de la inserción génica habría aumentado considerablemente.

Junjiu Huang le dijo a un periodista que planeaba «reducir el número de mutaciones no deseadas [utilizando] diferentes estrategias, como ajustar las enzimas para guiarlas con mayor precisión al punto deseado e introducirlas en un formato diferente, lo que podría ayudar a regular su vida útil y conseguir así que desaparezcan antes de que empiecen a acumularse mutaciones».[16] Tenía previsto ensayar en pocos meses una variante del experimento; esta vez, esperaba, con mucha mayor eficacia y precisión. No estaba exagerando; la tecnología para modificar el genoma de un embrión humano puede ser compleja, ineficiente e imprecisa, pero no está fuera del alcance de los científicos.

Mientras los científicos de Occidente siguen viendo los experimentos de Junjiu Huang con embriones humanos con justificado recelo, los científicos chinos se muestran mucho más optimistas con tales experimentos. «No creo que China quiera establecer una moratoria», informó un científico en el *New York Times* a finales de junio de 2015.[17] Y un bioeticista chino aclaró: «El pensamiento confuciano sostiene que alguien se convierte en persona después de nacer. Esto es distinto en Estados Unidos y otros países con influencia cristiana, donde la religión puede decirles que la investigación con embriones no está bien. Nuestra "línea roja" es aquí que solo se puede experimentar con embriones menores de catorce días».

Otro científico caracterizó así el enfoque chino: «Primero hacer, después pensar». Varios comentaristas públicos parecían estar de acuerdo con esta estrategia; en la sección de comentarios del *New York Times* hubo lectores que abogaron por levantar las prohibiciones a la ingeniería genómica humana y espolear la experimentación en Occidente, en parte para que siguiera compitiendo en esfuerzos con Asia. Era evidente que los experimentos chinos habían elevado las apuestas en todo el mundo. Como dijo un escritor: «Si no hacemos este trabajo, lo hará China». El impulso por cambiar el genoma de un embrión humano había acabado en una carrera intercontinental.

Mientras escribo esto, se comenta que otros cuatro grupos trabajan en China en experimentos para introducir mutaciones permanentes en embriones humanos. No me sorprendería que, en el momento en que se publique este libro, se haya logrado en algún laboratorio el objetivo de modificar el genoma de un embrión humano. El primer ser humano «posgenómico» podría estar a punto de nacer.

Necesitamos un manifiesto —o al menos una guía para autoestopistas— para un mundo posgenómico. El historiador Tony Judt me dijo una vez que la novela de Albert Camus *La peste* trata de una peste tanto como *El rey Lear* lo hace de un rey llamado Lear. En *La peste*, un cataclismo biológico se convierte en un pretexto para poner a prueba nuestras falibilidades, deseos y ambiciones. *La peste* solo puede leerse como una alegoría ligeramente disfrazada de la naturaleza humana. También el genoma es un campo de pruebas para nuestras falibilidades y deseos, aunque para leerlo no haga falta entender de alegorías o metáforas. Lo que leemos y escribimos en nuestro genoma son nuestras falibilidades, deseos y ambiciones. Es la naturaleza humana.

La tarea de redactar este manifiesto corresponderá a otra generación, pero quizá podamos dejar hoy escritas sus salvas iniciales recordando las enseñanzas científicas, filosóficas y morales de esta historia:

1. *Un gen es la unidad básica de información hereditaria.* Encierra la información necesaria para formar, mantener y reparar organismos. Los genes colaboran con otros genes, con *inputs* ambientales, con desencadenantes y con acontecimientos fortuitos para determinar la forma y la función últimas de un organismo.

2. *El código genético es universal.* Un gen de una ballena azul puede ser insertado en una bacteria microscópica, y será descifrado con exactitud y una fidelidad casi perfecta. Esto tiene un corolario: no hay nada especial en los genes humanos.

3. *Los genes influyen en la forma, la función y el destino, pero, por regla general, estas influencias no son biunívocas.* La mayoría de los atributos humanos se deben a más de un gen; muchos son resultado de la colaboración entre los genes, el ambiente y el azar. La mayoría de estas interacciones no son sistemáticas, es decir, se producen por la intersección entre un genoma y aconteceres fundamentalmente impredecibles. Y algunos genes tienden a crear solo propensiones e inclinaciones. Podemos predecir con certeza el efecto último de una mutación o variación en un organismo para solo un pequeño subconjunto de genes.

4. *Las variaciones en los genes contribuyen a las variaciones en las características, las formas y los comportamientos.* Cuando empleamos coloquialmente expresiones como «los genes de los ojos azules» o «el gen de la estatura», en realidad nos estamos refiriendo a una variación (o alelo) que especifica un color de los ojos o una determinada estatura. Estas variaciones constituyen una pequeñísima porción del genoma. Nuestra imaginación las magnifica a causa de ciertas tendencias culturales, y posiblemente biológicas, que nos mueven a intensificar las diferencias. Un hombre de 1,80 cm de Dinamarca y otro de 1,30 cm de Demba comparten la misma anatomía, fisiología y bioquímica. Incluso las dos máximas variantes humanas —los sexos masculino y femenino— comparten el 99,688 por ciento de sus genes.

5. *Cuando afirmamos haber encontrado «genes de» ciertas características o funciones humanas, lo hacemos tras definir esas características de la manera más estricta.* Tiene sentido definir «genes de» el tipo de sangre o «genes de» la estatura, pues estos atributos biológicos tienen definiciones muy estrictas. Pero es un viejo pecado de la biología confundir la definición de una característica con la característica misma. Si definimos la «belleza» como tener los ojos azules (y solo los ojos azules), sin duda encontraremos un «gen de la belleza». Si definimos la «inteligencia» como la capacidad de resolver cierto tipo de problema en

cierto tipo de test, sin duda encontraremos un «gen de la inteligencia». El genoma solo es un espejo de la amplitud o la estrechez de la imaginación humana. Es Narciso reflejado.

6. *No tiene sentido hablar de «naturaleza» o de «crianza» entendidas de un modo absoluto o abstracto.* Que en el desarrollo de una característica o una función domine la naturaleza —es decir, el gen— o la crianza —es decir, el ambiente— depende en muy gran medida de la característica concreta y del contexto. El gen SRY determina la anatomía y fisiología sexuales de una manera asombrosamente autónoma; aquí, todo es naturaleza. La identidad de género, la preferencia sexual y la elección de roles sexuales vienen determinadas por intersecciones de genes y ambientes, es decir, por la naturaleza y la crianza. La manera en que la «masculinidad» y la «feminidad» son representadas o percibidas en una sociedad, en cambio, viene ampliamente determinada por el ambiente, la memoria social, la historia y la cultura; aquí, todo es crianza.

7. *Cada generación humana producirá variantes y mutantes; esto es parte inseparable de nuestra biología.* Una mutación es «anormal» solo en un sentido estadístico; es la variante menos común. El deseo de homogeneizar y «normalizar» a los humanos debe ser contrarrestado por los imperativos biológicos de mantener la diversidad y la anormalidad. La normalidad es la antítesis de la evolución.

8. *Muchas enfermedades humanas —incluidas varias que antes se creía que estaban relacionadas con la dieta, la exposición, el ambiente y el azar— son en buena parte consecuencia de ciertas influencias genéticas o son causadas por genes.* La mayoría de estas enfermedades son poligénicas, es decir, fruto de la influencia de múltiples genes. Estas enfermedades son heredables —es decir, causadas por la intersección de una particular permutación de genes—, pero no exactamente hereditarias —es decir, que probablemente se transmitan enteras a la siguiente generación, ya que las permutaciones de genes se vuelven a mezclar en cada generación—. Los ejemplos de cada enfermedad causada por un único gen —o monogénica— son raros, pero, sumados, resultan sorprendentemente comunes. Hasta la fecha se han definido más de diez mil de estas enfermedades. Y entre uno de cada cien y uno de cada doscientos niños nacerá con una enfermedad monogénica.

9. *Toda «enfermedad» genética es un desajuste entre el genoma de un organismo y su entorno.* En algunos casos, una intervención médica apropiada para mitigar una enfermedad podría consistir en alterar el ambiente para «ajustarlo» a una forma del organismo (como añadir suplementos arquitectónicos alternativos para personas con enanismo, o imaginar ambientes educativos alternativos para niños con autismo). En otros casos, por el contrario, se trataría de modificar genes de un individuo para que este se adapte al entorno. Y en un tercer tipo de casos, resultará imposible toda adaptación; las formas más graves de ciertas enfermedades genéticas, como las causadas por una disfunción de genes esenciales, son incompatibles con todos los entornos. Es una curiosa falacia moderna imaginar que la solución definitiva a la enfermedad consistiría en cambiar la naturaleza —es decir, los genes— cuando a menudo el ambiente es más maleable.

10. *En casos excepcionales, la incompatibilidad genética puede ser tan profunda que solo las medidas extraordinarias, como la selección genética o las intervenciones genéticas dirigidas, están justificadas.* Mientras no entendamos las muchas consecuencias no deseadas de seleccionar genes y modificar genomas, es más seguro clasificar estos casos como excepciones en lugar de reglas.

11. *No hay nada en los genes o los genomas que los haga intrínsecamente resistentes a la manipulación química y biológica.* La idea básica de que «la mayoría de las características humanas son resultado de complejas interacciones entre genes y ambientes, y de que en estas se hallan implicados múltiples genes», es absolutamente cierta. Pero, aunque estas complejidades limitan la capacidad de manipular los genes, ofrecen abundantes oportunidades a formas muy potentes de modificación génica. Los reguladores maestros que afectan a decenas de genes son comunes en la biología humana. Es posible diseñar un modificador epigenético que cambie el estado de cientos de genes con un único interruptor. El genoma está repleto de tales nodos de intervención.

12. *Un triángulo de consideraciones —el sufrimiento extraordinario, los genotipos altamente penetrantes y las intervenciones justificables— ha limitado hasta ahora nuestros intentos de intervenir en seres humanos.* A medida

que relajamos los límites que impone este triángulo (modificando los criterios del «sufrimiento extraordinario» o «las intervenciones justificables»), necesitamos nuevos preceptos biológicos, culturales y sociales para determinar qué intervenciones genéticas pueden ser permitidas o restringidas y las circunstancias en que estas intervenciones puedan ser seguras o permisibles.

13. *La historia se repite, en parte porque el genoma se repite. Y el genoma se repite, en parte porque la historia se repite.* Los impulsos, ambiciones, fantasías y deseos que mueven la historia humana se hallan, al menos en parte, codificados en el genoma humano. Y la historia humana, a su vez, ha seleccionado genomas que alimentan esos impulsos, ambiciones, fantasías y deseos. Este círculo lógico autocumplido está en el origen de algunas de las cualidades más admirables y memorables de nuestra especie, pero también de algunas de las más reprensibles. Es demasiado pedir que escapemos de la órbita de esta lógica, pero reconocer su circularidad y ser escépticos sobre su alcance podría proteger a los débiles de la voluntad de los fuertes, y al «mutante» de ser aniquilado por el «normal».

Puede que este escepticismo exista ya en alguna parte de nuestros veintiún mil genes. Y puede que la compasión que tal escepticismo permite también se halle indeleblemente codificada en el genoma humano.

Tal vez sea parte de lo que nos hace humanos.

Epílogo

Bheda, Abheda

Sura-na Bheda Pramaana Sunaavo;
Bheda, Abheda, Pratham kara Jaano. *

Composición musical anónima
inspirada en un poema
clásico en sánscrito

Abhed, había llamado mi padre a los genes; «indivisibles». *Bhed*, lo contrario, es una palabra que encierra un caleidoscopio: «distinguir» (en su forma verbal), «extirpar», «determinar», «discernir», «dividir», «curar». Comparte raíces con *vidya*, «conocimiento», y con *ved*, «medicina». Las escrituras hindúes, los Vedas, reciben su nombre de la misma raíz. Se deriva de la palabra indoeuropea *uied*, «saber» o «discernir un significado».

Los científicos dividen. Nosotros discriminamos. Es un riesgo inevitable de nuestra profesión el que debamos descomponer el mundo en sus partes constituyentes —genes, átomos, bytes— y luego recomponerlo. No conocemos ningún otro mecanismo para entender el mundo; para hacer la suma de las partes, debemos empezar por dividirlo en las partes de la suma.

Pero hay un riesgo implícito en este método. Una vez que percibimos los organismos humanos como totalidades fruto de interacciones entre genes, ambientes exteriores y ambientes de los genes, nuestra visión de los seres humanos experimenta un cambio fundamental. «Ningún biólogo sano cree que seamos enteramente producto de los genes —me dijo Berg—, pero una vez que los genes entran en escena,

---

* Demuéstrame que puedes dividir las notas de una canción; / pero antes demuéstrame que puedes distinguir / entre lo que se puede / y lo que no se puede dividir.

567

nuestra percepción de nosotros mismos ya no puede ser la misma.»[1] Un todo visto como la suma de las partes es diferente del todo antes de dividirlo en partes.

Como dice el poema en sánscrito:

> Demuéstrame que puedes dividir las notas de una canción;
> pero antes demuéstrame que puedes distinguir
> entre lo que se puede
> y lo que no se puede dividir.

Tres proyectos enormes tiene por delante la genética humana. Los tres tienen que ver con la discriminación, la división y la reconstrucción final. El primero es discernir la naturaleza exacta de la información codificada en el genoma humano. El Proyecto Genoma Humano sirvió de punto de partida para esta tarea, pero suscitó una serie de cuestiones intrigantes sobre lo que es exactamente «codificado» por los tres mil millones de nucleótidos del ADN humano. ¿Cuáles son los elementos funcionales del genoma? Es cierto que hay genes codificadores de proteínas —entre veintiún mil y veinticuatro mil en total—, pero también secuencias reguladoras de genes y tramos de ADN (intrones) que dividen los genes en módulos. Hay información para construir decenas de miles de moléculas de ARN que no se traducen en proteínas, pero parecen desempeñar diversas funciones en la fisiología celular. Hay grandes extensiones de ADN «basura» que es improbable que sean de verdad basura y que podrían codificar cientos de funciones aún desconocidas. Hay ondulaciones y pliegues que permiten que una parte de cada cromosoma se asocie con otra en el espacio tridimensional.

Para entender el papel de cada uno de estos elementos, un vasto proyecto internacional anunciado en 2013 espera crear un compendio de cada elemento funcional del genoma humano; es decir, de cualquier parte de cualquier secuencia de cualquier cromosoma que cumpla una función codificadora o de instrucción. Ingeniosamente denominado *Encyclopedia of DNA Elements* (ENC-O-DE), este proyecto explicará toda la información contenida en la secuencia del genoma humano.

Una vez identificados estos «elementos» funcionales, los biólogos podrán pasar al segundo desafío: comprender cómo se combinan los elementos en el espacio y en el tiempo para fundamentar la embriología y la fisiología humanas, la especificación de las partes anatómicas y el desarrollo de rasgos y características distintivos de un organismo.* Un aspecto humillante de nuestra comprensión del genoma humano es lo poco que sabemos precisamente de él, de nuestro genoma; gran parte de nuestro conocimiento de los genes humanos y sus funciones son inferencias de genes de apariencia similar encontrados en levaduras, gusanos, moscas y ratones. Como dice David Botstein: «Son muy pocos los genes humanos estudiados directamente».[2] Parte de la tarea de la nueva genómica es llenar el vacío entre ratones y hombres; determinar cómo funcionan los genes en el contexto del organismo humano.

Para la genética médica, este proyecto promete varios logros particularmente importantes. La especificación de las funciones del genoma humano permitirá a los biólogos descubrir nuevos mecanismos de las enfermedades. Nuevos elementos genómicos estarán vinculados a enfermedades médicas complejas, y estos vínculos permitirán determinar las causas últimas de estas enfermedades. Todavía no sabemos, por ejemplo, de qué manera la intersección entre información genética, exposiciones derivadas del comportamiento y accidentes causa hipertensión, esquizofrenia, depresión, obesidad, cáncer o cardiopatías. Encontrar en el genoma los elementos funcionalmente correctos que están vinculados a estas enfermedades es el primer paso hacia el descubrimiento de los mecanismos por los cuales estas se desarrollan.

La comprensión de estos vínculos también revelará el poder predictivo del genoma humano. En un influyente ensayo publicado en 2011, el psicólogo Eric Turkheimer escribió: «Un siglo de estudios familiares con gemelos, hermanos, padres e hijos, hijos adoptados y linajes enteros ha establecido, sin dejar lugar a dudas, que los genes desempeñan un papel esencial en la explicación de todas las diferen-

---

* Para entender cómo los genes conforman los organismos, no solo es necesario comprender el funcionamiento de los genes, sino también el del ARN, las proteínas y las marcas epigenéticas. Futuros estudios revelarán cómo el genoma, todas las variantes de las proteínas (el proteoma) y todas las marcas epigenéticas (el epigenoma) se coordinan para formar y mantener los organismos humanos.

cias humanas, desde lo patológico hasta lo normal, y desde lo biológico hasta lo conductual».[3] Pero, a pesar de la fuerza de estos vínculos, «el mundo genético», como lo llama Turkheimer, ha resultado mucho más difícil de cartografiar y dilucidar de lo que se esperaba. Hasta hace poco, los únicos cambios genéticos verdaderamente predictivos de futuras enfermedades eran aquellos de alta penetrancia que causaban las más graves anomalías fenotípicas. Las combinaciones de variantes génicas eran particularmente difíciles de descifrar. Era imposible determinar si cierta permutación de genes (es decir, un genotipo) produciría cierto efecto en el futuro (es decir, en el fenotipo), especialmente si ese efecto lo regían una multitud de genes.

Pero esta barrera pronto podría ser derribada. Imaginemos un experimento mental que podrá parecer exagerado a primera vista. Supongamos que podemos secuenciar los genomas de cien mil niños por anticipado —es decir, antes de que se sepa algo sobre el futuro de cualquiera de ellos— y que creamos un banco de datos de todas las variaciones y combinaciones de elementos funcionales del genoma de cada niño (cien mil es un número arbitrario; el experimento se puede concebir con cualquier otra cantidad de niños). Imaginemos ahora que creamos un «mapa de destinos» de este conjunto de niños; cada enfermedad o aberración fisiológica es identificada y registrada en una base de datos paralela. Podríamos decir que es un mapa del «fenoma» humano, el conjunto completo de todos los fenotipos (atributos, características, comportamientos) de un individuo. Y ahora imaginemos un sistema computacional que extrae los datos de este mapa de genes/destinos para determinar cómo uno podría predecir el otro. A pesar de las incertidumbres remanentes —algunas profundas—, el mapa prospectivo de unos cien mil fenomas humanos para unos cien mil genomas humanos proporcionaría un extraordinario conjunto de datos. Comenzaría a describir la naturaleza del destino codificado en un genoma.

Lo extraordinario de este mapa del destino es que no tiene por qué estar restringido a la enfermedad; puede ser tan amplio, profundo y detallado como queramos. Podría incluir el bajo peso de un recién nacido, una discapacidad en la etapa preescolar, la conflictividad transitoria de una adolescencia particular, un encaprichamiento adolescente, un matrimonio impulsivo, la manifestación de la homosexualidad, la infertilidad, la crisis de la mediana edad, una propensión a la adicción, una catarata en el ojo izquierdo, la calvicie prematura, la depresión, un ataque al corazón o una muerte temprana por cáncer de ovario o de mama. Tal experimento habría sido inconcebible en el pasado, pero el poder combinado de la tecnología informática, el almacenamiento de datos y la secuenciación de genes ha hecho que sea concebible en el futuro. Es como un estudio gigantesco sobre gemelos, pero sin gemelos reales: millones de «gemelos» genéticos virtuales creados con medios informáticos que registran coincidencias entre genomas en el espacio y en el tiempo, y luego asignan a estas permutaciones determinados acontecimientos de la vida.

Es importante reconocer las limitaciones inherentes a tales proyectos o, más en general, de todo intento de predecir enfermedades y destinos a partir de genomas. «Tal vez —se lamentaba un observador—, el destino de las explicaciones genéticas [termine] descontextualizando los procesos etiológicos, infrarrepresentando el papel de los ambientes o provocando algunas intervenciones médicas impresionantes, [pero] es poco lo que revelan sobre el destino de las poblaciones.»[4] Porque lo que hacen tales estudios es precisamente «descontextualizar» la enfermedad; los genes les proporcionan el contexto para entender el desarrollo y el destino. Las situaciones que dependen del contexto o del entorno se diluyen y se ignoran, y solo las poderosamente determinadas por los genes permanecen. Con muchos sujetos y suficiente poder computacional, casi toda la capacidad predictiva del genoma puede, en principio, determinarse y calcularse.

El proyecto final puede ser el de mayor alcance. Así como la capacidad de predecir los fenomas humanos partiendo de los genomas humanos se veía limitada por la falta de tecnologías computacionales, la capacidad de cambiar deliberadamente genomas humanos se veía limitada por la escasez de tecnologías biológicas. Los métodos de inserción génica, como la utilización de virus, eran, en el mejor de los casos, ineficaces y poco fiables, y en el peor de ellos, letales (y la introducción premeditada de genes en el embrión humano era prácticamente imposible).

Estas barreras también han empezado a caer. Nuevas tecnologías de «edición de genes» permiten ahora a los genetistas efectuar alteraciones notablemente precisas en el genoma humano con una especificidad igualmente considerable. En principio, una sola letra de ADN puede cambiarse a otra de una manera predeterminada, dejando intactos, en su gran mayoría, los otros tres mil millones de bases del genoma (cabe comparar esta tecnología con un dispositivo de corrección de texto capaz de escanear sesenta y seis volúmenes de la *Encyclopaedia Britannica* y encontrar, borrar y cambiar una palabra dejando intactas las demás). Entre 2010 y 2014, un investigador posdoctoral de mi laboratorio intentó introducir un cambio genético particular en una línea celular usando los habituales virus transportistas, pero con poco éxito. En 2015, optó por usar la nueva tecnología basada en el CRISPR y efectuar catorce alteraciones de genes en catorce genomas humanos, incluidos algunos de células madre embrionarias, en seis meses (una proeza inimaginable en el pasado). Genetistas y terapeutas genéticos de todo el mundo evalúan en la actualidad con renovado ímpetu y casi con urgencia la posibilidad de cambiar el genoma humano, en parte porque las tecnologías actuales nos han acercado a un precipicio. Una combinación de tecnologías para la manipulación de células madre, la transferencia nuclear y la modulación epigenética, además de los métodos de edición de genes, han hecho factible que el genoma humano pueda ser ampliamente manipulado hasta el punto de poder crear seres humanos transgénicos.

Desconocemos la fidelidad o eficacia de estas técnicas en la práctica. ¿Conlleva un cambio deliberado en un gen el riesgo de provocar una alteración no deseada en otra parte del genoma? ¿Son algunos genes más fácilmente «editables» que otros? ¿Qué determina entonces la flexibilidad de un gen? Tampoco sabemos si un cambio dirigido en un gen puede hacer que el genoma entero se desregule. Si algunos genes son en verdad «recetas», como en la formulación de Dawkins, alterar un gen puede tener importantes consecuencias para la regulación de genes (posiblemente podría provocar una cascada de consecuencias, similar a la del proverbial efecto mariposa). Si esos genes de efecto mariposa fueran comunes en el genoma, entonces impondrían limitaciones fundamentales a las tecnologías de edición de genes. La discontinuidad de los genes —el carácter discreto y la autonomía de cada unidad individual de herencia— sería, por tanto, una ilusión; los genes se hallarían más interconectados de lo que pensamos.

> Pero antes demuéstrame que puedes distinguir
> entre lo que se puede
> y lo que no se puede dividir.

Imaginemos, pues, un mundo en el que estas tecnologías se puedan emplear de forma rutinaria. Cuando un niño fuese concebido, los progenitores tendrían la opción de someter el feto a una secuenciación completa de su genoma *in utero*. De ese modo podrían detectarse las mutaciones causantes de las discapacidades más graves, y los padres tendrían la opción de abortar en las primeras etapas del embarazo o implantar selectivamente solo los fetos «normales» después de un examen genético completo (un sistema que podríamos llamar «diagnóstico genético preimplantacional exhaustivo», o DGPE).*

La secuenciación del genoma también identificaría combinaciones de genes más complejas que podrían crear tendencias a padecer determinadas enfermedades. A los niños que nacieran con estas tendencias predecibles se les ofrecerían intervenciones selectivas en el transcurso de la infancia. Un niño con tendencia genética a la obesidad, por ejemplo, podría someterse a un seguimiento para detectar cambios en su masa corporal, a una dieta alternativa o a una «reprogramación» metabólica por medio de hormonas, fármacos o terapias genéticas en la infancia. Un niño con tendencia al síndrome de déficit de atención o a la hiperactividad podría someterse a una terapia conductual o recibir educación en un aula especial.

Cuando estas enfermedades emergiesen o avanzasen, las terapias basadas en los genes podrían tratarlas o curarlas. Los genes corregidos

---

* Estas pruebas genéticas exhaustivas hechas a los genomas fetales ya son una práctica clínica. Se denominan «pruebas prenatales no invasivas» o NIPT. En 2014, una empresa china informó de que había sometido a esta prueba a 150.000 fetos para detectar trastornos cromosómicos y de que estaba ampliando la prueba a la detección de mutaciones de un solo gen. Aunque estas pruebas parecen detectar anomalías cromosómicas, como el síndrome de Down, con la misma fidelidad que la amniocentesis, tienen que enfrentarse al serio problema de los «falsos positivos», es decir, los casos en que parece haber en el ADN fetal una anormalidad cromosómica, pero en realidad no la hay. Las tasas de falsos positivos disminuirán de forma drástica conforme las tecnologías avancen.

se introducirían directamente en los tejidos afectados; el gen cuya mutación provoca la fibrosis quística, por ejemplo, sería aerosolizado e inyectado sin esa mutación en los pulmones de los pacientes, restableciendo así parcialmente la función pulmonar normal. A una niña nacida con deficiencia de ADA se le trasplantarían células madre de médula ósea portadoras del gen correcto. En enfermedades genéticas más complejas, el diagnóstico genético se combinaría con terapias genéticas, medicamentos y «terapias ambientales». Los casos de cáncer serían analizados exhaustivamente para documentar las mutaciones causantes del crecimiento maligno. Se utilizarían estas mutaciones para identificar los mecanismos que contribuyen al crecimiento de las células e idear sofisticadas terapias destinadas a matar las células malignas respetando las normales.

«Imaginemos a un soldado que regresa de la guerra con un trastorno de estrés postraumático —escribió el psiquiatra Richard Friedman en el *New York Times* en 2015—. Con una simple extracción de sangre para comprobar la presencia de variantes genéticas, podríamos descubrir si el soldado es biológicamente capaz de anular el miedo [...] Si tuviese una mutación que reduce la capacidad de anular el miedo, su terapeuta sabría que necesita más exposiciones —más sesiones de tratamiento— para recuperarse. O, tal vez, una terapia completamente diferente que no dependiese de la exposición, como la terapia interpersonal o la medicación.»[5] Quizá le prescribirían medicamentos capaces de borrar marcas epigenéticas combinados con terapia conversacional. O quizá la supresión de los recuerdos celulares facilitase la supresión de los recuerdos del pasado.

También se utilizarían diagnósticos genéticos e intervenciones genéticas para detectar y corregir mutaciones en embriones humanos. Si se identificasen mutaciones «intervenibles» de ciertos genes en la línea germinal, los padres podrían elegir entre la cirugía genética para alterar sus espermatozoides o sus óvulos antes de la concepción y el cribado prenatal de los embriones para evitar la implantación de los que sean mutantes. Los genes que producen las variantes más perjudiciales de una enfermedad serían así excluidos del genoma humano, ya fuera mediante una selección negativa o positiva o mediante una modificación del genoma.

Este escenario infundirá en cualquiera que lo considere con la debida atención tanto un vivo entusiasmo como cierta inquietud moral. Puede que las intervenciones individuales no crucen la frontera que las separa de la transgresión —de hecho, algunas de ellas, como los tratamientos contra el cáncer, la esquizofrenia y la fibrosis quística, persiguen objetivos médicos legítimos—, pero hay aspectos de este mundo que son manifiestamente, y hasta repulsivamente, siniestros. Porque será un mundo habitado por «previvientes» y «posthumanos», hombres y mujeres a los que les han detectado vulnerabilidades genéticas o que han sido concebidos con alguna propensión genética alterada. La enfermedad podría desaparecer progresivamente, pero, con ella, también la identidad. Podría atenuarse la aflicción, pero, con ella, también la ternura. Podrían borrarse los traumas, pero también el pasado. Los mutantes serían eliminados, pero también la variación humana. Podrían desaparecer las dolencias, pero también la vulnerabilidad. Se habrían puesto límites al azar, pero, inevitablemente, también a la oportunidad de elegir.*

En 1990, el genetista de los gusanos John Sulston expuso, a propósito del Proyecto Genoma Humano, el dilema filosófico que plantearía un organismo inteligente que «hubiese aprendido a leer sus propias instrucciones». Pero infinitamente más profundo sería el dilema que plantearía un organismo inteligente que hubiera aprendido a escribir sus propias instrucciones. Si los genes determinan la naturaleza y el destino de un organismo, y si los organismos empiezan ahora a determinar la naturaleza y el destino de sus genes, se cierra este círculo lógico. Ahora

---

* Incluso los escenarios aparentemente más sencillos para las pruebas genéticas nos obligan a afrontar perturbadoras situaciones de orden moral. Consideremos el ejemplo de Friedman: la extracción de sangre a los soldados para detectar los genes que predisponen al trastorno de estrés postraumático. A primera vista, parece que tal estrategia mitigaría el trauma de la guerra; los soldados incapaces de «anular el miedo» podrían ser examinados y recibir terapia psiquiátrica intensiva o terapias médicas para devolverlos a la normalidad. Pero, ampliando esta lógica, ¿qué ocurriría si se sometiera a los soldados a las pruebas para detectar el riesgo de este trastorno antes de su despliegue? ¿Sería algo deseable? ¿Querríamos de verdad seleccionar a los soldados que no sufrirían ningún trauma, o con una capacidad genéticamente «aumentada» para anular la angustia psíquica de la violencia? Esta forma de selección no me parecería nada deseable; una mente incapaz de «anular el miedo» es precisamente la más peligrosa en una guerra.

que empezamos a pensar en los genes como destino, es inevitable que empecemos a imaginar el genoma humano como el destino manifiesto.

Cuando abandonamos la institución de Calcuta donde se hallaba recluido Moni, mi padre quiso detenerse nuevamente ante la casa donde había crecido, el lugar a donde devolvieron a Rajesh en el paroxismo de su manía, agitándose como un pájaro salvaje. Condujimos en silencio. Sus recuerdos revestían las paredes de su habitación. Dejamos el coche junto a la estrecha entrada a Hayat Khan Lane y nos adentramos en el callejón sin salida. Eran sobre las seis de la tarde. Una luz difusa iluminaba las casas, y el cielo amenazaba lluvia.

«Los bengalíes tienen solo un acontecimiento en su historia, la Partición», dijo mi padre. Miraba los balcones que sobresalían encima de nosotros e intentaba recordar los nombres de sus antiguos vecinos: Ghosh, Talukdar, Mukherjee, Chatterjee, Sen. Una tenue llovizna empezó a caer sobre nosotros, o tal vez solo fuera el goteo de las pesadas coladas tendidas de parte a parte de las casas. «La Partición fue el acontecimiento decisivo en la vida de cada hombre y mujer que vive en esta ciudad —dijo—. O perdieron su casa, o su casa se convirtió en refugio para otros. —Señaló la ristra de ventanas sobre nuestras cabezas—. Cada familia tenía otra familia viviendo dentro.» Había hogares dentro de hogares, habitaciones en el interior de habitaciones, microcosmos alojados en microcosmos.

«Cuando llegamos aquí desde Barisal con nuestros cuatro arcones metálicos y las escasas pertenencias salvadas, pensábamos que íbamos a comenzar una nueva vida. Habíamos vivido una catástrofe, pero se nos ofrecía un nuevo comienzo.» Yo sabía que cada casa de esa calle tenía su propia historia de arcones y pertenencias salvadas. Era como si todos los habitantes hubieran sido igualados, del mismo modo que las plantas de un jardín podadas hasta la raíz en invierno.

Para muchos hombres, incluido mi padre, el viaje de Bengala Oriental a Bengala Occidental fue como una puesta a cero de toda cronología. Empezó el Año Cero. El tiempo se dividió en dos mitades, la era anterior y la era posterior al cataclismo. Un AP y un DP. Esta vivisección de la historia —la partición de la Partición— produjo una experiencia extrañamente disonante; los hombres y las mujeres de la generación de mi padre se veían como participantes involuntarios en un experimento natural. Una vez puesto a cero el calendario, era como si se pudieran contemplar las vidas, los destinos y las elecciones de seres humanos desarrollándose desde un punto de partida, o desde el principio de los tiempos. Mi padre había vivido este experimento muy intensamente. Un hermano había caído en la manía y la depresión. Otro había perdido el sentido de la realidad. Mi abuela recelaría para el resto de su vida de cualquier forma de cambio. Mi padre había adquirido su gusto por la aventura. Era como si en cada persona se hallasen latentes distintos futuros que, como homúnculos, estuvieran a la espera de manifestarse.

¿Qué fuerza o mecanismo podría explicar destinos y elecciones tan divergentes en los diferentes seres humanos? En el siglo XVIII, solía describirse el destino de un individuo como una serie de acontecimientos que Dios disponía. Durante mucho tiempo, los hindúes creyeron que el destino de una persona se derivaba, con precisión casi aritmética, de algún cálculo de los actos buenos y malos realizados en una vida anterior. (En este esquema, Dios era un glorificado contable y repartidor de porciones de destino, buenas y malas, calculadas en función de la cuenta de pérdidas y ganancias del pasado.) El Dios cristiano, capaz de una compasión inexplicable y una ira igualmente inexplicable, era un contable más voluble, pero también él era el árbitro último, aunque más inescrutable, del destino.

La medicina de los siglos XIX y XX ofrecía concepciones más mundanas del destino y de la elección. La enfermedad —quizá el más concreto y universal de todos los actos del destino— podía describirse en términos mecanicistas; ya no como la venganza divina arbitrariamente sobrevenida, sino como la consecuencia de riesgos, exposiciones, predisposiciones, condiciones y comportamientos. La elección se entendía como una expresión de la psicología, las experiencias, los recuerdos, los traumas y la historia personal de un individuo. A mediados del siglo XX, se volvió cada vez más frecuente considerar la identidad, la afinidad, el carácter y las preferencias (heterosexualidad frente a homosexualidad, o impulsividad frente a precaución) como fenómenos causados por las intersecciones de impulsos psicológicos, historias personales y casualidades. Había nacido una epidemiología del destino y la elección.

En estas primeras décadas del siglo XXI estamos aprendiendo a hablar otro lenguaje de las causas y los efectos, y construyendo una nueva epidemiología del yo; empezamos a vincular la enfermedad, la identidad, la afinidad, el carácter y las preferencias —en última instancia, el destino y la elección— con los genes y el genoma. Ello no equivale a compartir la afirmación absurda de que los genes son las únicas gafas con las que es posible observar aspectos fundamentales de nuestra naturaleza y nuestro destino. Es considerar seriamente una de las ideas más provocativas sobre nuestra historia y nuestro futuro: que la influencia de los genes en nuestras vidas es más rica, profunda e inquietante de lo que habíamos imaginado. Esta idea se torna aún más provocativa y desestabilizadora conforme aprendemos a interpretar, alterar y manipular deliberadamente el genoma y, con ello, adquirimos la capacidad de alterar futuros destinos y elecciones. «Con todo, [la naturaleza] podría ser completamente accesible —escribió Thomas Morgan en 1919—. Una vez más, su tan cacareada inescrutabilidad ha resultado ser una ilusión.»[6] Ahora tratamos de ampliar las conclusiones de Morgan; no solo a la naturaleza, sino también a la naturaleza humana.

A menudo he pensado en la posible trayectoria de las vidas de Jagu y Rajesh si hubieran nacido en el futuro, digamos dentro de cincuenta o cien años. ¿Se utilizaría nuestro conocimiento de sus vulnerabilidades heredables para encontrar curas a las enfermedades que destrozaron sus vidas? ¿Podría utilizarse este conocimiento para «normalizarlos»? Y, en caso afirmativo, ¿qué riesgos morales, sociales y biológicos conllevaría esa normalización? ¿Generaría este conocimiento nuevas formas de empatía y comprensión o daría lugar a nuevas formas de discriminación? ¿Se utilizaría para redefinir lo «natural»?

Pero ¿qué es «natural»?, me pregunto. Por un lado tenemos la variación, la mutación, el cambio, la inconstancia, la divisibilidad y el flujo, y, por otro, la constancia, la permanencia, la indivisibilidad y la fidelidad. *Bhed. Abhed.* No tendría que sorprendernos a estas alturas que el ADN, la molécula de las contradicciones, codifique un organismo de contradicciones. Buscamos la constancia en la herencia y encontramos lo contrario, variación. Las mutaciones son necesarias para mantener la esencia de nuestra individualidad. Nuestro genoma ha negociado un frágil equilibrio entre fuerzas opuestas, emparejando hebras opuestas, mezclando pasado y futuro, y enfrentando la memoria al deseo. Es lo más humano que poseemos. El gobierno que ejerce sobre nosotros puede ser la raíz misma de todo conocimiento y discernimiento en relación con nuestra especie.

Agradecimientos

Cuando, en mayo de 2010, terminé de escribir *El emperador de todos los males*, un libro de casi setecientas páginas, nunca pensé que volvería a coger la pluma para escribir otro libro. El agotamiento físico tras la redacción de *El emperador* era fácil de comprender y superar, pero el agotamiento de la imaginación fue inesperado. Cuando la obra ganó aquel año el Premio al Primer Libro del *Guardian*, un reseñador afirmó que habría que haberlo nominado para el Premio al Único Libro. Esta crítica agudizó mis temores. *El emperador* había debilitado otras posibles historias, confiscado mis pasaportes e impuesto un gravamen a mi futuro como escritor; no tenía nada más que contar.

Pero había otra historia: la de la normalidad antes de llegar a la malignidad. Si el cáncer es —por retorcer la descripción del monstruo del *Beowulf*— la «versión distorsionada de nuestro ser normal», ¿qué es lo que genera las variantes distorsionadas de nuestro ser normal?[1] *El gen* cuenta esta historia, la de la búsqueda de la normalidad, la identidad, la variación y la herencia. Es la precuela de la secuela de *El emperador*.

Hay innumerables personas a las que debo manifestar mi gratitud. Los libros que tratan de la familia y la herencia son obras más vividas que escritas. Sarah Sze, mi esposa, que fue la persona más vivamente interesada en mi trabajo entre todos mis interlocutores y lectores, y mis hijas, Leela y Aria, me recordaban todos los días mi interés por la genética y el futuro. Mi padre, Sibeswar, y mi madre, Chandana, son parte inseparable de esta historia. Mi hermana, Ranu, y su marido, Sanjay, me hicieron observaciones de orden moral cuando eran necesarias. Judy y Chia-Ming Sze, así como David Sze y Kathleen Donohue suscitaron discusiones sobre la familia y el futuro.

Lectores extraordinariamente generosos me confirmaron la exactitud de los hechos referidos en este libro y me hicieron comentarios sobre su contenido. Pude contar con Paul Berg (genética y clonación), David Botstein (localización de genes), Eric Lander (Proyecto Genoma Humano), Robert Horvitz y David Hirsh (biología del gusano), Tom Maniatis (biología molecular), Sean Carroll (evolución y regulación de genes), Harold Varmus (cáncer), Nancy Segal (estudios con gemelos), Inder Verma (terapia génica), Nancy Wexler (localización de genes humanos), Marcus Feldman (evolución humana), Gerald Fishbach (esquizofrenia y autismo), David Allis (epigenética), Francis Collins (localización de genes en el Proyecto Genoma Humano), Eric Topol (genética humana) y Hugh Jackman (Lobezno; mutantes).

Ashok Rai, Nell Breyer, Bill Helman, Gaurav Majumdar, Suman Shirodkar, Meru Gokhale, Chiki Sarkar, David Blistein, Azra Raza, Chetna Chopra y Sujoy Bhattacharyya leyeron los primeros manuscritos e hicieron comentarios sumamente valiosos. Las conversaciones con Lisa Yuskavage, Matvey Levenstein, Rachel Feinstein y John Currin fueron indispensables. Un pasaje de este libro apareció en un ensayo sobre la obra de Yuskavage («Twins») y otro, en mi ensayo *The Laws of Medicine, 2015.* Brittany Rush compiló pacientemente (y brillantemente) las más de ochocientas notas y trabajó en los aspectos más tediosos de la producción; Daniel Loedel leyó y corrigió el manuscrito durante un fin de semana para demostrar que podía salir adelante. Mia Crowley-Hald y Anna-Sophia Watts hicieron correcciones admirables, y Kate Lloyd demostró su competencia como publicitaria.

La ilustración de la cubierta original, de Gabriel Orozco —amigo y lector atento—, expresó las ideas esenciales del libro en un diagrama de círculos que se tocan. No habría podido imaginar yo una imagen más hermosa.

Nan Graham, ¿leíste los sesenta y ocho borradores? Sí que lo hiciste, y junto con Stuart Williams y la indomable Sarah Chalfant, que ya habían visto este libro a través de la mirilla de una propuesta condensada en dos párrafos, les dotaste de las cualidades de *El gen*: forma, claridad, gravedad y presteza. Gracias.

Glosario

ADN: Ácido desoxirribonucleico, un compuesto químico portador de información genética en todos los organismos. Normalmente está presente en las células como un par de hebras complementarias. Cada hebra es una cadena química formada por cuatro unidades químicas, abreviadas con las letras A, C, T y G. Los genes se encuentran en la hebra en forma de «código» genético, cuya secuencia es convertida (transcrita) en ARN y luego traducida a proteínas.

Alelo: Variante o forma alternativa de un gen. Los alelos suelen ser creados por mutaciones, y pueden causar variaciones fenotípicas. Un gen puede tener múltiples alelos.

ARN: Ácido ribonucleico, compuesto químico que cumple varias funciones en las células, entre ellas la de actuar de «intermediario» para que la información de un gen se traduzca en una proteína. El ARN lo compone una cadena de bases —A, C, G y U— unidas a lo largo de una columna de azúcar-fosfato. Normalmente, el ARN se encuentra como una sola hebra en una célula (a diferencia del ADN, que es siempre una doble hebra), aunque en condiciones especiales puede formarse ARN de doble hebra. Algunos organismos, como los retrovirus, utilizan el ARN como portador de su información genética.

Cromatina: El material del que están compuestos los cromosomas. La cromatina toma su nombre de *chroma* («color») debido a que fue descubierta mediante la tinción de células con colorantes. La cromatina consistiría en ADN, ARN y proteínas.

Cromosoma: Estructura interior de una célula, compuesta de ADN y proteínas, que almacena información.

Dogma central o teoría central: Teoría según la cual en la mayoría de los organismos la información biológica pasa de los genes presentes en el ADN al ARN mensajero, y de este a las proteínas. Esta teoría ha sido modificada varias veces. Los retrovirus contienen enzimas que pueden utilizarse para construir ADN a partir de una plantilla de ARN.

Enzima: Proteína que acelera una reacción bioquímica.

Epigenética: Estudio de las variaciones fenotípicas que no son causadas por cambios en la secuencia primaria de ADN (es decir, A, C, T, G), sino por alteraciones químicas del ADN (por ejemplo, la metilación) o cambios en el empaquetado de ADN por parte de proteínas que se adhieren al ADN (por ejemplo, las histonas). Algunas de estas alteraciones son heredables.

Fenotipo: Conjunto de rasgos biológicos, físicos e intelectuales de un individuo, como el color de la piel o de los ojos. Los fenotipos también pueden incluir rasgos complejos, como el carácter o la personalidad. Los fenotipos vienen determinados por genes, alteraciones epigenéticas, ambientes y circunstancias fortuitas.

Gen: Unidad de herencia, normalmente compuesta por un tramo de ADN que codifica una proteína o una cadena de ARN (en casos especiales, los genes pueden adquirir la forma de ARN).

Genoma: La totalidad de la información genética presente en un organismo. Un genoma incluye genes que codifican proteínas, genes que no codifican proteínas, las regiones reguladoras de genes y secuencias de ADN con funciones aún desconocidas.

Genotipo: Conjunto de los genes de un organismo, cuya información determina sus características físicas, químicas, biológicas e intelectuales (véase «fenotipo»).

Mutación: Alteración en la estructura química del ADN. Las mutaciones pueden ser silentes —es decir, el cambio puede no afectar a función alguna del organismo— o dar lugar a un cambio en la función o la estructura de un organismo.

Núcleo: Estructura u orgánulo celular envuelto en una membrana que se encuentra en las células de los animales y los vegetales, pero no en las células bacterianas. En las células animales, los cromosomas (y los genes) se encuentran en el núcleo, y en estas mismas células, la mayoría de los genes son nucleares, aunque algunos genes también se encuentran en las mitocondrias.

Orgánulo: Subunidad especializada dentro de una célula que suele cumplir una función específica. Los orgánulos individuales suelen estar encerrados en sus propias membranas, que los separan unos de otros. Las mitocondrias son orgánulos dedicados a la producción de energía.

Penetrancia: El porcentaje de organismos que portan una variante particular de un gen que también expresa el rasgo o fenotipo asociado. En la genética médica, la penetrancia se refiere al porcentaje de individuos portadores de un genotipo que manifiestan los síntomas de una enfermedad.

Proteína: Compuesto químico formado por una cadena de aminoácidos que se crea cuando un gen es traducido. Las proteínas cumplen la mayor parte de las funciones celulares, incluida la transmisión de señales, proporcionando soporte estructural y acelerando las reacciones bioquímicas. Por lo general, los genes proporcionan un modelo a las proteínas. Estas pueden ser modificadas químicamente por la adición de compuestos químicos menores, como fosfatos, azúcares o lípidos.

Rasgos dominante y recesivo: Característica física o biológica de un organismo. Los rasgos son generalmente codificados por genes. Muchos genes pueden codificar un solo rasgo, y un solo gen puede codificar muchos rasgos. Un rasgo dominante es el que se manifiesta cuando están presentes tanto el alelo dominante como el recesivo, mientras que un rasgo recesivo es el que se manifiesta solo cuando los dos alelos son recesivos. Los genes también pueden ser codominantes; en este caso, se manifiesta un rasgo intermedio cuando el alelo dominante y el recesivo están presentes.

Ribosoma: Estructura celular compuesta de proteína y ARN que se encarga de la descodificación del ARN mensajero para crear proteínas.

Traducción (de genes): Proceso en el cual, valiéndose del mensaje de ARN, el ribosoma convierte la información genética en una proteína. Durante la traducción, un codón, que consiste en un triplete de bases en ARN (por ejemplo, AUG), se utiliza para añadir aminoácidos a una proteína (por ejemplo, la metionina). Una cadena de ARN puede así codificar una cadena de aminoácidos.

Transcripción: Proceso de copia en ARN de un gen. En la transcripción, el código genético en ADN (ATG-CAC-GGG) se utiliza para construir una «copia» en ARN (AUG-CAC-GGG).

Transcripción inversa: Proceso por el cual una enzima (transcriptasa inversa) usa una cadena de ARN como plantilla para construir una cadena de ADN. La transcriptasa inversa se encuentra en retrovirus.

Transformación: Transferencia horizontal de material genético de un organismo a otro. Por regla general, las bacterias pueden intercambiar información genética sin reproducción por transferencia de material genético entre organismos.

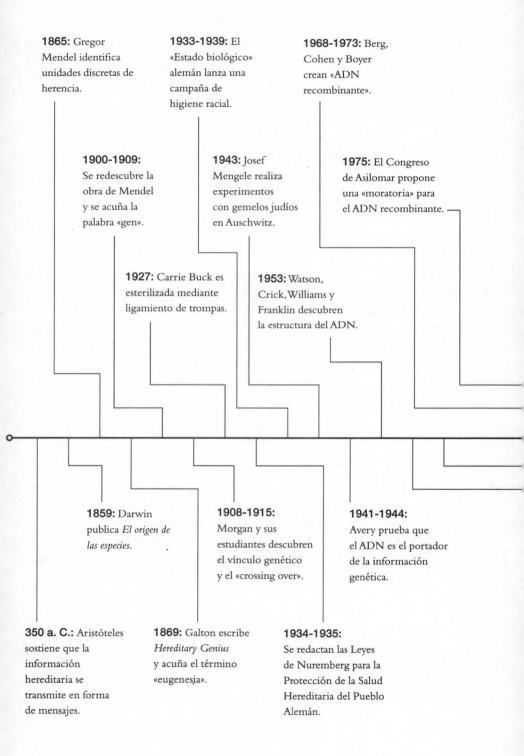

1865: Gregor Mendel identifica unidades discretas de herencia.

1933-1939: El «Estado biológico» alemán lanza una campaña de higiene racial.

1968-1973: Berg, Cohen y Boyer crean «ADN recombinante».

1900-1909: Se redescubre la obra de Mendel y se acuña la palabra «gen».

1943: Josef Mengele realiza experimentos con gemelos judíos en Auschwitz.

1975: El Congreso de Asilomar propone una «moratoria» para el ADN recombinante.

1927: Carrie Buck es esterilizada mediante ligamiento de trompas.

1953: Watson, Crick, Williams y Franklin descubren la estructura del ADN.

1859: Darwin publica *El origen de las especies*.

1908-1915: Morgan y sus estudiantes descubren el vínculo genético y el «crossing over».

1941-1944: Avery prueba que el ADN es el portador de la información genética.

350 a. C.: Aristóteles sostiene que la información hereditaria se transmite en forma de mensajes.

1869: Galton escribe *Hereditary Genius* y acuña el término «eugenesia».

1934-1935: Se redactan las Leyes de Nuremberg para la Protección de la Salud Hereditaria del Pueblo Alemán.

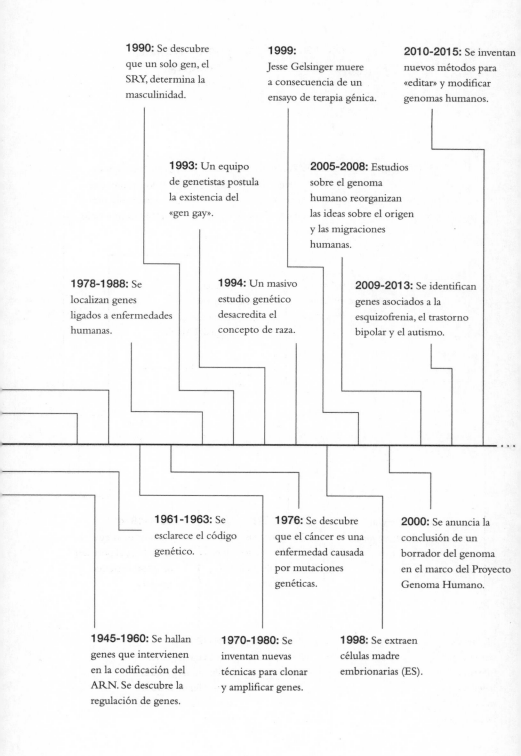

1990: Se descubre que un solo gen, el SRY, determina la masculinidad.

1999: Jesse Gelsinger muere a consecuencia de un ensayo de terapia génica.

2010-2015: Se inventan nuevos métodos para «editar» y modificar genomas humanos.

1993: Un equipo de genetistas postula la existencia del «gen gay».

2005-2008: Estudios sobre el genoma humano reorganizan las ideas sobre el origen y las migraciones humanas.

1978-1988: Se localizan genes ligados a enfermedades humanas.

1994: Un masivo estudio genético desacredita el concepto de raza.

2009-2013: Se identifican genes asociados a la esquizofrenia, el trastorno bipolar y el autismo.

1961-1963: Se esclarece el código genético.

1976: Se descubre que el cáncer es una enfermedad causada por mutaciones genéticas.

2000: Se anuncia la conclusión de un borrador del genoma en el marco del Proyecto Genoma Humano.

1945-1960: Se hallan genes que intervienen en la codificación del ARN. Se descubre la regulación de genes.

1970-1980: Se inventan nuevas técnicas para clonar y amplificar genes.

1998: Se extraen células madre embrionarias (ES).

Notas

1. W. Bateson, «Problems of Heredity as a Subject for Horticultural Investigation», en *A Century of Mendelism in Human Genetics*, ed. de Milo Keynes, A. W. F. Edwards y Robert Peel, Boca Raton, FL, CRC Press, 2004, p. 153.
2. Haruki Murakami, *1Q84*, Londres, Vintage, 2012, p. 231. [Hay trad. cast.: *1Q84*, Barcelona, Tusquets Editores, 2011.]

PRÓLOGO: FAMILIAS

1. Philip Larkin, *High Windows*, Nueva York, Farrar, Straus and Giroux, 1974.
2. Maartje F. Aukes *et al.*, «Familial clustering of schizophrenia, bipolar disorder, and major depressive disorder», *Genetics in Medicine*, vol. 14, n.º 3 (2012), pp. 338-341, y Paul Lichtenstein *et al.*, «Common genetic determinants of schizophrenia and bipolar disorder in Swedish families: A population-based study», *Lancet*, vol. 373, n.º 9.659 (2009), pp. 234-239.
3. Martin W. Bauer, *Atoms, Bytes and Genes. Public Resistance and Techno-Scientific Responses*, Routledge Advances in Sociology, Nueva York, Routledge, 2015.
4. Helen Vendler, *Wallace Stevens. Words Chosen out of Desire*, Cambridge, MA, Harvard University Press, 1984, p. 21.
5. Hugo de Vries, *Intracellular Pangenesis. Including a Paper on Fertilization and Hybridization*, Chicago, Open Court, 1910, p. 13.
6. Arthur W. Gilbert, «The Science of Genetics», *Journal of Heredity*, vol. 5, n.º 6 (1914), p. 239.
7. Thomas Hunt Morgan, *The Physical Basis of Heredity*, Filadelfia, J. B. Lippincott, 1919, p. 14.
8. Jeff Lyon y Peter Gorner, *Altered Fates. Gene Therapy and the Retooling of Human Life*, Nueva York, W. W. Norton, 1996, pp. 9-10.

PRIMERA PARTE: «LA CIENCIA AUSENTE DE LA HERENCIA»

1. Herbert G. Wells, *Mankind in the Making*, Leipzig, Tauchnitz, 1903, p. 33.

2. Oscar Wilde, *The Importance of Being Earnest*, Nueva York, Dover Publications, 1990, p. 117. [Hay trad. cast.: *La importancia de llamarse Ernesto*, Barcelona, Espasa, 2003.]

EL JARDÍN AMURALLADO

1. G. K. Chesterton, *Eugenics and Other Evils*, Londres, Cassell, 1922, p. 66.

2. Gareth B. Matthews, *The Augustinian Tradition*, Berkeley, University of California Press, 1999.

3. Los detalles sobre la vida de Mendel y el monasterio agustino proceden de diversas fuentes, principalmente de Gregor Mendel, Alain F. Corcos y Floyd V. Monaghan, *Gregor Mendel's Experiments on Plant Hybrids. A Guided Study*, New Brunswick, NJ, Rutgers University Press, 1993; Edward Edelson, *Gregor Mendel and the Roots of Genetics*, Nueva York, Oxford University Press, 1999; Robin Marantz Henig, *The Monk in the Garden. The Lost and Found Genius of Gregor Mendel, the Father of Genetics*, Boston, Houghton Mifflin, 2000.

4. Edward Berenson, *Populist Religion and Left-Wing Politics in France, 1830-1852*, Princeton, NJ, Princeton University Press, 1984.

5. Henig, *Monk in the Garden*, p. 37.

6. *Ibid.*, p. 38.

7. Harry Sootin, *Gregor Mendel. Father of the Science of Genetics*, Nueva York, Random House Books for Young Readers, 1959.

8. Henig, *Monk in the Garden*, p. 62.

9. *Ibid.*, p. 47.

10. Jagdish Mehra y Helmut Rechenberg, *The Historical Development of Quantum Theory*, Nueva York, Springer-Verlag, 1982.

11. Kendall F. Haven, *100 Greatest Science Discoveries of All Time*, Westport, CT, Libraries Unlimited, 2007, pp. 75-76.

12. Margaret J. Anderson, *Carl Linnaeus. Father of Classification*, Springfield, NJ, Enslow Publishers, 1997.

13. Aeschylus [Esquilo], *The Greek Classics. Aeschylus - Seven Plays*, s. l., Special Edition Books, 2006, p. 240.

14. *Ibid.*

15. Maor Eli, *The Pythagorean Theorem. A 4,000-Year History*, Princeton, NJ, Princeton University Press, 2007.

16. Plato [Platón], *The Republic*, ed. y trad. de Allan Bloom, Nueva York, Basic Books, 1968.

17. Plato [Platón], *The Republic*, Edimburgo, Black & White Classics, 2014, p. 150.

18. *Ibid.*

19. Aristotle [Aristóteles], *Generation of Animals*, Leiden, Brill Archive, 1943.

20. Aristotle [Aristóteles], *History of Animals, Book VII*, ed. y trad. de D. M. Balme, Cambridge, MA, Harvard University Press, 1991.

21. Aristotle [Aristóteles], *The Complete Works of Aristotle. The Revised Oxford Translation*, ed. de Jonathan Barnes, Princeton, NJ, Princeton University Press, 1984, libro 1, p. 1.121.

22. Aristotle [Aristóteles], *The Works of Aristotle*, ed. y trad. de W. D. Ross, Chicago, Encyclopaedia Britannica, 1952, «Aristotle: Logic and Metaphysics».

23. Aristotle [Aristóteles], *Complete Works of Aristotle*, p. 1.134.

24. Daniel Novotny y Lukas Novak, *Neo-Aristotelian Perspectives in Metaphysics*, Nueva York, Routledge, 2014, p. 94.

25. Paracelsus [Paracelso], *Paracelsus. Essential Readings*, ed. y trad. de Nicholas Godrick-Clarke, Wellingborough, Inglaterra, Crucible, 1990.

26. Peter Hanns Reill, *Vitalizing Nature in the Enlightenment*, Berkeley, University of California Press, 2005, p. 160.

27. Nicolaas Hartsoeker, *Essay de dioptrique*, París, Jean Anisson, 1694.

28. Matthew Cobb, «Reading and writing the book of nature. Jan Swammerdam (1637-1680)», *Endeavour*, vol. 24, n.° 3 (2000), pp. 122-128.

29. Caspar Friedrich Wolff, «De formatione intestinorum praecipue», *Novi commentarii Academiae Scientiarum Imperialis Petropolitanae*, n.° 12 (1768), pp. 43-47. Wolff también escribió sobre la *vis essentialis corporis* en 1759; véase Richard P. Aulie, «Caspar Friedrich Wolff and his "Theoria Generationis", 1759», *Journal of the History of Medicine and Allied Sciences*, vol. 16, n.° 2 (1961), pp. 124-144.

30. Oscar Hertwig, *The Biological Problem of Today: Preformation or Epigenesis? The Basis of a Theory of Organic Development*, Londres, Heinneman's Scientific Handbook, 1896, p. 1.

«EL MISTERIO DE LOS MISTERIOS»

1. Robert Frost, *The Robert Frost Reader. Poetry and Prose*, ed. de Edward Connery Lathem y Lawrance Thompson, Nueva York, Henry Holt, 2002.

2. Charles Darwin, *The Autobiography of Charles Darwin*, ed. de Francis Darwin, Amherst, NY, Prometheus Books, 2000, p. 11.

3. Jacob Goldstein, «Charles Darwin, Medical School Dropout», *Wall Street Journal*, 12 de febrero de 2009, <http://blogs.wsj.com/health/2009/02/12/charles-darwin-medical-school-dropout/>.

4. Darwin, *Autobiography of Charles Darwin*, p. 37.

5. Adrian J. Desmond y James R. Moore, *Darwin*, Nueva York, Warner Books, 1991, p. 52.

6. Duane Isely, *One Hundred and One Botanists*, Ames, Iowa State University, 1994, «John Stevens Henslow (1796-1861)».

7. William Paley, *The Works of William Paley... Containing His Life, Moral and Political Philosophy, Evidences of Christianity, Natural Theology, Tracts, Horae Paulinae, Clergyman's Companion, and Sermons, Printed Verbatim from the Original Editions. Complete in One Volume*, Filadelfia, J. J. Woodward, 1836.

8. John F. W. Herschel, *A Preliminary Discourse on the Study of Natural Philosophy. A Facsim. of the 1830 Ed.*, Nueva York, Johnson Reprint, 1966.

9. *Ibid.*, p. 38.

10. Martin Gorst, *Measuring Eternity. The Search for the Beginning of Time*, Nueva York, Broadway Books, 2002, p. 158.

11. Charles Darwin, *On the Origin of Species by Means of Natural Selection*, Londres, Murray, 1859, p. 7.

12. Patrick Armstrong, *The English Parson-Naturalist. A Companionship between Science and Religion*, Leominster, MA, Gracewing, 2000, «Introducing the English Parson-Naturalist».

13. John Henslow, «Darwin Correspondence Project», Letter 105, <https://www.darwinproject.ac.uk/letter/entry-105>.

14. Darwin, *Autobiography of Charles Darwin*, «Voyage of the *Beagle*».

15. Charles Lyell, *Principles of Geology. Or, The Modern Changes of the Earth and Its Inhabitants Considered as Illustrative of Geology*, Nueva York, D. Appleton, 1872.

16. *Ibid.*, «Chapter 8: Difference in Texture of the Older and Newer Rocks».

17. Charles Darwin, *Geological Observations on the Volcanic Islands and Parts of South America Visited during the Voyage of H.M.S. «Beagle»*, Nueva York, D. Appleton, 1896, pp. 76-107.

18. David Quammen, «Darwin's first clues», *National Geographic*, vol. 215, n.º 2 (2009), pp. 34-53.

19. Charles Darwin, *Charles Darwin's Letters. A Selection, 1825-1859*, ed. de Frederick Burkhardt, Cambridge, University of Cambridge, 1996, «To J. S. Henslow 12 [August] 1835», pp. 46-47.

20. G. T. Bettany y John Parker Anderson, *Life of Charles Darwin*, Londres, W. Scott, 1887, p. 47.

21. Duncan M. Porter y Peter W. Graham, *Darwin's Sciences*, Hoboken, NJ, Wiley-Blackwell, 2015, pp. 62-63.

22. *Ibid.*, p. 62.

23. Timothy Shanahan, *The Evolution of Darwinism. Selection, Adaptation, and Progress in Evolutionary Biology*, Cambridge, Cambridge University Press, 2004, p. 296.

24. Barry G. Gale, «After Malthus: Darwin Working on His Species Theory, 1838-1859», tesis doctoral, Universidad de Chicago, 1980.

25. Thomas Robert Malthus, *An Essay on the Principle of Population*, Chicago, Courier Corporation, 2007.

26. Arno Karlen, *Man and Microbes. Disease and Plagues in History and Modern Times*, Nueva York, Putnam, 1995, p. 67.

27. Charles Darwin, *On the Origin of Species by Means of Natural Selection*, ed. de Joseph Carroll, Peterborough, Canadá, Broadview Press, 2003, p. 438.

28. G. Claeys, «The "Survival of the Fittest" and the Origins of Social Darwinism», *Journal of the History of Ideas*, vol. 61, n.° 2 (2000), pp. 223-240.

29. Charles Darwin, *The Foundations of the Origin of Species, Two Essays Written in 1842 and 1844*, ed. de Francis Darwin, Cambridge, Cambridge University Press, 1909, «Essay of 1844».

30. Alfred R. Wallace, «XVIII. On the law which has regulated the introduction of new species», *Annals and Magazine of Natural History*, vol. 16, n.° 93 (1855), pp. 184-196.

31. Charles H. Smith y George Beccaloni, *Natural Selection and Beyond. The Intellectual Legacy of Alfred Russel Wallace*, Oxford, Oxford University Press, 2008, p. 10.

32. *Ibid.*, p. 69.

33. *Ibid.*, p. 12.

34. *Ibid.*, p. ix.

35. Benjamin Orange Flowers, «Alfred Russel Wallace», *Arena*, n.° 36 (1906), p. 209.

36. Alfred Russel Wallace, *Alfred Russel Wallace. Letters and Reminiscences*, ed. de James Marchant, Nueva York, Arno Press, 1975, p. 118.

37. Charles Darwin, *The Correspondence of Charles Darwin*, vol. 13, ed. de Frederick Burkhardt, Duncan M. Porter, Sheila Ann Dean *et al.*, Cambridge, Cambridge University Press, 2003, p. 468.

38. E. J. Browne, *Charles Darwin. The Power of Place*, Nueva York, Alfred A. Knopf, 2002, p. 42.

39. Charles Darwin, *The Correspondence of Charles Darwin*, vol. 7, ed. de

Frederick Burkhardt y Sydney Smith, Cambridge, Cambridge University Press, 1992, p. 357.

40. Charles Darwin, *The Life and Letters of Charles Darwin*, Londres, John Murray, 1887, p. 70.

41. «Reviews: Darwin's Origins of Species», *Saturday Review of Politics, Literature, Science and Art*, n.º 8 (24 de diciembre de 1859), pp. 775-776.

42. *Ibid.*

43. Charles Darwin, *On the Origin of Species*, ed. de David Quammen, Nueva York, Sterling, 2008, p. 51.

44. Richard Owen, «Darwin on the Origin of Species», *Edinburgh Review*, n.º 3 (1860), pp. 487-532.

45. *Ibid.*

LA ENORME LAGUNA

1. Darwin, *Correspondence of Charles Darwin*, carta de Darwin a Asa Gray, 5 de septiembre de 1857, <https://www.darwinproject.ac.uk/letter/entry-2136>.

2. Alexander Wilford Hall, *The Problem of Human Life. Embracing the «Evolution of Sound» and «Evolution Evolved», with a Review of the Six Great Modern Scientists, Darwin, Huxley, Tyndall, Haeckel, Helmholtz, and Mayer*, Londres, Hall & Company, 1880, p. 441.

3. Monroe W. Strickberger, *Evolution*, Boston, Jones & Bartlett, 1990, «The Lamarckian Heritage».

4. *Ibid.*, p. 24.

5. James Schwartz, *In Pursuit of the Gene. From Darwin to DNA*, Cambridge, MA, Harvard University Press, 2008, p. 2.

6. *Ibid.*, pp. 2-3.

7. Brian y Deborah Charlesworth, «Darwin and genetics», *Genetics*, vol. 183, n.º 3 (2009), pp. 757-766.

8. *Ibid.*, pp. 759-760.

9. Charles Darwin, *The Variation of Animals and Plants under Domestication*, vol. 2, Londres, O. Judd, 1868.

10. Darwin, *Correspondence of Charles Darwin*, vol. 13, «Letter to T. H. Huxley», p. 151.

11. Charles Darwin, *The Life and Letters of Charles Darwin. Including Autobiographical Chapter*, vol. 2., ed. de Francis Darwin, Nueva York, Appleton, 1896, «C. Darwin to Asa Gray», 16 de octubre de 1867, p. 256.

12. Fleeming Jenkin, «The Origin of Species», *North British Review*, n.º 47 (1867), p. 158.

13. Para ser justo con Darwin, había percibido el problema de la «herencia mezclada» sin que Jenkin se lo señalase. «Si las variedades pudiesen cruzarse libremente, se disolverían constantemente [...] cualquier mínima tendencia suya a variar sería constantemente contrarrestada», escribió en sus notas.

14. G. Mendel, «Versuche über Pflanzen-Hybriden», *Verhandlungen des naturforschenden Vereins Brno*, n.° 4 (1866), pp. 3-47 (*Journal of the Royal Horticultural Society*, n.° 26 (1901), pp. 1-32).

15. David Galton, «Did Darwin read Mendel?», *Quarterly Journal of Medicine*, vol. 102, n.° 8 (2009), p. 588, <10.1093/qjmed/hcp024>.

«FLORES QUE ÉL AMABA»

1. Edward Edelson, *Gregor Mendel and the Roots of Genetics*, Nueva York, Oxford University Press, 1999, «Clemens Janetchek's Poem Describing Mendel after His Death», p. 75.

2. Jiri Sekerak, «Gregor Mendel and the scientific milieu of his discovery», en M. Kokowski, ed., *The Global and the Local. The History of Science and the Cultural Integration of Europe*, actas del II Congreso Internacional de la Sociedad Europea para la Historia de la Ciencia, Cracovia, Polonia, 6-9 de septiembre de 2006.

3. Hugo de Vries, *Intracellular Pangenesis. Including a Paper on Fertilization and Hybridization*, Chicago, Open Court, 1910, «Mutual Independence of Hereditary Characters».

4. Henig, *Monk in the Garden*, p. 60.

5. Eric C. R. Reeve, *Encyclopedia of Genetics*, Londres, Fitzroy Dearborn, 2001, p. 62.

6. Mendel tuvo varios precursores que habían estudiado híbridos de plantas tan a fondo como él, pero, posiblemente, sin la cuantificación ni los números que caracterizaron al estudio de Mendel. En la década de 1820, botánicos ingleses como T. A. Knight, John Goss, Alexander Seton y William Herbert habían realizado experimentos con híbridos de plantas —con el propósito de criar plantas más vigorosas para la agricultura— notablemente similares a los de Mendel. En Francia, el trabajo de Augustine Sageret con híbridos de melones era también parecido al de Mendel. El trabajo más exhaustivo con híbridos de plantas inmediatamente anterior al de Mendel lo llevó a cabo el botánico alemán Josef Kölreuter, que había cultivado híbridos de *Nicotiana*. Al trabajo de Kölreuter le siguió el de Karl von Gaertner y Charles Naudin en París. Darwin había leído los estudios de Sageret y Naudin, que sugerían la existencia de partículas de información hereditaria, pero Darwin no supo apreciar su importancia.

7. Gregor Mendel, *Experiments in Plant Hybridization*, Nueva York, Cosimo, 2008, p. 8.

8. Henig, *Monk in the Garden*, p. 81. Más detalles en «Chapter 7: First Harvest».

9. Ludwig Wittgenstein, *Culture and Value*, trad. de Peter Winch, Chicago, University of Chicago Press, 1984, p. 50e.

10. Henig, *Monk in the Garden*, p. 86.

11. *Ibid.*, p. 130

12. Mendel, *Experiments in Plant Hybridization*, p. 8.

13. Henig, *Monk in the Garden*, «Chapter 11: Full Moon in February», pp. 133-147. La segunda parte del artículo de Mendel fue leída el 8 de marzo de 1865.

14. Mendel, «Experiments in Plant Hybridization», <www.mendelweb.org/Mendel.html>.

15. Galton, «Did Darwin Read Mendel?», p. 587.

16. Leslie Clarence Dunn, *A Short History of Genetics. The Development of Some of the Main Lines of Thought, 1864-1939*, Ames, Iowa State University Press, 1991, p. 15.

17. Gregor Mendel, «Gregor Mendel's letters to Carl Nageli, 1866-1873», *Genetics*, vol. 35, n.° 5, parte 2 (1950), p. 1.

18. Allan Franklin *et al.*, *Ending the Mendel-Fisher Controversy*, Pittsburgh, PA, University of Pittsburgh Press, 2008, p. 182.

19. Mendel, «Letters to Carl Nageli», 8 de abril de 1867, p. 4.

20. *Ibid.*, 18 de noviembre de 1867, pp. 30-34.

21. Gian A. Nogler, «The lesser-known Mendel. His experiments on *Hieracium*», *Genetics*, vol. 172, n.° 1 (2006), pp. 1-6.

22. Henig, *Monk in the Garden*, p. 170.

23. Edelson, *Gregor Mendel*, «Clemens Janetchek's Poem Describing Mendel after His Death», p. 75.

«UN TAL MENDEL»

1. Lucius Moody Bristol, *Social Adaptation. A Study in the Development of the Doctrine of Adaptation as a Theory of Social Progress*, Cambridge, MA, Harvard University Press, 1915, p. 70.

2. *Ibid.*

3. *Ibid.*

4. Peter W. van der Pas, «The correspondence of Hugo de Vries and Charles Darwin», *Janus*, n.° 57, pp. 173-213.

5. Mathias Engan, *Multiple Precision Integer Arithmetic and Public Key Encryption*, M. Engan, 2009, pp. 16-17.

6. Charles Darwin, *The Variation of Animals & Plants under Domestication*, ed. de Francis Darwin, Londres, John Murray, 1905, p. 5.

7. «Charles Darwin», Famous Scientists, <http://www.famousscientists.org/charles-darwin/>.

8. James Schwartz, *In Pursuit of the Gene. From Darwin to DNA*, Cambridge, MA, Harvard University Press, 2008, «Pangenes».

9. August Weismann, William Newton Parker y Harriet Ronnfeldt, *The Germ-Plasm. A Theory of Heredity*, Nueva York, Scribner's, 1893.

10. Schwartz, *In Pursuit of the Gene*, p. 83.

11. Ida H. Stamhuis, Onno G. Meijer y Erik J. A. Zevenhuizen, «Hugo de Vries on heredity, 1889-1903. Statistics, Mendelian laws, pangenes, mutations», *Isis* (1999), pp. 238-267.

12. Iris Sandler y Laurence Sandler, «A conceptual ambiguity that contributed to the neglect of Mendel's paper», *History and Philosophy of the Life Sciences*, vol. 7, n.° 1 (1985), p. 9.

13. Edward J. Larson, *Evolution. The Remarkable History of a Scientific Theory*, Nueva York, Modern Library, 2004.

14. Hans-Jörg Rheinberger, «Mendelian inheritance in Germany between 1900 and 1910. The case of Carl Correns (1864-1933)», *Comptes Rendus de l'Académie des Sciences-Series III-Sciences de la Vie*, vol. 323, n.° 12 (2000), pp. 1.089-1.096, <10.1016/s0764-4469(00)01267-1>.

15. Url Lanham, *Origins of Modern Biology*, Nueva York, Columbia University Press, 1968, p. 207.

16. Carl Correns, «G. Mendel's law concerning the behavior of progeny of varietal hybrids», *Genetics*, vol. 35, n.° 5 (1950), pp. 33-41.

17. Schwartz, *In Pursuit of the Gene*, p. 111.

18. Hugo de Vries, *The Mutation Theory*, vol. 1, Chicago, Open Court, 1909.

19. John Williams Malone, *It Doesn't Take a Rocket Scientist. Great Amateurs of Science*, Hoboken, NJ, Wiley, 2002, p. 23.

20. Schwartz, *In Pursuit of the Gene*, p. 112.

21. Nicholas W. Gillham, «Sir Francis Galton and the birth of eugenics», *Annual Review of Genetics*, vol. 35, n.° 1 (2001), pp. 83-101.

22. Otros científicos, entre ellos Reginald Punnett y Lucien Cuenot, dieron un importante respaldo experimental a las leyes de Mendel. En 1905 Punnett escribió *Mendelism*, considerado el primer libro de texto de la genética moderna.

23. Alan Cock y Donald R. Forsdyke, *Treasure Your Exceptions. The Science and Life of William Bateson*, Dordrecht, Springer Science & Business Media, 2008, p. 186.

24. *Ibid.*, «Mendel's Bulldog (1902-1906)», pp. 221-264.

25. William Bateson, «Problems of heredity as a subject for horticultural investigation», *Journal of the Royal Horticultural Society*, n.º 25 (1900-1901), p. 54.

26. William y Beatrice (Durham) Bateson, *William Bateson, F.R.S., Naturalist. His Essays & Addresses, Together with a Short Account of His Life*, Cambridge, Cambridge University Press, 1928, p. 93.

27. Schwartz, *In Pursuit of the Gene*, p. 221.

28. Bateson y Bateson, *William Bateson, F.R.S.*, p. 456.

EUGENESIA

1. Herbert Eugene Walter, *Genetics. An Introduction to the Study of Heredity*, Nueva York, Macmillan, 1938, p. 4.

2. G. K. Chesterton, *Eugenics and Other Evils*, Londres, Cassell, 1922, pp. 12-13.

3. Francis Galton, *Inquiries into Human Faculty and Its Development*, Londres, Macmillan, 1883.

4. Roswell H. Johnson, «Eugenics and So-Called Eugenics», *American Journal of Sociology*, vol. 20, n.º 1 (julio de 1914), pp. 98-103, <http://www.jstor.org/stable/2762976>.

5. *Ibid.*, p. 99

6. Galton, *Inquiries into Human Faculty*, p. 44.

7. Dean Keith Simonton, *Origins of Genius. Darwinian Perspectives on Creativity*, Nueva York, Oxford University Press, 1999, p. 110.

8. Nicholas W. Gillham, *A Life of Sir Francis Galton. From African Exploration to the Birth of Eugenics*, Nueva York, Oxford University Press, 2001, pp. 32-33.

9. Niall Ferguson, *Civilization. The West and the Rest*, Duisburg, Haniel-Stiftung, 2012, p. 176.

10. Francis Galton a C. R. Darwin, 9 de diciembre de 1859, <https://www.darwinproject.ac.uk/letter/entry-2573>.

11. Daniel J. Fairbanks, *Relics of Eden. The Powerful Evidence of Evolution in Human DNA*, Amherst, NY, Prometheus Books, 2007, p. 219.

12. Adolphe Quetelet, *A Treatise on Man and the Development of His Faculties. Now First Translated into English*, trad. de T. Smibert, Nueva York, Cambridge University Press, 2013, p. 5.

13. Jerald Wallulis, *The New Insecurity. The End of the Standard Job and Family*, Albany, State University of New York Press, 1998, p. 41.

14. Karl Pearson, *The Life, Letters and Labours of Francis Galton*, Cambridge, Cambridge University Press, 1914, p. 340.

15. Sam Goldstein, Jack A. Naglieri y Dana Princiotta, *Handbook of Intelligence. Evolutionary Theory, Historical Perspective, and Current Concepts*, Nueva York, Springer, 2015, p. 100.

16. Gillham, *Life of Sir Francis Galton*, p. 156.

17. Francis Galton, *Hereditary Genius*, Londres, Macmillan, 1892.

18. Charles Darwin, *More Letters of Charles Darwin. A Record of His Work in a Series of Hitherto Unpublished Letters*, vol. 2, Nueva York, D. Appleton, 1903, p. 41.

19. John Simmons, *The Scientific 100. A Ranking of the Most Influential Scientists, Past and Present*, Secaucus, NJ, Carol Publishing Group, 1996, «Francis Galton», p. 441.

20. Schwartz, *In Pursuit of the Gene*, p. 61.

21. *Ibid.*, p. 131.

22. Gillham, *Life of Sir Francis Galton*, «The Mendelians Trump the Biometricians», pp. 303-323.

23. Karl Pearson, *Walter Frank Raphael Weldon, 1860-1906*, Cambridge, Cambridge University Press, 1906, pp. 48-49.

24. *Ibid.*, p. 49.

25. Schwartz, *In Pursuit of the Gene*, p. 143.

26. William Bateson, *Mendel's Principles of Heredity. A Defence*, ed. de Gregor Mendel, Cambridge, Cambridge University Press, 1902, p. v.

27. *Ibid.*, p. 208.

28. *Ibid.*, p. ix.

29. Johan Henrik Wanscher, «The history of Wilhelm Johannsen's genetical terms and concepts from the period 1903 to 1926», *Centaurus*, vol. 19, n.° 2 (1975), pp. 125-147.

30. Wilhelm Johannsen, «The genotype conception of heredity», *International Journal of Epidemiology*, vol. 43, n.° 4 (2014), pp. 989-1.000.

31. Arthur W. Gilbert, «The science of genetics», *Journal of Heredity*, vol. 5, n.° 6 (1914), pp. 235-244, <http://archive.org/stream/journalofheredit05amer/journalofheredit05amer_djvu.txt>.

32. Daniel J. Kevles, *In the Name of Eugenics. Genetics and the Uses of Human Heredity*, Nueva York, Alfred A. Knopf, 1985, p. 3.

33. *Problems in Eugenics. First International Eugenics Congress, 1912*, Nueva York, Garland, 1984, p. 483.

34. Paul B. Rich, *Race and Empire in British Politics*, Cambridge, Cambridge University Press, 1986, p. 234.

35. *Papers and Proceedings-First Annual Meeting-American Sociological Society*, vol. 1, Chicago, University of Chicago Press, 1906, p. 128.

36. Francis Galton, «Eugenics. Its definition, scope, and aims», *American Journal of Sociology*, vol. 10, n.° 1 (1904), pp. 1-25.

37. Andrew Norman, *Charles Darwin. Destroyer of Myths*, Barnsley, South Yorkshire, Pen and Sword, 2013, p. 242.

38. Galton, «Eugenics», comentarios de Maudsley, <10.1017/ s0364009400001161>.

39. *Ibid.*, p. 7.

40. *Ibid.*, comentarios de H. G. Wells; H. G. Wells, Patrick Parrinder, ed., *The War of the Worlds*, Londres, Penguin Books, 2005.

41. George Eliot, *The Mill on the Floss*, Nueva York, Dodd, Mead, 1960, p. 12. [Hay trad. cast.: *El molino del Floss*, Barcelona, Alba Editorial, 2003.]

42. Lucy Bland y Laura L. Doan, *Sexology Uncensored. The Documents of Sexual Science*, Chicago, University of Chicago Press, 1998, «The Problem of Race-Regeneration. Havelock Ellis (1911)».

43. R. Pearl, «The First International Eugenics Congress», *Science*, vol. 36, n.º 926 (1912), pp. 395-396, <10.1126/science.36.926.395>.

44. Charles Benedict Davenport, *Heredity in Relation to Eugenics*, Nueva York, Holt, 1911.

45. First International Eugenics Congress, *Problems in Eugenics*, 1912; reimpr., Londres, Forgotten Books, 2013, pp. 464-465.

46. *Ibid.*, p. 469.

«TRES GENERACIONES DE IMBÉCILES YA ES BASTANTE»

1. Theodosius G. Dobzhansky, *Heredity and the Nature of Man*, Nueva York, New American Library, 1966, p. 158.

2. Aristotle [Aristóteles], *History of Animals*, Book VII, 6, 585b28-586a4.

3. Muchos de los detalles sobre la historia familiar de Buck proceden de J. David Smith, *The Sterilization of Carrie Buck*, Liberty Corner, NJ, New Horizon Press, 1989.

4. Gran parte de la información recogida en este capítulo proviene de Paul Lombardo, *Three Generations, No Imbeciles. Eugenics, the Supreme Court, and Buck v. Bell*, Baltimore, Johns Hopkins University Press, 2008.

5. «Buck v. Bell», Law Library, American Law and Legal Information, <http://law.jrank.org/pages/2888/Buck-v-Bell-1927.html>.

6. *Mental Defectives and Epileptics in State Institutions. Admissions, Discharges, and Patient Population for State Institutions for Mental Defectives and Epileptics*, vol. 3, Washington D. C., US Government Printing Office, 1937.

7. «Carrie Buck Committed (January 23, 1924)», *Encyclopedia Virginia*, <http://www.encyclopediavirginia.org/Carrie_Buck_Committed_ January_23_1924>.

8. *Ibid.*

9. Stephen Murdoch, *IQ. A Smart History of a Failed Idea*, Hoboken, NJ, John Wiley & Sons, 2007, p. 107.

10. *Ibid.*, «Chapter 8: From Segregation to Sterilization».

11. «Period during which sterilization occurred», Virginia Eugenics, <www.uvm.edu/~lkaelber/eugenics/VA/VA.html>.

12. Lombardo, *Three Generations*, p. 107.

13. Madison Grant, *The Passing of the Great Race*, Nueva York, Scribner's, 1916.

14. Carl Campbell Brigham y Robert M. Yerkes, *A Study of American Intelligence*, Princeton, NJ, Princeton University Press, 1923, «Foreword».

15. A. G. Cock y D. R. Forsdyke, *Treasure Your Exceptions. The Science and Life of William Bateson*, Nueva York, Springer, 2008, pp. 437-438n.

16. Jerry Menikoff, *Law and Bioethics. An Introduction*, Washington D. C., Georgetown University Press, 2001, p. 41.

17. *Ibid.*

18. *Public Welfare in Indiana*, n.º 68-75 (1907), p. 50. En 1907, una nueva ley aprobada por la asamblea legislativa estatal y firmada por el gobernador de Indiana mantenía la esterilización no voluntaria de «delincuentes reincidentes, idiotas, imbéciles y violadores». A pesar de que finalmente fue declarada inconstitucional, esta ley es generalmente considerada la primera ley de esterilización eugenésica aprobada en el mundo. En 1927 se promulgó una ley revisada, y antes de su derogación en 1974 más de 2.300 de los ciudadanos más vulnerables del estado fueron esterilizados de manera no voluntaria. Además, Indiana creó un Comité para los Deficientes Mentales, financiado por el estado, que llevó a cabo estudios eugenésicos de familias en más de veinte condados y fue la sede de un activo movimiento por los «mejores bebés» que alentaba la maternidad y la higiene infantil científicas como vías hacia la mejora de la raza humana. Véase <http://www.iupui.edu/~eugenics/>.

19. Laura L. Lovett, «Fitter Families for Future Firesides. Florence Sherbon and Popular Eugenics», *Public Historian*, vol. 29, n.º 3 (2007), pp. 68-85.

20. Charles Davenport a Mary T. Watts, 17 de junio de 1922, Charles Davenport Papers, American Philosophical Society Archives, Filadelfia, PA. Véase también Mary Watts, «Fitter Families for Future Firesides», *Billboard*, vol. 35, n.º 50 (15 de diciembre de 1923), pp. 230-231.

21. Martin S. Pernick y Diane B. Paul, *The Black Stork. Eugenics and the Death of «Defective» Babies in American Medicine and Motion Pictures since 1915*, Nueva York, Oxford University Press, 1996.

SEGUNDA PARTE: «EN LA SUMA DE LAS PARTES, NO HAY MÁS QUE PARTES»

1. Wallace Stevens, *The Collected Poems of Wallace Stevens*, Nueva York, Alfred A. Knopf, 2011, «On the Road Home», pp. 203-204.
2. *Ibid.*

«ABHED»

1. Thomas Hardy, *The Collected Poems of Thomas Hardy*, Ware, Hertfordshire (Inglaterra), Wordsworth Poetry Library, 2002, «Heredity», pp. 204-205.
2. William Bateson, «Facts limiting the theory of heredity», en *Proceedings of the Seventh International Congress of Zoology*, vol. 7, Cambridge, Cambridge University Press Warehouse, 1912.
3. Schwartz, *In Pursuit of the Gene*, p. 174.
4. Arthur Kornberg, entrevista con el autor, 1993.
5. «Review. Mendelism up to date», *Journal of Heredity*, vol. 7, n.° 1 (1916), pp. 17-23.
6. David Ellyard, *Who Discovered What When*, Frenchs Forest, Nueva Gales del Sur (Australia), New Holland, 2005, «Walter Sutton and Theodore Boveri. Where Are the Genes?».
7. Stephen G. Brush, «Nettie M. Stevens and the Discovery of Sex Determination by Chromosome», *Isis*, vol. 69, n.° 2 (1978), pp. 162-172.
8. Ronald William Clark, *The Survival of Charles Darwin. A Biography of a Man and an Idea*, Nueva York, Random House, 1984, p. 279.
9. Russ Hodge, *Genetic Engineering. Manipulating the Mechanisms of Life*, Nueva York, Facts On File, 2009, p. 42.
10. Thomas Hunt Morgan, *The Mechanism of Mendelian Heredity*, Nueva York, Holt, 1915, «Chapter 3: Linkage».
11. Morgan tuvo la gran fortuna de elegir las moscas de la fruta para sus experimentos, pues tienen un número inusitadamente bajo de cromosomas, exactamente cuatro. Si las moscas tuvieran muchos cromosomas, la vinculación habría resultado mucho más difícil de probar.
12. Thomas Hunt Morgan, «The Relation of Genetics to Physiology and Medicine», discurso de aceptación del Premio Nobel (4 de junio de 1934), en *Nobel Lectures, Physiology and Medicine, 1922-1941*, Amsterdam, Elsevier, 1965, p. 315.
13. Daniel L. Hartl y Elizabeth W. Jones, *Essential Genetics. A Genomics Perspective*, Boston, Jones and Bartlett, 2002, pp. 96-97.

14. Helen Rappaport, *Queen Victoria. A Biographical Companion*, Santa Barbara, CA, ABC–CLIO, 2003, «Hemophilia».

15. Andrew Cook, *To Kill Rasputin. The Life and Death of Grigori Rasputin*, Stroud, Gloucestershire, Tempus, 2005, «The End of the Road».

16. «Alexei Romanov», *History of Russia*, <http://historyofrussia.org/alexei-romanov/>.

17. «DNA Testing Ends Mystery Surrounding Czar Nicholas II Children», *Los Angeles Times*, 11 de marzo de 2009.

VERDADES Y CONCILIACIONES

1. William Butler Yeats, *Easter, 1916*, Londres, edición privada de Clement Shorter, 1916.

2. Eric C. R. Reeve e Isobel Black, *Encyclopedia of Genetics*, Londres, Fitzroy Dearborn, 2001, «Darwin and Mendel United. The Contributions of Fisher, Haldane and Wright up to 1932».

3. Ronald Fisher, «The Correlation between Relatives on the Supposition of Mendelian Inheritance», *Transactions of the Royal Society of Edinburgh*, n.º 52 (1918), pp. 399–433.

4. Hugo de Vries, *The Mutation Theory. Experiments and Observations on the Origin of Species in the Vegetable Kingdom*, trad. de J. B. Farmer y A. D. Darbishire, Chicago, Open Court, 1909.

5. Robert E. Kohler, *Lords of the Fly. «Drosophila» Genetics and the Experimental Life*, Chicago, University of Chicago Press, 1994, «From Laboratory to Field. Evolutionary Genetics».

6. Th. Dobzhansky, «Genetics of natural populations IX. Temporal changes in the composition of populations of *Drosophila pseudoobscura*», *Genetics*, vol. 28, n.º 2 (1943), p. 162.

7. Los experimentos de Dobzhansky vienen detallados en Dobzhansky, «Genetics of natural populations XIV. A response of certain gene arrangements in the third chromosome of *Drosophila pseudoobscura* to natural selection», Genetics, vol. 32 (1947), p. 142; y en S. Wright y T. Dobzhansky, «Genetics of natural populations; experimental reproduction of some of the changes caused by natural selection in certain populations of *Drosophila pseudoobscura*», *Genetics*, vol. 31 (marzo de 1946), pp. 125-156. Véase también T. Dobzhansky, «Studies on Hybrid Sterility. II. Localization of Sterility Factors in *Drosophila pseudoobscura* Hybrids». *Genetics*, vol. 21 (1 de marzo de 1936), pp. 113-135.

Transformación

1. H. J. Muller, «The call of biology», *AIBS Bulletin*, vol. 3, n.º 4 (1953), ejemplar con notas manuscritas, <http://libgallery.cshl.edu/archive/files/c73e9703aa1b65ca3f4881b9a2465797.jpg>.

2. Peter Pringle, *The Murder of Nikolai Vavilov. The Story of Stalin's Persecution of One of the Great Scientists of the Twentieth Century*, Simon & Schuster, 2008, p. 209.

3. Ernst Mayr y William B. Provine, *The Evolutionary Synthesis. Perspectives on the Unification of Biology*, Cambridge, MA, Harvard University Press, 1980.

4. William K. Purves, *Life, the Science of Biology*, Sunderland, MA, Sinauer Associates, 2001, pp. 214-215.

5. Werner Karl Maas, *Gene Action. A Historical Account*, Oxford, Oxford University Press, 2001, p. 59-60.

6. Alvin Coburn a Joshua Lederberg, 19 de noviembre de 1965, Archivos Rockefeller, Sleepy Hollow, NY, <http://www.rockarch.org/>.

7. Fred Griffith, «The significance of pneumococcal types», *Journal of Hygiene*, vol. 27, n.º 2 (1928), pp. 113-159.

8. «Hermann J. Muller—biographical», <http://www.nobelprize.org/nobel_prizes/medicine/laureates/1946/muller-bio.html>.

9. H. J. Muller, «Artificial transmutation of the gene», *Science*, vol. 22 (julio de 1927), pp. 84-87.

10. James F. Crow y Seymour Abrahamson, «Seventy years ago. Mutation becomes experimental», *Genetics*, vol. 147, n.º 4 (1997), p. 1.491.

11. Jack B. Bresler, *Genetics and Society*, Reading, MA, Addison-Wesley, 1973, p. 15.

12. Kevles, *In the Name of Eugenics*, «A New Eugenics», pp. 251-268.

13. Sam Kean, *The Violinist's Thumb. And Other Lost Tales of Love, War, and Genius, as Written by Our Genetic Code*, Boston, Little, Brown, 2012, p. 33.

14. William DeJong-Lambert, *The Cold War Politics of Genetic Research. An Introduction to the Lysenko Affair*, Dordrecht, Springer, 2012, p. 30.

Lebensunwertes Leben («Vida indigna de vivirse»)

1. Robert Jay Lifton, *The Nazi Doctors. Medical Killing and the Psychology of Genocide*, Nueva York, Basic Books, 2000, p. 359.

2. Susan Bachrach, «In the name of public health—Nazi racial hygiene», *New England Journal of Medicine*, vol. 351 (2004), pp. 417-419.

3. Erwin Baur, Eugen Fischer y Fritz Lenz, *Human Heredity*, Londres, G. Allen & Unwin, 1931, p. 417. Hess, lugarteniente de Hitler, también usó esta frase, originalmente acuñada por Fritz Lenz en una reseña de *Mein Kampf*.

4. Alfred Ploetz. *Grundlinien Einer Rassen-Hygiene*, Berlín, S. Fischer, 1895, y Sheila Faith Weiss, «The race hygiene movement in Germany», *Osiris*, n.º 3 (1987), pp. 193-236.

5. Heinrich Poll, «Über Vererbung beim Menschen», *Die Grenzbotem*, n.º 73 (1914), p. 308.

6. Robert Wald Sussman, *The Myth of Race. The Troubling Persistence of an Unscientific Idea*, Cambridge, MA, Harvard University Press, 2014, «Funding of the Nazis by American Institutes and Businesses», p. 138.

7. Harold Koenig, Dana King y Verna B. Carson, *Handbook of Religion and Health*, Oxford, Oxford University Press, 2012, p. 294.

8. US Chief Counsel for the Prosecution of Axis Criminality, *Nazi Conspiracy and Aggression*, vol. 5, Washington D. C., US Government Printing Office, 1946, documento 3067-PS, 880-883 (traducción al inglés atribuida al equipo de Nuremberg; editado por el equipo del GHI).

9. «Nazi Propaganda. Racial Science», USHMM Collections Search, <http://collections.ushmm.org/search/catalog/fv3857>.

10. «1936—Rassenpolitisches Amt der NSDAP—*Erbkrank*», Internet Archive, <https://archive.org/details/1936-Rassenpolitisches-Amt-der-NSDAP-Erbkrank>.

11. *Olympia*, dirigida por Leni Riefenstahl, 1936.

12. «Holocaust timeline», History Place, <http://www.historyplace.com/worldwar2/holocaust/timeline.html>.

13. «Key dates: Nazi racial policy, 1935», US Holocaust Memorial Museum, <http://www.ushmm.org/outreach/en/article.php?ModuleId=10007696>.

14. «Forced sterilization», US Holocaust Memorial Museum, <http://www.ushmm.org/learn/students/learning-materials-and-resources/mentally-and-physically-handicapped-victims-of-the-nazi-era/forced-sterilization>.

15. Christopher R. Browning y Jürgen Matthäus, *The Origins of the Final Solution. The Evolution of Nazi Jewish Policy, September 1939-March 1942*, Lincoln, University of Nebraska, 2004, «Killing the Handicapped».

16. Ulf Schmidt, *Karl Brandt. The Nazi Doctor, Medicine, and Power in the Third Reich*, Londres, Hambledon Continuum, 2007.

17. Götz Aly, Peter Chroust y Christian Pross, *Cleansing the Fatherland*, trad. de Belinda Cooper, Baltimore, Johns Hopkins University Press, 1994, «Chapter 2: Medicine against the Useless».

18. Roderick Stackelberg, *The Routledge Companion to Nazi Germany*, Nueva York, Routledge, 2007, p. 303.

19. Hannah Arendt, *Eichmann in Jerusalem. A Report on the Banality of Evil*, Nueva York, Viking, 1963.

20. Otmar Verschuer y Charles E. Weber, *Racial Biology of the Jews*, Reedy, WV, Liberty Bell Publishing, 1983.

21. J. Simkins, «Martin Niemöller», Spartacus Educational Publishers, 2012, <www.spartacus.schoolnet.co.uk/GERniemoller.htm>.

22. Jacob Darwin Hamblin, *Science in the Early Twentieth Century. An Encyclopedia*, Santa Barbara, CA, ABC-CLIO, 2005, «Trofim Lysenko», pp. 188-189.

23. David Joravsky, *The Lysenko Affair*, Chicago, University of Chicago Press, 2010, p. 59. Véase también Zhores A. Medvedev, *The Rise and Fall of T. D. Lysenko*, trad. de I. Michael Lerner, Nueva York, Columbia University Press, 1969, pp. 11-16.

24. T. Lysenko, *Agrobiologia*, 6.ª ed., Moscú, Selkhozgiz, 1952, pp. 602-606.

25. «Trofim Denisovich Lysenko», *Encyclopaedia Britannica Online*, <http://www.britannica.com/biography/Trofim-Denisovich-Lysenko>.

26. Pringle, *Murder of Nikolai Vavilov*, p. 278.

27. También fueron arrestados unos cuantos colegas de Vavílov, entre ellos Karpechenko, Govorov, Levitsky, Kovalev y Flayksberger. La influencia de Lysenko dejó vacía de genetistas a la Academia Soviética, y la biología permaneció estancada en la Unión Soviética durante décadas.

28. James Tabery, *Beyond Versus. The Struggle to Understand the Interaction of Nature and Nurture*, Cambridge, MA, MIT Press, 2014, p. 2.

29. Hans-Walter Schmuhl, *The Kaiser Wilhelm Institute for Anthropology, Human Heredity, and Eugenics, 1927-1945. Crossing Boundaries*, Dordrecht, Springer, 2008, «Twin Research».

30. Gerald L. Posner y John Ware, *Mengele. The Complete Story*, Nueva York, McGraw-Hill, 1986.

31. Lifton, *Nazi Doctors*, p. 349.

32. Wolfgang Benz y Thomas Dunlap, *A Concise History of the Third Reich*, Berkeley, University of California Press, 2006, p. 142.

33. George Orwell, *In Front of Your Nose, 1946-1950*, ed. de Sonia Orwell e Ian Angus, Boston, D. R. Godine, 2000, p. 11.

34. Erwin Schrödinger, *What Is Life? The Physical Aspect of the Living Cell*, Cambridge, Cambridge University Press, 1945.

ESA ESTÚPIDA MOLÉCULA

1. Walter W. Moore Jr., *Wise Sayings. For Your Thoughtful Consideration*, Bloomington, IN, AuthorHouse, 2012, p. 89.
2. «The Oswald T. Avery Collection. Biographical Information», National Institutes of Health, <http://profiles.nlm.nih.gov/ps/retrieve/Narrative/CC/p-nid/35>.
3. Robert C. Olby, *The Path to the Double Helix. The Discovery of DNA*, Nueva York, Dover Publications, 1994, p. 107.
4. George P. Sakalosky, *Notio Nova. A New Idea*, Pittsburgh, PA, Dorrance, 2014, p. 58.
5. Olby, *Path to the Double Helix*, p. 89.
6. Garland Allen y Roy M. MacLeod, eds., *Science, History and Social Activism. A Tribute to Everett Mendelsohn*, vol. 228, Dordrecht, Springer Science & Business Media, 2013, p. 92.
7. Olby, *Path to the Double Helix*, p. 107.
8. Richard Preston, *Panic in Level 4. Cannibals, Killer Viruses, and Other Journeys to the Edge of Science*, Nueva York, Random House, 2009, p. 96.
9. Carta de Oswald T. Avery a Roy Avery, 26 de mayo de 1943, Oswald T. Avery Papers, Tennessee State Library and Archives.
10. Maclyn McCarty, *The Transforming Principle. Discovering That Genes Are Made of DNA*, Nueva York, W. W. Norton, 1985, p. 159.
11. Lyon y Gorner, *Altered Fates*, p. 42.
12. O. T. Avery, Colin M. MacLeod y Maclyn McCarty, «Studies on the chemical nature of the substance inducing transformation of pneumococcal types. Induction of transformation by a deoxyribonucleic acid fraction isolated from pneumococcus type III», *Journal of Experimental Medicine*, vol. 79, n.º 2 (1944), pp. 137-158.
13. US Holocaust Memorial Museum, «Introduction to the Holocaust», *Holocaust Encyclopedia*, <http://www.ushmm.org/wlc/en/article.php?ModuleId=10005143>.
14. *Ibid.*
15. Steven A. Farber, «U.S. scientists' role in the eugenics movement (1907-1939). A contemporary biologist's perspective», *Zebrafish*, vol. 5, n.º 4 (2008), pp. 243-245.

«LOS OBJETOS BIOLÓGICOS IMPORTANTES APARECEN POR PARES»

1. James D. Watson, *The Double Helix. A Personal Account of the Discovery of the Structure of DNA*, Londres, Weidenfeld & Nicolson, 1981, p. 13.

2. Francis Crick, *What Mad Pursuit. A Personal View of Scientific Discovery*, Nueva York, Basic Books, 1988, p. 67.

3. Donald W. Braben, *Pioneering Research. A Risk Worth Taking*, Hoboken, NJ, John Wiley & Sons, 2004, p. 85.

4. Maurice Wilkins, *Maurice Wilkins, the Third Man of the Double Helix. An Autobiography*, Oxford, Oxford University Press, 2003.

5. Richard Reeves, *A Force of Nature. The Frontier Genius of Ernest Rutherford*, Nueva York, W. W. Norton, 2008.

6. Arthur M. Silverstein, *Paul Ehrlich's Receptor Immunology. The Magnificent Obsession*, San Diego, CA, Academic, 2002, p. 2.

7. Maurice Wilkins, correspondencia con Raymond Gosling en los primeros días de la investigación sobre el ADN en el King's College, 1976, Maurice Wilkins Papers, King's College London Archives.

8. Carta del 12 de junio de 1985, notas sobre Rosalind Franklin, Maurice Wilkins Papers, n.° ad92d68f-4071-4415-8df2-dcfe041171fd.

9. Daniel M. Fox, Marcia Meldrum e Ira Rezak, *Nobel Laureates in Medicine or Physiology. A Biographical Dictionary*, Nueva York, Garland, 1990, p. 575.

10. James D. Watson, *The Annotated and Illustrated Double Helix*, ed. de Alexander Gann y J. A. Witkowski, Nueva York, Simon & Schuster, 2012, carta a Crick, p. 151.

11. Brenda Maddox, *Rosalind Franklin. The Dark Lady of DNA*, Nueva York, HarperCollins, 2002, p. 164.

12. Watson, *Annotated and Illustrated Double Helix*, carta de Rosalind Franklin a Anne Sayre, 1 de marzo de 1952, p. 67.

13. Crick nunca creyó que a Franklin le afectara el sexismo. A diferencia de Watson, que acabó escribiendo una generosa síntesis del trabajo de Franklin en la que destacaba las adversidades que tuvo que afrontar como científica, Crick mantenía que a Franklin no le afectó la atmósfera del King's College. Franklin y Crick acabaron siendo buenos amigos a finales de los años cincuenta; Crick y su mujer asistieron solícitamente a Franklin durante su larga enfermedad y en los meses que precedieron a su prematuro fallecimiento. Crick describe el afecto que sentía por Franklin en *What Mad Pursuit*, pp. 82-85.

14. «100 years ago. Marie Curie wins 2nd Nobel Prize», *Scientific American*, 28 de octubre de 2011, <http://www.scientificamerican.com/article/curie-marie-sklodowska-greatest-woman-scientist/>.

15. «Dorothy Crowfoot Hodgkin—biographical», Nobelprize.org, <http://www.nobelprize.org/nobel_prizes/chemistry/laureates/1964/hodgkin-bio.html>.

16. Athene Donald, «Dorothy Hodgkin and the year of crystallography», *Guardian*, 14 de enero de 2014.

17. «The DNA riddle. King's College, London, 1951-1953», Rosalind Franklin Papers, <http://profiles.nlm.nih.gov/ps/retrieve/Narrative/KR/p-nid/187>.

18. J. D. Bernal, «Dr. Rosalind E. Franklin», *Nature*, vol. 182 (1958), p. 154.

19. Max F. Perutz, *I Wish I'd Made You Angry Earlier. Essays on Science, Scientists, and Humanity*, Cold Spring Harbor, NY, Cold Spring Harbor Laboratory Press, 1998, p. 70.

20. Watson Fuller, «For and against the helix», Maurice Wilkins Papers, n.º 00c0a9ed-e951-4761-955c-7490e0474575.

21. Watson, *Double Helix*, p. 23.

22. <http://profiles.nlm.nih.gov/ps/access/SCBBKH.pdf>.

23. Watson, *Double Helix*, p. 22.

24. *Ibid.*, p. 18.

25. *Ibid.*, p. 24.

26. Oficialmente, Watson se había ido a Cambridge para ayudar a Perutz y a otro científico, John Kendrew, en sus trabajos sobre una proteína llamada «mioglobina». Allí Watson se dedicó al estudio de la estructura de un virus llamado «del mosaico del tabaco» o TMV. No obstante, estaba mucho más interesado en el ADN, y pronto abandonó todos esos proyectos para concentrarse en este. Watson, *Annotated and Illustrated Double Helix*, p. 127.

27. Crick, *What Mad Pursuit*, p. 64.

28. L. Pauling, R. B. Corey y H. R. Branson, «The structure of proteins. Two hydrogen-bonded helical configurations of the polypeptide chain», *Proceedings of the National Academy of Sciences*, vol. 37, n.º 4 (1951), pp. 205-211.

29. Watson, *Annotated and Illustrated Double Helix*, p. 44.

30. <http://www.diracdelta.co.uk/science/source/c/r/crick%20francis/source.html#.Vh8XlaJeGKI>.

31. Crick, *What Mad Pursuit*, pp. 100-103. Crick siempre mantuvo que Franklin se daba perfecta cuenta de lo importante que era construir modelos.

32. Victor K. McElheny, *Watson and DNA. Making a Scientific Revolution*, Cambridge, MA, Perseus, 2003, p. 38.

33. Alistair Moffat, *The British. A Genetic Journey*, Edimburgo, Birlinn, 2014; véanse también los cuadernos del laboratorio de Rosalind Franklin de 1951.

34. Watson, *Annotated and Illustrated Double Helix*, p. 73.

35. *Ibid.*

36. Bill Seeds y Bruce Fraser los acompañaron en aquella visita.

37. Watson, *Annotated and Illustrated Double Helix*, p. 91.

38. *Ibid.*, p. 92.

39. Linus Pauling y Robert B. Corey, «A proposed structure for the nucleic acids», *Proceedings of the National Academy of Sciences*, vol. 39, n.° 2 (1953), pp. 84-97.

40. <http://profiles.nlm.nih.gov/ps/access/KRBBJF.pdf>.

41. Watson, *Double Helix*, p. 184.

42. Anne Sayre, *Rosalind Franklin & DNA*, Nueva York, W. W. Norton, 1975, p. 152.

43. Watson, *Annotated and Illustrated Double Helix*, p. 207.

44. *Ibid.*, p. 208.

45. *Ibid.*, p. 209.

46. John Sulston y Georgina Ferry, *The Common Thread. A Story of Science, Politics, Ethics, and the Human Genome*, Washington D. C., Joseph Henry Press, 2002, p. 3.

47. Es muy probable que fuese el 11 o el 12 de marzo de 1953. Crick informó a Delbrück sobre el modelo el jueves 12 de marzo. Véase también Watson Fuller, «Who said helix?», con textos relacionados, Maurice Wilkins Papers, n.° c065700f-b6d9-46cf-902a-b4f8e078338a.

48. Maurice Wilkins Papers, 13 de junio de 1996.

49. Carta de Maurice Wilkins a Francis Crick, 18 de marzo de 1953, Wellcome Library, carta n.° 62b87535-040a-448c-9b73-ff3a3767db91. <http://wellcomelibrary.org/player/b20047198#?asi=0&ai=0&z=0.121 %2C0.2046%2C0.5569%2C0.3498>

50. Fuller, «Who said helix?», con textos relacionados.

51. Watson, *Annotated and Illustrated Double Helix*, p. 222.

52. J. D. Watson y F. H. C. Crick, «Molecular structure of nucleic acids. A structure for deoxyribose nucleic acid», *Nature*, vol. 171 (1953), pp. 737-738.

53. Fuller, «Who said helix?», con textos relacionados.

«ESA CONDENADA Y ESQUIVA PIMPINELA»

1. «1957: Francis H. C. Crick (1916-2004) sets out the agenda of molecular biology», *Genome News Network*, <http://www.genomenewsnetwork.org/resources/timeline/1957_Crick.php>.

2. «1941: George W. Beadle (1903-1989) and Edward L. Tatum (1909-1975) show how genes direct the synthesis of enzymes that control metabolic processes», *Genome News Network*, <http://www.genomenewsnetwork.org/resources/timeline/1941_Beadle_Tatum.php>.

3. Edward B. Lewis, «Thomas Hunt Morgan and his legacy», Nobelprize.org, <http://www.nobelprize.org/nobel_prizes/medicine/laureates/1933/morgan-article.html>.

4. Frank Moore Colby et al., *The New International Year Book. A Compendium of the World's Progress, 1907-1965*, Nueva York, Dodd, Mead, 1908, p. 786.

5. George Beadle, «Genetics and metabolism in *Neurospora*», *Physiological Reviews*, vol. 25, n.º 4 (1945), pp. 643-663.

6. James D. Watson, *Genes, Girls, and Gamow. After the Double Helix*, Nueva York, Alfred A. Knopf, 2002, p. 31.

7. <http://scarc.library.oregonstate.edu/coll/pauling/dna/corr/sci9.001.43-gamow-lp-19531022-transcript.html>.

8. Ted Everson, *The Gene. A Historical Perspective*, Westport, CT, Greenwood, 2007, pp. 89-91.

9. «Francis Crick, George Gamow, and the RNA Tie Club», Web of Stories, <http://www.webofstories.com/play/francis.crick/84>.

10. Sam Kean, *The Violinist's Thumb. And Other Lost Tales of Love, War, and Genius, as Written by Our Genetic Code*, Nueva York, Little, Brown, 2012.

11. Arthur Pardee y Monica Riley también habían propuesto una variante de esta idea.

12. Cynthia Brantley Johnson, *The Scarlet Pimpernel*, Simon & Schuster, 2004, p. 124.

13. «Albert Lasker Award for Special Achievement in Medical Science: Sydney Brenner», Lasker Foundation, <http://www.laskerfoundation.org/awards/2000special.htm>.

14. En 1956, otros dos científicos, Elliot Volkin y Lazarus Astrachan, habían propuesto un intermediario de ARN para los genes. Los dos artículos fundacionales publicados en 1961 por el grupo de Brenner/Jacob y el de Watson/Gilbert fueron: F. Gros et al., «Unstable ribonucleic acid revealed by pulse labeling of Escherichia coli», *Nature*, vol. 190 (13 de mayo de 1960), pp. 581-585, y S. Brenner, F. Jacob y M. Meselson, «An unstable intermediate carrying information from genes to ribosomes for protein synthesis», *Nature*, vol. 190 (13 de mayo de 1960), pp. 576-581.

15. J. D. Watson y F. H. C. Crick, «Genetical implications of the structure of deoxyribonucleic acid», *Nature*, vol. 171, n.º 4.361 (1953), p. 965.

16. David P. Steensma, Robert A. Kyle y Marc A. Shampo, «Walter Clement Noel—first patient described with sickle cell disease», *Mayo Clinic Proceedings*, vol. 85, n.º 10 (2010).

17. «Key participants: Harvey A. Itano», *It's in the Blood! A Documentary History of Linus Pauling, Hemoglobin, and Sickle Cell Anemia*, <http://scarc.library.oregonstate.edu/coll/pauling/blood/people/itano.html>.

NOTAS

Regulación, replicación y recombinación

1. Citado en Sean Carrol, *Brave Genius. A Scientist, a Philosopher, and Their Daring Adventures from the French Resistance to the Nobel Prize*, Nueva York, Crown, 2013, p. 133.

2. Thomas Hunt Morgan, «The relation of genetics to physiology and medicine», *Scientific Monthly*, vol. 41, n.º 1 (1935), p. 315.

3. Agnes Ullmann, «Jacques Monod, 1910-1976. His life, his work and his commitments», *Research in Microbiology*, vol. 161, n.º 2 (2010), pp. 68-73.

4. Arthur B. Pardee, François Jacob y Jacques Monod, «The genetic control and cytoplasmic expression of "inducibility" in the synthesis of β=galactosidase by *E. coli*», *Journal of Molecular Biology*, vol. 1, n.º 2 (1959), pp. 165-178.

5. François Jacob y Jacques Monod, «Genetic regulatory mechanisms in the synthesis of proteins», *Journal of Molecular Biology*, vol. 3, n.º 3 (1961), pp. 318-356.

6. Watson and Crick, «Molecular structure of nucleic acids», p. 738.

7. Arthur Kornberg, «Biologic synthesis of deoxyribonucleic acid», *Science*, vol. 131, n.º 3.412 (1960), pp. 1.503-1.508.

8. *Ibíd.*

De los genes a la génesis

1. *The Selfish Gene*, Oxford, Oxford University Press, 1989, p. 12.

2. Nicholas Marsh, *William Blake. The Poems*, Houndmills, Basingstoke (Inglaterra), Palgrave, 2001, p. 56.

3. Muchas de estas mutantes las habían creado antes Alfred Sturtevant y Calvin Bridges. Para más detalles sobre ellas y los genes relacionados, véase el discurso que pronunció Lewis con motivo de la aceptación del Premio Nobel el 8 de diciembre de 1995.

4. Friedrich Max Müller, *Memories. A Story of German Love*, Chicago, A. C., McClurg, 1902, p. 20.

5. Leo Lionni, *Inch by Inch*, Nueva York, I. Obolensky, 1960.

6. James F. Crow y W. F. Dove, *Perspectives on Genetics. Anecdotal, Historical, and Critical Commentaries, 1987-1998*, Madison, University of Wisconsin Press, 2000, p. 176.

7. Robert Horvitz, entrevista con el autor, 2012.

8. Ralph Waldo Emerson, *The Journals and Miscellaneous Notebooks of Ralph Waldo Emerson*, vol. 7, ed. de William H. Gilman, Cambridge, MA, Belknap Press of Harvard University Press, 1960, p. 202.

9. Ning Yang e Ing Swie Goping, *Apoptosis*, San Rafael, CA, Morgan & Claypool Life Sciences, 2013, «*C. elegans* and Discovery of the Caspases».

10. John F. R. Kerr, Andrew H. Wyllie y Alastair R. Currie, «Apoptosis. A basic biological phenomenon with wide-ranging implications in tissue kinetics», *British Journal of Cancer*, vol. 26, n.° 4 (1972), p. 239.

11. Este mutante lo identificó primero Ed Hedgecock. Robert Horvitz, entrevista con el autor, 2013.

12. J. E. Sulston y H. R. Horvitz, «Post-embryonic cell lineages of the nematode, *Caenorhabditis elegans*», *Developmental Biology*, vol. 56, n.° 1 (marzo de 1977), pp. 110-156. Véase también Judith Kimble y David Hirsh, «The postembryonic cell lineages of the hermaphrodite and male gonads in *Caenorhabditis elegans*», *Developmental Biology*, vol. 70, n.° 2 (1979), pp. 396-417.

13. Judith Kimble, «Alterations in cell lineage following laser ablation of cells in the somatic gonad of *Caenorhabditis elegans*», *Developmental Biology*, vol. 87, n.° 2 (1981), pp. 286-300.

14. W. J. Gehring, *Master Control Genes in Development and Evolution. The Homeobox Story*, New Haven, CT, Yale University Press, 1998, p. 56.

15. El método tuvo dos pioneros, John White y John Sulston. Robert Horvitz, entrevista con el autor, 2013.

16. Gary F. Marcus, *The Birth of the Mind. How a Tiny Number of Genes Creates the Complexities of Human Thought*, Nueva York, Basic Books, 2004, «Chapter 4: Aristotle's Impetus».

17. Antoine Danchin, *The Delphic Boat. What Genomes Tell Us*, Cambridge, MA, Harvard University Press, 2002.

18. Richard Dawkins, *A Devil's Chaplain. Reflections on Hope, Lies, Science, and Love*, Boston, Houghton Mifflin, 2003, p. 105.

TERCERA PARTE: «LOS SUEÑOS DE LOS GENETISTAS»

1. Sydney Brenner, «Life sentences. Detective Rummage investigates», *Scientist. The Newspaper for the Science Professional*, vol. 16, n.° 16 (2002), p. 15.

2. «DNA as the "stuff of genes": The Discovery of the transforming principle, 1940-1944», Oswald T. Avery Collection, National Institutes of Health, <http://profiles.nlm.nih.gov/ps/retrieve/Narrative/CC/p-nid/157>.

«CROSSING OVER»

1. Estos detalles sobre la educación de Paul Berg y su período sabático proceden de la entrevista que le hizo el autor en 2013 y de «The Paul Berg Papers», Profiles in Science, National Library of Medicine, <http://profiles. nlm.nih.gov/CD/>.

2. M. B. Oldstone, «Rous-Whipple Award Lecture. Viruses and diseases of the twenty-first century», *American Journal of Pathology*, vol. 143, n.° 5 (1993), p. 1.241.

3. David A. Jackson, Robert H. Symons y Paul Berg, «Biochemical method for inserting new genetic information into DNA of simian virus 40. Circular SV40 DNA molecules containing lambda phage genes and the galactose operon of Escherichia coli», *Proceedings of the National Academy of Sciences*, vol. 69, n.° 10 (1972), pp. 2.904-2.909.

4. P. E. Lobban, «The generation of transducing phage in vitro», ensayo para el tercer examen de posgrado, Universidad de Stanford, 6 de noviembre de 1969.

5. Oswald T. Avery, Colin M. MacLeod y Maclyn McCarty, «Studies on the chemical nature of the substance inducing transformation of pneumococcal types. Induction of transformation by a desoxyribonucleic acid fraction isolated from pneumococcus type III», *Journal of Experimental Medicine*, vol. 79, n.° 2 (1944), pp. 137-158.

6. P. Berg y J. E. Mertz, «Personal reflections on the origins and emergence of recombinant DNA technology», *Genetics*, vol. 184, n.° 1 (2010), pp. 9-17, <doi:10.1534/genetics.109.112144>.

7. Jackson, Symons y Berg, «Biochemical method for inserting new genetic information...», pp. 2.904-2.909.

8. Kathi E. Hanna, ed., *Biomedical Politics*, Washington D. C., National Academies Press, 1991, p. 266.

9. Erwin Chargaff, «On the dangers of genetic meddling», *Science*, vol. 192, n.° 4.243 (1976), p. 938.

10. «Reaction to Outrage over Recombinant DNA, Paul Berg», DNA Learning Center, <doi:https://www.dnalc.org/view/15017-Reaction-to-outrage-over-recombinant-DNA-Paul-Berg.html>.

11. Shane Crotty, *Ahead of the Curve. David Baltimore's Life in Science*, Berkeley, University of California Press, 2001, p. 95.

12. Paul Berg, entrevista con el autor, 2013.

13. *Ibid.*

14. Estos detalles sobre Boyer y Cohen proceden de las siguientes fuentes: John Archibald, *One Plus One Equals One. Symbiosis and the Evolution of Complex Life*, Oxford, Oxford University Press, 2014; y Stanley N.

Cohen *et al.*, «Construction of biologically functional bacterial plasmids in vitro», *Proceedings of the National Academy of Sciences*, vol. 70, n.º 11 (1973), pp. 3.240-3.244.

15. Los detalles sobre ese episodio proceden de distintas fuentes, entre ellas Stanley Falkow, «I'll Have the Chopped Liver Please, Or How I Learned to Love the Clone», *ASM News*, vol. 67, n.º 11 (2001); Paul Berg, entrevista con el autor, 2015; y Jane Gitschier, «Wonderful life. An interview with Herb Boyer», *PLOS Genetics*, 25 de septiembre de 2009.

La nueva música

1. Crick, *What Mad Pursuit*, p. 74.
2. Richard Powers, *Orfeo. A Novel*, Nueva York, W. W. Norton, 2014, p. 330.
3. Frederick Sanger, «The arrangement of aminoacids in proteins», *Advances in Protein Chemistry*, vol. 7 (1951), pp. 1-67.
4. Frederick Banting *et al.*, «The effects of insulin on experimental hyperglycemia in rabbits», *American Journal of Physiology*, vol. 62, n.º 3 (1922).
5. «The Nobel Prize in Chemistry 1958», Nobelprize.org, <http://www.nobelprize.org/nobel_prizes/chemistry/laureates/1958/>.
6. Frederick Sanger, *Selected Papers of Frederick Sanger. With Commentaries*, vol. 1, ed. de Margaret Dowding, Singapur, World Scientific, 1996, pp. 11-12.
7. George G. Brownlee, *Fred Sanger—Double Nobel Laureate. A Biography*, Cambridge, Cambridge University Press, 2014, p. 20.
8. F. Sanger *et al.*, «Nucleotide sequence of bacteriophage Φ174 DNA», *Nature*, vol. 265, n.º 5.596 (1977), pp. 687-695, <doi:10.1038/265687a0>.
9. *Ibid.*
10. Sayeeda Zain *et al.*, «Nucleotide sequence analysis of the leader segments in a cloned copy of adenovirus 2 fiber mRNA», *Cell*, vol. 16, n.º 4 (1979), pp. 851-861. Véase también «Physiology or Medicine 1993 - press release», Nobelprize.org, <http://www.nobelprize.org/nobel_prizes/medicine/laureates/1993/press.html>.
11. Walter Sullivan, «Genetic decoders plumbing the deepest secrets of life processes», *New York Times*, 20 de junio de 1977.
12. Jean S. Medawar, *Aristotle to Zoos. A Philosophical Dictionary of Biology*, Cambridge, MA, Harvard University Press, 1985, pp. 37-38.
13. Paul Berg, entrevista con el autor, septiembre de 2015.
14. J. P Allison, B. W. McIntyre y D. Bloch, «Tumor-specific antigen of

murine T-lymphoma defined with monoclonal antibody», *Journal of Immunology*, vol. 129 (1982), pp. 2.293-2.300; K. Haskins *et al.*, «The major histocompatibility complex-restricted antigen receptor on T cells. I. Isolation with a monoclonal antibody», *Journal of Experimental Medicine*, vol. 157 (1983), pp. 1.149-1.169.

15. «Physiology or Medicine 1975-Press Release», Nobelprize.org, Nobel Media AB 2014, 5 de agosto de 2015. <http://www.nobelprize. org/nobel_prizes/medicine/laureates/1975/press.html>.

16. S. M. Hedrick *et al.*, «Isolation of cDNA clones encoding T cell-specific membrane-associated proteins», *Nature*, vol. 308 (1984), pp. 149-153; Y. Yanagi *et al.*, «A human T cell-specific cDNA clone encodes a protein having extensive homology to immunoglobulin chains», *Nature*, vol. 308 (1984), pp. 145-149.

17. Steve McKnight, «Pure genes, pure genius», *Cell*, vol. 150, n.º 6 (14 de septiembre de 2012), pp. 1.100-1.102.

EINSTEINS EN LA PLAYA

1. Sydney Brenner, «The influence of the press at the Asilomar Conference, 1975», Web of Stories, <http://www.webofstories.com/play/sydney.brenner/182;jsessionid=2c147f1c4222a58715e708eabd868e58>.

2. Shane Crotty, *Ahead of the Curve. David Baltimore's Life in Science*, Berkeley, University of California Press, 2001, p. 93.

3. Herbert Gottweis, *Governing Molecules. The Discursive Politics of Genetic Engineering in Europe and the United States*, Cambridge, MA, MIT Press, 1998.

4. Los detalles sobre Berg en Asilomar proceden de conversaciones y entrevistas con Paul Berg, 1993 y 2013, y de Donald S. Fredrickson, «Asilomar and recombinant DNA. The end of the beginning», en *Biomedical Politics*, ed. de K. E. Hanna, pp. 258-292.

5. Alfred Hellman, Michael Neil Oxman y Robert Pollack, *Biohazards in Biological Research*, Cold Spring Harbor, NY, Cold Spring Harbor Laboratory Press, 1973.

6. Stanley N. Cohen *et al.*, «Construction of biologically functional bacterial plasmids in vitro», *Proceedings of the National Academy of Sciences*, vol. 70, n.º 11 (1973), pp. 3.240-3.244.

7. Crotty, *Ahead of the Curve*, p. 99.

8. *Ibid.*

9. «The moratorium letter regarding risky experiments, Paul Berg», DNA Learning Center, <https://www.dnalc.org/view/15021-The-moratorium-letter-regarding-risky-experiments-Paul-Berg.html>.

10. P. Berg *et al.*, «Potential biohazards of recombinant DNA molecules», *Science*, vol. 185 (1974), p. 3.034. Véase también *Proceedings of the National Academy of Sciences*, vol. 71 (julio de 1974), pp. 2.593-2.594.

11. Herb Boyer, entrevista con Sally Smith Hughes (1994), UCSF Oral History Program, Bancroft Library, Universidad de California en Berkeley, <http://content.cdlib.org/view?docId=kt5d5nb0zs&brand=calisphere&doc.view=entire_text>.

12. John F. Morrow *et al.*, «Replication and transcription of eukaryotic DNA in *Escherichia coli*», *Proceedings of the National Academy of Sciences*, vol. 71, n.° 5 (1974), pp. 1.743-1.747.

13. Paul Berg *et al.*, «Summary statement of the Asilomar Conference on recombinant DNA molecules», *Proceedings of the National Academy of Sciences*, vol. 72, n.° 6 (1975), pp. 1.981-1.984.

14. Crotty, *Ahead of the Curve*, p. 107.

15. Brenner, «The influence of the press».

16. Crotty, *Ahead of the Curve*, p. 108.

17. Gottweis, *Governing Molecules*, p. 88.

18. Berg *et al.*, «Summary statement of the Asilomar Conference», pp. 1.981-1.984.

19. Albert Einstein, «Letter to Roosevelt, August 2, 1939», Albert Einstein's Letters to Franklin Delano Roosevelt, <http://hypertextbook.com/eworld/einstein.shtml#first>.

20. Comentario atribuido a Alan T. Waterman, en Lewis Branscomb, «Foreword», *Science, Technology, and Society, a Prospective Look. Summary and Conclusions of the Bellagio Conference*, Washington D. C., National Academy of Sciences, 1976.

21. F. A. Long, «President Nixon's 1973 Reorganization Plan No. 1», *Science and Public Affairs*, vol. 29, n.° 5 (1973), p. 5.

22. Paul Berg, entrevista con el autor, 2013.

23. Paul Berg, «Asilomar and recombinant DNA», Nobelprize.org, <http://www.nobelprize.org/nobel_prizes/chemistry/laureates/1980/berg-article.html>.

24. *Ibid.*

«CLONAR O MORIR»

1. Herbert W. Boyer, «Recombinant DNA research at UCSF and commercial application at Genentech. Oral history transcript, 2001», Online Archive of California, n.° 124, <http://www.oac.cdlib.org/search?style=oac4;titlesAZ=r;idT=UCb11453293x>.

2. Arthur Charles Clark, *Profiles of the Future. An Inquiry Into the Limits of the Possible*, Nueva York, Harper & Row, 1973.

3. Doogab Yi, *The Recombinant University. Genetic Engineering and the Emergence of Stanford Biotechnology*, Chicago, University of Chicago Press, 2015, p. 2.

4. «Getting Bacteria to Manufacture Genes», *San Francisco Chronicle*, 21 de mayo de 1974.

5. Roger Lewin, «A View of a Science Journalist», en J. Morgan y W. J. Whelan, eds., *Recombinant DNA and Genetic Experimentation*, Londres, Elsevier, 2013, p. 273.

6. «1972: First recombinant DNA», Genome.gov, <http://www.genome.gov/25520302>.

7. P. Berg y J. E. Mertz, «Personal reflections on the origins and emergence of recombinant DNA technology», *Genetics*, vol. 184, n.° 1 (2010), pp. 9-17, <doi:10.1534/genetics.109.112144>.

8. Sally Smith Hughes, *Genentech. The Beginnings of Biotech*, Chicago, University of Chicago Press, 2011, «Prologue».

9. Felda Hardymon y Tom Nicholas, «Kleiner-Perkins and Genentech. When venture capital met science», Harvard Business School Case n.° 813-102, octubre de 2012, <http://www.hbs.edu/faculty/Pages/item.aspx?num=43569>.

10. A. Sakula, «Paul Langerhans (1847-1888). A centenary tribute», *Journal of the Royal Society of Medicine*, vol. 81, n.° 7 (1988), p. 414.

11. J. v. Mering y Oskar Minkowski, «Diabetes mellitus nach Pankreasexstirpation», *Naunyn-Schmiedeberg's Archives of Pharmacology*, vol. 26, n.° 5 (1890), pp. 371-387.

12. F. G. Banting *et al.*, «Pancreatic extracts in the treatment of diabetes mellitus», *Canadian Medical Association Journal*, vol. 12, n.° 3 (1922), p. 141.

13. Frederick Sanger y E. O. P. Thompson, «The amino-acid sequence in the glycyl chain of insulin. 1. The identification of lower peptides from partial hydrolysates», *Biochemical Journal*, vol. 53, n.° 3 (1953), p. 353.

14. Hughes, *Genentech*, pp. 59-65.

15. «Fierce Competition to Synthesize Insulin, David Goeddel», DNA Learning Center, <https://www.dnalc.org/view/15085-Fierce-competition-to-synthesize-insulin-David-Goeddel.html>.

16. Hughes, *Genentech*, p. 93.

17. *Ibid.*, p. 78.

18. «Introductory materials», First Chief Financial Officer at Genentech, 1978-1984, <http://content.cdlib.org/view?docId=kt8k40159r&brand=calisphere&doc.view=entire_text>.

19. Hughes, *Genentech*, p. 93.

20. Payne Templeton, «Harvard group produces insulin from bacteria», *Harvard Crimson*, 18 de julio de 1978.

21. Hughes, *Genentech*, p. 91.

22. «A history of firsts», Genentech: Chronology, <http://www.gene.com/media/company-information/chronology>.

23. Luigi Palombi, *Gene Cartels. Biotech Patents in the Age of Free Trade*, Londres, Edward Elgar Publishing, 2009, p. 264.

24. «History of AIDS up to 1986», <http://www.avert.org/history-aids-1986.htm>.

25. «Hemophilia. An amazing 35-year journey from the depths of HIV to the threshold of cure», *Transactions of the American Clinical and Climatological Association*, vol. 121 (2010), p. 61.

26. «HIV/AIDS», National Hemophilia Foundation, <https://www.hemophilia.org/Bleeding-Disorders/Blood-Safety/HIV/AIDS>.

27. John Overington, Bissan Al-Lazikani y Andrew Hopkins, «How many drug targets are there?», *Nature Reviews Drug Discovery*, n.° 5 (diciembre de 2006), pp. 993-996, «Table 1 | Molecular targets of FDA-approved drugs», <http://www.nature.com/nrd/journal/v5/n12/fig_tab/nrd2199_T1.html>.

28. «Genentech. Historical stock info», Gene.com, <http://www.gene.com/about-us/investors/historical-stock-info>.

29. Harold Evans, Gail Buckland y David Lefer, *They Made America. From the Steam Engine to the Search Engine-Two Centuries of Innovators*, Londres, Hachette UK, 2009, «Hebert Boyer and Robert Swanson. The biotech industry», pp. 420-431.

CUARTA PARTE: «EL ESTUDIO MÁS PROPIO DE LA HUMANIDAD ES EL DEL HOMBRE MISMO»

1. Alexander Pope, *Essay on Man*, Oxford, Clarendon Press, 1869.

LAS MISERIAS DE MI PADRE

1. William Shakespeare, Jay L. Halio, ed., *The Tragedy of King Lear*, Cambridge, Cambridge University Press, 1992. [Hay trad. cast.: *El rey Lear*, Barcelona, Penguin Clásicos, 2016.]

El nacimiento de una clínica

1. Jeff Lyon y Peter Gorner, *Altered Fates. Gene Therapy and the Retooling of Human Life*, Nueva York, W. W. Norton, 1996.

2. John A. Osmundsen, «Biologist hopeful in solving secrets of heredity this year», *New York Times*, 2 de febrero de 1962.

3. Thomas Morgan, «The relation of genetics to physiology and medicine», discurso de aceptación del Premio Nobel, 4 de junio de 1934, Nobelprize.org, <http://www.nobelprize.org/nobel_prizes/medicine/laureates/1933/morgan-lecture.html>.

4. «From "musical murmurs" to medical genetics, 1945-1960», Victor A. McKusick Papers, NIH, <http://profiles.nlm.nih.gov/ps/retrieve/narrative/jq/p-nid/305>.

5. Harold Jeghers, Victor A. McKusick y Kermit H. Katz, «Generalized intestinal polyposis and melanin spots of the oral mucosa, lips and digits», *New England Journal of Medicine*, vol. 241, n.º 25 (1949), pp. 993-1.005, <doi:10.1056/nejm194912222412501>.

6. Archibald E. Garrod, «A contribution to the study of alkaptonuria», *Medico-chirurgical Transactions*, vol. 82 (1899), p. 367.

7. Archibald E. Garrod, «The incidence of alkaptonuria. A study in chemical individuality», *Lancet*, vol. 160, n.º 4.137 (1902), pp. 1.616-1.620, <doi:10.1016/s0140-6736(01)41972-6>.

8. Harold Schwartz, *Abraham Lincoln and the Marfan Syndrome*, Chicago, American Medical Association, 1964.

9. Joanna Amberger *et al.*, «McKusick's Online Mendelian Inheritance in Man», *Nucleic Acids Research*, vol. 37 (2009), pp. D793-D796, fig. 1 y 2, <doi:10.1093/nar/gkn665>.

10. «Beyond the clinic. Genetic studies of the Amish and little people, 1960-1980s», Victor A. McKusick Papers, NIH, <http://profiles.nlm.nih.gov/ps/retrieve/narrative/jq/p-nid/307>.

11. Wallace Stevens, *The Collected Poems of Wallace Stevens*, Nueva York, Alfred A. Knopf, 1954, «The Poems of Our Climate», pp. 193-194.

12. *Fantastic Four #1*, Nueva York, Marvel Comics, 1961, <http://marvel.com/comics/issue/12894/fantastic_four_1961_1>.

13. Stan Lee *et al.*, *Marvel Masterworks. The Amazing Spider-Man*, Nueva York, Marvel Publishing, 2009, «The Secrets of Spider-Man».

14. *Uncanny X-Men #1*, Nueva York, Marvel Comics, 1963, <http://marvel.com/comics/issue/12413/uncanny_x-men_1963_1>.

15. Alexandra Stern, *Telling Genes. The Story of Genetic Counseling in America*, Baltimore, Johns Hopkins University Press, 2012, p. 146.

16. Leo Sachs, David M. Serr y Mathilde Danon, «Analysis of amniotic

fluid cells for diagnosis of foetal sex», *British Medical Journal*, vol. 2, n.° 4.996 (1956), p. 795.

17. «Cytogenetic diagnosis of down's syndrome in utero», *Journal of the American Medical Association*, vol. 207, n.° 8 (1969), p. 1.513, <doi:10.1001/jama.1969.03150210097018>.

18. Los detalles sobre la vida de McCorvey proceden de Norma McCorvey y Andy Meisler, *I Am Roe. My Life, «Roe v. Wade», and Freedom of Choice*, Nueva York, Harper-Collins, 1994.

19. *Ibid.*

20. *Roe v. Wade*, Legal Information Institute, <https://www.law.cornell.edu/supremecourt/text/410/113>.

21. Alexander M. Bickel, *The Morality of Consent*, New Haven, Yale University Press, 1975, p. 28.

22. Jeffrey Toobin, «The people's choice», *New Yorker*, 28 de enero de 2013, pp. 19-20.

23. H. Hansen, «Brief reports decline of Down's syndrome after abortion reform in New York State», *American Journal of Mental Deficiency*, vol. 83, n.° 2 (1978), pp. 185-188.

24. Daniel J. Kevles, *In the Name of Eugenics. Genetics and the Uses of Human Heredity*, Nueva York, Alfred A. Knopf, 1985, p. 257.

25. M. Susan Lindee, *Moments of Truth in Genetic Medicine*, Baltimore, Johns Hopkins University Press, 2005, p. 24.

26. V. A. McKusick y R. Claiborne, eds., *Medical Genetics*, Nueva York, HP Publishing, 1973.

27. *Ibid.*; Joseph Dancis, «The prenatal detection of hereditary defects», p. 247.

28. Mark Zhang, «*Park v. Chessin* (1977)», *The Embryo Project Encyclopedia*, 31 de enero de 2014, <https://embryo.asu.edu/pages/park-v-chessin-1977>.

29. *Ibid.*

«INTERFERIR, INTERFERIR, INTERFERIR»

1. Gerald Leach, «Breeding Better People», *Observer*, 12 de abril de 1970.

2. Michelle Morgante, «DNA scientist Francis Crick dies at 88», *Miami Herald*, 29 de julio de 2004.

3. Lily E. Kay, *The Molecular Vision of Life. Caltech, the Rockefeller Foundation, and the Rise of the New Biology*, Nueva York, Oxford University Press, 1993, p. 276.

4. David Plotz, «Darwin's Engineer», *Los Angeles Times*, 5 de junio de 2005, <http://www.latimes.com/la-tm-spermbank23jun05-story.html#page=1>.

5. Joel N. Shurkin, *Broken Genius. The Rise and Fall of William Shockley, Creator of the Electronic Age*, Londres, Macmillan, 2006, p. 256.

6. Daniel J. Kevles, *In the Name of Eugenics. Genetics and the Uses of Human Heredity*, Nueva York, Alfred A. Knopf, 1985, p. 263.

7. *Departments of Labor and Health, Education, and Welfare Appropriations for 1967*, Washington D. C., Government Printing Office, 1966, p. 249.

8. Victor McKusick, en Mark A. Rothstein, ed., *Legal and Ethical Issues Raised by the Human Genome Project: Proceedings of the Conference in Houston, Texas, March 7-9, 1991*, Houston, University of Houston, Health Law and Policy Institute, 1991.

9. Matthew R. Walker y Ralph Rapley, *Route Maps in Gene Technology*, Oxford, Blackwell Science, 1997, p. 144.

UN POBLADO DE BAILARINES Y UN ATLAS DE PECAS

1. W. H. Gardner, *Gerard Manley Hopkins. Poems and Prose*, Taipei, Shu lin, 1968, «Pied Beauty».

2. George Huntington, «Recollections of Huntington's chorea as I saw it at East Hampton, Long Island, during my boyhood», *Journal of Nervous and Mental Disease*, vol. 37 (1910), pp. 255-257.

3. Robert M. Cook-Deegan, *The Gene Wars. Science, Politics, and the Human Genome*, Nueva York, W. W. Norton, 1994, p. 38.

4. K. Kravitz *et al.*, «Genetic linkage between hereditary hemochromatosis and HLA», *American Journal of Human Genetics*, vol. 31, n.º 5 (1979), p. 601.

5. Y. Wai Kan y Andree M. Dozy, «Polymorphism of DNA sequence adjacent to human beta-globin structural gene: Relationship to sickle mutation», *Proceedings of the National Academy of Sciences*, vol. 75, n.º 11 (1978), pp. 5.631-5.635.

6. David Botstein *et al.*, «Construction of a genetic linkage map in man using restriction fragment length polymorphisms», *American Journal of Human Genetics*, vol. 32, n.º 3 (1980), p. 314.

7. Louis MacNeice, «Snow», en *The New Cambridge Bibliography of English Literature*, vol. 3, ed. de George Watson, Cambridge, Cambridge University Press, 1971.

8. Victor K. McElheny, *Drawing the Map of Life. Inside the Human Genome Project*, Nueva York, Basic Books, 2010, p. 29.

9. Botstein *et al.*, «Construction of a genetic linkage map», p. 314.

10. N. Wexler, «Huntington's Disease. Advocacy Driving Science», *Annual Review of Medicine*, n.° 63 (2012), pp. 1-22.

11. N. S. Wexler, «Genetic "Russian Roulette". The Experience of Being At Risk for Huntington's Disease», en S. Kessler, ed., *Genetic Counseling: Psychological Dimensions*, Nueva York, Academic Press, 1979.

12. «New discovery in fight against Huntington's disease», NUI Galway, 22 de febrero de 2012, <http://www.nuigalway.ie/about-us/news-and-events/news-archive/2012/february2012/new-discovery-in-fight-against-huntingtons-disease-1.html>.

13. Gene Veritas, «At risk for Huntington's disease», 21 de septiembre de 2011, <http://curehd.blogspot.com/2011_09_01_archive.html>.

14. Los detalles sobre la historia de la familia Wexler proceden de Alice Wexler, *Mapping Fate. A Memoir of Family, Risk, and Genetic Research*, Berkeley, University of California Press, 1995; Jeff Lyon y Peter Gorner, *Altered Fates. Gene Therapy and the Retooling of Human Life*, Nueva York, W. W. Norton, 1996, y «Makers profile. Nancy Wexler, neuropsychologist & president, Hereditary Disease Foundation», MAKERS, The Largest Video Collection of Women's Stories, <http://www.makers.com/nancy-wexler>.

15. *Ibid.*

16. «History of the HDF», Hereditary Disease Foundation, <http://hdfoundation.org/history-of-the-hdf/>.

17. Nancy Wexler, «Life in The Lab», *LA Times Magazine*, 10 de febrero de 1991.

18. Associated Press, «Milton Wexler; Promoted Huntington's Research», *Washington Post*, 23 de marzo de 2007, <http://www.washingtonpost.com/wp-dyn/content/article/2007/03/22/AR2007032202068.html>.

19. Wexler, *Mapping Fate*, p. 177.

20. *Ibid.*, p. 178.

21. Descripción de Barranquitas en «Nancy Wexler in Venezuela Huntington's disease», BBC, 2010, YouTube, <https://www.youtube.com/watch?v=D6LbkTW8fDU>.

22. M. S. Okun y N. Thommi, «Americo Negrette (1924 to 2003). Diagnosing Huntington disease in Venezuela», *Neurology*, vol. 63, n.° 2 (2004), pp. 340-343, <doi:10.1212/01.wnl.0000129827.16522.78>.

23. Para los datos de prevalencia, véase <http://www.cmmt.ubc.ca/research/diseases/huntingtons/HD_Prevalence>.

24. Véase Nancy Wexler, «What Is a Homozygote?», en *Gene Hunter. The Story of Neuropsychologist Nancy Wexler (Women's Adventures in Science (Joseph Henry Press)*, 30 de octubre de 2006, p. 51.

25. Jerry E. Bishop y Michael Waldholz, *Genome. The Story of the Most Astonishing Scientific Adventure of Our Time*, Nueva York, Simon & Schuster, 1990, pp. 82-86.

26. Este árbol genealógico llegaría a contar con más de 18.000 individuos en diez generaciones. Todos descendían de un antepasado común, una mujer llamada María Concepción —un nombre curiosamente apropiado al caso—, que en el siglo xix concibió los miembros de la primera familia portadora del gen anormal en aquellas aldeas.

27. La familia norteamericana no era lo bastante grande como para poder probar el vínculo, pero sí la venezolana. Juntando ambas, los científicos pudieron probar la existencia de un marcador de ADN que acompañaba a la EH. Véase J. F. Gusella, N. S. Wexler, P. M. Conneally *et al.*, «A Polymorphic DNA Marker Genetically Linked to Huntington's Disease», *Nature*, vol. 306, n.° 5.940 (1983), pp. 234-238, <doi:10.1038/306234a0>.

28. *Ibid.*, pp. 234-238.

29. Karl Kieburtz *et al.*, «Trinucleotide repeat length and progression of illness in Huntington's disease», *Journal of Medical Genetics*, vol. 31, n.° 11 (1994), pp. 872-874.

30. Lyon y Gorner, *Altered Fates*, p. 424.

31. Nancy S. Wexler, «Venezuelan kindreds reveal that genetic and environmental factors modulate Huntington's disease age of onset», *Proceedings of the National Academy of Sciences*, vol. 101, n.° 10 (2004), pp. 3.498-3.503.

32. *The Almanac of Children's Songs and Games from Switzerland*, Leipzig, J. J. Weber, 1857.

33. «The History of Cystic Fibrosis», cysticfibrosismedicine.com, <http://www.cfmedicine.com/history/earlyyears.htm>.

34. Lap-Chee Tsui *et al.*, «Cystic fibrosis locus defined by a genetically linked polymorphic DNA marker», *Science*, vol. 230, n.° 4.729 (1985), pp. 1.054-1.057.

35. Wanda K. Lemna *et al.*, «Mutation analysis for heterozygote detection and the prenatal diagnosis of cystic fibrosis», *New England Journal of Medicine*, vol. 322, n.° 5 (1990), pp. 291-296.

36. V. Scotet *et al.*, «Impact of public health strategies on the birth prevalence of cystic fibrosis in Brittany, France», *Human Genetics*, vol. 113, n.° 3 (2003), pp. 280-285.

37. D. Kronn, V. Jansen y H. Ostrer, «Carrier screening for cystic fibrosis, Gaucher disease, and Tay-Sachs disease in the Ashkenazi Jewish population. The first 1,000 cases at New York University Medical Center, New York, NY», *Archives of Internal Medicine*, vol. 158, n.° 7 (1998), pp. 777-781.

38. Elinor S. Shaffer, ed., *The Third Culture. Literature and Science*, vol. 9, Berlín, Walter de Gruyter, 1998, p. 21.

39. Robert L. Sinsheimer, «The prospect for designed genetic change», *American Scientist*, vol. 57, n.º 1 (1969), pp. 134-142.

40. Jay Katz, Alexander Morgan Capron y Eleanor Swift Glass, *Experimentation with Human Beings. The Authority of the Investigator, Subject, Professions, and State in the Human Experimentation Process*, Nueva York, Russell Sage Foundation, 1972, p. 488.

41. John Burdon Sanderson Haldane, *Daedalus or Science and the Future*, Nueva York, E. P. Dutton, 1924, p. 48.

«DISPONER DEL GENOMA»

1. John Sulston y Georgina Ferry, *The Common Thread. A Story of Science, Politics, Ethics, and the Human Genome*, Washington D. C., Joseph Henry Press, 2002, p. 264.

2. Robert M. Cook-Deegan, *The Gene Wars. Science, Politics, and the Human Genome*, Nueva York, W. W. Norton, 1994, p. 62.

3. «OrganismView. Search organisms and genomes», CoGe: OrganismView, <https://genomevolution.org/coge//organismview.pl?gid=7029>.

4. Yoshio Miki *et al.*, «A strong candidate for the breast and ovarian cancer susceptibility gene *BRCA1*», *Science*, vol. 266, n.º 5.182 (1994), pp. 66-71.

5. F. Collins *et al.*, «Construction of a general human chromosome jumping library, with application to cystic fibrosis», *Science*, vol. 235, n.º 4.792 (1987), pp. 1.046-1.049, <doi:10.1126/science.2950591>.

6. Mark Henderson, «Sir John Sulston and the Human Genome Project», Wellcome Trust, 3 de mayo de 2011, <http://genome.wellcome.ac.uk/doc_wtvm051500.html>.

7. *Departments of Labor, Health and Human Services, Education, and Related Agencies Appropriations for 1996. Hearings before a Subcommittee of the Committee on Appropriations, House of Representatives, One Hundred Fourth Congress, First Session*, Washington D. C., Government Printing Office, 1995, <http://catalog.hathitrust.org/Record/003483817>.

8. Alvaro N. A. Monteiro y Ricardo Waizbort, «The accidental cancer geneticist. Hilário de Gouvêa and hereditary retinoblastoma», *Cancer Biology & Therapy*, vol. 6, n.º 5 (2007), pp. 811-813, <doi:10.4161/cbt.6.5.4420>.

9. Bert Vogelstein y Kenneth W. Kinzler, «The multistep nature of cancer», *Trends in Genetics*, vol. 9, n.º 4 (1993), pp. 138-141.

10. Valrie Plaza, *American Mass Murderers*, Raleigh, NC, Lulu Press, 2015, «Chapter 57: James Oliver Huberty».

11. «Schizophrenia in the National Academy of Sciences—National Research Council Twin Registry. A 16-year update», *American Journal of Psychiatry*, vol. 140, n.º 12 (1983), pp. 1.551-1.563, <doi:10.1176/ajp.140.12.1551>.

12. D. H. O'Rourke *et al.*, «Refutation of the general singlelocus modelo for the etiology of schizophrenia», *American Journal of Human Genetics*, vol. 34, n.º 4 (1982), p. 630.

13. Peter McGuffin *et al.*, «Twin concordance for operationally defined schizophrenia. Confirmation of familiality and heritability», *Archives of General Psychiatry*, vol. 41, n.º 6 (1984), pp. 541-545.

14. James Q. Wilson y Richard J. Herrnstein, *Crime and Human Nature. The Definitive Study of the Causes of Crime*, Nueva York, Simon & Schuster, 1985.

15. Matt DeLisi, «James Q. Wilson», en Keith Hayward, Jayne Mooney y Shadd Maruna, eds., *Fifty Key Thinkers in Criminology*, Londres, Routledge, 2010, pp. 192-196.

16. Doug Struck, «The Sun (1837-1988)», *Baltimore Sun*, 2 de febrero de 1986, p. 79.

17. Kary Mullis, «Nobel Lecture. The polymerase chain reaction», 8 de diciembre de 1993, Nobelprize.org, <http://www.nobelprize.org/nobel_prizes/chemistry/laureates/1993/mullis-lecture.html>.

18. Sharyl J. Nass y Bruce Stillman, *Large-Scale Biomedical Science. Exploring Strategies for Future Research*, Washington D. C., National Academies Press, 2003, p. 33.

19. Victor K. McElheny, *Drawing the Map of Life. Inside the Human Genome Project*, Nueva York, Basic Books, 2010, p. 65.

20. «About NHGRI: A Brief History and Timeline», Genome.gov, <http://www.genome.gov/10001763>.

21. McElheny, *Drawing the Map of Life*, p. 89.

22. *Ibid.*

23. J. David Smith, «Carrie Elizabeth Buck (1906-1983)», *Encyclopedia Virginia*, <http://www.encyclopediavirginia.org/Buck_Carrie_Elizabeth_1906-1983>.

24. *Ibid.*

Los geógrafos

1. Jonathan Swift y Thomas Roscoe, *The Works of Jonathan Swift, DD. With Copious Notes and Additions and a Memboir of the Author*, vol. 1, Nueva York, Derby, 1859, pp. 247-248.

2. Justin Gillis, «Gene-mapping controversy escalates; Rockville firm says government officials seek to undercut its effort», *Washington Post*, 7 de marzo de 2000.

3. L. Roberts, «Gambling on a Shortcut to Genome Sequencing», *Science*, vol. 252, n.º 5.013 (1991), pp. 1.618-1.619.

4. Lisa Yount, *A to Z of Biologists*, Nueva York, Facts On File, 2003, p. 312.

5. J. Craig Venter, *A Life Decoded. My Genome, My Life*, Nueva York, Viking, 2007, p. 97.

6. R. Cook-Deegan y C. Heaney, «Patents in genomics and human genetics», *Annual Review of Genomics and Human Genetics*, vol. 11 (2010), pp. 383-425, <doi:10.1146/annurev-genom-082509-141811>.

7. Edmund L. Andrews, «Patents. Unaddressed Question in Amgen Case», *New York Times*, 9 de marzo de 1991.

8. John Sulston y Georgina Ferry, *The Common Thread. A Story of Science, Politics, Ethics, and the Human Genome*, Washington D. C., Joseph Henry Press, 2002, p. 87.

9. Pamela R. Winnick, *A Jealous God. Science's Crusade against Religion*, Nashville, TN, Nelson Current, 2005, p. 225.

10. Eric Lander, entrevista con el autor, 2015.

11. L. Roberts, «Genome Patent Fight Erupts», *Science*, vol. 254, n.º 5.029 (1991), pp. 184-186.

12. Venter, *Life Decoded*, 153.

13. Hamilton O. Smith *et al.*, «Frequency and distribution of DNA uptake signal sequences in the *Haemophilus influenzae* Rd genome», *Science* 269, n.º 5223 (1995), 538-40.

14. Venter, *Life Decoded*, p. 212.

15. *Ibid.*, p. 219.

16. Eric Lander, entrevista con el autor, octubre de 2015.

17. *Ibid.*

18. La empresa HGS la creó William Haseltine, antiguo profesor de Harvard que esperaba utilizar la genómica para descubrir nuevos medicamentos.

19. Justin Gills y Rick Weiss, «Private firm aims to beat government to gene map», *Washington Post*, 12 de mayo de 1998, <http://www.washingtonpost.com/archive/politics/1998/05/12/private-firm-aims-to-beat-government-to-gene-map/bfd5a322-781e-4b71-b939-5e7e6a8ebbdb/>.

20. «1998: Genome of roundworm *C. elegans* sequenced», Genome. gov, <http://www.genome.gov/25520394>.

21. Borbála Tihanyi *et al.*, «The *C. elegans Hox* gene *ceh-13* regulates cell migration and fusion in a non-colinear way. Implications for the early

evolution of *Hox* clusters», *BMC Developmental Biology*, vol. 10, n.° 78 (2010), <doi:10.1186/1471-213X-10-78>.

22. *Science*, vol. 282, n.° 5.396 (1998), pp. 1.945-2.140.

23. David Dickson y Colin Macilwain, «"It's a G". The one-billionth nucleotide», *Nature*, vol. 402, n.° 6.760 (1999), p. 331.

24. Declan Butler, «Venter's *Drosophila* "success" set to boost human genome efforts», *Nature*, vol. 401, n.° 6.755 (1999), pp. 729-730.

25. «The *Drosophila* genome», *Science*, vol. 287, n.° 5.461 (2000), pp. 2.105-2.364.

26. David N. Cooper, *Human Gene Evolution*, Oxford, BIOS Scientific Publishers, 1999, p. 21.

27. William K. Purves, *Life. The Science of Biology*, Sunderland, MA, Sinauer Associates, 2001, p. 262.

28. Nicholas Marsh, *William Blake. The Poems*, Houndmills, Basingstoke (Inglaterra), Palgrave, 2001, p. 56.

29. Palabras del director del Drosophila Genome Project (Berkeley), Gerry Rubin, citadas en Robert Sanders, «UC Berkeley collaboration with Celera Genomics concludes with publication of nearly complete sequence of the genome of the fruit fly», nota de prensa, Universidad de California en Berkeley, 24 de marzo de 2000, <http://www.berkeley.edu/news/media/releases/2000/03/03-24-2000.html>.

30. *The Age of the Genome*, BBC Radio 4, <http://www.bbc.co.uk/programmes/b00ss2rk>.

31. James Shreeve, *The Genome War. How Craig Venter Tried to Capture the Code of Life and Save the World*, Nueva York, Alfred A. Knopf, 2004, p. 350.

32. Para más detalles sobre esta historia, véase *ibid*. Véase también Venter, *Life Decoded*, p. 97.

33. «June 2000 White House Event», Genome.gov, <https://www.genome.gov/10001356>.

34. «President Clinton, British Prime Minister Tony Blair deliver remarks on human genome milestone», CNN.com Transcripts, 26 de junio de 2000.

35. Shreeve, *Genome War*, p. 360.

36. Victor K. McElheny, *Drawing the Map of Life. Inside the Human Genome Project*, Nueva York, Basic Books, 2010, p. 163.

37. Eric Lander, entrevista con el autor, octubre de 2015.

38. Shreeve, *Genome War*, p. 364.

El libro del hombre (en veintitrés tomos)

1. Estos detalles del Proyecto Genoma Humano proceden de «Human genome far more active than thought», Wellcome Trust, Sanger Institute, 5 de septiembre de 2012, <http://www.sanger.ac.uk/about/press/2012/120905.html>; J. Craig Venter, *A Life Decoded. My Genome, My Life*, Nueva York, Viking, 2007, y Committee on Mapping and Sequencing the Human Genome, *Mapping and Sequencing the Human Genome*, Washington D. C., National Academy Press, 1988, <http://www.nap.edu/read/1097/chapter/1>.

Quinta parte: A través del espejo

1. Lewis Carroll, *Alice in Wonderland*, Nueva York, W. W. Norton, 2013. [Hay trad. cast.: *Alicia en el País de las Maravillas*, Barcelona, Penguin Clásicos, 2015.]

«Por lo tanto, somos lo mismo»

1. Kathryn Stockett, *The Help*, Nueva York, Amy Einhorn Books/Putnam, 2009, p. 235. [Hay trad. cast.: *Criadas y señoras*, Madrid, Maeva, 2009.]
2. «Who is blacker Charles Barkley or Snoop Dogg», YouTube, 19 de enero de 2010, <https://www.youtube.com/watch?v=yHfX-11ZHXM>.
3. Franz Kafka, *The Basic Kafka*, Nueva York, Pocket Books, 1979, p. 259.
4. Everett Hughes, «The making of a physician. General statement of ideas and problems», *Human Organization*, vol. 14, n.º 4 (1955), pp. 21-25.
5. Allen Verhey, *Nature and Altering It*, Grand Rapids, MI, William B. Eerdmans, 2010, p. 19. Véase también Matt Ridley, *Genome. The Autobiography of a Species in 23 Chapters*, Nueva York, HarperCollins, 1999, p. 54.
6. Committee on Mapping and Sequencing, *Mapping and Sequencing*, p. 11.
7. Louis Agassiz, «On the origins of species», *American Journal of Science and Arts*, n.º 30 (1860), pp. 142-154.
8. Douglas Palmer, Paul Pettitt y Paul G. Bahn, *Unearthing the Past. The Great Archaeological Discoveries That Have Changed History*, Guilford, CT, Globe Pequot, 2005, p. 20.
9. *Popular Science Monthly*, n.º 100 (1922).
10. Rebecca L. Cann, Mork Stoneking y Allan C. Wilson, «Mitochondrial DNA and human evolution», *Nature*, vol. 325 (1987), pp. 31-36.
11. Véase Chuan Ku *et al.*, «Endosymbiotic origin and differential loss of eukaryotic genes», *Nature*, vol. 524 (2015), pp. 427-432.

12. Thomas D. Kocher *et al.*, «Dynamics of mitochondrial DNA evolution in animals. Amplification and sequencing with conserved primers», *Proceedings of the National Academy of Sciences*, vol. 86, n.° 16 (1989), pp. 6.196-6.200.

13. David M. Irwin, Thomas D. Kocher y Allan C. Wilson, «Evolution of the cytochrome-b gene of mammals», *Journal of Molecular Evolution*, vol. 32, n.° 2 (1991), pp. 128-144; Linda Vigilant *et al.*, «African populations and the evolution of human mitochondrial DNA», *Science*, vol. 253, n.° 5.027 (1991), pp. 1.503-1.507; Anna Di Rienzo y Allan C. Wilson, «Branching pattern in the evolutionary tree for human mitochondrial DNA», *Proceedings of the National Academy of Sciences*, vol. 88, n.° 5 (1991), pp. 1.597-1.601.

14. Jun Z. Li *et al.*, «Worldwide human relationships inferred from genome-wide patterns of variation», *Science*, vol. 319, n.° 5.866 (2008), pp. 1.100-1.104.

15. John Roach, «Massive genetic study supports "out of Africa" theory», *National Geographic News*, 21 de febrero de 2008.

16. Lev A. Zhivotovsky, Noah A. Rosenberg y Marcus W. Feldman, «Features of evolution and expansion of modern humans, inferred from genomewide microsatellite markers», *American Journal of Human Genetics*, vol. 72, n.° 5 (2003), pp. 1.171-1.186.

17. Noah Rosenberg *et al.*, «Genetic structure of human populations», *Science*, vol. 298, n.° 5.602 (2002), pp. 2.381-2.385. Puede verse un mapa de las migraciones humanas en L. L. Cavalli-Sforza y Marcus W. Feldman, «The application of molecular genetic approaches to the study of human evolution», *Nature Genetics*, vol. 33 (2003), pp. 266-275.

18. Sobre el origen de los humanos en Sudáfrica, véase Brenna M. Henn *et al.*, «Hunter-gatherer genomic diversity suggests a southern African origin for modern humans», *Proceedings of the National Academy of Sciences*, vol. 108, n.° 13 (2011), pp. 5.154-5.162. Véase también Brenna M. Henn, L. L. Cavalli-Sforza y Marcus W. Feldman, «The great human expansion», *Proceedings of the National Academy of Sciences*, vol. 109, n.° 44 (2012), pp. 17.758-17.764.

19. Philip Larkin, «Annus Mirabilis», *High Windows*.

20. Christopher Stringer, «Rethinking "out of Africa"», editorial, *Edge*, 12 de noviembre de 2011, <http://edge.org/conversation/rethinking-out-of-africa>.

21. H. C. Harpending *et al.*, «Genetic traces of ancient demography», *Proceedings of the National Academy of Sciences*, vol. 95 (1998), pp. 1.961-1.967; R. Gonser *et al.*, «Microsatellite mutations and inferences about human demography», *Genetics*, vol. 154 (2000), pp. 1.793-1.807; A. M. Bowcock *et al.*, «High resolution of human evolutionary trees with polymorphic microsa-

tellites», *Nature*, vol. 368 (1994), pp. 455-457, y C. Dib *et al.*, «A comprehensive genetic map of the human genome based on 5,264 microsatellites», *Nature*, vol. 380 (1996), pp. 152-154.

22. Anthony P. Polednak, *Racial and Ethnic Differences in Disease*, Oxford, Oxford University Press, 1989, pp. 32-33.

23. M. W. Feldman y R. C. Lewontin, «Race, ancestry, and medicine», en B. A. Koenig, S. S. Lee y S. S. Richardson, eds., *Revisiting Race in a Genomic Age*, New Brunswick, NJ, Rutgers University Press, 2008. Véase también Li *et al.*, «Worldwide human relationships inferred from genome-wide patterns of variation», pp. 1.100-1.104.

24. L. Cavalli-Sforza, Paola Menozzi y Alberto Piazza, *The History and Geography of Human Genes*, Princeton, NJ, Princeton University Press, 1994, p. 19.

25. Stockett, *Help*.

26. Cavalli-Sforza, Menozzi y Piazza, *The History and Geography*.

27. Richard Herrnstein y Charles Murray, *The Bell Curve*, Nueva York, Simon & Schuster, 1994.

28. «The *Bell Curve* agenda», *New York Times*, 24 de octubre de 1994.

29. *Crime and Human Nature*, Nueva York, Simon & Schuster, 1985.

30. Charles Spearman, «"General Intelligence", objectively determined and measured», *American Journal of Psychology*, vol. 15, n.º 2 (1904), pp. 201-292.

31. El concepto de «cociente intelectual» lo desarrolló por primera vez el psicólogo aleman Wilhelm Stern.

32. Louis Leon Thurstone, «The absolute zero in intelligence measurement», *Psychological Review*, vol. 35, n.º 3 (1928), p. 175, y L. Thurstone, «Some primary abilities in visual thinking», *Proceedings of the American Philosophical Society* (1950), pp. 517-521. Véase también Howard Gardner y Thomas Hatch, «Educational implications of the theory of multiple intelligences», *Educational Researcher*, vol. 18, n.º 8 (1989), pp. 4-10.

33. Herrnstein y Murray, *Bell Curve*, p. 284.

34. George A. Jervis, «The mental deficiencies», *Annals of the American Academy of Political and Social Science* (1953), pp. 25-33. Véase también Otis Dudley Duncan, «Is the intelligence of the general population declining?», *American Sociological Review*, vol. 17, n.º 4 (1952), pp. 401-407.

35. Las variables particulares evaluadas por Murray y Herrnstein merecen un comentario. Ambos se preguntaban si un profundo desencanto con los tests y las puntuaciones podría afectar a los afroamericanos, volviéndolos reacios a someterse a los tests de inteligencia. Pero sus sutiles experimentos destinados a medir y excluir cualquier posibilidad de «retirada» del test no pudieron suprimir la diferencia de quince puntos. También conside-

raron la posibilidad de que las pruebas estuviesen culturalmente sesgadas (quizá el ejemplo más notorio, tomado de una prueba de acceso a la universidad, fuera pedir a los estudiantes que considerasen la analogía «remeros: regata». Un especialista en el lenguaje o la cultura podría desconocer que la mayoría de los niños de una ciudad, negros o blancos, quizá no supieran lo que es una regata, por no hablar de lo que en ella hace un remero). Sin embargo, aun después de suprimir de los tests los ítems específicos de una determinada cultura o clase social, Murray y Herrnstein informaron de que persistía la diferencia de unos quince puntos.

36. Eric Turkheimer, «Consensus and controversy about IQ», *Contemporary Psychology*, vol. 35, n.º 5 (1990), pp. 428-430. Véase también Eric Turkheimer *et al.*, «Socioecumenic status modifies heritability of IQ in young children», *Psychological Science*, vol. 14, n.º 6 (2003), pp. 623-628.

37. Stephen Jay Gould, «Curve ball», *New Yorker*, 28 de noviembre de 1994, pp. 139-140.

38. Orlando Patterson, «For Whom the Bell Curves», en Steven Fraser, ed., *The Bell Curve Wars. Race, Intelligence, and the Future of America*, Nueva York, Basic Books, 1995.

39. William Wright, *Born That Way. Genes, Behavior, Personality*, Londres, Routledge, 2013, p. 195.

40. Herrnstein y Murray, *Bell Curve*, pp. 300-305.

41. Sandra Scarr y Richard A. Weinberg, «Intellectual similarities within families of both adopted and biological children», *Intelligence*, vol. 1, n.º 2 (1977), pp. 170-191.

42. Alison Gopnik, «To drug or not to drug», *Slate*, 22 de febrero de 2010, <http://www.slate.com/articles/arts/books/2010/02/to_drug_or_not_to_drug.2.html>.

LA PRIMERA DERIVADA DE LA IDENTIDAD

1. Paul Brodwin, «Genetics, identity, and the anthropology of essentialism», *Anthropological Quarterly*, vol. 75, n.º 2 (2002), pp. 323-330.

2. Frederick Augustus Rhodes, *The Next Generation*, Boston, R. G. Badger, 1915, p. 74.

3. Editorials, *Journal of the American Medical Association*, n.º 41 (1903), p. 1.579.

4. Nettie Maria Stevens, *Studies in Spermatogenesis. A Comparative Study of the Heterochromosomes in Certain Species of Coleoptera, Hemiptera and Lepidoptera, with Especial Reference to Sex Determination*, Baltimore, Carnegie Institution of Washington, 1906.

5. Kathleen M. Weston, *Blue Skies and Bench Space. Adventures in Cancer Research*, Cold Spring Harbor, NY, Cold Spring Harbor Laboratory Press, 2012, «Chapter 8: Walk This Way».

6. G. I. M. Swyer, «Male pseudohermaphroditism. A hitherto undescribed form», *British Medical Journal*, vol. 2, n.º 4.941 (1955), p. 709.

7. Ansbert Schneider-Gadicke *et al.*, «*ZFX* has a gene structure similar to *ZFY*, the putative human sex determinant, and escapes X inactivation», *Cell*, vol. 57, n.º 7 (1989), pp. 1.247-1.258.

8. Philippe Berta *et al.*, «Genetic evidence equating *SRY* and the testis-determining factor», *Nature*, vol. 348, n.º 6.300 (1990), pp. 448-450.

9. *Ibid.*; John Gubbay *et al.*, «A gene mapping to the sex-determining region of the mouse Y chromosome is a member of a novel family of embryonically expressed genes», *Nature*, vol. 346 (1990), pp. 245-250; Ralf J. Jäger *et al.*, «A human XY female with a frame shift mutation in the candidate testis-determining gene *SRY* gene», *Nature*, vol. 348 (1990), pp. 452-454; Peter Koopman *et al.*, «Expression of a candidate sex-determining gene during mouse testis differentiation», *Nature*, vol. 348 (1990), pp. 450-452; Peter Koopman *et al.*, «Male development of chromosomally female mice transgenic for *SRY* gene», *Nature*, vol. 351 (1991), pp. 117-121; Andrew H. Sinclair *et al.*, «A gene from the human sex-determining region encodes a protein with homology to a conserved DNA-binding motif», *Nature*, vol. 346 (1990), pp. 240-244.

10. «IAmA young woman with Swyer syndrome (also called XY gonadal dysgenesis)», Reddit, 2011, <https://www.reddit.com/r/IAmA/comments/e792p/iama_young_woman_with_swyer_syndrome_also_called/>.

11. Estos detalles de la vida de David Reimer proceden de John Colapinto, *As Nature Made Him. The Boy Who Was Raised as a Girl*, Nueva York, HarperCollins, 2000.

12. John Money, *A First Person History of Pediatric Psychoendocrinology*, Dordrecht, Springer Science & Business Media, 2002, «Chapter 6: David and Goliath».

13. Gerald N. Callahan, *Between XX and XY*, Chicago, Chicago Review Press, 2009, p. 129.

14. J. Michael Bostwick y Kari A. Martin, «A man's brain in an ambiguous body. A case of mistaken gender identity», *American Journal of Psychiatry*, vol. 164, n.º 10 (2007), pp. 1.499-1.505.

15. *Ibid.*

16. Heino F. L. Meyer-Bahlburg, «Gender identity outcome in female-raised 46,XY persons with penile agenesis, cloacal exstrophy of the bladder, or penile ablation», *Archives of Sexual Behavior*, vol. 34, n.º 4 (2005), pp. 423-438.

17. Otto Weininger, *Sex and Character. An Investigation of Fundamental Principles*, Bloomington, Indiana University Press, 2005, p. 2.

18. Carey Reed, «Brain "gender" more flexible than once believed, study finds», *PBS NewsHour*, 5 de abril de 2015, <http://www.pbs.org/newshour/rundown/brain-gender-flexible-believed-study-finds/>. Véase también Bridget M. Nugent *et al.*, «Brain feminization requires active repression of masculinization via DNA methylation», *Nature Neuroscience*, vol. 18 (2015), pp. 690-697.

EL ÚLTIMO KILÓMETRO

1. William Wright, *Born That Way. Genes, Behavior, Personality*, Londres, Routledge, 2013, p. 27.

2. Sándor Lorand y Michael Balint, eds., *Perversions. Psychodynamics and Therapy*, Nueva York, Random House, 1956; reimp. Londres, Ortolan Press, 1965, p. 75.

3. Bernard J. Oliver Jr., *Sexual Deviation in American Society*, New Haven, CT, New College and University Press, 1967, p. 146.

4. Irving Bieber, *Homosexuality. A Psychoanalytic Study*, Lanham, MD, Jason Aronson, 1962, p. 52.

5. Jack Drescher, Ariel Shidlo y Michael Schroeder, *Sexual Conversion Therapy. Ethical, Clinical and Research Perspectives*, Boca Raton, FL, CRC Press, 2002, p. 33.

6. «The 1992 campaign: The vice president; Quayle contends homosexuality is a matter of choice, not biology», *New York Times*, 14 de septiembre de 1992, <http://www.nytimes.com/1992/09/14/us/1992-campaign-vice-president-quayle-contends-homosexuality-matter-choice-not.html>.

7. David Miller, «Introducing the "gay gene". Media and scientific representations», *Public Understanding of Science*, vol. 4, n.° 3 (1995), pp. 269-284, <http://www.academia.edu/3172354/Introducing_the_Gay_Gene_Media_and_Scientific_Representations>.

8. C. Sarler, «Moral majority gets its genes all in a twist», *People*, julio de 1993, p. 27.

9. Richard C. Lewontin, Steven P. R. Rose y Leon J. Kamin, *Not in Our Genes. Biology, Ideology, and Human Nature*, Nueva York, Pantheon Books, 1984.

10. *Ibid.*, p. 261.

11. J. Michael Bailey y Richard C. Pillard, «A genetic study of male sexual orientation», *Archives of General Psychiatry*, vol. 48, n.° 12 (1991), pp. 1.089-1.096.

12. Frederick L. Whitam, Milton Diamond y James Martin, «Homosexual orientation in twins. A report on 61 pairs and three triplet sets», *Archives of Sexual Behavior*, vol. 22, n.° 3 (1993), pp. 187-206.

13. Dean Hamer, *Science of Desire. The Gay Gene and the Biology of Behavior*, Nueva York, Simon & Schuster, 2011, p. 40.

14. *Ibid.*, pp. 91-104.

15. «The "gay gene" debate», *Frontline*, PBS, <http://www.pbs.org/wgbh/pages/frontline/shows/assault/genetics/>.

16. Richard Horton, «Is homosexuality inherited?» *Frontline*, PBS, <http://www.pbs.org/wgbh/pages/frontline/shows/assault/genetics/nyreview.html>.

17. Timothy F. Murphy, *Gay Science. The Ethics of Sexual Orientation Research*, Nueva York, Columbia University Press, 1997, p. 144.

18. M. Philip, «A review of Xq28 and the effect on homosexuality», *Interdisciplinary Journal of Health Science*, vol. 1 (2010), pp. 44-48.

19. Dean H. Hamer *et al.*, «A linkage between DNA markers on the X chromosome and male sexual orientation», *Science*, vol. 261, n.° 5.119 (1993), pp. 321-327.

20. Brian S. Mustanski *et al.*, «A genomewide scan of male sexual orientation», *Human Genetics*, vol. 116, n.° 4 (2005), pp. 272-278.

21. A. R. Sanders *et al.*, «Genome-wide scan demonstrates significant linkage for male sexual orientation», *Psychological Medicine*, vol. 45, n.° 7 (2015), pp. 1.379-1.388.

22. Elizabeth M. Wilson, «Androgen receptor molecular biology and potential targets in prostate cancer», *Therapeutic Advances in Urology*, vol. 2, n.° 3 (2010), pp. 105-117.

23. Macfarlane Burnet, *Genes, Dreams and Realities*, Dordrecht, Springer Science & Business Media, 1971, p. 170.

24. Nancy L. Segal, *Born Together —Reared Apart. The Landmark Minnesota Twin Study*, Cambridge, Harvard University Press, 2012, p. 4.

25. Wright, *Born That Way*, p. VIII.

26. *Ibid.*, p. VII.

27. Thomas J. Bouchard *et al.*, «Sources of human psychological differences. The Minnesota study of twins reared apart», *Science*, vol. 250, n.° 4.978 (1990), pp. 223-228.

28. Richard P. Ebstein *et al.*, «Genetics of human social behaviour», *Neuron*, vol. 65, n.° 6 (2010), pp. 831-844.

29. Wright, *Born That Way*, p. 52.

30. *Ibid.*, pp. 63-67.

31. *Ibid.*, p. 28.

32. *Ibid.*, p. 74.

33. *Ibid.*, p. 70.

34. *Ibid.*, p. 65.

35. *Ibid.*, p. 80.

36. Richard P. Ebstein *et al.*, «Dopamine D4 receptor (*D4DR*) exon III polymorphism associated with the human personality trait of novelty seeking», *Nature Genetics*, vol. 12, n.° 1 (1996), pp. 78-80.

37. Luke J. Matthews y Paul M. Butler, «Novelty-seeking *DRD4* polymorphisms are associated with human migration distance out-of-Africa after controlling for neutral population gene structure», *American Journal of Physical Anthropology*, vol. 145, n.° 3 (2011), pp. 382-389.

38. Lewis Carroll, *Alice in Wonderland*, Nueva York, W. W. Norton, 2013.

39. Eric Turkheimer, «Three laws of behavior genetics and what they mean», *Current Directions in Psychological Science*, vol. 9, n.° 5 (2000), pp. 160-164; E. Turkheimer y M. C. Waldron, «Nonshared environment. A theoretical, methodological, and quantitative review», *Psychological Bulletin*, vol. 126 (2000), pp. 78-108.

40. Robert Plomin y Denise Daniels, «Why are children in the same family so different from one another?», *Behavioral and Brain Sciences*, vol. 10, n.° 1 (1987), pp. 1-16.

41. William Shakespeare, *The Tempest*, acto IV, escena 1. [Hay trad. cast.: *Romances*, Barcelona, Penguin Clásicos, 2016.]

El Invierno del Hambre

1. Nessa Carey, *The Epigenetics Revolution. How Modern Biology Is Rewriting Our Understanding of Genetics, Disease, and Inheritance*, Nueva York, Columbia University Press, 2012, p. 5.

2. Evelyn Fox Keller, citada en Margaret Lock y Vinh-Kim Nguyen, *An Anthropology of Biomedicine*, Hoboken, NJ, John Wiley & Sons, 2010.

3. Erich D. Jarvis *et al.*, «For whom the bird sings. Context-dependent gene expression», *Neuron*, vol. 21, n.° 4 (1998), pp. 775-788.

4. Conrad Hal Waddington, *The Strategy of the Genes. A Discussion of Some Aspects of Theoretical Biology*, London, Allen & Unwin, 1957, pp. ix y 262.

5. Max Hastings, *Armageddon. The Battle for Germany, 1944-1945*, Nueva York, Alfred A. Knopf, 2004, p. 414.

6. Bastiaan T. Heijmans *et al.*, «Persistent epigenetic differences associated with prenatal exposure to famine in humans», *Proceedings of the National Academy of Sciences*, vol. 105, n.° 44 (2008), pp. 17.046-17.049.

7. John Gurdon, «Nuclear reprogramming in eggs», *Nature Medicine*, vol. 15, n.° 10 (2009), pp. 1.141-1.144.

8. J. B. Gurdon y H. R. Woodland, «The cytoplasmic control of nuclear activity in animal development», *Biological Reviews*, vol. 43, n.º 2 (1968), pp. 233-267.

9. «Sir John B. Gurdon—facts», Nobelprize.org, <http://www.nobelprize.org/nobel_prizes/medicine/laureates/2012/gurdon-facts.html>.

10. John Maynard Smith, entrevista en *Web of Stories*, <www.webofstories.com/play/john.maynard.smith/78>.

11. El científico japonés Susumu Ohno había formulado hipótesis sobre la inactivación del cromosoma X antes de descubrirse este fenómeno.

12. K. Raghunathan *et al.*, «Epigenetic inheritance uncoupled from sequence-specific recruitment», *Science*, vol. 348 (3 de abril de 2015), p. 6.230.

13. Jorge Luis Borges, *Ficciones*.

14. K. Takahashi y S. Yamanaka, «Induction of pluripotent stem cells from mouse embryonic and adult fibroblast cultures by defined factors», *Cell*, vol. 126, n.º 4 (2006), pp. 663-676. Véase también M. Nakagawa *et al.*, «Generation of induced pluripotent stem cells without *Myc* from mouse and human fibroblasts», *Nature Biotechnology*, vol. 26, n.º 1 (2008), pp. 101-106.

15. James Gleick, *The Information. A History, a Theory, a Flood*, Nueva York, Pantheon Books, 2011.

16. Itay Budin y Jack W. Szostak, «Expanding roles for diverse physical phenomena during the origin of life», *Annual Review of Biophysics*, vol. 39 (2010), pp. 245-263; Alonso Ricardo y Jack W. Szostak, «Origin of life on Earth», *Scientific American*, vol. 301, n.º 3 (2009), pp. 54-61.

17. Miller efectuó los experimentos originales junto con Harold Urey en la Universidad de Chicago; John Sutherland también realizó experimentos clave en Manchester.

18. Ricardo y Szostak, «Origin of life on Earth», pp. 54-61.

Sexta parte: Posgenoma

1. Elias G. Carayannis y Ali Pirzadeh, *The Knowledge of Culture and the Culture of Knowledge. Implications for Theory, Policy and Practice*, Londres, Palgrave Macmillan, 2013, p. 90.

2. Tom Stoppard, *The Coast of Utopia*, Nueva York, Grove Press, 2007, «Act Two, August 1852».

El futuro del futuro

1. Gina Smith, *The Genomics Age. How DNA Technology Is Transforming the Way We Live and Who We Are*, Nueva York, AMACOM, 2004.

2. Thomas Stearns Eliot, *Murder in the Cathedral*, Boston, Houghton Mifflin Harcourt, 2014.

3. Rudolf Jaenisch y Beatrice Mintz, «Simian virus 40 DNA sequences in DNA of healthy adult mice derived from preimplantation blastocysts injected with viral DNA», *Proceedings of the National Academy of Sciences*, vol. 71, n.º 4 (1974), pp. 1.250-1.254.

4. M. J. Evans y M. H. Kaufman, «Establishment in culture of pluripotential cells from mouse embryos», *Nature*, vol. 292 (1981), pp. 154-156.

5. M. Capecchi, «The first transgenic mice. An interview with Mario Capecchi. Interview by Kristin Kain», *Disease Models & Mechanisms*, vol. 1, n.º 4-5 (2008), p. 197.

6. Véanse, por ejemplo, M. R. Capecchi, «High efficiency transformation by direct microinjection of DNA into cultured mammalian cells», *Cell*, vol. 22 (1980), pp. 479-488, y K. R. Thomas y M. R. Capecchi, «Site-directed mutagenesis by gene targeting in mouse embryo-derived stem cells», *Cell*, vol. 51 (1987), pp. 503-512.

7. O. Smithies *et al.*, «Insertion of DNA sequences into the human chromosomal-globin locus by homologous re-combination», *Nature*, vol. 317 (1985), pp. 230-234.

8. Richard Dawkins, *The Blind Watchmaker. Why the Evidence of Evolution Reveals a Universe without Design*, W. W. Norton, 1986.

9. Kiyohito Murai *et al.*, «Nuclear receptor TLX stimulates hippocampal neurogenesis and enhances learning and memory in a transgenic mouse model», *Proceedings of the National Academy of Sciences*, vol. 111, n.º 25 (2014), pp. 9.115-9.120.

10. Karen Hopkin, «Ready, reset, go», *The Scientist*, 11 de marzo de 2011, <http://www.the-scientist.com/?articles.view/articleno/29550/title/ready-reset-go/>.

11. Para más detalles sobre el caso de Ashanti DeSilva, véanse W. French Anderson, «The best of times, the worst of times», *Science*, vol. 288, n.º 5.466 (2000), p. 627; Jeff Lyon y Peter Gorner, *Altered Fates. Gene Therapy and the Retooling of Human Life*, Nueva York, W. W. Norton, 1996, y Nelson A. Wivel y W. French Anderson, «24: Human gene therapy. Public policy and regulatory issues», *Cold Spring Harbor Monograph Archive*, n.º 36 (1999), pp. 671-689.

12. Lyon y Gorner, *Altered Fates*, p. 107.

13. «David Phillip Vetter (1971-1984)», *American Experience*, PBS, <http://www.pbs.org/wgbh/amex/bubble/peopleevents/p_vetter.html>.

14. Luigi Naldini *et al.*, «In vivo gene delivery and stable transduction of nondividing cells by a lentiviral vector», *Science*, vol. 272, n.º 5.259 (1996), pp. 263-267.

15. «Hope for gene therapy», *Scientific American Frontiers*, PBS, <http://www.pbs.org/saf/1202/features/genetherapy.htm>.

16. W. French Anderson *et al.*, «Gene transfer and expression in non-human primates using retroviral vectors», *Cold Spring Harbor Symposia on Quantitative Biology*, n.º 51 (1986), pp. 1.073-1.081.

17. Lyon y Gorner, *Altered Fates*, p. 124.

18. Lisa Yount, *Modern Genetics. Engineering Life*, Nueva York, Infobase Publishing, 2006, p. 70.

19. Lyon y Gorner, *Altered Fates*, p. 239.

20. *Ibid.*, p. 240.

21. *Ibid.*, p. 268.

22. Barbara Sibbald, «Death but one unintended consequence of gene-therapy trial», *Canadian Medical Association Journal*, vol. 164, n.º 11 (2001), p. 1.612.

23. Los detalles del caso de Jesse Gelsinger se encuentran en Evelyn B. Kelly, *Gene Therapy*, Westport, CT, Greenwood Press, 2007; Lyon y Gorner, *Altered Fates*, y Sally Lehrman, «Virus treatment questioned after gene therapy death», *Nature*, vol. 401, n.º 6.753 (1999), pp. 517-518.

24. James M. Wilson, «Lessons learned from the gene therapy trial for ornithine transcarbamylase deficiency», *Molecular Genetics and Metabolism*, vol. 96, n.º 4 (2009), pp. 151-157.

25. Paul Gelsinger, entrevistado por el autor en noviembre de 2014 y abril de 2015.

26. Robin Fretwell Wilson, «Death of Jesse Gelsinger. New evidence of the influence of money and prestige in human research», *American Journal of Law and Medicine*, vol. 36 (2010), p. 295.

27. Sibbald, «Death but one unintended consequence», p. 1.612.

28. Carl Zimmer, «Gene therapy emerges from disgrace to be the next big thing, again», *Wired*, 13 de agosto de 2013.

29. Sheryl Gay Stolberg, «The biotech death of Jesse Gelsinger», *New York Times*, 27 de noviembre de 1999, <http://www.nytimes.com/1999/11/28/magazine/the-biotech-death-of-jesse-gelsinger.html>.

30. Zimmer, «Gene therapy emerges».

DIAGNÓSTICOS GENÉTICOS: «PREVIVIENTES»

1. W. B. Yeats, *The Collected Poems of W. B. Yeats*, ed. de Richard Finneran, Nueva York, Simon & Schuster, 1996, «Byzantium», p. 248.

2. Jim Kozubek, «The birth of "transhumans"», *Providence (RI) Journal*, 29 de septiembre de 2013.

3. Eric Topol, entrevista con el autor, 2013.

4. Mary-Claire King, «Using pedigrees in the hunt for *BRCA1*», DNA Learning Center, <https://www.dnalc.org/view/15126-Using-pedigress-in-the-hunt-for-BRCA1-Mary-Claire-King.html>.

5. Jeff M. Hall *et al.*, «Linkage of early-onset familial breast cancer to chromosome 17q21», *Science*, vol. 250, n.° 4.988 (1990), pp. 1.684-1.689.

6. Jane Gitschier, «Evidence is evidence. An interview with Mary-Claire King», *PLOS*, 26 de septiembre de 2013.

7. E. Richard Gold y Julia Carbone, «Myriad Genetics. In the eye of the policy storm», *Genetics in Medicine*, n.° 12 (2010), pp. S39-S70.

8. Masha Gessen, *Blood Matters. From «BRCA1» to Designer Babies, How the World and I Found Ourselves in the Future of the Gene*, Boston, Houghton Mifflin Harcourt, 2009, p. 8.

9. Eugen Bleuler y Carl Gustav Jung, «Komplexe und Krankheitsursachen bei Dementia praecox», *Zentralblatt für Nervenheilkunde und Psychiatrie*, n.° 31 (1908), pp. 220-227.

10. Susan Folstein y Michael Rutte, «Infantile autism. A genetic study of 21 twin pairs», *Journal of Child Psychology and Psychiatry*, vol. 18, n.° 4 (1977), pp. 297-321.

11. Silvano Arieti y Eugene B. Brody, *Adult Clinical Psychiatry*, Nueva York, Basic Books, 1974, p. 553.

12. «1975: *Interpretation of Schizophrenia* by Silvano Arieti», National Book Award Winners: 1950-2014, National Book Foundation, <http://www.nationalbook.org/nbawinners_category.html#.vcnit7fxhom>.

13. Menachem Fromer *et al.*, «De novo mutations in schizophrenia implicate synaptic networks», *Nature*, vol. 506, n.° 7.487 (2014), pp. 179-184.

14. Schizophrenia Working Group of the Psychiatric Genomics, *Nature*, vol. 511 (2014), pp. 421-427.

15. Aswin Sekar *et al.*, «Schizophrenia risk from complex variation of complement component 4», *Nature*, vol. 530 (2016), pp. 177-183.

16. Benjamin Neale, citado en Simon Makin, «Massive study reveals schizophrenia's genetic roots. The largest-ever genetic study of mental illness reveals a complex set of factors», *Scientific American*, 1 de noviembre de 2014.

17. *Carey's Library of Choice Literature*, vol. 2, Filadelfia, E. L. Carey & A. Hart, 1836, p. 458.

18. Kay Redfield Jamison, *Touched with Fire*, Nueva York, Simon & Schuster, 1996.

19. Tony Attwood, *The Complete Guide to Asperger's Syndrome*, Londres, Jessica Kingsley, 2006.

20 Adrienne Sussman, «Mental illness and creativity. A neurological view of the "tortured artist"» *Stanford Journal of Neuroscience*, vol. 1, n.° 1 (2007), pp. 21-24.

21. Susan Sontag, *Illness as Metaphor and AIDS and Its Metaphors*, Nueva York, Macmillan, 2001.

22. Para más detalles sobre el congreso, véanse «The future of genomic medicine VI», Scripps Translational Science Institute, <http://www.slides hare.net/mdconferencefinder/the-future-of-genomic-medicine-vi-23895019>; Eryne Brown, «Gene mutation didn't slow down high school senior», *Los Angeles Times*, 5 de julio de 2015, <http://www.latimes.com/local/california/la-me-lilly-grossman-update-20150702-story.html>, y Konrad J. Karczewski, «The future of genomic medicine is here», *Genome Biology*, vol. 14, n.° 3 (2013), p. 304.

23. «Genome maps solve medical mystery for California twins», programa de la National Public Radio, 16 de junio de 2011.

24. Matthew N. Bainbridge *et al.*, «Whole-genome sequencing for optimized patient management», *Science Translational Medicine*, vol. 3, n.° 87 (2011), p. 87re3.

25. Antonio M. Persico y Valerio Napolioni, «Autism genetics», *Behavioural Brain Research*, vol. 251 (2013), pp. 95-112, y Guillaume Huguet, Elodie Ey y Thomas Bourgeron, «The genetic landscapes of autism spectrum disorders», *Annual Review of Genomics and Human Genetics*, vol. 14 (2013), pp. 191-213.

26. Albert H. C. Wong, Irving I. Gottesman y Arturas Petronis, «Phenotypic differences in genetically identical organisms. The epigenetic perspective», *Human Molecular Genetics*, vol. 14, supl. 1 (2005), pp. R11-R18. Véase también Nicholas J. Roberts *et al.*, «The predictive capacity of personal genome sequencing», *Science Translational Medicine*, vol. 4, n.° 133 (2012), p. 133ra58.

27. Alan H. Handyside *et al.*, «Pregnancies from biopsied human pre-implantation embryos sexed by Y-specific DNA amplification», *Nature*, vol. 344, n.° 6.268 (1990), pp. 768-770.

28. D. King, «The state of eugenics», *New Statesman & Society*, n.° 25 (1995), pp. 25-26.

29. K. P. Lesch *et al.*, «Association of anxiety-related traits with a poly-

morphism in the serotonergic transporter gene regulatory region», *Science*, vol. 274 (1996), pp. 1.527-1.531.

30. Douglas F. Levinson, «The genetics of depression. A review», *Biological Psychiatry*, vol. 60, n.° 2 (2006), pp. 84-92.

31. «Strong African American Families Program», Blueprints for Healthy Youth Development, <http://www.blueprintsprograms.com/eva luationAbstracts.php?pid=f76b2ea6b45eff3bc8e4399145cc17a0601 f5c8d>.

32. Gene H. Brody *et al.*, «Prevention effects moderate the association of *5-HTTLPR* and youth risk behaviour initiation. Gene × environment hypotheses tested via a randomized prevention design», *Child Development*, vol. 80, n.° 3 (2009), pp. 645-661, y Gene H. Brody, Yi-fu Chen y Steven R. H. Beach, «Differential susceptibility to prevention. GABAergic, dopaminergic, and multilocus effects», *Journal of Child Psychology and Psychiatry*, vol. 54, n.° 8 (2013), pp. 863-871.

33. Jay Belsky, «The downside of resilience», *New York Times*, 28 de noviembre de 2014.

34. Michel Foucault, *Abnormal. Lectures at the Collège de France, 1974-1975*, vol. 2, Nueva York, Macmillan, 2007 [*Los anormales*, Madrid, Akal, 2001, p. 62].

Terapias génicas: los posthumanos

1. «Biology's Big Bang», *Economist*, 14 de junio de 2007.

2. Jeff Lyon y Peter Gorner, *Altered Fates. Gene Therapy and the Retooling of Human Life*, Nueva York, W. W. Norton, 1996, p. 537.

3. Sheryl Gay Stolberg, «The biotech death of Jesse Gelsinger», *New York Times*, 27 de noviembre de 1999, <http://www.nytimes.com/1999/11/28/magazine/the-biotech-death-of-jesse-gelsinger.html>.

4. Amit C. Nathwani *et al.*, «Long-term safety and efficacy of factor IX gene therapy in hemophilia B», *New England Journal of Medicine*, vol. 371, n.° 21 (2014), pp. 1.994-2.004.

5. James A. Thomson *et al.*, «Embryonic stem cell lines derived from human blastocysts», *Science*, vol. 282, n.° 5.391 (1998), pp. 1.145-1.147.

6. Dorothy C. Wertz, «Embryo and stem cell research in the United States. History and politics», *Gene Therapy*, vol. 9, n.° 11 (2002), pp. 674-678.

7. Martin Jinek *et al.*, «A programmable dual-RNA-guided DNA endonuclease in adaptive bacterial immunity», *Science*, vol. 337, n.° 6.096 (2012), pp. 816-821.

8. Entre los científicos que hicieron aportaciones clave al uso del siste-

ma CRISPR-Cas9 en células humanas se cuentan Feng Zhang (MIT) y George Church (Harvard). Véanse, por ejemplo, L. Cong *et al.*, «Multiplex genome engineering using CRISPR/Cas systems», *Science*, vol. 339, n.º 6.121 (2013), pp. 819-823, y F. A. Ran, «Genome engineering using the CRISPR-Cas9 system», *Nature Protocols*, vol. 11 (2013), pp. 2.281-2.308.

9. Walfred W. C. Tang *et al.*, «A unique gene regulatory network resets the human germline epigenome for development», *Cell*, vol. 161, n.º 6 (2015), pp. 1.453-1.467, e «In a first, Weizmann Institute and Cambridge University scientists create human primordial germ cells», Weizmann Institute of Science, 24 de diciembre de 2014, <http://www.newswise.com/articles/in-a-first-weizmann-institute-and-cambridge-university-scientists-create-human-primordial-germ-cells>.

10. B. D. Baltimore *et al.*, «A prudent path forward for genomic engineering and germline gene modification», *Science*, vol. 348, n.º 6.230 (2015), pp. 36-38; Cormac Sheridan, «CRISPR germline editing reverberates through biotech industry», *Nature Biotechnology*, vol. 33, n.º 5 (2015), pp. 431-432.

11. Nicholas Wade, «Scientists seek ban on method of editing the human genome», *New York Times*, 19 de marzo de 2015.

12. Francis Collins, carta al autor, octubre de 2015.

13. David Cyranoski y Sara Reardon, «Chinese scientists genetically modify human embryos», *Nature*, 22 de abril de 2015.

14. Chris Gyngell y Julian Savulescu, «The moral imperative to research editing embryos. The need to modify nature and science», Universidad de Oxford, 23 de abril de 2015, <Blog.Practicalethics.Ox.Ac.Uk/2015/04/the-Moral-Imperative-to-Research-Editing-Embryos-the-Need-to-Modify-Nature-and-Science/>.

15. Puping Liang *et al.*, «CRISPR/Cas9-mediated gene editing in human tripronuclear zygotes», *Protein & Cell*, vol. 6, n.º 5 (2015), pp. 1-10.

16. Cyranoski y Reardon, «Chinese scientists genetically modify human embryos».

17. Didi Kristen Tatlow, «A scientific ethical divide between China and West», *New York Times*, 29 de junio de 2015.

EPÍLOGO: *BHEDA, ABHEDA*

1. Paul Berg, entrevista con el autor, 1993.

2. David Botstein, carta al autor, octubre de 2015.

3. Eric Turkheimer, «Still missing», *Research in Human Development*, vol. 8, n.º 3-4 (2011), pp. 227-241.

4. Peter Conrad, «A mirage of genes», *Sociology of Health & Illness*, vol. 21, n.º 2 (1999), pp. 228-241.

5. Richard A. Friedman, «The feel-good gene», *New York Times*, 6 de marzo de 2015.

6. Thomas Hunt Morgan, *The Physical Basis of Heredity*, Filadelfia, J. B. Lippincott, 1919, p. 15.

AGRADECIMIENTOS

1. H. Varmus, discurso de aceptación del Premio Nobel, 1989. <http://www.nobelprize.org/nobel_prizes/medicine/laureates/1989/varmus-lecture.html>. Un artículo que describe la existencia de protooncogenes endógenos en células es el de D. Stehelin *et al.*, «DNA related to the transforming genes of avian sarcoma viruses is present in normal DNA», *Nature*, vol. 260, n.º 5.547 (1976), pp. 170-173. Véase también la respuesta de Harold Varmus a Dominique Stehelin del 3 de febrero de 1976 en Harold Varmus Papers, National Library of Medicine Archives.

Bibliografía seleccionada

Arendt, Hannah, *Eichmann in Jerusalem. A Report on the Banality of Evil*, Nueva York, Viking, 1963. [Hay trad. cast.: *Eichmann en Jerusalén. Un estudio sobre la banalidad del mal*, Barcelona, Lumen, 2012.]

Aristotle [Aristóteles], *Generation of Animals*, Leiden, Brill Archive, 1943. [Hay trad. cast.: *Reproducción de los animales*, Madrid, Gredos, 1994.]

—, y D. M. Balme, ed., *History of Animals*, Cambridge, Harvard University Press, 1991. [Hay trad. cast.: *Historia de los animales*, Madrid, Akal, 1990.]

—, y Jonathan Barnes, ed., *The Complete Works of Aristotle*, ed. revisada de la traducción de Oxford, Princeton, NJ, Princeton University Press, 1984.

Berg, Paul, y Maxine Singer, *Dealing with Genes. The Language of Heredity*, Mill Valley, CA, University Science Books, 1992. [Hay trad. cast.: *Tratar con genes. El lenguaje de la herencia*, Barcelona, Omega, 1994.]

—, *George Beadle, An Uncommon Farmer. The Emergence of Genetics in the 20th Century*, Cold Spring Harbor, NY, Cold Spring Harbor Laboratory Press, 2003.

Bliss, Catherine, *Race Decoded. The Genomic Fight for Social Justice*, Palo Alto, CA, Stanford University Press, 2012.

Browne, E. J., *Charles Darwin. A Biography*, Nueva York, Alfred A. Knopf, 1995. [Hay trad. cast.: *Charles Darwin. Viajes. Una biografía*, Valencia, Publicacions de la Universitat de València, 2008.]

Cairns, John, Gunther Siegmund Stent y James D. Watson, eds., *Phage and the Origins of Molecular Biology*, Cold Spring Harbor, NY, Cold Spring Harbor Laboratory Press, 1968.

Carey, Nessa, *The Epigenetics Revolution. How Modern Biology Is Rewriting Our Understanding of Genetics, Disease, and Inheritance*, Nueva York, Columbia University Press, 2012.

Chesterton, G. K., *Eugenics and Other Evils*, Londres, Cassell, 1922. [Hay trad. cast.: *La eugenesia y otras desgracias*, Sevilla, Espuela de Plata, 2012.]

Cobb, Matthew, *Generation. The Seventeenth-Century Scientists Who Unraveled the Secrets of Sex, Life, and Growth*, Nueva York, Bloomsbury Publishing, 2006.

Cook-Deegan, Robert M., *The Gene Wars. Science, Politics, and the Human Genome*, Nueva York, W. W. Norton, 1994.

Crick, Francis, *What Mad Pursuit. A Personal View of Scientific Discovery*, Nueva York, Basic Books, 1988. [Hay trad. cast.: *Qué loco propósito*, Barcelona, Tusquets, 1989.]

Crotty, Shane, *Ahead of the Curve. David Baltimore's Life in Science*, Berkeley, University of California Press, 2001.

Darwin, Charles, *On the Origin of Species by Means of Natural Selection*, Londres, Murray, 1859. [Hay trad. cast.: *El origen de las especies por medio de la selección natural*, Madrid, CSIC/Los Libros de la Catarata, 2010.]

—, y Francis Darwin, eds., *The Autobiography of Charles Darwin*, Amherst, NY, Prometheus Books, 2000. [Hay trad. cast.: *Autobiografía y cartas escogidas*, Madrid, Alianza, 1997.]

Dawkins, Richard, *The Blind Watchmaker. Why the Evidence of Evolution Reveals a Universe without Design*, Nueva York, W. W. Norton, 1986. [Hay trad. cast.: *El relojero ciego*, Barcelona, Tusquets, 2015.]

—, *The Selfish Gene*, Oxford, Oxford University Press, 1989. [Hay trad. cast.: *El gen egoísta. Las bases biológicas de nuestra conducta*, Barcelona, Salvat, 2002.]

Desmond, Adrian, y James Moore, *Darwin*, Nueva York, Warner Books, 1991. [Hay trad. cast.: *Charles Darwin*, Barcelona, Herder, 2008.]

De Vries, Hugo, *The Mutation Theory*, vol. 1, Chicago, Open Court, 1909.

Dobzhansky, Theodosius, *Genetics and the Origin of Species*, Nueva York, Columbia University Press, 1937. [Hay trad. cast.: *Génetica y el origen de las especies*, Barcelona, Círculo de Lectores, 1996.]

—, *Heredity and the Nature of Man*, Nueva York, New American Library, 1966. [Hay trad. cast.: *Herencia y naturaleza del hombre*, Buenos Aires, Losada, 1969.]

Edelson, Edward, *Gregor Mendel, and the Roots of Genetics*, Nueva York, Oxford University Press, 1999.

Feinstein, Adam, *A History of Autism. Conversations with the Pioneers*, West Sussex, Wiley-Blackwell, 2010.

Flynn, James, *Intelligence and Human Progress. The Story of What Was Hidden in Our Genes*, Oxford, Elsevier, 2013.

Fox Keller, Evelyn, *The Century of the Gene*, Cambridge, Harvard University Press, 2009. [Hay trad. cast.: *El siglo del gen. Cien años de pensamiento genético*, Barcelona, Península, 2002.]

Fredrickson, Donald S., *The Recombinant DNA Controversy: A Memoir. Science, Politics, and the Public Interest 1974-1981*, Washington D. C., American Society for Microbiology Press, 2001.

Friedberg, Errol C., *A Biography of Paul Berg. The Recombinant DNA Controversy Revisited*, Singapur, World Scientific Publishing, 2014.

Gardner, Howard E., *Frames of Mind. The Theory of Multiple Intelligences*, Nueva York, Basic Books, 2011. [Hay trad. cast.: *Estructuras de la mente. La teoría de las inteligencias múltiples*, México, Fondo de Cultura Económica, 1994.]

—, *Intelligence Reframed. Multiple Intelligences for the 21st Century*, Nueva York, Perseus Books Group, 2000. [Hay trad. cast.: *La inteligencia reformulada. Las inteligencias múltiples en el siglo XXI*, Barcelona, Paidós, 2010.]

Glimm, Adele, *Gene Hunter. The Story of Neuropsychologist Nancy Wexler*, Nueva York, Franklin Watts, 2005.

Hamer, Dean, *Science of Desire. The Gay Gene and the Biology of Behavior*, Nueva York, Simon & Schuster, 2011.

Happe, Kelly E., *The Material Gene. Gender, Race, and Heredity after the Human Genome Project*, Nueva York, NYU Press, 2013.

Harper, Peter S., *A Short History of Medical Genetics*, Oxford, Oxford University Press, 2008.

Hausmann, Rudolf, *To Grasp the Essence of Life. A History of Molecular Biology*, Berlín, Springer Science & Business Media, 2013.

Henig, Robin Marantz, *The Monk in the Garden. The Lost and Found Genius of Gregor Mendel, the Father of Genetics*, Boston, Houghton Mifflin, 2000.

Herring, Mark Youngblood, *Genetic Engineering*, Westport, CT, Greenwood, 2006.

Herrnstein, Richard, y Charles Murray, *The Bell Curve*, Nueva York, Simon & Schuster, 1994.

Herschel, John F. W., *A Preliminary Discourse on the Study of Natural Philosophy. A Facsim. of the 1830 Ed.*, Nueva York, Johnson Reprint, 1966.

Hodge, Russ, *The Future of Genetics. Beyond the Human Genome Project*, Nueva York, Facts on File, 2010.

Hughes, Sally Smith, *Genentech. The Beginnings of Biotech*, Chicago, University of Chicago Press, 2011.

Jamison, Kay Redfield, *Touched with Fire*, Nueva York, Simon & Schuster, 1996. [Hay trad. cast.: *Marcados con fuego. La enfermedad maniaco-depresiva y el temperamento artístico*, México, Fondo de Cultura Económica, 1998.]

Judson, Horace Freeland, *The Eighth Day of Creation*, Nueva York, Simon & Schuster, 1979.

—, *The Search for Solutions*, Nueva York, Holt, Rinehart, and Winston, 1980.

Kevles, Daniel J., *In the Name of Eugenics. Genetics and the Uses of Human Heredity*, Nueva York, Alfred A. Knopf, 1985. [Hay trad. cast.: *La eugenesia, ¿ciencia o utopía? Una polémica que dura cien años*, Barcelona, Planeta, 1986.]

Kornberg, Arthur, *For the Love of Enzymes. The Odyssey of a Biochemist*, Cambridge, Harvard University Press, 1991. [Hay trad. cast.: *Pasión por las enzimas*, Madrid, Pirámide, 1992.]

—, *The Golden Helix. Inside Biotech Ventures*, Sausalito, CA, University Science Books, 2002.

—, Adam Alaniz y Roberto Kolter, *Germ Stories*, Sausalito, CA, University Science Books, 2007.

—, y Tania A. Baker, *DNA Replication*, San Francisco, W. H. Freeman, 1980.

Krimsky, Sheldon, *Genetic Alchemy. The Social History of the Recombinant DNA Controversy*, Cambridge, MIT Press, 1982.

—, *Race and the Genetic Revolution. Science, Myth, and Culture*, Nueva York, Columbia University Press, 2011.

Kush, Joseph C., ed., *Intelligence Quotient. Testing, Role of Genetics and the Environment and Social Outcomes*, Nueva York, Nova Science, 2013.

Larson, Edward John, *Evolution. The Remarkable History of a Scientific Theory*, vol. 17, Nueva York, Random House Digital, 2004. [Hay trad. cast.: *Evolución. La asombrosa historia de una teoría científica*, Barcelona, Debate, 2006.]

Lombardo, Paul A., *Three Generations, No Imbeciles. Eugenics, the Supreme Court, and Buck v. Bell*, Baltimore, Johns Hopkins University Press, 2008.

Lyell, Charles, *Principles of Geology. Or, The Modern Changes of the Earth and Its Inhabitants Considered as Illustrative of Geology*, Nueva York, D. Appleton & Company, 1872. [Hay trad. cast.: *Elementos de geología*, Barcelona, Crítica, 2011.]

Lyon, Jeff, y Peter Gorner, *Altered Fates. Gene Therapy and the Retooling of Human Life*, Nueva York, W. W. Norton, 1996.

Maddox, Brenda, *Rosalind Franklin. The Dark Lady of DNA*, Reino Unido, HarperCollins, 2002.

McCabe, Linda L., y Edward R. B. McCabe, *DNA. Promise and Peril*, Berkeley, University of California Press, 2008.

McElheny, Victor K., *Drawing the Map of Life. Inside the Human Genome Project*, Nueva York, Basic Books, 2012.

—, *Watson and DNA. Making a Scientific Revolution*, Cambridge, Perseus, 2003.

Mendel, Gregor, Alain F. Corcos y Floyd V. Monaghan, eds., *Gregor Mendel's Experiments on Plant Hybrids. A Guided Study*, New Brunswick, NJ, Rutgers University Press, 1993.

Morange, Michel, *A History of Molecular Biology*, trad. de Matthew Cobb, Cambridge, Harvard University Press, 1998.

Morgan, Thomas Hunt, *The Mechanism of Mendelian Heredity*, Nueva York, Holt, 1915.

—, *The Physical Basis of Heredity*, Filadelfia, J. B. Lippincott, 1919.

Muller-Wille, Staffan, y Hans-Jorg Rheinberger, *A Cultural History of Heredity*, Chicago, University of Chicago Press, 2012.

Olby, Robert C., *The Path to the Double Helix. The Discovery of DNA*, Nueva York, Dover Publications, 1994. [Hay trad. cast.: *El camino hacia la doble hélice*, Madrid, Alianza, 1991.]

Paley, William, *The Works of William Paley*, Filadelfia, J. J. Woodward, 1836.

Patterson, Paul H., *The Origins of Schizophrenia*, Nueva York, Columbia University Press, 2013.

Portugal, Franklin H., y Jack S. Cohen, *A Century of DNA. A History of the Discovery of the Structure and Function of the Genetic Substance*, Cambridge, MIT Press, 1977.

Posner, Gerald L., y John Ware, *Mengele. The Complete Story*, Nueva York, McGraw-Hill, 1986. [Hay trad. cast.: *Mengele. El médico de los experimentos de Hitler*, Madrid, La Esfera de los Libros, 2002.]

Ridley, Matt, *Genome. The Autobiography of a Species in 23 Chapters*, Nueva York, HarperCollins, 1999. [Hay trad. cast.: *Genoma. La autobiografía de una especie en 23 capítulos*, Madrid, Taurus, 2000.]

Sambrook, Joseph, Edward F. Fritsch y Tom Maniatis, *Molecular Cloning*, vol. 2, Cold Spring Harbor, NY, Cold Spring Harbor Laboratory Press, 1989.

Sayre, Anne, *Rosalind Franklin and DNA*, Nueva York, W. W. Norton, 2000. [Hay trad. cast.: *Rosalind Franklin y el ADN*, Madrid, Horas y Horas, 1997.]

Schrodinger, Erwin, *What Is Life? The Physical Aspect of the Living Cell*, Cambridge, Cambridge University Press, 1945. [Hay trad. cast.: *¿Qué es la vida?*, Barcelona, Tusquets, 2008.]

Schwartz, James, *In Pursuit of the Gene. From Darwin to DNA*, Cambridge, Harvard University Press, 2008.

Seedhouse, Erik, *Beyond Human. Engineering Our Future Evolution*, Nueva York, Springer, 2014.

Shapshay, Sandra, *Bioethics at the Movies*, Baltimore, Johns Hopkins University Press, 2009.

Shreeve, James, *The Genome War. How Craig Venter Tried to Capture the Code of Life and Save the World*, Nueva York, Alfred A. Knopf, 2004.

Singer, Maxine, y Paul Berg, *Genes & Genomes. A Changing Perspective*, Sausalito, CA, University Science Books, 1991. [Hay trad. cast.: *Genes y genomas. Una perspectiva cambiante*, Barcelona, Omega, 1993.]

Stacey, Jackie, *The Cinematic Life of the Gene*, Durham, NC, Duke University Press, 2010.

Sturtevant, A. H., *A History of Genetics*, Nueva York, Harper & Row, 1965.

Sulston, John, y Georgina Ferry, *The Common Thread. A Story of Science, Politics, Ethics, and the Human Genome*, Washington D. C., Joseph Henry Press, 2002. [Hay trad. cast.: *El hilo común de la humanidad. Una historia sobre la ciencia, la política, la ética y el genoma humano*, Madrid, Siglo XXI, 2003.]

Thurstone, Louis L., *Learning Curve Equation*, Princeton, NJ, Psychological Review Company, 1919.

—, *Multiple-Factor Analysis. A Development & Expansion of the Vectors of Mind*, Chicago, University of Chicago Press, 1947.

—, *The Nature of Intelligence*, Londres, Routledge, Trench, Trubner, 1924.

Venter, J. Craig, *A Life Decoded. My Genome, My Life*, Nueva York, Viking, 2007. [Hay trad. cast.: *La vida descodificada*, Madrid, Espasa, 2008.]

Wade, Nicholas, *Before the Dawn. Recovering the Lost History of Our Ancestors*, Nueva York, Penguin, 2006. [Hay trad. cast.: *Antes del alba. Recuperando la historia perdida de nuestros ancestros*, Vilassar de Dalt, Biblioteca Buridán, 2015.]

Wailoo, Keith, Alondra Nelson y Catherine Lee, eds., *Genetics and the Unsettled Past. The Collision of DNA, Race, and History*, New Brunswick, NJ, Rutgers University Press, 2012.

Watson, James D., *The Double Helix. A Personal Account of the Discovery of the Structure of DNA*, Londres, Weidenfeld & Nicolson, 1981. [Hay trad. cast.: *La doble hélice. Relato personal del descubrimiento de la estructura del ADN*, Madrid, Alianza, 2011.]

—, *Recombinant DNA: Genes and Genomes. A Short Course*, Nueva York, W. H. Freeman, 2007. [Hay trad. cast.: *ADN recombinante. Introducción a la ingeniería genética*, Barcelona, Labor, 1988.]

—, y John Tooze, *The DNA Story. A Documentary History of Gene Cloning*, San Francisco, W. H. Freeman, 1981.

Wells, Herbert G., *Mankind in the Making*, Leipzig, Tauchnitz, 1903.

Wells, Spencer, y Mark Read, *The Journey of Man. A Genetic Odyssey*, Princeton, NJ, Princeton University Press, 2002.

Wexler, Alice, *Mapping Fate. A Memoir of Family, Risk, and Genetic Research*, Berkeley, University of California Press, 1995.

Wilkins, Maurice, *Maurice Wilkins, the Third Man of the Double Helix. An Autobiography*, Oxford, Oxford University Press, 2003.

Wright, William, *Born That Way. Genes, Behavior, Personality*, Londres, Routledge, 2013. [Hay trad. cast.: *Así nacemos. Genes, conducta, personalidad*, Madrid, Taurus, 2000.]

Yi, Doogab, *The Recombinant University. Genetic Engineering and the Emergence of Stanford Biotechnology*, Chicago, University of Chicago Press, 2015.

Créditos fotográficos

Fotografías seleccionadas por Alexandra Truitt y Jerry Marshall, www.pictureresearching.com.

Página 1: *Homúnculo,* © Science Source; *árboles de linaje,* © HIP/Art Resource, NY; *Charles Darwin y su «árbol de la vida»,* © Huntington Library/SuperStock.com.

Página 2: *Gregor Mendel,* © James King-Holmes/Science Source; *William Bateson y Wilhelm Johannsen,* © 2013 The American Philosophical Society; *Francis Galton,* © Paul D. Stewart/Science Source.

Página 3: *Estudios con gemelos,* Archivos de la Sociedad Max Planck, Berlín; *Cartas de historiales familiares,* © ullstein bild/The Image Works; *Concursos para elegir a los mejores bebés,* Library of Congress Prints & Photographs Division; *«Árboles eugenésicos»,* © 2013 The American Philosophical Society.

Página 4: *Carrie y Emma Buck,* Arthur Estabrook Papers, M. E. Grenander Department of Special Collections and Archives, University at Albany Libraries; *Morgan en su cuarto de las moscas del Caltech,* cortesía del archivo del Instituto de Tecnología de California; *Rosalind Franklin mira al microscopio,* Museum of London/The Art Archive at Art Resource, NY; *Fotografía obtenida por Franklin de un cristal de ADN,* King's College London Archives.

Página 5: *James Watson y Francis Crick,* © A. Barrington Brown/Science Source; *Victor McKusick,* Alan Mason Chesney Medical Archives, The Johns Hopkins Medical Institutions, Victor Almon McKusick Collection, reproducida con permiso de Betty Malashuk; *Nancy Wexler,* fotografía de Acey Harper/The LIFE Images Collection/Getty Images.

Página 6: «*Raza perfecta*», cortesía de los Institutos Nacionales de Salud; *Herb Boyer y Robert Swanson*, archivos de Genentech; *Congreso de Asilomar*, cortesía de la National Library of Medicine; *Frederick Sanger*, cortesía del MRC Laboratory of Molecular Biology.

Página 7: *Jesse Gelsinger*, © Mickie Gelsinger a través de MBR/KRT/ Newscom; *Portada de la revista* Science, fotografía de Ann Elliott Cutting, *Science*, vol. 291, n.° 5.507 (16 de febrero de 2001), reproducida con permiso de la AAAS; *Craig Venter, el presidente Bill Clinton y Francis Collins*, © AP Photo/Ron Edmonds.

Página 8: *Bebés*, © Stringer/Reuters/Corbis; *Máquinas de secuenciación de genes*, © David Parker/Science Source; *Jennifer Doudna y su colaboradora*, Cailey Cotner/UC Berkeley.

Índice alfabético

aborto
  actitudes cambiantes y, 318, 321
  en el caso *Roe contra Wade*, 317
  pruebas prenatales y, 316, 318 y n.,
    322
aborto selectivo, 318-319, 322-323
Academia Nacional de Ciencias (ANC),
  271, 352
activación de genes
  azar en la, 135
  desencadenantes externos de la,
    135
  embriogénesis humana y, 479
  histonas marcadoras de la memoria
    molecular y, 472-473
  localización de genes para la, 228
  marcas epigenéticas y, 474, 490
  promotores de la, 362 n.
  proteínas para la, 227-228, 474 n.
  regulación de genes mediante, 472
  selectiva, en momentos y circuns-
    tancias diferentes, 214
  silenciamiento de genes y, 470-472
ADA, deficiencia del gen, 496, 497-
  502, 504, 574
ADA, mutaciones del gen, 195-496,
  497, 505
Adams, Mark, 372
Adán
  como primer padre, 42
  teorías raciales de Agassiz sobre,
    389-390

adaptación, concepto de, *véase* supervivencia del más apto
ADCY5, gen, en humanos, 529
adenina, 167, 190
adenosina, metabolismo de la, 496
adenovirus como vector en terapia génica, 504, 506, 509-510, 544
adicción, componentes genéticos de la,
  354, 355, 454, 571
ADN (ácido desoxirribonucleico), 172-
  195, 581
  código genético y, 195, 196, 343
  código genómico en el, 383
  composición química del, 167 y n.
  crítica de Franklin al trabajo de Wat-
    son y Crick en el, 186
  experimentos de Miller con la
    «sopa primordial» para formar,
    483
  flujo de información biológica con
    el, 482
  imágenes de Franklin de la estruc-
    tura del, 28, 178, 184, 187, 188
    n., 189-190, 193, 194, 371
  inmutabilidad de la naturaleza y
    técnicas para manipular el, 344
  investigación por Avery de la infor-
    mación presente en el, 169, 172,
    193, 221, 245, 306, 371
  marcas de la memoria del *Hon-
    genwinter* en el, 477
  modelo de la doble hélice de Wat-

son y Crick, 28, 182-183, 185-186, 189-191, 193, 194, 195, 196, 217, 220, 371

recombinante; *véase* ADN recombinante

repercusión de la ingeniería genética del, 265

replicación del, 216-217 y n., 219, 340

secuenciación de; *véase* secuenciación de genes

teoría anticipatoria de Aristóteles, 41

teoría de la información sobre la formación del, 485-486

Watson sobre la investigación de Wilkins sobre el, 179

Wilkins sobre la estructura tridimensional del, 28, 175-178, 179, 183, 188 y n., 189, 193, 194, 195, 196

ADN, reparación del, 222, 517

ADN, secuenciación; *véase* secuenciación de genes

ADN intergénico, 262-263, 362, 382

ADN polimerasa, 199, 217, 218 n., 260

ADN recombinante

«carta de Berg» sobre riesgos y beneficios del, 271-272

Comité Consultivo para los Experimentos con, 498

creación de, como comienzo de una nueva era, 269, 343

creación inicial por Berg del, 246-249, 251, 254, 343

discusión en Erice con estudiantes sobre el «futuro del futuro», 268-269, 489-490

implicación de la tecnología del, 247, 250

primera creación de, 343

adopción

como opción para parejas transmi-

soras de enfermedades genéticas, 343

estudios con gemelos criados separadamente tras la, 439-440

inteligencia en adoptados transraciales, 409, 448, 450, 569

patrones de herencia en enfermedades genéticas de adoptados, 354-355

Agassiz, Louis, 389-390, 403

Agencia de Alimentos y Medicamentos (FDA) de Estados Unidos, 295, 509, 511

agustinos, vida de Mendel entre los, 34, 66-67, 70, 82

Aktion T4, programa, Alemania, 154

Albany, príncipe Leopoldo duque de, 126

alcoholismo

componentes genéticos del, 355, 538

eugenesia en el, 146

Alejandra, zarina de Rusia, 125-126

alelos, 581

estudios de Morgan con la mosca de la fruta sobre, 124

estudios matemáticos de Fisher sobre combinaciones de, 131

experimentos de Mendel sobre, 68-72

polimorfismos similares a, 330-331

Alemania

programas eugenésicos en, 100

véase también Alemania nazi

Alemania nazi, 149-156

ascenso de Hitler al poder, 149-150

biología aplicada (genética aplicada) en la, 149, 150

creencias en la higiene racial en la, 100, 151

emigración de científicos como reacción al nazismo, 162, 163, 180

estudios con gemelos en la, 160, 161-162, 447

Hongerwinter (Invierno del Hambre) en Holanda y la, 463
leyes de limpieza racial en la, 100, 152
programa de eutanasia para los genéticamente defectuosos en la, 28, 153-154
programas de esterilización en la, 151-156, 161
programas de exterminio racial en la, 155
renuncia al uso de la eugenesia por la, 171
Alexéi, zarévich de Rusia, 126-127
Alicia, princesa de Inglaterra, 126
Allfrey, Vincent, 471 n.
Allis, David, 471 y n.
alteración genética, 212, 493-494, 512
altura de las plantas, *véase* estatura; Mendel
Alu ADN, secuencia, 382
Alzheimer, enfermedad de, 124, 373, 494
ambientales, factores
adopción en la esquizofrenia y, 354
atributos físicos influidos por, 135, 406, 532
cáncer relacionado con, 351, 574
como motor de la evolución, 136, 213
comportamiento delictivo relacionado con, 354
desarrollo infantil y su relación con, 446
desencadenantes de enfermedades en, 304-305, 313, 325, 348-349, 351, 354, 517, 526, 539, 563, 564
determinación e identidad de género y, 431-432, 446
discordancia entre genoma y, 312-313, 564
enfermedades debidas a discordancias entre dotación genética y, 312-313
estudio por Darwin de la evolución en poblaciones de aves afectada por , 56, 65 n.
estudios con gemelos de los efectos de, 160-161, 406-407, 447-448
evolución y, 135-136
fenotipo y, 135-136, 311-313, 465
flujo de información biológica y, 482
genes reguladores maestros e influencia de, 480
hidrocefalia de presión normal y, 303
inteligencia influida por, 322, 407
memoria genética de, 465
modificaciones epigenéticas de genes y, 478, 481-482
mutaciones relacionadas con, 138-139, 350
naturaleza *versus* crianza y factores hereditarios *versus*, 90, 160, 351, 408, 474, 563
respuesta genética a, 214, 215, 433, 447, 458 n., 459, 462, 480, 562, 564, 567
teoría de Wallace de las variantes en poblaciones de aves afectadas por, 57-58
variantes adaptadas a, 131, 303-304, 313, 411
ambigüedad natural, 234
American Journal of Human Genetics, 332
Amgen, 363
amniocentesis, 315, 316, 317, 343, 344, 573 n.
amoníaco
deficiencia de ornitina transcarbamilasa (OTC) en el, 503-505, 506, 507
experimento de la «sopa primordial» de Miller y, 483
Anales de la Sociedad de Ciencias Naturales de Brno, 74

Anaxágoras, 419-420
Anderson, William French, 497, 498-502, 504
anemia, 206
anemia de células falciformes, 206-207, 208-209
  descubrimiento de la base genética de la, 206-207
  flujo de información biológica en la, 208-209
  investigación sobre la herencia de la, 330 n.
  localización del gen de la, 344
  mutación encontrada en la, 339
  primeras teorías sobre la, 206
  regulación del gen en la, 222
  subpoblaciones raciales y étnicas con, 402, 412
  vínculos genéticos en la, 307, 329, 339, 402, 412, 533
Annals and Magazine of Natural History, 57
anticuerpos, 267, 381, 497, 510
Antigua Grecia, teorías de la herencia en la, 419
antipsicóticos, medicamentos, 15, 21
antropología, 31, 47, 155, 161, 389, 391, 395, 414
Arendt, Hannah, 154
Arieti, Silvano, 518
Aristóteles, 39-41, 44, 63, 93, 164, 175, 216, 304
  generación de los animales, De la, 39
  Historia de los animales, 102
ARN (ácido ribonucleico), 581
  composición química del, 167 y n.
  experimento de Szostak con micelas para generar formas autorreplicantes de, 483-484
  experimentos de Miller con la «sopa primordial» para formar, 483
  flujo de información biológica con, 482
  genes no codificantes y, 482

regulación de genes influida por, 370
  teoría de la información sobre la formación de, 485-486
ARN, Club de la Corbata del, 199-200
ARN, empalme de, 262
arteria coronaria, 310, 311
Asilomar I, Conferencia de (1973), 270
Asilomar II, Conferencia de, sobre el ADN recombinante (1975), 272-274
  influencia de, 274-276, 278, 279
  propuesta de moratoria y, 273, 558
  rango de los asistentes y, 272, 282
  recomendaciones de, 281, 498
  restricciones al ADN recombinante y, 288 y n.
  sesiones, 273-275, 278, 280
Asociación de Criadores de Estados Unidos, 100
Asperger, Hans, 526
átomos
  acuñación de la palabra, 94
  como principio organizador de la física moderna, 28
  como unidades básicas, 24-25, 567
  como unidades fundamentales de la materia, 173
  modelo conceptual de Rutherford, 173
Auschwitz, campo de concentración, 161, 162, 170
autismo, 325
  creatividad en el, 525, 526
  disparidad entre genoma y ambiente en el, 313, 564
  epigenética para modificar el, 478
  mutaciones en el, 478, 520 y n., 532
autoinmune, enfermedad, 531
Avery, Oswald T., 196, 241, 314
  experimento de transformación de Griffith confirmado por, 165, 169
  investigación sobre el ADN como portador de información gené-

tica, 170, 193, 221, 245, 306, 371
origen y formación de, 170, 172
aves
activación y desactivación de genes en el canto de las, 461
Darwin y su recolección y clasificación de, 50-51, 52
De Vries sobre mutantes espontáneos en, 83
teoría de Darwin sobre la evolución de, 56, 60, 65 y n., 132
teoría de Lamarck sobre los cambios de características en las, 61-62
azar
activación de genes y, 135, 310-311, 473-474, 562
desarrollo humano afectado por el, 455-456, 458 y n.
epidemiología del destino y, 577-578
fenotipo como interacción entre herencia, ambiente, variación, evolución y, 135-136, 562
generación de mutaciones por, 83, 135
influencias poligénicas en enfermedades y, 563, 569
naturaleza impredecible en ciertos genes alterados por, 532
riesgo de cáncer y, 351, 516
riesgo de esquizofrenia y, 351-352, 354, 518
selección eugenésica afectada por, 138-139, 322

bacterias
como sistemas modelo de investigación, 306
estudios con gemelos sobre variaciones genéticas en respuesta a las, 162
genes activados y desactivados en

cambios metabólicos de las, 212 y n., 362 n., 461
intercambio de genes entre, 141
intercambio de información genética entre, 169
resistencia a medicamentos en, 272
sistema de defensa contra virus invasores en, 550-554
bacteriófago lambda, 248
Bailey, J. Michael, 438-440, 442
Balfour, Arthur James, primer conde de, 100
Baltimore, David, n. 205, 266, 271, 272-273, 275, 557
Banting, Frederick, 258, 285
Barrangou, Rodolphe, 551
Barranquitas, Venezuela, familias de, y enfermedad de Huntington, 335-336
Basset Hound Club Rules (Millais), 91
Bateson, William, 83-85
crítica de Weldon a, 92
investigación de De Vries y, 84
investigación de Mendel descubierta por, 83-85
propuestas eugenésicas y, 97
teoría de Galton y, 92, 95-96
transmisión de rasgos hereditarios y, 93-94
Beadle, George, 196-199, 371
estudio de la conexión entre gen y rasgo, 198
origen y formación de, 196-198
Beagle, barco, 45, 49, 50, 51
Beery, Alexis y Noah, 528
Bell, Alexander Graham, 100
Bell, John, 107, 109, 146
Bell Curve, The (Herrnstein and Murray), 403-404, 407, 410
Belsky, Jay, 539-540
Bengala, partición de, 18-19, 576
Berg, Paul, 243-244, 247-248, 249, 254, 255, 257, 258, 264, 265, 268, 272-275

Asilomar I, conferencia sobre riesgos biológicos en la investigación y, 270

Asilomar II, recomendaciones sobre el ADN recombinante, 275-277, 281, 498

«carta de Berg» sobre beneficios y riesgos del ADN recombinante, 272

clonación de genes, 257-258, 271, 281, 282, 480

creación de ADN recombinante, 246-249, 251, 254, 343

discusión en Erice con estudiantes sobre el «futuro del futuro», 268-269, 489-490, 512

estimación de riesgos en el uso del SV40, 251

inserción de genes extraños en el SV40, 243-245 y n.

interacciones entre genes y ambiente, 567

origen y formación de, 243-244

sobre la investigación de Watson, 274

Bernal, J. D., 179

Best, Charles, 258

beta-talasemia, 497 n.

Bickel, Alexander, 317

Bieber, Irving, 435

biofísica, 173, 175-176, 177

Biohazards in Biological Research (Hellman, Oxman y Pollack), 270

biología

aplicada en la Alemania nazi, 149, 150

clonación genética y, 267, 275

gen como principio organizador en, 27-28

estudios de Mendel y, 35, 36

flujo de información en, 93, 205, 482

genética y áreas de investigación en, 389

herencia como una de las cuestiones centrales de la, 128-129, 379

necesidad de conciliar genética y, 129, 130

reglas de organización en, 481-482

repercusión del estudio del ADN en, 263, 279, 282

biología molecular del *Homo sapiens*, La, simposio (1986), Cold Spring Harbor, Nueva York, 356

Biometrika, revista, 92

bioquímica, 118, 143, 144, 162-163, 166-168, 174-175, 189, 201, 204, 217, 243, 245, 248, 249, 251, 254, 266, 270, 273, 278, 290, 297, 454, 562

biotecnología, 291, 298, 344, 510, 544

bipolar, trastorno

creatividad en el, 526

diagnóstico genético del, 527, 531, 541

esquizofrenia y, 23, 518, 519, 520

historiales intergeneracionales de, 22

preocupaciones familiares por la herencia de vínculos genéticos en el, 22

Birkenau, campo de concentración, 161, 170

Bishop, J. Michael, 349 n.

Blackmun, Henry, 317

Blaese, Michael, 497-500, 504

Blair, Tony, 375

Blake, William: «The Fly», 223

Bleuler, Eugen, 517, 518

Bodmer, Walter, 364

Bolívar, Francisco, 286 n.

bomba atómica, 26, 163, 276, 306, 556

Borges, Jorge Luis, 474

Botstein, David, 569

interés inicial por los genes de, 328, 330-332

técnica de localización de genes de, 332, 334, 340, 424

Bouchard, Thomas, 448-449, 450-451

Boveri, Theodor, 119, 179, 315, 420-421

Boyer, Herb, 251-253, 257, 258, 265, 270, 272, 280-281, 286
ADN recombinante y, 280, 281, 363
clonación de genes y, 257, 270, 281
clonación del factor VIII y, 293
Conferencia de Asilomar y, 280, 288
entrevista con Swanson sobre su posible asociación y, 282, 283-284, 298
experimentos con híbridos genéticos y, 252-256, 257, 265, 270
Genentech y, 284, 290, 298
origen y formación de, 252, 272, 281, 287
síntesis de la insulina y, 284, 285-287, 289-290, 298

Brandt, Karl, 153

BRCA1, gen (en humanos)
identificación del, 347, 387, 514-515
mutaciones y riesgo de cáncer en, 387-388, 515
opciones de tratamiento profiláctico tras el descubrimiento del, 516, 531, 537
penetrancia incompleta del, 135, 516, 531
portadoras previvientes y, 517
posible corte intencional para revertir la acción del, 553
prueba genética para el, 29, 513, 515, 536
reparación de ADN como función del, 388, 516
riesgo de cáncer dependiente de desencadenantes o del azar con, 135, 312, 517
riesgo de desarrollar cáncer con el, 522

BRCA2, gen (en humanos), 29

Breg, Roy, 315

Brenner, Sydney, 203, 229-230, 241, 259, 268
ADN recombinante y, 259, 274, 275
determinación del destino celular por, 230, 234
evaluación de la secuenciación del genoma por, 358
investigación del ARN por, 200-201, 203, 371
origen y formación de, 200

Bridges, Calvin, 120-121, 147

Buck, Carrie, 102-104, 105-109, 146, 150, 359-360

Buck, Emmett Adaline (Emma), 102, 103-106

Buck, Frank, 102

Buck, Vivian Elaine, 104

Buck contra Priddy, caso, 105

Buck contra Bell, caso, 107-109, 111

Burnet, Macfarlane, 446
Genes, Dreams and Realities, 446

Burroughs, Edgar Rice: Tarzán de los monos, 108

Bush, George W., 549

byte como unidad básica, 24 y n., 25 y n., 567

Caenorhabditis elegans, secuenciación del genoma de, 230

Calvino, Juan, 97

cambios conceptuales en los avances científicos, 346-347

campos de concentración en la Alemania nazi, 155, 161-162, 170

campos eugenésicos, 150
véase también colonias

Camus, Albert, 561

cáncer
como enfermedad genética, 351
determinantes predictivos en el diagnóstico genético del, 533

diversidad genética del, 351
experimento de inversión del destino celular y, 476
gen myc en el, 476
genes asociados al, 364-365
genética y, 24, 306
múltiples mutaciones genéticas en el, 28-29
necesidad de una plantilla de genoma normal para la secuenciación en, 351
número de genes implicados en el, 351
penetrancia genética y riesgo de, 135, 516, 531
ratones transgénicos en la investigación del, 494
cáncer de estómago, 476
cáncer de mama, 373, 571
antecedentes familiares de, 124, 514, 515-516
clonación de genes para el, 124
discrepancias sobre las causas del, 514
diversidad genética del, 351
ejemplo de mujer con, 516
esquizofrenia comparada con el, 523
grandes variaciones en resultados de pruebas del BRCA1 en el, 516
herencia de mutaciones causantes de cáncer en el, 351
herencia del gen BRCA1 y riesgo de, 135, 312, 387-388, 515, 517, 522
necesidad de múltiples desencadenantes en el, 517
opciones de tratamiento profiláctico tras detectar, 516, 531, 536
penetrancia genética incompleta en el, 514
previvientes del, 517

pruebas genéticas para el, 29, 515
secuenciación genética para el, 368
cáncer de páncreas, 476
cáncer de útero, 476
carácter, genéticamente asociado al síndrome de Down, 318, 452
causa-efecto, mecanismo natural de, 46-47, 49
Cavalli-Sforza, Luigi, 395, 403
Celera Genomics
anuncio del primer estudio conjunto con el Proyecto Genoma Humano, 374-376
conflictos entre el Proyecto Genoma Humano y, 374, 377
fundación por Venter de, 368
propuesta de Celera, 376-378
publicación conjunta de artículos por, 378
publicación en *Science* del trabajo de, 374
secuenciación del ADN humano por, 373, 374
secuenciación del genoma de la mosca de la fruta por, 372
células enfermeras en cultivos de células ES, 548
células fetales, tests de, 315-316
células germinales
conversión de células ES en, 555
impacto de la memoria del *Hongerwinter* en, 477
teoría de las gémulas con, 63
véase también espermatozoides; óvulos
células madre
cambios en el genoma humano mediante, 572
cambios inducidos por radiación en, 550
células madre embrionarias, 547-548

espermatozoides y óvulos derivados de, 556, 560

inserción del gen ADA para la deficiencia de ADA en, 497-498, 574

regeneración celular con, 492

reversión de la memoria celular de, 476

véase también células madre embrionarias

células madre embrionarias (células ES)

ADN extraño con mutaciones insertado directamente en, 550

animales transgénicos creados usando, 494-495

cambios genéticos intencionales en genomas de, 549-553, 556

característica de la autorrenovación de las, 491-492

células germinales primordiales creadas con, 555-556

crecimiento de los cultivos de, 492

embriones de ratones como fuente de, 493, 494

excentricidades en el cultivo de, 548

implicaciones del uso de, 494

intervención en posiciones específicas del genoma, 493

limitaciones federales a las líneas celulares usadas en experimentación con, 549

modificación de genes y conversión en células reproductivas antes de su uso en ingeniería genómica, 554

mutaciones inducidas por radiación en, 550

problemas en el uso de células ES humanas, 495

problemas éticos en el uso de, 494

prohibición de financiación federal de la experimentación con, 549, 557-558

prohibición por los Institutos Nacionales de Salud de dos tipos de investigación empleando, 557

propiedad pluripotente de las, 492

rango de posibilidades en el uso de, 492

regeneración mediante, 491-492

reto de establecer una línea humana segura de células ES para uso en ingeniería genómica, 547-549, 556

terapia génica con, 491

transferencia de modificaciones genéticas de cultivos a embriones usando, 492-493

trasplante experimental de células ES humanas en animales, 554

véase también células madre

células T

función en el sistema inmunitario de las, 265-267, 496

genéticamente modificadas en el tratamiento de la deficiencia de, 499-501, 502

Centro de Control y Prevención de Enfermedades (CDC), 291

Centro para la Trombosis de la Universidad de Carolina del Norte, 295

Centro Regional de Primates de Wisconsin, Madison, Wisconsin, 548

cerebro

centro de respuesta a la dopamina en el, 454

genes en desarrollo del, 303-304

grabación de la memoria en el, 461

ratones transgénicos para la investigación de funciones del, 494

secuenciación de genes expresados en el, 361, 362-364

sinapsis en el, durante el desarrollo, 521 n.

Cetus, empresa, 282

Chain, Ernst, 163

Chargaff, Erwin, 189, 190, 251
Charpentier, Emmanuelle, 550-552
Chase, Martha, 172 n.
Chessin, Herbert, 319
Chesterton, G. K.: *Eugenics and Other Evils*, 33, 86
Chevalier, Maurice, 210
chimpancés
    genomas de, 380, 395, 400, 513
    identidad genética compartida con humanos, 513
China, 549, 559
    experimento de ingeniería genética en genoma humano en, 560-561
    pruebas en el genoma fetal en, 573 n.
    selección sexual de hijos varones en, 535
Churchill, Winston, 100
citosina, 167, 190
Clarke, Arthur C., 280
clérigos naturalistas, 48
Cline, Martin, 497 n.
Clinton, Bill, 374, 375
clonación
    técnica de la transferencia nuclear en, 468
    véase también clonación de genes
clonación de genes, 260, 263, 264, 344
    acuñación de la expresión, 265
    Asilomar II, Conferencia (1975) sobre, 277
    bibliotecas de genes y, 267
    «carta de Berg» sobre beneficios y riesgos de la, 272
    clonación del gen BRCA1 en el cáncer de mama, 514-515
    como cambio conceptual, 347
    del gen de la fibrosis quística, 339-343
    del gen del factor VIII, 293-294, 295
    descubrimiento de genes asociados a enfermedades mediante la, 326
    experimentos de transferencia nuclear mediante, 467
    Genentech y su uso en medicina de la, 282, 286, 287-290, 298
    hemocromatosis, del gen de la, 329
    inquietudes por el uso de la, 270, 274, 275, 276, 277, 281
    investigación de Berg sobre el ADN recombinante que implica, 249
    localización de genes en los cromosomas mediante, 339
    oveja Dolly, de la, 468
    patente de la, 281
    primeras investigaciones sobre genes vinculados y, 124
    Proyecto Genoma Humano y su uso del método de ensamblaje clon por clon, 366-367, 369, 377
    repercusión de la, 265, 267
    sugerencias de los científicos para regular la práctica de la, 270-271, 274, 277
    técnica de clonación posicional en la localización del gen de la fibrosis quística, 340-343
    transcriptasa inversa usada en la, 294
    uso del término, 28, 265
Club de la Corbata del ARN, 199, 200, 201
coagulación, factor IX, en la hemofilia, 546
coagulación, factores de
    aislamiento de los, 344
    en la hemofilia, 126, 546
    mutación genética para el factor VIII y, 237, 292, 294
código genómico, 383-384
Cohen, Stanley, 253, 255-256, 257, 258, 265, 270, 272, 280-281

ADN recombinante y, 281-282, 363

clonación de genes y, 257, 265, 270

experimentos con híbridos genéticos de, 253-256, 257

origen y formación de, 253

transferencia de genes bacterianos y, 273, 280

cólera, 342

Collins, Francis, 559

clonación del gen de la fibrosis quística por, 341-342

Proyecto Genoma Humano dirigido por, 366, 367, 368, 375, 376-377, 378

Colonia del Estado de Virginia para Epilépticos y Débiles Mentales, Lynchburg, Virginia, 102, 103, 104, 150

colonias en el movimiento eugenista, 101, 103, 107, 109, 150, 359-360

cómics, libros de, con superhéroes mutantes, 314, 315

Comité Consultivo del Uranio, 276, 498

Comité Consultivo del ADN Recombinante (RAC), 505

comportamental, terapia

en el síndrome de hiperactividad, 574

en la reasignación de sexo, 427-428, 430, 447

comportamiento/conducta

ambiente y, 446, 455

arquetipos de personalidad y, 452

enfermedad consecuente al, 577

estudios con gemelos del, 448-450, 451-452, 569

genes y, 30, 432, 437, 444-445, 447, 449, 452, 455, 480, 538-539, 562, 569

computacional, genómica, 521, 571

concordancia en estudios con gemelos, 160-161, 352-355, 406, 439 y n., 440, 449, 518, 519, 523

conducta de alto riesgo asociada al gen 5HTTLPR, 538-539

Congreso Internacional de Eugenesia, Londres (1912), 99, 150

Conneally, Michael, 337

Consejo de Investigación Médica (MRC) en Cambridge, 259, 359

conspiración, teorías de la, 17

Corey, Robert, 186-187

«Correlation between Relatives on the Suppositions of Mendelian Inheritance, The» (Fisher), 131

Correns, Carl, 81, 82

Cory, Suzanne, 233 n.

Crea, Roberto, 286 n.

creación

creencia de Paley en el origen divino de la, 46

Herschel sobre el mecanismo de causa-efecto en la, 47

Laplace sobre las fuerzas naturales, 53

creatividad

trastorno bipolar y, 526, 531

variantes genéticas asociadas a la, 454

Crick, Francis, 172, 196, 205, 257, 259, 264

comentario de Franklin sobre la estructura del ADN y, 184

modelo de la doble hélice de ADN de, 28, 182-183, 185-186, 189-191, 193, 194, 195, 196, 216, 220, 371

origen y formación de, 180-181

relación de Watson con, 180 n., 181-182

replicación del ADN y, 216

Crime and Human Nature (Wilson y Herrnstein), 354, 355, 404

CRISPR/Cas9, sistema de defensa microbiano, 553, 558, 559, 572

cristalografía
en el modelo de la doble hélice, 186, 193
estructura tridimensional del ADN y, 175, 176, 181
cristianas, creencias
creación divina en las, 47-48, 53-54
debate sobre la preformación, Adán y la herencia, 42, 44
cromañones, 391
cromatina, 166, 168, 173, 581
cromosoma, 581
acuñación de la palabra, 118
evolución y número de pares de, 380
extra en síndromes poligénicos, 309-310
genes no codificantes en los, 370, 533 n.
inactivación accidental de, 470
información genética contenida en los, 421
localización de genes en los, 119
localización del gen de la enfermedad de Huntington en, 337
primera investigación para identificar los, 119
pruebas prenatales no invasivas (NIPT) para identificar anomalías en, 573 n.
Schrödinger sobre la estructura molecular de los, 164
síndromes genéticos con anomalías en, 315-316
ubicaciones específicas de genes, 329-332
cromosoma X, 323
acuñación del término, 421
determinación del sexo con el, 55, 422
hidrocefalia de presión normal vinculada al, 303
inactivación aleatoria del, 470
localización del gen determinante del sexo en el, 423-424

primera investigación del, 24, 421-422
cromosoma Xq28, 444-445
cromosoma Y
acuñación del término, 421
búsqueda del gen determinante del sexo masculino en el, 423-425
codificación del sexo por un único gen del, 422-423
condición impar del, 422
determinación del sexo con, 421
mujeres con síndrome de Swyer e inactivación del, 426
primera investigación del, 421-422
«crossing over», 248, 394
Crow, James, 324
cuatro fantásticos, Los, serie de cómics, 314
Culver, Kenneth, 497 n.
Curie, Marie, 178
Cutshall, Cynthia, 500, 501, 502, 503

Daily Telegraph, The, 444
Daley, George, 558
Dalton, John, 94
Danchin, Antoine, 236
Dancis, Joseph, 318, 319, 321
Danisco, compañía danesa, 551
Darbishire, Arthur, 92-93
Darwin, Annie, 56
Darwin, Charles, 45-66, 263 n.
artículo de Wallace sobre la evolución y, 57
colección de fósiles de, 51, 263 n.
como observador y recolector de especímenes, 48, 50
concepto de la selección natural y, 55 n., 56, 58, 83, 132
concepto de variación utilizado por, 55 y n., 60, 64, 78, 218, 263 n.
crítica por Jenkin, 64-65
encuentro de De Vries con, 77
estudio de Darwin por Galton, 87-88

experimentos de Weismann que desafiaron a, 78-79

implicaciones del trabajo de Mendel en, 66, 74

interés por el mundo natural, 45-47, 48

mecanismo de la herencia y, 60-61, 65-66, 78

memoria genética desafía a, 464

Mendel comparado con, 62

obsesión por la taxonomía de, 52-53

primeras notas sobre descendencia de animales de, 53-54

principios eugenésicos tomados de, 96

publicación de *El origen de las especies* por, 58

reproducción sexual y, 423 n.

reseña del libro de Galton por, 90-91

teoría de la evolución de, 27

teoría de la pangénesis de, 63, 78, 94

teoría de la selección natural de Malthus y, 55

teoría de las gémulas de, 63, 78, 88, 143, 465

teoría de Lyell sobre las formaciones geológicas y, 49

viaje del *Beagle* a Sudamérica con, 45, 49-51

Darwin, Erasmus, 87, 89

Darwin, Leonard, 100

Davenport, Charles, 100, 110, 146, 150, 152

Heredity in Relation to Eugenics, 100

Davis, Ron, 252 n., 328, 332, 340, 356, 424

Dawkins, Richard, 236-237, 374, 405, 465, 494, 532, 572

The Selfish Gene, 223

de Gouvêa, Hilário, 349

de Vries, Hugo, 67, 77

concepto de pangenes en, 77, 84, 94

críticas a, 92

encuentro de Bateson con, 84

encuentro de Darwin con, 77

experimentos con plantas de, 79-83, 84

Galton y, 92, 95, 96

mutantes y, 82 y n.

obra de Mendel y, 80, 81-82

sobre la importancia de los genes, 25

teoría de la herencia de, 77, 78, 80-83, 84, 95, 96, 120, 132

débiles mentales

eugenesia y esterilización de, 100-101, 102-103, 105, 146, 150

programa nazi de limpieza racial para, 154-155

debilidad mental, diágnóstico de, 103, 104, 106

décifit de atención, trastorno del, 454, 573

Delbrück, Max, 41, 163, 168

Delfos, barca de, 236

delincuentes

enfermedades mentales en, 355

esterilización de, 102, 109, 152

eugenesia en, 99, 103

identificación genética de, 355, 357-358, 404, 412, 540

teorías ambientalistas sobre los, 354

DeLisi, Charles, 356

dementia praecox, 517

Departamento de Energía (Estados Unidos), 356, 358-359, 374

depresión, 97, 103, 333, 463, 526

disforia de género en la infancia, acompañada de, 429, 430

factores genéticos en la, 267, 309, 454, 456, 538

programa nazi de esterilización en casos de, 151, 153-154

derecho a decidir no tener un hijo, 319-320

derecho a nacer, 318, 319, 321

DeSilva, Ashanti (Ashi), 495, 500-503, 543

DeSilva, Van y Raja, 500, 502

desoxirribonucleico, ácido; *véase* ADN

desoxirribosa, en el ADN, 167 n.

destino de genomas individuales, mapa del, 229-230, 571

desviaciones

    componentes genéticos de las, 355-356

    eugenesia en las, 146

diabetes, 463

    estudios con gemelos sobre la, 440, 449

    investigaciones sobre la insulina para el tratamiento de la, 258, 284

    vínculos genéticos de la, 267, 310, 368, 373, 440

diagnóstico genético, 512-541, 574

    aborto selectivo después del, 318 y n., 322, 530, 537

    cuestiones fundamentales sobre la incertidumbre, el riesgo y la elección y, 527-528

    de mutaciones fetales utilizando sangre materna, 528

    de una grave y progresiva enfermedad neuromuscular degenerativa, 528-530, 531

    descubrimiento de vínculos genéticos con enfermedades y empeño en desarrollar métodos de, 512

    determinantes predictivos en el, 513, 533

    diagnóstico genético preimplantacional (DGP), 535

    ejemplos de dos raros síndromes superpuestos en el, 529

    enfermedades seleccionadas para el, 537

    gen BRCA1 en el cáncer de mama y, 513-515, 531

genes de alta penetrancia en el, 537, 538

genes predictivos de riesgo y, 524

intervenciones justificables no coercitivas realizadas después del, 537, 538, 541

manejo de genes utilizando el, 536

naturaleza impredecible de algunos genes y, 532

opciones personales y familiares tras la identificación de una variante en el, 540, 541

penetrancia y expresividad como factores en el, 524

poder para determinar la «adaptación» usando el, 541

previvientes y, 517, 531-532

problemas en el uso del, 531

problemas médicos y morales con el, 513

renacimiento del uso del, 512

sufrimiento extraordinario, condición para el uso del, 537, 538, 541, 543

triángulo de principios guía en el uso del, 537-538, 541, 543

véase también examen genético y pruebas genéticas del trastorno bipolar

Diamox, medicamento, 529

Dickens, Charles, 64, 183

Dieckmann, Marianne, 270, 278

difracción de rayos X, 176, 177, 179

Dobbs, Vivian Buck, 359

doble hélice del ADN, modelo de la, 28, 189, 191, 192, 193, 195, 199, 216, 217, 218 n., 220, 221, 246-247, 371, 379

Dobzhansky, Theodosius G, 102, 132-139

    experimentos con variantes genéticas de la mosca de la fruta, 132-136

    factores geográficos que afectan a los cruces en, 136-137

origen y formación de, 132
Heredity and the Nature of Man, 102
dogma central, 205, 208, 266, 581, 581
Dolly (experimento de clonación con la oveja), 468
dopamina, gen receptor de la, 453-454
Doppler, Christian, 36, 73
Doudna, Jennifer, 550-553, 557
Down, síndrome de, 29, 317-318, 322, 325, 537, 573 n.
Dozy, Andree, 330 n.
Dreiser, Theodore, 147
Drosophila, véase mosca de la fruta
Drysdale-Vickery, Alice, 96
Dulbecco, Renato, 243, 251
Dumas, Alexandre, 64

Ebstein, Richard, 452-454
EcoR1, enzima, 251-252
edición de genes
    cambio intencional del genoma humano mediante, 571
    cambios permanentes y heredables en células madre embrionarias mediante, 556
    problemas en la, 557
    propuestas de científicos de una moratoria en el uso de la, 558
edición del genoma (cirugía genómica), 558, 559
Efstratiadis, Argiris, 267 n.
Ehrlich, Paul, 174
Einstein, Albert, 162, 163, 276, 277, 556
Einstein-Szilard, carta sobre la preparación de la bomba atómica, 276-277
Eisenhower, Dwight D., 326
electrones, 173
Eli Lilly, empresa farmacéutica, 259, 297
Eliot, Charles, 100
Eliot, George, 64, 98
    El molino del Floss, 98
Eliot, T. S.: *Murder in the Cathedral*, 489
Elledge, Steve, 220 n.
Ellis, Havelock, 99

embrionario, desarrollo
    diagnóstico de mutaciones fetales utilizando sangre maternal durante el, 527
    diagnóstico genético preimplantacional (DGP) durante el, 535
    epigenética utilizada para alterar el, 478
    esquizofrenia causada por alteraciones de genes durante el, 520-521
    genes de virus en embriones en el, 490-491
    interacción de genes y entorno en el, 462
    interacción de genes y epigenes en el, 478-479
    sinapsis cerebrales durante el, 522 n.
    técnica de transferencia nuclear en el, 466-469, 473
embriones humanos
    células ES humanas extraídas de embriones descartados en FIV, 548-549
    experimentos para extraer células madre de, 547-549
    limitaciones federales a las líneas celulares de, 549-550
    modificación precisa del genoma de, 561
    primer experimento de ingeniería genómica con carácter permanente utilizando, 560-561
    problemas éticos en el uso de la ingeniería genómica, 553-554
Emerson, Ralph Waldo, 231
emigración de científicos como reacción al nazismo, 162, 163, 180
empalme de genes, 262, 381
enanismo, 101, 110, 298, 313, 325, 564
Encyclopedia of DNA Elements (ENC-ODE), 568
enfermedad neuromuscular, diagnóstico genético de la, 528, 530-531

enfermedad poliquística renal infantil, 319

enfermedades

creación de un mapa del destino para, 571

discordancia entre genoma y entorno en, 312-313, 564

flujo de información de instrucciones para enfermedades heredables, 305

monogénicas, 308-310

necesidad de entender la intersección entre información genética, comportamiento y azar en 569-570

patrones de herencia como pistas para descubrir influencias genéticas en, 352-354

penetrancia y expresividad de genes en, 311-312

poligénicas, 309

poligénicas causadas por múltiples genes, 310, 348

preocupaciones por el uso responsable de la ingeniería genómica en el tratamiento o la cura de, 557-558

relaciones entre genética y, 308, 343

tendencias a enfermedades identificadas por la secuenciación del genoma, 573

enfermedades de gen único (monogénicas)

clasificación de las, 307-310, 563

diagnóstico genético preimplantacional (DGP) en, 535-536

número de, 563

enfermedades mentales

conducta criminal asociada a, 355

diversidad genética en las, 352

historiales intergeneracionales de, 22

patrones de herencia en las, 97

preocupaciones familiares por la herencia de, 22

enfermedades monogénicas, 536

clasificación de, 307-310

número de, 563

véase también enfermedades de gen único

enfermedades multigénicas

modelos matemáticos de genes en las, 357

véase también síndromes poligénicos

enfermedades vinculadas al cromosoma X, 535, 545

Ensayo sobre el principio de la población (Malthus), 55

enzima TALEN, 552 n.

enzimas, 581

cortar y pegar ADN utilizando, 246, 248, 251-252, 254, 330, 552 n.

replicación de ADN con, 218, 340

epigenes, interacción de genes con, 478

epigenética, 462-482, 582

aspectos peligrosos de posibles aplicaciones de la, 478, 481

descripción por Waddington de la, 462, 466

experimento de reversión del destino celular de Yamanaka y, 476

experimento de transferencia nuclear y, 469-470

histonas que marcan la memoria molecular en genes y, 473

inactivación aleatoria de cromosomas X y, 470

individualidad de células y, 473-474, 475

interacción entre reguladores de genes y, 473

epigenomas

estudios con gemelos de diferencias en, 473-474

flujo de información biológica con, 482

individualidad de células y, 479

materialización de genes en organismos y, 569 n.

epilepsia
eugenesia en la, 100, 101, 110, 151, 153
investigación con células ES sobre, 494
Erbe, Das, película, 151, 152
Erbkrank, película, 151, 152
eritropoyetina, 363-364
ES, células; *véase* células madre embrionarias
escala, cambio de, en los avances científicos,
Escherichia coli (*E. coli*), 209, 210, 211, 248, 249-250, 253, 271
escisión de genes, 261-262, 347
esclavitud
brecha cultural entre blancos y afroamericanos y, 410
movimiento eugenésico y, 107 n.
escopeta, técnica de la, en secuenciación del genoma, 365, 367-368, 373, 376
especiación, 53-54, 57, 137
esperma
células ES genéticamente modificadas productoras de, 493
concepto de homúnculo y, 42-43
De Vries y las partículas de información en el, 79-80, 81-82, 83
genes de virus en embriones compuestos utilizando el, 490
memoria del *Hongerwinter* en el, 477
Mendel sobre la herencia de rasgos en el, 72
preformación y, 42
prohibición de los Institutos Nacionales de Salud de transmitir modificaciones genómicas en el, 557
teoría de la herencia de Aristóteles, 41, 44
teoría de la pangénesis de Darwin, 63, 78, 94
teoría de la herencia de Pitágoras, 38, 44, 61

terapia génica con células reproductoras introducidas en el, 544
terapia génica en línea germinal con, 544, 547, 549, 555
Weismann sobre la información hereditaria en el, 79
esperma, bancos de, 323-324
espermismo
rechazo por Aristóteles, 39-40
teoría de Pitágoras del, 38, 41
Esquilo, 38
esquizofrenia, 517-527
acuñación de la palabra, 512
cambios en el receptor molecular en la, 457
cáncer de mama comparado con, 522
como enfermedad poligénica, 325, 354
conducta criminal asociada a la, 355
conducta sexual y, 518-519
creatividad en la, 526, 531
desencadenantes requeridos en la, 524
diagnóstico genético de la, 523, 527, 531, 533, 575
diversidad genética en la, 352
estudios con gemelos y, 352-354, 518, 522 n.
forma esporádica de, 518-520, 523 y n.
forma familiar de la, 518, 521, 523 n., 540
«genio loco», caracterización del, 525
historiales intergeneracionales de, 22-23
mapas genéticos y secuenciación para la, 124, 357, 519-520, 540
mutaciones ligadas a la, 352-353, 520, 521, 522 n.
patrón de herencia como pista de influencias genéticas en la, 351-354

primera descripción por Bleuler, 517

programas nazis para la, 151

riesgo de desarrollar, 540

trastorno bipolar y, 23, 518, 519, 520, 524

vínculos genéticos en la, 309, 310, 325, 351-354, 358, 518, 522 n., 527, 531

esquizofrenia esporádica, 518, 520, 523 y n.

esquizofrenia familiar, 521, 523, 540

estatura

distribución de la varianza de la, 89, 90, 110, 130-131, 536

estudios con gemelos sobre la, 440, 449

estudios de Mendel sobre plantas, 68, 71

manipulaciones genéticas para aumentar la, 99-100

vínculos genéticos en la, 89, 91 y n., 97, 131, 138, 393, 562

esterilidad, 310

esterilización, 102-111

apoyo de Wells a la, 97, 99

caso Buck y, 103-106, 109, 359

diagnóstico de debilidad mental y, 100-101, 102-103, 105, 146, 150

eugenesia y apoyo a la, 97-98, 99-100

Galton y el uso de la, 99-100

programas eugenésicos nazis y, 151-156, 161

rasgos hereditarios y justificación de la, 160-161

Esterilización, Ley de (Alemania), 151, 154

estrés postraumático, trastorno de, 538, 574, 575 n.

estrógenos

mujeres con síndrome de Swyer en, 426

usados en reasignación sexual, 426, 429

Estudio de Minnesota con Gemelos Criados Aparte (MISTRA), 448, 449, 451

estudios con gemelos

con gemelos idénticos separados al nacer, 406-407

esquizofrenia y, 352-354, 518, 521 n.

Estudio de Minnesota con Gemelos Criados Aparte (MISTRA) y, 448, 449, 451

estudios de naturaleza versus crianza con gemelos, 159-160

hermanos homosexuales y, 439 y n., 442

invención de los estudios con gemelos por Galton, 159

patrones de herencia como pistas para hallar influencias genéticas en enfermedades y, 351-354

tasas de concordancia en, 160-161, 352-355, 406, 439 y n., 440, 449, 518, 519, 523

utilización de gemelos en experimentos nazis, 590

éticos, problemas

animales transgénicos en investigación genética y, 494

células ES, cambios genéticos y, 553-554, 558

clonación de genes y, 277

diagnóstico genético preimplantacional (DGP) y, 535, 543

ensayos de terapia génica en niños y, 505, 509, 510, 544

ingeniería genómica en humanos y, 560

muerte en ensayos de terapia génica para el tratamiento de deficiencia en OTC y, 507-508

patentes de técnicas de ADN recombinante y, 281-282

propagación de híbridos genéticos

en células bacterianas y, 249-250

propuesta por los científicos de una moratoria en el uso de la ingeniería genómica por, 558-559

prueba fetal para homosexualidad y, 444

selección sexual de hijos varones y, 535

tecnología del ADN recombinante y, 277

véase también morales, problemas

eugenesia, 86-101

acuñación de la palabra por Galton, 87, 95

apoyo público inicial a la, 96, 97, 99-100

cambios genéticos inducidos por radiación en la, 146

concursos para elegir a los mejores bebés y, 110

críticos de la, 97

estudio por Muller de mutaciones genéticas y opiniones sobre la, 146, 324

igualdad de condiciones sociales necesaria para la, 146

neoeugenesia y su diferencia con la, 322, 325

programas estadounidenses de, 100-101, 404-405

programas nazis de esterilización basados en la, 151, 152, 153, 155, 156

programas nazis de exterminio racial justificados por la, 155-156, 171

promoción por Galton de la, 86-87, 95-99, 138, 146, 150, 194, 322, 403

propuestas de esterilización en la, 97-99

propuestas de reproducción selectiva en la, 96, 97, 98

renuncia tras su uso por los nazis, 170-171, 306

selección sexual de hijos varones y, 535

temor a la degeneración racial y, 98-99

teoría de la higiene racial y, 100, 151

terapias génicas y, 543-544

véase también neoeugenesia

eugenesia negativa

diagnóstico genético preimplantacional (DGP) y, 535

esterilización selectiva en la, 99

pruebas prenatales y aborto selectivo como aspectos de la, 323

selección sexual de hijos varones como, 535

eugenesia positiva

apoyo a la, 99, 323

diagnóstico genético preimplantacional (DGP) y, 534-535

interés de Muller en la, 146

neoeugenesia y, 323-324

selección del genotipo en la, 324

terapia génica y renacimiento de la, 543

Eugenics Review, revista, 99

Euménides (Esquilo), 38

European Early Modern Human (EEMH), 392

Eva mitocondrial, 398, 513

Evans, Martin, 492

evolución

cáncer como enfermedad genética relacionada con la, 351

fenotipo como resultado de interacciones entre herencia, azar, ambiente y variación y, 135-136

genética conciliada con la, 129, 132-136, 392 n.

lugar de los neandertales en la, 391

memoria genética como reto a la, 464

primeros humanos modernos y, 391

selección natural y, 60, 132, 390

teoría darwiniana de las gémulas, 63, 78, 88, 143, 466

teoría de la herencia requerida por la teoría de la, 78, 87, 88

teoría de la información sobre las repercusiones de las mutaciones en la, 485

teoría de los múltiples orígenes de Agassiz y teoría de la, 389-390

Wallace y su teoría general de la, 57

examen genético

aborto selectivo después de un, 318 y n., 322

como responsabilidad social, 325

demandas judiciales por consejos médicos recibidos tras un, 319

derecho a nacer y, 317-318, 321

derecho de los padres a no tener un hijo después de un, 319-320

neoeugenesia y, 321-325

para el gen BRCA1, 29, 513, 515, 536

para el síndrome de Down, 29, 317-318, 322, 325, 537, 573 n.

para la enfermedad de Gaucher, 343

para la fibrosis quística, 343

véase también diagnóstico genético; pruebas genéticas

exones, 262, 381, 519

experimentos con cultivos de plantas

de Correns, 81

de DeVries, 80, 82

de Mendel, 68-72 y n., 76

«Experimentos de hibridación en plantas» (Mendel), 66

expresión de genes

ADN intergénico e intrones para la, 362, 382

alteraciones inducidas por la inanición en la, 477-478

código genómico y su control de múltiples genes para su, 384

en la esquizofrenia, 524

experiencia del *Hongerwinter* y reformateo de la, 477

genes de virus en embriones compuestos y ausencia de, 490

marcas epigenéticas y, 474 n.

penetrancia incompleta y variabilidad en la, 458

proteínas reguladoras maestras y, 479

silenciamiento de genes y, 470-471

extinción, temor a la, 575 n.

factor VIII, gen del, en humanos, 237, 292-295

factor VIII, terapia, 292-293, 295

factor IX, terapia génica, 546

factores de transcripción, 214, 461, 472, 474

Falkow, Stan, 253, 254

Familias Afroamericanas Fuertes, proyecto (SAAF), 538

familias de genes, 383

fantasías

conducta sexual y, 429, 430

en la esquizofrenia, 18

genoma humano codificado con, 565

FBI, 147

Feldberg, Wilhelm, 163

Feldman, Marcus, 395, 398, 402

fenotipos, 95, 582

azar como factor de los, 135

desencadenantes ambientales que afectan a los, 134-135

e interacciones entre herencia, azar, ambiente y variación, 135-136

efectos de genes variantes en rasgos y, 132

eugenesia y manipulación de, 97

genes predictivos de riesgos en, 524

genotipos como determinantes de los, 134

selección natural de los fenotipos más aptos, 136

Fermat, Pierre de, 77-78

fibrosis quística, 319, 331

    diagnóstico genético preimplantacional (DGP) de la, 535, 558

    herencia en la, 342 n., 343

    identificación de genes asociados a la, 29, 347

    localización de genes en la, 341

    mutaciones halladas en la, 341, 538, 543

    posibilidad de terapias génicas para la, 502

    prueba diagnóstica de la, 343

    secreciones observadas en la, 341, 342

    terapia génica propuesta para la, 502

fibrosis quística (FQ) en humanos, gen de la, 387, 388

Fisher, Ronald, 130-132, 469

física subatómica, 173

fisiología, 23, 27, 162, 174, 175, 206, 218, 220-222, 235-237, 296-297, 303, 305, 311, 347, 359, 399, 562, 563, 569

FIV, *véase in vitro*, fecundación

flujo de información

    biológica, 206, 482

    de progenitor a hijo en la teoría de la evolución de Darwin, 66

    instrucciones en la herencia y, 93-94, 198, 205, 304

    producción por Szostak de genes autorreplicantes y, 485

    transcriptasa inversa y dirección del, 266

fósiles

    colección de Darwin, 51, 263 n.

    origen humano, teoría de la migración y, 395-396

    teoría de Herschel del origen de los, 47

Foucault, Michel, 541

Franklin, Rosalind, 28, 177-179, 184, 259

    críticas al modelo de la doble hélice de ADN de Watson y Crick por, 186

    imágenes de la estructura del ADN de, 28, 178, 184, 187 y n., 189, 193, 194, 371

    origen y formación de, 177

    reacción de Watson a la investigación de, 184 y n., 188

Freud, Sigmund, 518

Friedman, Richard, 574, 575 n.

Frost, Robert: «Accidentally on Purpose», 45

Fundación para las Enfermedades Hereditarias, 334

«Funes el memorioso» (Borges), 474

«futuro de la medicina genómica, El», congreso sobre el (2013), Scripps Institute, La Jolla, California, 527-528

Galápagos, islas, 50, 54, 56, 60, 133, 136, 382

Galeno, 418-419

Galton, Francis, 83, 86-93

    crítica de Bateson a, 92, 95

    Darwin sobre la obra de, 90

    esterilización (eugenesia negativa) en, 99

    estudio de Darwin por, 87, 88

    estudios con gemelos realizados por, 159-160, 352

    ley de la herencia ancestral de, 91, 95

    mediciones de variaciones realizadas por, 88-90, 93

    naturaleza *versus* crianza, estudios de, 89-90, 159

    origen y formación de, 87

    promoción de la eugenesia por, 86-87, 95-99, 138, 146, 150, 194, 322, 403

unidades de información en la herencia y, 90-93, 97-98, 130
Hereditary Genius, 90
Inquiries into Human Faculty, 86
Gamow, George, 199-200
Gardner, Howard, 406
Garrod, Archibald, 307-308
gatas, la herencia en, 470
gatas carey, herencia en las, 470
Gaucher, enfermedad de, 318, 343
Gelsinger, Jesse
    ensayo de terapia génica para la deficiencia de OTC y, 509-509, 543, 544
    repercusión de la muerte de, 509-510, 544
    variante de la deficiencia de OTC en, 503, 504
Gelsinger, Paul, 505, 507-508, 509, 545
gemelos
    genes activados o desactivados en, 461
    naturaleza *versus* crianza y diferencias entre, 474
    primera derivada de identidad compartida por, 417
    reasignación sexual en uno de los, 428
gemelos idénticos; *véase* gemelos; estudios con gemelos
gémulas, teoría de las
    declaración de Darwin sobre la, 63
    memoria genética y relación con la, 465
    prueba experimental contra la, 78, 88, 143
gen 5HTTLPR asociado al estrés, 539
gen 5HTTLPR en humanos, 538
gen C4 en la esquizofrenia, 521 n., 522 n.
gen ceh-13 en gusanos, 370
gen c-myc en humanos, 476
gen D4DR en humanos, 453-455
gen DOCK3 en humanos, 529

gen end-1, en gusanos, 458 n.
gen Huntingtin en humanos, 339
gen IT15 en humanos, 339
gen MECP2 en humanos, 532
gen skn-1 en gusanos, 458 n.
gen SRY en humanos, 425-427, 432, 433, 446, 563
gen ZENK en aves, 461
gen ZFY en humanos, 425
GenBank, 378
Genentech
    clonación del gen del factor VIII por, 293-294
    directrices federales y, 288
    fundación de, 284, 286
    investigación biotecnológica en, 298, 545
    investigación sobre la somatostatina por, 286-287
    síntesis de la insulina por, 288 n., 289-290, 298, 363
generación de los animales, De la (Aristóteles), 39
género
    amniocentesis para predecir el, 315
    creencias de la Antigua Grecia sobre el, 419
    diagnóstico genético preimplantacional (DGP) para predecir el, 534
    genes determinantes del, 418, 431
    selección sexual de niños varones y, 535
    uso del término, 418
genes, 582
    acuñación de la palabra por Johannsen, 94-95, 208
    ADN como molécula maestra de los, 343
    Bateson sobre el poder de los, 85
    cambio de la patología a la normalidad en la investigación de los
    cambios en la concepción de los

genes tras la secuenciación del genoma, 371, 379

como principio organizador de la biología moderna, 27

como unidades básicas, 24-25, 567

como unidades de selección en la neoeugenesia (neogénica), 322

comportamiento y, 30, 432, 437, 444-445, 447, 449, 452, 455, 480, 538-539, 562, 569

«cruzamiento» de, 123, 124, 219, 248, 394

cuatro fases de investigación para entender los, 329

desarrollo embrionario y, 130

especulaciones sobre la identidad molecular de los, 166

eugenesia y manipulación de, 97

evolución conciliada con los, 129-130, 132-136

experimento de Szostak con micelas para generar formas autorreplicantes de, 484

familias de, 383

flujo de información biológica con, 482

identidad y, 433

información contenida en los, 128-129

influencias ambientales en los, 473-477

interacción de la epigénesis con los, 478-479

naturaleza discontinua de la información en los, 85, 130-131, 486

número de genes en humanos, 380, 381

orígenes de los seres humanos observados en los, 389-392

patentes de, 364

percepción de nosotros mismos como conjunto de, 567-568

Schrödinger sobre la estructura molecular de los, 164

teoría de la información sobre la formación de los, 485

traducción de, 94-95, 200, 202-203

transcripción y copias de genes en ARN, 202, 220

transformación de; *véase* transformación

variación en; *véase* variación

genes no codificantes, 370

genes reguladores maestros, 474

alteraciones en linajes de células de gusanos mediante, 461

descubrimiento por Lewis del proceso de los, 225

efectos multigeneracionales del *Hongerwinter* y, 476

factores que afectan a la acción de los, 234-235, 455-456

influencia del ambiente y, 480

marcas epigenéticas y, 474

metabolismo de los genes y, 461

síndrome de Swyer y, 424

genética

acuñación de la palabra por Bateson, 84

acuñaciones de nuevas palabras y lenguajes para la, 94-95

cambio de la patología a la normalidad en la investigación, 388-389

cambios conceptuales en, 346-347

cambios de escala, 347

casetas de ferias agrícolas sobre, 110

cuatro fases de investigación para entender la, 379

dogma central sobre el curso de la, 205, 208, 263, 266

enfermedades con vínculos genéticos, 308, 343

foco temático en la, 389

insatisfacción con la lentitud de avance de la, 348

obras de Aristóteles sobre, 40, 41

poder para determinar la «adaptación» usando la, 541

prohibición política en la Unión Soviética, 156-157, 158
genética humana
enfermedades monogénicas en, 307-310
enfermedades poligénicas causadas por múltiples genes en múltiples localizaciones en, 310,
localización de genes como momento de transformación de la, 340
neoeugenesia y, 321-327
repercusión en la medicina y la salud del nuevo interés por la, 306-307
síndromes poligénicos en, 309
técnica de transferencia de núcleos utilizando mitocondrias y
vínculos entre enfermedades y, 308
genios
banco de esperma (depósito) de, 323, 326
esquizofrenia y, 525
patrones de herencia y, 97
genoma, 582
cáncer y, 24
discordancia entre ambientes y, 312-313, 564
efectos multigeneracionales del *Hongerwinter* e interacciones de genes reguladores maestros con, 476-477
historia evolutiva observada en, 392 n.
publicación del borrador de la secuencia del genoma humano, 28-29
sistema epigenético para el funcionamiento de los, 473-474
véase Proyecto Genoma Humano y secuencia del genoma
genomas humanos
creación de un mapa del destino de, 571

dificultad para descifrar combinaciones de variantes en, 569-570
futuro de la investigación de, 388-389
necesidad de un estudio directo de los, 568-569
número de genes en los, 380, 381
poder predictivo de los, 570-571
preocupación por la capacidad de alterar, 543-544
tecnologías empleadas para los cambios intencionales, 572
terapia génica en células reproductoras introducidas en, 544
visión de conjunto de los, 380-384
Watson sobre cambios de las instrucciones genéticas en los, 542-543
genotipos, 94, 582
azar en los fenotipos resultantes de los, 135
factores ambientales que afectan a los fenotipos resultantes, 135
fenotipos determinados por, 134
ingeniería social con, 540
interacciones entre herencia, azar, ambiente, variación, evolución y, 135-136
manipulación eugenésica de, 135
geográficos, factores
desarrollo de gemelos criados separadamente, 449-450
dispersión de los primeros humanos y, 399-401
distribución de la variante D4DR y, 454
estudios de Darwin sobre la evolución de poblaciones de aves afectadas por, 56, 65 n.
formación de nuevas especies y, 65 n., 136-137
teoría de Wallace sobre variantes de

poblaciones de aves afectadas por, 57
geología, 34, 35, 45, 56, 67
germoplasma
  eugenistas y eliminación de defectos en el, 108
  Weismann sobre la herencia, 79
Gilbert, Walter, 202 n., 212 n., 260, 262, 264, 286, 288, 289-290, 357
  evaluación de la secuencia del genoma por, 357
  secuenciación de ADN por, 260, 261-262, 264, 288
  síntesis de la insulina y, 286, 287, 289
gitanos, exterminio nazi de, 155, 170
Gleick, James, 25 n., 481
Goeddel, David, 289-290, 293
Goldstein, David, 528
Goodfellow, Peter, 424-426
Goodship, Daphne, 450
gorilas
  evolución y, 391
  pares de cromosomas de los, 380
Gosling, Ray, 185, 188, 193
Gottesman, Irving, 352
Gould, John, 51, 52
Gould, Stephen Jay, 409
Graham, Robert, 323, 326
Grant, Madison, 107-108
Gray, Asa, 63
Griffith, Frederick, 141-144, 145, 164, 165-166, 168
gripe española, 141-142
guanina, 167, 190
guisantes, experimentos de Mendel con, 68-73, 72 n., 76
Gurdon, John, 466-468 y n., 469, 473, 475
gusanos, 236
  como modelos para la investigación, 306, 358
  comparaciones de genes de humanos y de moscas de la fruta con, 374
  desencadenantes ambientales de la materialización de genes en, 311, 312
  estudio del cromosoma sexual con, 119, 421
  genes no codificantes en, 370
  genes reguladores maestros en, 461
  investigación sobre la determinación del destino celular con, 229-231
  muerte celular en, 232, 234-235
  publicación en *Science* del genoma de, 372
  secuenciación del genoma de, 358, 369-370, 372, 373, 374, 569
  transmisión de memoria a través de generaciones en, 472
  variabilidad en la expresión de genes en, 458 n.
Gusella, James, 337-339

Hadamar, hospital de, Alemania, 154
Haemophilus influenzae, secuenciación del genoma de, 365-366, 369
Hahn, Otto, 162
Haiselden, Harry, 110-111
Haldane, J. B. S., 345
Hall, Alexander Wilford, 60
Hamer, Dean, 437-438, 440-446, 452
  interés por la orientación sexual, 438
  investigación sobre genes relacionados con la homosexualidad (gen gay) por, 439-445,
  origen y formación de, 437
Hammarsten, Einar, 172
Hartsoeker, Nicolaas, 43
Haussler, David, 377
Heinlein, Robert, 165
hemocromatosis, 328-330, 331
hemofilia
  familia real rusa con, 125-127

herencia genética de la, 126, 127, 157, 308, 312, 328
infección de VIH con, 295
mapa genético de la, 343-344
terapia de factor VIII para la, 292-293, 295
terapia génica para la, 546
hemoglobina
anemia de células falciformes y, 207, 209, 222
mutación en la beta-talasemia y, 497 n.
regulación de genes y, 215, 362 n.
retención de oxígeno por la, 175, 199
Henn, Brenna, 398
Henslow, John, 45, 49
Hepburn, Audrey, 463
Herbert, Barbara, 450
herencia
acuñación de nuevas palabras para las unidades de, 94-95
Bateson sobre el poder de los genes, 85, 97-98
Bateson sobre la transmisión de las unidades de, 93
cáncer como enfermedad genética relacionada con la, 350-351
codificación de información básica en la, 42-43
concepto de homúnculo en la, 42, 43, 63, 91, 397, 577
creencia cristiana sobre Adán como primer padre y, 42
De Vries y las partículas de información en la, 79, 81-82, 84
epigenética usada para alterar la, 477-478
eugenesia y leyes de la, 97-98
exploración por Mendel de las unidades de la, 74, 84, 93, 94
fenotipo como resultado de interacciones entre azar, ambiente, variación, evolución y, 135-136, 158

flujo de información de instrucciones en la, 93-94
Galton y su investigación sobre la, 90-93, 97-98, 130
gen como unidad básica de la, 24-25, 567
ideas de los filósofos de la Antigua Grecia sobre la, 38-41
información genética en la, 128-129
Lamarck y su teoría de la, 61-62
modelos matemáticos sobre rasgos en la, 131
noción de identidad humana basada en la, 159
obra de Darwin sobre la teoría de la, 60-62, 66, 78
teoría de la evolución y necesidad de una teoría de la, 78, 87, 88
teoría de las gémulas para la, 63, 78, 88, 143, 465
terapia de choque en plantas para superar la, 158, 478
variación en la, 54
Weismann sobre la información transmitida por, 79
Wolff sobre los óvulos fertilizados y la, 44
herencia, patrones de
como pista de influencias genéticas en una enfermedad, 352-354
enfermedad mental y, 97
estudios de Morgan sobre vínculos genéticos en los, 120-122
herencia, teorías de la
creencia cristiana en Adán como primer padre, 42
de Bateson sobre el poder de los genes, 85
de De Vries sobre las partículas de información, 80
de los filósofos de la Antigua Grecia, 38-41
de Weismann sobre el germoplasma, 79

herencia ancestral, ley de la, 91, 95
Herrick, James, 206
Herrnstein, Richard, 354-355, 403, 404, 406-408
Herschel, sir John: *A Preliminary Discourse on the Study of Natural Philosophy*, 46-47
Hershey, Alfred, 172 n.
Hess, Rudolf, 149 n.
Heyneker, Herbert, 286
híbridos
    experimentos de Correns con, 81
    experimentos de De Vries con, 80, 82
    experimentos de Mendel con, 66, 68-72, 76
hidrocefalia de presión normal (NPH), 302-303
5-hidroxitriptamina (5-HT), 528
higiene racial, 100, 150, 160
hiperactividad, síndrome de, 573
hipertensión, 303, 310, 311, 569
hipomanía, 524
Hiroshima, Japón, bomba atómica sobre (1945), 356
Hirsh, David, 234
histonas, 471 y n., 472, 477, 479
historia natural
    clérigos naturalistas e, 48
    creencia en la acción divina en la, 46, 47, 53, 61
    Herschel sobre el mecanismo de causa-efecto en la, 47
    interés de Darwin en la, 45-47, 48
    Paley y su concepto de la, 46
Hitler, Adolf, 151, 155
    ascenso de, 149-150, 162
    científicos que abandonaron Alemania como reacción a la política de, 162, 163, 180
    creencias en la higiene racial y, 151
    eugenesia y política de exterminio de, 153, 324
Hobbes, Thomas, 98

Hodgkin, Dorothy, 178, 184
Holanda, *Hongerwinter* (Invierno del Hambre) en, 462
Holmes, Oliver Wendell Jr., 108
Holocausto, 155
hombre araña, El, 314
homosexuales, exterminio nazi de los, 152, 155
homosexualidad, 429, 435, 436, 438, 440-441, 444, 445, 570, 577
    como opción, 436
    Freud sobre la, 518
    gen gay y, 436
    ideas de los psiquiatras en los años 50 y 60 sobre la, 435
    investigación de Hamer sobre genes relacionados con la, 438-445, 446
    teoría de Bieber sobre la, 435-436
Homosexualidad. Un estudio psicoanalítico (Bieber), 435
homúnculo, concepto de, en la herencia, 42-43, 63, 91, 397, 577
Hongerwinter (Invierno del Hambre), Holanda, 463-465, 469, 477
    descripción del, 463
    efectos físicos en nietos de los sobrevivientes, 463-464
    expresión de genes y memoria celular, 477
    memoria genética de los nietos, 464, 465
Hood, Leroy, 357, 361
Hopkins, Nancy, 212 n.
hormona del crecimiento en humanos (HGH), 283, 298, 494
Horne, Ken, 291-292
Horvath, Philippe, 551
Horvitz, Robert, 230, 231, 232, 233, 234
hospitales
    colonias en el movimiento eugenésico y, 101, 103, 107, 109, 150, 359-360

ensayo de terapia génica para la deficiencia de OTC en, 506-508, 510

examen genético en, 317, 343

reasignación sexual en, 426-428

Housman, David, 332, 334

Hox, genes de la familia, 383

Huang, Junjiu, 559, 560

Huberty, James, 352, 355

Hughes, Everett, 387

Human Genome Sciences (HGS), 368

Huntington, enfermedad de, 332-341

    descripción de la, 332

    diagnóstico genético preimplantacional (DGP) de la, 535-536, 558

    edición de genes (cirugía genómica) para la, 553

    experiencia de la familia con la, 332, 334

    familias mutantes de Barranquitas, Venezuela, como base para la localización del gen en la, 335-338, 341

    fenómeno de la anticipación en la, 339

    identificación de genes vinculados a la, 29, 338-340, 347, 387

    localización del gen en la, 29, 334, 343, 347, 424

    mutación hallada en la, 340

    patrón de herencia en la, 333, 340

    posibilidad de terapias génicas para la, 502

    terapia génica propuesta para la, 502

Huxley, Julian, 324

identidad

    cascada genética como explicación de la, 433

    definición de raza e, 401-402, 413

    embriogénesis humana y formación de la, 478-479

primera derivada de, 417

teoría de la herencia empleada para construir la, 159

vínculos genéticos de la, 27, 29, 117, 156, 222, 231

identidad de género

    continuum en, 431-432

    genes en la determinación de la, 418, 432

    mujeres con el síndrome de Swyer, 426

    reasignación sexual y, 426-432

    transgénero e, 433

    uso del término, 418

idiotas, clasificación de los, 103, 109, 322

imbéciles

    caso de la esterilización de Buck, 103-106, 109, 360

    clasificación de los, 103, 146, 359-360

in vitro, fecundación (FIV)

    células ES humanas extraídas de embriones descartados tras la, 548-549

    inserción del gen corregido en embriones descartados de la, 559

    limitaciones federales a las líneas celulares de embriones descartados tras la, 549

    proceso de la, 534, 548, 554

India, selección sexual de hijos varones en, 535

influenzae, infección tras neumonía neumocócica, 365

información biológica

    ADN como depósito central de la, 169, 195

    dogma central de la, 205 y n., 208-209, 263, 266

    el gen como unidad básica de la, 24-25, 567

    flujo de, 93, 205, 482

ingeniería genética, 343

avances en humanos, 556

como cambio conceptual, 347

como comienzo de una nueva era, 269

Genentech, constituida para explorar la, 284

inquietudes sobre la seguridad de la, 269

interés en futuras aplicaciones de la, 265, 343, 489

investigación sobre la fibrosis quística mediante, 342 n.

primeros trabajos de Berg con ADN recombinante, 247-248

prohibición de la financiación federal en células ES del uso de, 550

retos en la implementación de la, 547

tratamiento de la hemofilia mediante, 546

ingeniería genómica, 542-565

apoyo público al levantamiento de las prohibiciones en, 560-561

borrador de guía para el uso «posgenómico» de la, 561-565

células ES genéticamente modificadas convertidas en células reproductoras antes de su uso en, 554

células reproductoras modificadas en, 544, 547

cuestiones que habrán de ser exploradas en, 557

emancipación genética *versus* mejora genética en, 558-559

establecimiento de células ES humanas fiables necesarias para la, 547-549, 561

experimentos chinos con embriones humanos usando la, 559-560

experimentos de Berg con, 247, 269

fecundación *in vitro* y, 556

genes de virus insertados en embriones compuestos para, 490-491

incorporación de cambios genéticos creados en células ES a embriones humanos en, 554-556

inquietudes por una mejora responsable de genomas en, 543, 558

interés en futuras aplicaciones de la, 27, 29, 557-558

justificación de añadir información al genoma en, 558-559

Medawar sobre las posibilidades de la, 265

método para crear cambios genéticos intencionales en genomas de células ES necesarias para, 550-553, 555

modernas tecnologías para la, 27, 29

necesidad de evaluación de la, 27

pasos necesarios para crear humanos genéticamente modificados por medio de, 557

primer experimento con carácter permanente de ingeniería genómica humana, 560

primera modificación concreta del genoma de un embrión humano con, 560-561

prohibición de financiación federal del uso de nuevas células ES para, 549, 557

prohibición federal de determinados usos de la, 557-558, 560-561

prohibición por los Institutos Nacionales de Salud de la investigación que utilice células ES humanas en, 557

propuesta por los científicos de una moratoria en el uso de técnicas de edición y alteración de genes en, 558

sistema CRISPR/Cas9 para añadir código genético al genoma en, 553, 559, 572

trabas a la, 547

tratamiento o cura de enfermedades graves como uso responsable de la, 557-558

ingeniería social, 359, 538, 540

Ingram, Vernon, 207 n.

inmigración

de científicos procedentes de la Alemania nazi, 162, 163, 180

partición de Bengala, 19

popularidad de la eugenesia e incremento de la, 107

inmunitario, sistema

anticuerpos y, 381

deficiencia de ADA y colapso del, 496, 497

en bacterias, 550-551

gen C4 vinculado a la esquizofrenia y, 522 n.

gen de la hemocromatosis y, 329-330,

genes cromosómicos que modulan interacciones de células en el, 383

genomas y respuesta de anticuerpos en el, 381

investigación de variante de neumococo y, 141-143

Pneumocystis pneumonia y, 291

tratamiento de la deficiencia de OTC y, 504-505, 510

vectores víricos en terapia génica y, 544

inmunodeficiencia combinada, enfermedades graves por (SCID), 496

Institute for Genomic Research, The (TIGR), 365, 366, 368

Instituto de Bienestar de Brandemburgo, 154

Instituto de Genética (GI), 293

Instituto de Genética de la Unión Soviética, 158

Instituto de Terapia Génica Humana de la Universidad de Pensilvania, 504, 511

Instituto Kaiser Wilhelm de Física, 162

Instituto Kaiser Wilhelm para la Antropología, la Herencia Humana y la Eugenesia, 151, 155, 162

Instituto Nacional del Cáncer, 437, 514

Instituto Smithsoniano de Washington, 74

Instituto Weizmann de Israel, 555

Institutos Nacionales de Salud (NIH), 204, 324

conferencia sobre investigación genética por los, 237-238

directrices sobre el ADN recombinante marcadas por los, 274-275, 280, 288

investigación centrada en el sida y los, 441

Proyecto Genoma Humano bajo los, 360, 361, 364, 366

terapia génica para la deficiencia de ADA y los, 496-498

inteligencia

combinación de genes e influencia ambiental en la, 407, 410, 446

concepto de «gen de», 562

controversia sobre el enfoque de The Bell Curve, 403-404, 406, 410

definición de, 404

estudios con gemelos sobre la herencia de la, 160

eugenesia y selección de la, 322, 324-325, 404

Galton sobre la herencia y la medición de la, 89, 90, 97, 130, 138, 159-160

genética y categorización por, 412-413

inteligencia general, concepto de, 405
raza y variación genética de la, 29, 401-402
inteligencia, tests de
aptitud predicha por resultados de, 410
diagnóstico de debilidad mental empleando, 103
medición de la inteligencia mediante, 405
raza como factor en los, 409-410
inteligencia de adoptados transraciales, 410
inteligencia matemática, 406
interruptores genéticos, 479
intrones, 262-263, 294, 330, 362, 382, 425, 473, 568
Invierno del Hambre, *véase Hongerwinter*
Irons, Ernest, 206
Itakura, Keiichi, 286, 287, 288
Itano, Harvey, 207

Jablonski, Walter, 160 n.
Jackson, David, 248, 254, 343
Jacob, François, 200, 202, 211, 213, 214, 257, 371
Jaenisch, Rudolf, 495, 558
Jamison, Kay Redfield, 526
Japón, bombas atómicas (1945), 276, 356
Jardín Botánico de Cambridge, Inglaterra, 45
Jenkin, Fleeming, 64-65, 88
Jensen, Arthur, 406
jirafas, evolución de las, 61, 62, 79, 157, 176, 465
Job, 33
Johannsen, Wilhelm, 94, 208
Johns Hopkins Hospital, Clínica Moore en la, 309
José II, emperador, 33
Journal of Hygiene, revista, 144

judíos
creencia nazi en la inmutabilidad genética, 158
estudios con gemelos criados separadamente como, 450-452
eugenistas estadounidenses y los, 108
examen genético para la enfermedad de Tay-Sachs de, 343, 402, 412
experimentos de Mengele con gemelos judíos, 149, 155, 161-162, 171, 447
exterminio nazi de, 154-156, 170, 535
inmigración de, 107, 108
leyes nazis de limpieza racial y, 152
política nazi sobre científicos y emigración, 161-163
Judt, Tony, 561

Kafatos, Fotis, 267 n.
Kaiser, Dale, 245
kakogenia, 99
Kamin, Leon, 406-407 n.
Kan, Y. Wai, 330 n.
Kantsaywhere (Galton), 99
Keller, Evelyn Fox, 344, 460
Kerr, John, 232
Kevles, Daniel, 95
Khorana, Har, 204
Kidd, Benjamin, 96
Kiley, Tom, 286
Kimble, Judith, 234
Kimura, Motoo, 392 n.
King, Desmond, 536
King, Mary-Claire, 513-515
Kinzler, Ken, 365
Kleiner, Perkins, Caulfield y Byers, 283
Kornberg, Arthur, 118, 217, 243, 246, 278, 281
Korsmeyer, Stanley, 233
Kravitz, Kerry, 328-329, 331
Krebs, Hans, 162, 163
Kretschmar, Gerhard, 153

Kretschmar, Lina, 153
Kretschmar, Richard, 153

lactosa, metabolismo de la
  genes activados o desactivados para
    el, 210-212 y n.,
  operón para controlar el, 212 n.,
    362 n., 461
Lamarck, Jean-Baptiste, 61-62, 64, 77,
  79, 82, 157, 465, 478
lamarckismo, 158
Lander, Eric
  base de datos de Celera y, 377, 378
  método del ensamblaje clon por
    clon y, 367
  modelos matemáticos de genes de,
    357, 367, 378
  propuestas de patentar genes y, 364
  secuenciación del genoma humano
    y, 368, 372, 376, 377
Langerhans, Paul, 284
Laplace, Pierre-Simon, 53
Larkin, Philip, 15, 399
Leder, Philip, 204
Lederberg, Joshua, 280
Lejeune, Jérôme, 309 n.
Lenz, Fritz, 149
Leopoldo, príncipe, duque de Albany,
  126
Lessing, Doris, 180 n.
leucemia, 395, 476
Levene, Phoebus, 167-168
Lewis, Ed, 224-225, 226, 376
Lewontin, Richard, 402, 438
  No está en los genes. Racismo, genética
    e ideología, 438
Ley de Patentes de Estados Unidos,
  290
Ley de Prevención de la Descendencia
  Genéticamente Defectuosa (Ley de
  Esterilización), Alemania, 151
Ley orgánica de plenos poderes para
  Hitler (Alemania), 150, 151
leyes de Nuremberg de Protección de

la Salud Hereditaria del Pueblo
  Alemán, 152
ligasa, 246, 255
limpieza étnica, 170
  véase también limpieza genética;
    limpieza racial
limpieza genética, 110-111
  base hereditaria para la, 160
  colonias para débiles mentales y,
    155
  método nazi de limpieza racial ba-
    sado en la, 152, 155, 170
  teoría de Ploetz sobre la, 150
limpieza racial
  en el nazismo, 152, 156
  teoría de Ploetz sobre la, 100
Lincoln, Abraham, 308
linfoma, 233, 476
lingüística, 64, 155, 205, 389, 394, 396,
  411
Linnaeus, Carl, 37
Lionni, Leo: *Inch by Inch*, 229
Lobban, Peter, 245, 248, 249
localización de genes, 328-345
  análisis de vínculos en la, 137, 337,
    444-445, 514-515
  búsqueda del gen determinante del
    sexo en el cromosoma Y, 425
  como cambio conceptual, 348
  como momento de transformación
    en la genética humana, 340, 344
  en la enfermedad de Huntington,
    29, 334-335, 424
  en la esquizofrenia, 521-522
  en la fibrosis quística, 29, 341
  en la hemocromatosis, 328-329
  fracaso del método de localización
    gen por gen en los trastornos
    poligénicos, 348-349, 354
  insatisfacción con la lentitud en la,
    348
  necesidad de familias con marcado-
    res genéticos de rasgos para la,
    331-332, 337

polimorfismos como señalizadores en la, 331, 356
primera investigación sobre genes vinculados y, 124
proceso de identificación de genes en la, 329-330, 338-339
técnica de la clonación posicional en la, 339-343
técnica del salto cromosómico en la, 341-342, 347
London School of Economics, 96
Lwoff, André, 211 n.
Lyell, Charles, 51, 52, 58
  Elementos de geología, 49
Lysenko, Trofim, 140, 157, 158, 466, 478
lysenkoísmo, 159

macaco Rhesus, células ES extraídas de embriones de, 548
Macklin, Ruth, 511
MacLeod, Colin, 168, 169
malnutrición, efectos en niños de la, 463
Malthus, Thomas, 54-55, 64, 324
Mandelbrot, Benoit, 172
Manhattan, Proyecto, 173, 276
manía, 17, 451, 456, 525-526, 576-577
Maniatis, Tom, 267 n., 293, 580
Manto, Saadat Hasan, 18
mapas de genes, 124
máquina del tiempo, La (H. G. Wells), 97
Marcados con fuego (Jamison), 526
marihuana, 274
Marvel Comics, 314
marxismo, 466
matemáticas y relaciones matemáticas
  alejamiento de la herencia expresado en fórmula matemática, 118
  localización de genes mediante las, 332, 357, 443-444
  modelado de rasgos hereditarios y, 131
  Pitágoras, teorema de, 38
  uso por Mendel de las, 66, 72, 79
Matthaei, Heinrich, 204

Maudsley, Henry, 96
Maxam, Allan, 260
Mayr, Ernst, 324
mbuti, pigmeos, 396, 399
McCarty, Maclyn, 168-169
McClintock, Barbara, 219 n.
McCorvey, Norma, 316-317
McGarrity, Gerard, 500
McKusick, Victor, 307-313, 318, 325-326, 526
Medawar, Peter, 244, 265
médula ósea, células madre de la, 491, 498, 499, 574
médula ósea, trasplantes de, 496
megaterio, 50
mejores bebés, concursos para elegir a los, 110, 405, 589 n.
mellizos, véase gemelos y estudios con gemelos
memoria
  experiencia del Hongerwinter y, 463
  genes activados o desactivados en la, 461
  ratones transgéncios en investigaciones sobre la, 494
  véase también memoria genética
memoria genética
  capacidad de las células para silenciar genes de modo selectivo, 474
  epigenética usada par alterar, 477-478
  experiencia del Hongerwinter y, 464, 465, 477
  experiencia transmitida a la siguiente generación y, 571
  experimento de Yamanaka para revertir la, 476
  experimentos de transferencia de núcleos y, 466-469, 473
  histonas que marcan una memoria molecular en genes y, 472-473
  inactivación aleatoria de cromosomas X y, 470
  transmisión de genes en la, 466

memoria molecular, histonas marcadoras de la, 472-473
Mendel, casetas de, 110
Mendel, Gregor Johann, 28, 34-35, 62, 67-76, 263 n.
   conversión de Bateson a las ideas de, 83 y n., 93, 94
   crítica de Nägeli a, 75, 76
   Darwin comparado con, 28
   defensores de la eugenesia y, 99
   educación en ciencias naturales de, 36, 67-68
   experimentos con plantas de, 68-72 y n., 76
   investigación de Darwin y, 66, 74
   investigación de De Vries y, 80, 81
   Morgan sobre los vínculos genéticos y, 121
   origen y formación de, 35
   publicación de artículos de, 66, 74-75
   redescubrimiento de la obra de, 81, 82, 83-85, 93, 95, 379
   redescubrimiento por Tschermak de la obra de, 81
   relaciones matemáticas utilizadas por, 66, 72, 79
   repercusión de la teoría de, 93-94
   tradición monástica agustina y, 34, 69
   unidades de herencia exploradas por, 74-75, 93, 94, 118, 134
   Hereditary Genius, 95
Mengele, Josef, 149, 155, 161-162, 171, 447
Mering, Josef von, 284
Merriman, Curtis, 160 n.
Mertz, Janet, 249-250, 251, 255, 269
Meselson, Matthew, 201, 217
metabolismo de la glucosa, genes activados o desactivados en el, 212 n., 213, 285
metilo, grupos
   en el silenciamiento de genes, 471

en estudio con gemelos de epigenomas, 473
micelas, 483-484
micro-ARN, 370
miedos en la esquizofrenia, 18, 19
Miescher, Friedrich, 167
migración
   clasificación racial y, 402-403
   teoría de la salida de África y, 396
   variación genética relacionada con la, 454
Millais, sir Everett, 91
Miller, Stanley, 483
Milton, John: *El Paraíso perdido*, 49
Minkowski, Oskar, 284 y n.
modelo de la reciente salida de África (ROAM), 396
moléculas mensajeras, 202
Money, John, 427-428, 447
Monod, Jacques, 200, 208, 209, 210-211, 212, 213-214, 215, 257, 371, 461
monos
   células ES extraídas de embriones de, 548
   estudios para una terapia génica de la deficiencia de ADA con, 498
   estudios para una terapia génica de la deficiencia de OTC con, 504, 509
   investigación de la FIV con, 548-549
   virus SV40 en, 244-245
Monstruosidades hereditarias (De Vries), 80
Moore, Clínica, Johns Hopkins Hospital, 309, 314
Moore, Joseph Earle, 309
morales, problemas
   aborto y, 536, 543
   células ES, cambios genéticos y, 554
   clonación de genes y, 277
   diagnóstico genético preimplantacional (DGP) y, 535, 543

diagnóstico genético y, 512-513, 536, 537
eugenesia negativa y, 99
examen genético y, 324-325, 575 n.
genotipos usados en ingeniería social y, 540
normalidad genética humana y, 390, 411, 537
poder para determinar la «aptitud» genética y, 541
procedimientos de la FIV y, 554-555
procedimientos médicos estatalmente prescritos sin consentimiento y, 541
sobresimplificación de la lógica de la genética y, 138-139
terapia génica y, 511
véase también éticos, problemas
Morgan, Thomas Hunt, 26, 96, 118-125, 197, 209
base física de los genes en los cromosomas y, 118, 119-122
«crossing over» de genes y, 123
investigación sobre la forma material de los genes por, 124-125
origen y formación de, 118
proximidad en los cromosomas y, 123-124
mormones, estudios genéticos de familias de, 329
mosca de la fruta (*Drosophila*), 123-124
como modelo sistemático de investigación, 306
comparaciones entre genes humanos y de gusano con los de, 373-374
desencadenantes ambientales de la materialización de genes en, 311
estudios sobre la determinación del destino celular en el desarrollo embrionario utilizando, 224-231, 235

experimentos sobre variantes genéticas utilizando, 133-136, 137
investigación de la acción de genes utilizando, 197
investigación de los cromosomas utilizando, 120, 122, 123
número de genes de las, 373
publicación en *Science* del genoma de las, 374
secuenciación del genoma de las, 358, 372-374
moscas, genética de las, *véase* moscas de la fruta
Muller, Hermann, 121, 140, 144-145, 147-148, 149, 162, 163-164, 263, 314, 324, 371
Müller, Max, 229
Muller-Hill, Benno, 212 n.
Mulligan, Richard, 497, 502-503, 553
Mullis, Kary, 356, 357
Munch, Edvard, 527
Murray, Charles, 403-408
Murray, John, 58
musulmanes y la partición de Bengala, 19
mutaciones, 582
cáncer y, 29
combinación de, en trastornos de origen genético, 353
como concepto estadístico, 311-312
en el síndrome de Marfan, 311
en la enfermedad de Huntington, 340
en la fibrosis quística, 341, 538, 543
enfermedades humanas asociadas a, 308-310
esquizofrenia con, 353, 519-520, 521 y n.
examen genético para buscar, 29
historia evolutiva vista a través de las, 392-393
manifestaciones patológicas distintas en órganos distintos de, 311

patrones de herencia de, como pista para conocer influencias genéticas en enfermedades, 352-354

preocupaciones por el uso responsable de la ingeniería genómica para corregir, 557

pruebas diagnósticas para, 538

radiación y tasa de, 145, 356

riesgo de enfermedad asociado a, 533 n.

selección natural y transmisión de, 494

técnica de la transferencia de núcleos para evitar, 468 n.

teoría de la información sobre el efecto de, 485

variaciones generadas por, 133, 138, 218-219, 311-312

mutantes

Beadle sobre una función metabólica ausente en, 198

Darwin sobre los, 60, 83

De Vries y su descubrimiento y denominación de, 82

investigación de Morgan sobre las moscas de la fruta, 121-122

Myers, Richard, 395

Myriad Genetics, 515

Nagasaki, Japón, bomba atómica sobre (1945), 356

Nägeli, Carl von, 75-76, 81

Napoléon, 53

naturaleza, inmutabilidad de la, 344

naturaleza *versus* crianza, 90, 160, 351, 408, 474, 563

Nature, revista, 193, 261, 272, 338, 378, 534

neandertales, 391-392, 399, 400

Negrette, Américo, 336

nematodos (*c. elegans*), genoma de, 370, 372

secuenciación de, 374

neoeugenesia, 321-327

apoyo a la, 324

crítica de la, 323, 325

diferencia con la vieja eugenesia, 321-322, 323, 324

examen genético y, 322

genes como unidades de selección en la, 322

selección de trastornos genéticos en la, 323

tecnologías para identificar genes en la, 326

neumocócica, neumonia, 142

neumococo, investigación para obtener vacuna contra el, 141-142, 166

neumonía, 16, 17, 142, 341, 365, 495

Neurospora crassa, moho, 197

neutrones, 173

New England Journal of Medicine, revista, 307, 545

New York Times, periódico, 281, 306, 355, 539, 560, 561, 574

New York Times Magazine, revista, 544

New Yorker, revista, 409

Newsweek, revista, 281, 355

Newton, Isaac, 64, 70, 97, 208, 526

Nicolás II, zar de Rusia, 125

Niemöller, Martin, 156

NIH, *véase* Institutos Nacionales de Salud

Nirenberg, Marshall, 204, 306, 500

nitrógeno transmutado en oxígeno, 173

Nixon, Richard, 276-277

Nobel, premios, 124, 162, 178, 323

Noel, Walter, 206, 209, 215

normalidad

esterilizaciones eugenésicas para mantener la, 106

imperativos biológicos de diversidad frente al deseo humano de, 563

interacción gen-ambiente y, 305

padres y opciones de ingeniería social para restablecer la, 540

problemas morales en la búsqueda de la, 389, 411, 537
nucleicos, ácidos, 166, 167, 170, 180, 193, 260
nucleína, 167
nuevas especies, formación de
como el «misterio de los misterios», 47
especulaciones de Herschel sobre la, 47
estudios de Darwin sobre la evolución de poblaciones de aves y, 55-56, 65 n.
experimentos de Dobzhansky sobre variantes genéticas y, 133-136
factores geográficos que favorecen aislamientos y cruces y, 65 n., 136-137
Nuremberg, Leyes de, para la Protección de la Salud Hereditaria del Pueblo Alemán, 152
Nüsslein-Volhard, Christiane, 226-227

Obama, Barack, 557
obesidad, 34, 308, 310, 463-464, 477, 569, 573
Ochoa, Severo, 204
Oficina de Ciencia y Tecnología, 277
Oficina de Patentes y Marcas de Estados Unidos, 291
Oficina de Política Racial, 151
Oficina de Registros Eugenésicos de Estados Unidos, 100, 110, 146, 171
Oficina del Censo de Estados Unidos, 103
olfato, genes del, 374, 381
Olson, Maynard, 330 n., 368
operones, 212 y n., 214
Orestes, mito de, 38
organismos genéticamente modificados (GMOs), 275, 291
orgánulo, 347, 396, 468 n., 582, 582
origen, teorías del

clérigos naturalistas y, 48
como el «misterio de los misterios», 47
concepción de Paley, 46
creencia cristiana en la fuente divina, 47, 53-54
estudio de los genes y, 390-392
Herschel y el mecanismo de causa-efecto, 47
Laplace y las fuerzas naturales, 53
teoría de Agassiz de los múltiples orígenes y, 389-390
origen de las especies por medio de la selección natural, El (Darwin), 58
descendencia humana mencionada en, 390, 437
estudio por Galton del, 88
publicación de, 58
reseñas de, 58, 64, 74
teoría de Agassiz de los múltiples orígenes desafiada por, 390
ornitina transcarbamilasa (OTC)
críticas al procedimiento del ensayo con la, 508-509, 511, 544
deficiencia de, 503-511
lecciones científicas del ensayo con la, 510
muerte en ensayo con la, 507, 510,
terapia génica para la, 503-509
transmisión de la, 503
Orwell, George, 27, 163
Osler, William, 100
osteogénesis imperfecta, 308
óvulos
células ES modificadas para producir, 493
De Vries sobre las partículas de información en, 80, 82
desarrollo de gemelos idénticos y de mellizos y, 160
genes de virus en embriones compuestos utilizando, 490
marcas de la memoria del Hongerwinter en, 477

Mendel sobre la herencia de rasgos en, 72

prohibición por los Institutos Nacionales de Salud de transmitir modificaciones del genoma en, 557

técnica de transferencia nuclear con, 466-467, 473

teoría darwiniana de las gémulas y, 63

terapia génica de células reproductivas introducidas en, 544

terapia génica en línea germinal con, 544, 547, 549, 555

Weismann sobre la información hereditaria en, 79

Wolff sobre la fertilización de, 44

Owen, Richard, 51, 52, 59

oxígeno

nitrógeno transmutado en, 173

transporte sanguíneo del, 174-175, 206, 207

Page, David, 425

Paley, William: *Natural Theology*, 46

páncreas, 284-285, 328, 340, 341, 476

páncreas y producción de insulina, 267, 288 n.

pangénesis, 60

pangénesis, teoría de Darwin de la, 63, 66, 80

pangenética, teoría de De Vries de la, 78, 80

Paracelso, 42

Paraíso perdido, El (Milton), 49

Pardee, Arthur, 211, 214

Park, Hetty, 319

Park, Laura, 319

Partido Comunista de la Unión Soviética (PCUS), 158

patentes y solicitud de patentes, 29 n.

aislamiento por Amgen de la eritroproteína, 363

producción de insulina en tubo de ensayo por Genentech, 290

secuenciación del gen BRCA1, 514

técnicas de ADN recombinante, 281-282, 291, 364

tecnología de fragmentación de genes, 364

patentes, Ley de, en Estados Unidos, 290

Patrinos, Ari, 374-375

Patterson, Orlando, 409

Pauling, Linus, 181-182, 199-200

estudio de la estructura del AND por, 182, 186-187

estudio de la estructura de proteínas por, 176-177

variantes de la hemoglobina y, 207

Pearson, Karl, 92, 96, 100

pecado original en la teoría cristiana de la herencia, 42

PEG-ADA, 496, 502

películas

para la educación eugenésica, 110

propaganda nazi a través de, 151-152

penicilina, 178, 253, 272

People, revista, 436

personalidad, arquetipos de la, 181, 310, 389, 404, 417, 446, 449, 452

«Perspectivas del cambio genético planeado», conferencia (1971), Chicago, 238

Perutz, Max, 60, 163, 180, 181, 190, 207 n., 230

peste, La (Camus), 561

phiX, virus, 347

Pitágoras, 37, 63, 191

críticas de Aristóteles, 40

Galton y, 91-92

preformación como reafirmación de la teoría de, 44

teorema de, 38

teoría de la herencia de, 38, 42, 44, 74, 419

teoría de Lamarck similar a las ideas de, 61
uso del concepto pitagórico de homúnculo por Darwin, 63
Platón, 31, 39, 91, 98
Ploetz, Alfred, 100, 150, 151, 160
Pneumocystis pneumonia (PCP), 291
población, crecimiento de la, según Malthus, 55-56, 57
poda sináptica, 522 n.
poligénicos, síndromes, 310
    clasificación de, 309-310
    esquizofrenia como, 325, 354
    herencia de, 563
    modelos matemáticos de genes en, 357
    múltiples genes en múltiples localizaciones y, 310
    selección negativa en, 326
    síndrome de Down como, 309 y n., 316, 533
polimerasa, reacción en cadena de la (PCR), 357, 514
polimorfismos, 330 y n., 331, 356, 358
poliquística renal, enfermedad, 319
Poll, Heinrich, 150
Pollack, Robert, 250, 251
Pope, Alexander: *Essay on Man*, 299
Popular Science Monthly, revista, 391
«Por quién se curva la campana» (Patterson), 409
posicional, clonación, 340
Powers, Richard: *Orfeo*, 257
preformación, 42-44
preimplantacional, diagnóstico genético (DGP), 534-535, 543, 558
preimplantacional exhaustivo, diagnóstico genético (DGPE), 573
prenatales, pruebas, 574
    aborto terapéutico y, 316, 322
    amniocentesis y, 315, 316, 317, 343, 344, 573 n.
    derecho a nacer y, 317-318, 319, 321

    derecho prenatal a no tener un hijo después de la, 319-320
neo-eugenesia y, 321-322
no invasivas (NIPT), 573 n.
    para la fibrosis quística, 343
presión sanguínea, regulación de la, 310, 311
previvientes
    acuñación del término, 517
    información disponible y opciones de los, 532, 533, 536, 575
Priddy, Albert, 104-107, 146, 150, 322
problemas legales
    clonación de genes y, 274
    controversia sobre patentes de genes y, 364
    patente de la tecnología del ADN recombinante y, 281-282, 364
    propuesta de moratoria en el uso de la ingeniería genómica debido a, 558-559
Proceedings of the National Academy of Sciences, revista, 272
promotores, 362 n.
Protein + Cell, revista, 560
proteínas, 582
    aminoácidos en la estructura de las, 199
    difracción de rayos X y estructura de las, 176
    flujo de información biológica con, 482
    funciones celulares ejecutadas por, 199
    genes en la configuración de moléculas de, 198
proteínas reguladoras maestras, 474 n., 475, 479
proteomas, 569 n.
protones, 173
Proyecto Genoma; *véase* Proyecto Genoma Humano
Proyecto Genoma del Gusano, 358, 369

Proyecto Genoma de la Mosca de la Fruta, 358
Proyecto Genoma Humano, 361-368, 372
anuncio del primer estudio conjunto con el, 374-376
catálogo de genes creado en el, 388
Clinton sobre el éxito del, 376
colaboradores internacionales en el, 359
conferencia inicial, 359
conflictos entre Celera y el, 374, 376
control federal del, 358-359
estudio por Sturtevant de los vínculos entre genes como base del, 124
fondos para el, 368
método del ensamblaje gen por gen en el, 367
obstáculos técnicos hallados en el, 377
propósito del, 29
publicación conjunta de artículos por el, 378
publicación del borrador de la secuencia del genoma, 29
publicación en *Science* del trabajo como punto de partida para averiguar la naturaleza exacta de la información, 372, 568
reacción en cadena de la polimerasa (RCP) usada en el, 357
Watson al frente del, 359, 363, 365, 366, 542-543
pruebas genéticas
aborto terapéutico sobre la base de, 317
como pruebas morales, 513
de la secuencia del gen BRCA1, 514-515, 516
enfermedades susceptibles de, 533
genes predictivos de riesgos y, 523
para la esquizofrenia, 523, 526-527
principios que guían el uso de las, 537-538
véase también diagnóstico genético; examen genético
Pruebas Prenatales No Invasivas (NIPT), 573 n.
psicóticas, amnesias, 22
Ptashne, Mark, 212 n., 293, 474 n.

Quake, Stephen, 528, 529
Quayle, Dan, 436
Quetelet, Adolphe, 89, 130
quimeras genéticas, 250, 254, 269, 363, 556

radiación
mutaciones en tallos provocadas por la, 550
mutaciones provocadas por las bombas de Hiroshima y Nagasaki, 356
tasa de mutantes en moscas de la fruta sometidas a, 145, 163, 263
radio, descubrimiento por Curie del, 178
ranas
experimento de Yamanaka para la reversión del destino celular en, 476
experimentos de inserción de genes en, 272, 275, 280
experimentos de transferencia de núcleos con, 466-469, 473
Randall, J. T., 177, 178, 183
rasgos dominantes en los experimentos de Mendel con plantas, 71, 583
rasgos recesivos en los experimentos de Mendel con plantas, 71, 73, 583
Rasputin, Grigory, 77, 126-127
ratones
células ES extraídas de, 547, 549
células madre obtenidas de embriones de, 491-492

genes de virus utilizados en embriones compuestos de, 490
investigación de una terapia génica para la deficiencia de OTC utilizando, 504
investigaciones de Weismann sobre la herencia con, 78-79
Mendel y su uso pasajero de ratones en experimentos sobre la herencia, 70
transgénicos en investigación genética, 494-495
Rau, Maria, 154
raza
   eugenesia y temor a la degeneración de la, 98-99
   inteligencia y, 29, 401, 403, 406, 407, 409
   teoría de los múltiples orígenes de Agassiz y la, 390-391
receptor de células T
   clonación de, 267
   función de las, 265-266
receptores de proteínas y olfato, 381
recesivos, rasgos en los experimentos de Mendel con plantas, 71, 73, 583
recombinación, 218, 219-220, 249
recombinación de genes, 219, 222, 248, 270-271, 273, 423 n.
Registro Científico de Graves Enfermedades Hereditarias y Congénitas (Alemania), 153
Reimer, David, 427, 429, 430
Reimers, Niels, 281
replicación
   de ADN, 216-217 y n., 219, 340, 350
   de genes, 356
   de plásmidos, 249
Repository for Germinal Choice (banco de genios), Escondido, California,
reproducción sexual, uso del término, 223, 248, 423 n.

reproducción-cría selectiva
   apoyo de Galton a la, 86, 96-97, 100
   apoyo público a la, 98
   cuestionamiento por Wells de la, 97
   primer apoyo público a la, 99
   usada por ganaderos, 54
república, La (Platón), 39
resiliencia, gen de la, en humanos, 539
respuesta inmunitaria en humanos, gen de la, 142, 329, 330, 331, 504-505, 510
retraso mental, 110, 152, 315, 316, 535
retrovirus, 266, 482, 497, 500, 501, 581
revolución industrial, 95
Revolución rusa, 125, 127
ribonucleico ácido, *véase* ARN
ribosa, 167 n.
ribosomas, 396, 583, 583
   genes no codificantes y, 370
   identificación de, 201-202
   síntesis de proteínas por los, 370
Ridley, Matt, 387-388
Riefenstahl, Leni: *Olympia*, película, 152
riesgo
   diagnóstico genético y, 514
   gen BRCA1 y riesgo de cáncer de mama, 514-517, 522, 531
   interpretación de aspectos predictivos de, 524, 526, 533
   mutaciones en la esquizofrenia y, 520-521, 523, 540
   región de un gen que conlleva, 533 n.
riesgos biológicos, 269, 275, 277
Riggs, Art, 286, 287, 288
rinoceronte, fósiles de, 50
Riordan, Jack, 341-342
Roberts, Richard, 261-262, 362
Roblin, Richard, 274, 275
Roche Pharmaceuticals, 298
Roe contra Wade, caso, 317-318
Roosevelt, Franklin D., 276
Royal Horticultural Society, 83

Royal Society, 74
Rube Goldberg, enfermedad de, 207
Rubin, Gerry, 372, 374
Rutherford, Ernest, 173, 264 n.

Sabin, Abraham, 332
Sabin, Jessie, 332
Sabin, Paul, 332
Sabin, Seymour, 332
salida de África, teoría de la, 396
saltos, método de los, en cromosomas, 341, 342
San Francisco Chronicle, periódico, 281
Sanger, Frederick, 258, 259, 260-261, 264, 285, 286
Sarler, Carol, 436
Sayre, Wallace, 400
Scarr, Sandra, 410
Scheller, Richard, 286 n.
Schrödinger, Erwin, 163, 164, 168, 258
    ¿Qué es la vida?, 173, 175, 180, 181
Science, revista, 272, 355, 372, 373, 375, 377, 378, 455, 448, 449, 549, 553, 560
secuenciación, véase secuenciación de genes
secuenciación completa del genoma; véase secuenciación del genoma
secuenciación de fragmentos de genes del genoma, técnica de, 361-365, 363 n.
secuenciación de genes, 28, 344
    cambio de escala en la, 346
    como cambio conceptual, 347
    diversidad de genes en el cáncer y, 351
    empeño en secuenciar el genoma humano entero, 348-351
    en la esquizofrenia, 519, 521, 524
    enfermedad potencialmente tratable identificada por medio de la, 531
    insatisfacción con la lentitud en la, 348

    necesidad de una plantilla de genoma normal respecto al cáncer, 351
    Proyecto Genoma Humano para la, 29
    uso del término, 28-29
secuenciación del genoma, 361-379
    ambigüedad natural en la, 233
    anuncio conjunto del primer estudio, 374-375
    células con múltiples funciones en la, 369-370
    Clinton sobre el éxito en la, 376
    comparaciones entre genes humanos, de gusanos y de moscas en la, 373-374
    concepción de los genes cambiada por la, 371
    de gusanos, 358, 369-370, 372, 373, 374, 569
    de la mosca de la fruta, 358, 372-374
    decisión de usarla tras los resultados de disgnósticos genéticos, 541
    del genoma humano; véase Proyecto Genoma Humano
    elección de organismos simples para su uso en las primeras investigaciones sobre la, 358
    estimación del número de genes en la, 369 n.
    funciones con múltiples células en la, 370
    genes no codificantes en la, 370, 533 n.
    genoma del haemophilus y, 365-367, 369
    máquina de secuenciación rápida para la, 356-357, 361
    para la esquizofrenia, 540
    primera evaluación de la factibilidad técnica de la, 355-358
    propuestas de patentar genes para la, 364, 368

publicación conjunta de artículos sobre la, 379

técnica de la secuenciación de escopeta en la, 365, 367, 368, 373, 376

técnica de Venter de los fragmentos de genes en la, 361-364, 363 n.

tendencias a enfermedades identificadas por la, 573

visión de conjunto del genoma humano en la, 380-384

secuenciación del genoma humano, *véase* secuenciación de genomas

Segal, Nancy, 446

Segunda Ley de Reforma de 1867, 98

selección natural

Darwin y la, 55 n., 56, 58, 83, 132

De Vries sobre los mutantes espontáneos en la, 82-83

evolución y, 58-59, 60, 132, 390

Galton y su uso de cultivos selectivos para influir en la, 86, 96

mutación, transmisión y, 493-494

temperatura como factor en la, 133

teoría de la evolución de Wallace y, 57-58

teoría de Malthus de la, 55

variación natural, necesaria para la, 132

seres humanos transgénicos

tecnologías disponibles para la posible creación de, 571-572

problemas con el uso de células ES humanas para crear, 495

seudogenes, 383

sexo

propósito evolutivo del, 423 n.

uso del término, 418

sexo, determinación del

creencia en múltiples *inputs* ambientales en la, 420

creencias de la Antigua Grecia sobre la, 419

genes y, 418, 419

mutación en el síndrome de Swyer y, 425

sistema cromosómico XY y, 421-422, 423 n.

sexual, conducta

determinantes genéticos de la, 438, 445

esquizofrenia y, 518-519

estudios con gemelos de la, 439-440

sexual, orientación

estudios con gemelos sobre la genética de la, 439, 442

interés de Hamer en el gen gay y, 438, 441, 443-444

sexual, reasignación, 428-430

sexuales, cromosomas

acuñación del término, 421

primera investigación de los, 24, 421-422

véase también cromosoma X; cromosoma Y

Shakespeare, William

El rey Lear, 301

Hamlet, 243

Julio César, 268

La tempestad, 299

Shannon, James, 324

Shapiro, Lucy, 366

Sharp, Phillip, 261-262, 362

Shaw, George Bernard, 96, 143

Shockley, William, 323, 326

sida, 293, 294, 295, 441

Siemens, Hermann Werner, 160

silenciamiento de genes, 470-471

simian virus 40 (SV40)

descripción del, 244

estimación del riesgo en el uso del, 251

inserción por Berg del gen extraño en, 245 y n.

preocupaciones por la seguridad del, 270-271

uso del gen modificado para crear

embriones compuestos, 490, 493

simios
evolución y, 390-391
pares de cromosomas de los, 380
Simons Simplex Collection, 521 n.
sin alas, gen, en la mosca de la fruta, 388
síndrome de Down
aborto terapéutico basado en la prueba prenatal para detectar el, 316
carácter genéticamente vinculado en el, 318, 452
cromosoma extra en el, 309 y n., 315, 533
descripción de los síntomas del, 309-310
examen genético para la detección del, 29, 317-318, 322, 325, 573 n.
intervenciones justificables en el, 29, 537
pruebas diagnósticas del, 537
variaciones entre pacientes con, 325
variantes hereditarias del, 316
síndrome de inmunodeficiencia adquirida (sida), 293, 294, 295, 441
síndrome de Klinefelter, 315, 318
síndrome de Marfan
mutación en el, 311, 312
síntomas del, 311
único vínculo genético en el, 308, 310
síndrome de Peutz-Jeghers, 307
síndrome de Swyer, 424-427, 433
síndrome de Turner, 315, 318, 322
Singer, Maxine, 274, 275
Sinsheimer, Robert, 323, 344
sistemas de clasificación de formas de debilidad mental en la eugenesia, 103, 146, 322, 360
Skolnick, Mark, 328-330, 332
Smith, Gina: The Genomics Age, 489

Smith, Hamilton, 365-366
Smith, John Maynard, 468
supervivencia del más apto
acuñación de la expresión por Spencer, 97
Darwin sobre la, 56, 64
De Vries sobre las mutaciones en la, 82
factores ambientales que afectan a la, 134, 136
Galton sobre la, 86
selección genética mediante la, 110
socialismo, 147, 163
Sociedad Biológica en la Universidad de Columbia, 146
Sociedad de Ciencias Naturales de Brno, 74, 167
Sociedad Linneana de Londres, 74
somatostatina, 285-286, 288, 291, 293, 298
Sontag, Susan, 527
Spark, The, periódico, 147
Spearman, Charles, 404
Spencer, Herbert, 56, 97
Stahl, Frank, 217
Stalin, Josef V. D., 158, 466
Steele, Claude, 409
Steele, Mark, 315
Sterling, Jane, 515
Stevens, Nettie, 420-422
origen y formación de, 420
teoría de la determinación del sexo de, 119, 420-421
Stevens, Wallace, 25, 314
«On the Road Home», 113
Stoddard, Lothrop, 152
Stringer, Christopher, 399
Sturtevant, Alfred, 120-121, 123, 124, 147, 221
Sulston, John, 191, 233, 234, 346
método del ensamblaje gen por gen y, 348
método del ensamblaje clon por clon y, 367-368

propuestas de patentes de genes y, 364
secuenciación del genoma de gusano por, 230, 232, 233, 358, 369-370, 378
sobre la filosofía del Proyecto Genoma Humano, 575
Sutton, Walter, 119
Swammerdam, Jan, 43
Swanson, Robert, 282-284, 286, 287, 288, 290, 298
Swyer, Gerald, 424-427, 433
Szilard, Leo, 276, 277
Szostak, Jack, 483-484

talasemia, 344, 497 n.
tarados, clasificación de los, 103, 322
Tarzán de los monos (Burroughs), 108
Tatum, Edward, 196-197, 198-199, 371
taxonomía
  concepto linneano de la, 37
  Mendel y la, 35
  preocupación de Darwin por la, 52-53
Tay-Sachs, enfermedad de, 373, 402, 543, 552
  diagnóstico genético preimplantacional (DGP) de la, 536, 543
  examen genético para la, 29, 318, 343, 533, 537
  posible corte intencional para revertir los efectos de la, 552
  vínculo genético en la, 311, 412
telómeros, 383
Temin, Howard, n. 205, 266
temperatura
  materialización de genes provocada por la, 311
  variaciones en genes relacionadas con la, 133-136
tempestad, La (Shakespeare), 299, 458
teorema de Pitágoras, 38
terapia de choque en la producción agrícola, 157-158, 478

terapia génica, 496-511
  células ES y, 490
  células no reproductoras modificadas en, 543
  células reproductoras modificadas en, 544, 547
  células T genéticamente modificadas para uso en, 499-501
  críticas a los métodos usados en ensayos de, 508-509, 511
  descubrimiento de células madre embrionarias (células ES) para, 491
  dos tipos de, 543-544
  entusiasmo por el uso de la, 502
  eugenesia positiva y, 543
  factor IX en la hemofilia y, 546
  genes de virus insertados en embriones compuestos para, 490
  genomas modificados con carácter permanente en, 547
  hemofilia y, 546
  inserción directa de genes corregidos en el organismo humano, 505-507, 509, 510, 511
  introducción de genes en células no reproductoras en la, 495-500
  introducción de vectores retrovirales en, 496-499
  línea germinal, 544, 547, 549, 555
  nuevas tecnologías empleadas en, 545
  primer intento conocido en humanos con beta-talasemia, 497 n.
  prohibición de ensayos de, 510-511, 512
  retorno después de su consideración tras el ensayo que provocó una muerte, 544
  tratamiento de la deficiencia de ADA mediante, 496-502
  tratamiento de la deficiencia de ornitina transcarbamilasa (OTC) mediante, 503-511

utilización de virus para la introducción de genes en la545

terapia hormonal en la reasignación sexual, 531

terapias ambientales, 574

terapias génicas, 278

Terman, Lewis, 404

testosterona para revertir la reasignación sexual, 429

testosterona, receptor de la, 445

Thomson, James, 547-549

Thurstone, Louis, 406

timina, 167, 190, 203

Tishkoff, Sarah, 398

«Toba Tek Singh» (Manto), 18

Toba, volcán de Indonesia, 400

Tomkins, Gordon, 238

Topol, Eric, 513, 530

toxodón, 50

TPA recombinante, 298

traducción de genes, 94-95, 200, 202-203, 583

transcripción, 583
   producción de una copia en ARN mediante, 202-203
   regulación de genes con, 219, 220

transcriptasa inversa, 266-267, 294, 583

transferencia nuclear, 467

transformación, 583
   confirmación por Avery de la investigación de Griffith sobre la, 165, 169
   descubrimiento de la, 141, 194
   definición de, 141
   dificultades en el estudio de la, 141
   estudio del ADN en la, 169
   estudio por Griffith de la variante de neumococo que implica, 141-144, 163, 194
   experimentos de Rutherford con nitrógeno y oxígeno en, 173
   información genética intercambiada durante la, 141, 168-169

transgénero, identidad de, 432

transgénicos, animales
   acuñación del término, 494
   células ES utilizadas en la creación de, 494-495
   problemas éticos en la utilización de, 494

trastornos genéticos
   combinación de mutaciones y penetrancia en los, 353
   creación de un mapa del destino para los, 571
   discordancia entre genoma y ambiente en los, 312-313, 564
   inquietudes por el uso responsable de la ingeniería genómica para el tratamiento o la cura de, 557-558
   monogénicos, 308-310, 348
   necesidad de entender la intersección entre información genética y, exposiciones conductuales y azar en los, 569
   neoeugenesia y selección frente a, 323
   patrones de herencia como pistas de influencias genéticas en los, 352-354
   penetrancia y expresividad de genes en, 311-312, 523
   poligénicos, 309
   poligénicos causados por múltiples genes en múltiples localizaciones, 309-310, 348
   problema de identificación de genes realmente causantes de, 328-329
   tendencias identificadas por secuenciación del genoma, 573

Tribunal Eugenésico (Alemania), 151

Tribunal Supremo de Estados Unidos
   caso *Buck* (esterilización) ante el, 106-109, 359
   caso *Roe contra Wade* ante el, 317

Tribunal Supremo de Virginia, 106

Tschermak-Seysenegg, Erich von, 81
Tsui, Lap-Chee, 341-342
Turkheimer, Eric, 408, 569-570
Twain, Mark, 147

Unión Soviética, 156, 158, 163, 184
    teorías genéticas no aceptadas en la,
        156-157
    terapia de choque en plantas para
        producción agrícola en, 157-
        158, 478
Universidad de California en San Fran-
    cisco (UCSF), 252, 255, 257, 281,
    282, 286, 287, 289, 349 n.
Universidad de Cambridge, 163
Universidad de Chicago, 483
Universidad de Columbia, 108, 120,
    146-147, 430, 531
Universidad de Harvard, 293
Universidad de Munich, 155
Universidad de Pennsylvania, 504, 505,
    509
Universidad de Stanford, 196, 197, 257,
    258, 278, 281, 363, 420
Universidad de Viena, 35, 67
Universidad de Wisconsin, 548
Universidad de Yale, 447
Universidad Rockefeller, 165, 167, 471
Universidad Sun Yat-sen, China, 559
uracilo, 167, 203

vacuna de la hepatitis B, 298
Valéry, Paul, 192
van Oudenaarden, Alexander, 458 n.
van Wagenen, Bleecker, 100-101
variación
    concepto de Darwin, 55 y n., 60,
        64, 78, 218, 263 n.
    concepto de Mendel, 66, 68, 263 n.
    diversidad genética y rango de la,
        313-314, 383
    estudios de Dobzhansky sobre la,
        133-134, 136, 138
    evolución vista a través de la, 392-393

factores ambientales que influyen
    en la, 138-139
fenotipo como producto de inte-
    racciones entre herencia, azar,
    ambiente y evolución, 135-136
riesgo de enfermedad ligado a la,
    533 n.
flujo de información de las instruc-
    ciones en la herencia y efecto
    de la, 305
genética como estudio de la, 84,
    129, 131-132, 263
genotipos en poblaciones salvajes,
    135
intento de Galton de medir la, 88-
    90
interés de Wallace en la variación,
    57-58
mapa de parentesco basado en la,
    393-394
modelos matemáticos de múltiples
    permutaciones de genes en la,
    132
mutaciones para generar, 133, 138-
    139, 218, 312
patología humana relacionada con
    la, 245
selección natural y, 132
temperatura como factor ambiental
    en la, 133-134
variación en el número de copias
    (CNV), 520 n.
Variation of Animals and Plants under Do-
    mestication, The (Darwin), 63, 66
Varmus, Harold, 349 n., 350
Vaux, David, 233 n.
Vavílov, Nicolai, 158
vellosillas, experimentos de Mendel
    con, 75-76
Venter, Craig, 361-366
    anuncio del primer estudio con-
        junto con el Proyecto Genoma
        Humano, 375, 377
    fundación de Celera por, 368

fundación del Instituto de Investigación Genómica (TIGR) por, 365, 368
origen y formación de, 361
propuestas de patentar genes, 364, 368, 376-377
secuenciación del ADN humano por, 373, 374
secuenciación del genoma de la mosca de la fruta por, 372-373
secuenciación del genoma del *haemophilus* por, 365-367, 369
técnica de los fragmentos de genes en la secuenciación del genoma por, 361-364, 363 n.
Verschuer, Otmar von, 161
La biología racial de los judíos, 155
Vetter, David, 496
Victoria, reina de Inglaterra, 125-126
VIH, 295, 493, 497
vínculos, análisis de, 521, 522 n.
vínculos genéticos
conducta delictiva y, 355
creatividad y, 526
desarrollo del diagnóstico genéticos e incremento del número de, 512
en el autismo, 313, 325, 478, 520 y n., 525, 526, 532, 564, n.
en el cáncer, 23
en el trastorno bipolar, 22, 23, 518, 519, 520, 526, 527, 531, 541
en la esquizofrenia, 23, 161, 309, 325, 351-354, 358, 518, 521 n., 526, 531,
genes predictivos de riesgos y, 524
historiales familiares intergeneracionales que demuestran, 22-23
posible uso de la tecnología para cambiar, 24
violencia, componentes genéticos de la, 354, 355, 412, 452, 540
virus
inserción de genes corregidos directamente en el organismo a través de, 504, 506, 509, 510, 550-551
inserción de genes en células a través de, 490, 492-493, 545-546, 556
introducción de genes en terapia génica a través de, 545
limitaciones al uso de virus como vehículos, 457
preocupaciones por la seguridad de, 270-271
sistema de defensa bacteriano contra los, 550-553
vis essentialis corporis, principio de la, 44
vitaminas, trastorno del metabolismo de, 531
Vogelstein, Bert, 351, 365

Waddington, Conrad, 461-462, 464, 466, 469, 476
Wade, Henry, 316-318
Waldeyer-Hartz, Wilhelm von, 119
Wallace, Alfred Russel, 57-58, 74, 80
Walter, Herbert: *Genetics*, 86
Washington Post, periódico, 274, 369, 509
Waterman, Alan, 276
Waterston, Robert, 368-369
Watson, James, 172, 259
decisión de trabajar en la estructura del ADN, 179
estudio del ADN por Pauling y, 181-182, 186-187
estudio por Wilkins de la estructura tridimensional del ADN y, 179
evaluación de la secuenciación del genoma por, 356-358
investigación de la síntesis de proteínas y, 199, 200, 202 n., 203
investigación por Franklin de la estructura del ADN y, 183-184, 189
modelo de la doble hélice de ADN de, 28, 182-183, 185-186, 189-

191, 193, 194, 195, 196, 216, 220, 371
origen y formación de, 179-180
Proyecto Genoma Humano dirigido por, 359, 364, 366, 542-543
relación de Crick con, 180 n., 181
replicación del ADN y, 216
secuenciación del genoma por Celera y, 376-377
sobre la lentitud de avance de la genética, 348
Watson, Rufus, 358
Webb, Sidney, 321
Weinberg, Richard, 410
Weininger, Otto, 431
Weismann, August, 78-79, 100, 465
Welby, lady, 96
Weldon, Walter, 92, 92, 93, 96
Wellcome Trust, 359, 367, 368
Wells, Herbert G., 96-97, 99
    Mankind in the Making, 31
    La máquina del tiempo, 97
Wexler, Alice, 333
Wexler, Leonore, 332, 334
Wexler, Milton, 333-335
Wexler, Nancy, 332, 333-339, 347
Wheeler, John, 25 n.
White, Gilbert, 295
White, John, 230

White, Ray, 331, 332, 334
Whitehead, Alfred North, 139
Wieschaus, Eric, 226
Wilde, Oscar, 272
    La importancia de llamarse Ernesto, 31
Wilkins, Maurice, 28
    estructura tridimensional del ADN y, 173, 175-176, 178, 179, 183, 259, 371
    modelo de la doble hélice de Watson y Crick y, 28, 193-194
Wilson, Allan, 392 y n., 393-395, 513
Wilson, Edmund, 421, 422
Wilson, James, 504-505, 506, 507, 510
Wilson, James Q., 354-355
Witkin, Evelyn, 220 n.
Wittgenstein, Ludwig, 70
Wolff, Caspar, 44
Wright, Wilbur, 293
Wright, William: Born That Way, 435

Yamanaka, Shinya, 475-476
Yeats, William Butler
    «Byzantium», 512
    «Easter, 1916», 128

Zelig, Leonard, 168
Zinder, Norton, 271, 359, 361, 376
Zuckerkandl, Émile, 392 n.